Dr. med. Petra Bracht
Prof. Dr. Claus Leitzmann

KLARTEXT ERNÄHRUNG

Die Antworten auf alle wichtigen Fragen
Wie Lebensmittel vorbeugen und heilen

Mit einem Geleitwort
von Prof. Dr. med. Andreas Michalsen

mosaik

Alle Ratschläge in diesem Buch wurden von den Autoren und vom Verlag sorgfältig erwogen und geprüft. Eine Garantie kann dennoch nicht übernommen werden. Eine Haftung der Autoren beziehungsweise des Verlags und seiner Beauftragten für Personen-, Sach- und Vermögensschäden ist daher ausgeschlossen.

Wir haben uns bemüht, alle Rechteinhaber ausfindig zu machen, verlagsüblich zu nennen und zu honorieren. Sollte uns dies im Einzelfall aufgrund der schlechten Quellenlage bedauerlicherweise einmal nicht möglich gewesen sein, werden wir begründete Ansprüche selbstverständlich erfüllen.

Sollte diese Publikation Links auf Webseiten Dritter enthalten, so übernehmen wir für deren Inhalte keine Haftung, da wir uns diese nicht zu eigen machen, sondern lediglich auf deren Stand zum Zeitpunkt der Erstveröffentlichung verweisen.

MIX
Papier aus verantwortungsvollen Quellen
FSC® C083411

Verlagsgruppe Random House FSC® N001967

Dieses Buch ist auch als E-Book und Hörbuch erhältlich.

2. Auflage
Originalausgabe Mai 2020

Neumarkter Str. 28, 81673 München
Umschlag: Sabine Kwauka
Umschlagmotiv: shutterstock/Svetlana Drujinina und Dmitri Krasovski
Bildnachweis Abb. 1: Apfeltyp/Birnentyp: Shutterstock/bus 109 (Bildnr: 500708056)
Abb. 2: www.pixabay.com/de
Satz: Satzwerk Huber, Germering
Druck und Bindung: CPI books GmbH, Leck
Printed in Germany
JE · CB
ISBN 978-3-442-39359-6

www.mosaik-verlag.de

Für unsere Kinder,
deren Kinder
und alle Kinder dieser Welt

Inhalt

BUCH II: WERTVOLLES GRUNDLAGENWISSEN ZUR ERNÄHRUNG DES MENSCHEN

BUCH III: DIE GEHEIMNISSE DER PFLANZLICHEN LEBENSMITTEL

Anhang

Ein sehr persönliches Geleitwort

Endlich ein Buch, in dem »Klartext« gesprochen wird. Diese kompetente Zusammenarbeit der erfahrenen Ernährungsärztin Dr. med. Petra Bracht und Prof. Dr. Claus Leitzmann, dem führenden deutschen Ernährungswissenschaftler zu den Themen Vollwert-Ernährung, Vegetarismus und Ernährungsökologie, lässt keinen Zweifel: Eine vollwertige, pflanzliche Kost ist die beste Ernährungsweise für uns Menschen, davon profitieren alle anderen Lebewesen und unsere einzigartige Erde.

Pflanzliche Kost ist die beste Ernährungsweise

Der persönliche Einblick in das Leben der beiden Autoren macht klar, weshalb sie sich diesem großen und wichtigen Thema verschrieben haben. Es ist die jahrzehntelange Erfahrung der beiden als praktizierende Ärztin und als Wissenschaftler, die dieses Buch so wertvoll macht. Denn beim Lesen werden Ihnen viele Fragen systematisch und klar beantwortet.

Vertrauen ist der Begriff, der mir bei der Lektüre dieses Buches immer wieder in den Sinn gekommen ist. Hier sind zwei Menschen, die ihr Lebenswerk nicht nur uns, sondern auch unseren Nachkommen widmen. Denn ihre Erkenntnisse werden lange ihre Gültigkeit behalten. Das Buch ist mit großer Sorgfalt und Bedacht geschrieben, auf dem Stand der aktuellen Erkenntnisse der Wissenschaft und Erfahrungsmedizin.

Petra Bracht ist mir schon seit vielen Jahren durch ihre mediale Präsenz bekannt. Durch ihr Engagement, ihr umfassendes Wissen zum Thema gesunde Ernährung zu teilen und auf verständliche Weise weiterzugeben. Persönlich sind wir uns erst vor zwei Jahren begegnet. Seitdem tauschen wir uns regelmäßig aus und treten auch als Team zusammen auf, vor allem in den Social Media.

Prof. Dr. Leitzmann ist mir seit meiner Zeit als Assistenzarzt in Bad Elster in den 1990er Jahren bekannt, als dem Thema Vegetarismus von den Medizinern noch mit heftigem Widerstand begegnet wurde und die von ihm ins Leben gerufene Ernährungsökologie ein Fremdwort war. Auf meinem weiteren Werdegang – von der Klinik für Naturheilkunde und Integrative Medizin in Essen bei Prof. Dr. med. Gustav Dobos bis zur Berliner Charité – sind wir in Verbindung geblieben. Gerne zitiere ich ihn und seine Fachbücher bei meinen Vorträgen und Büchern und schätze dabei seinen besonderen Humor.

Ein gemeinsames Ziel

Wir drei haben das gleiche Ziel. Wir möchten jeden einzelnen Bürger darüber aufklären, wie er selbst seine Gesundheit erhalten und im Krankheitsfall zurückgewinnen kann. Dies ist möglich durch die natürliche Heilkraft, die einer vollwertigen Pflanzenkost innewohnt. Menschen, die nach diesem Prinzip leben, sind gesünder und zufriedener.

Aber auch die Auswirkungen der Pflanzenkost können das gesamte Leben auf dieser Erde positiv beeinflussen. Die leider immer noch in vielen Teilen der Welt verbreiteten Hungersnöte könnten ein Ende finden, Übergewicht würde nicht mehr die unnötigen leidvollen Zivilisationskrankheiten nach sich ziehen, das unendliche Leid der Tiere wäre zu Ende, und der Klimawandel wäre spürbar weniger bedrohlich. Inzwischen ist es bereits mehr als ein gemeinsamer Traum, denn viele Menschen haben dessen Notwendigkeit erkannt.

Dieses Buch wird dazu beitragen, noch mehr Menschen zu motivieren, eine pflanzlich basierte oder vegane Ernährung als Beitrag für die eigene Gesundheit und die der Erde zu leisten.

Prof. Dr. med. Andreas Michalsen

Vorwort der Autoren

Liebe Leserin, lieber Leser,
wir freuen uns sehr, dass Sie die Entscheidung getroffen haben, dieses Buch zu lesen. Es wird Ihre Lebensqualität sowie die Entscheidungssicherheit bei der Auswahl Ihrer Lebensmittel deutlich erhöhen, und im besten Falle auch die ihrer Mitmenschen.

Unsere Ernährung – entscheidend für ein gesundes, langes Leben.

Wussten Sie, dass 90 Prozent des Risikos für einen ersten Herzinfarkt auf acht modifizierbare Risikofaktoren zurückgeführt werden können – unabhängig davon, wo wir leben oder wie alt wir sind? Die Risikofaktoren sind Rauchen, zu viel Cholesterin, hoher Blutdruck, Diabetes, Übergewicht, Stress, Mangel an pflanzlichen Lebensmitteln und zu wenig körperliche Bewegung. Neben körperlicher Bewegung, ausreichend Schlaf und einer stabilen Psyche entscheidet also vor allem unsere Ernährung darüber, wie gut, wie gesund und wie lange wir leben.

Doch die Widersprüche der Ernährungsempfehlungen haben im Laufe der Zeit immer weiter zugenommen – trotz intensiver Forschung, die derzeit täglich bis zu 500 neue Veröffentlichungen allein zum Thema Ernährung produziert. Diese Fülle an Informationen kann keiner mehr bewältigen, und wer behauptet, alles zum Thema Ernährung gelesen zu haben, macht sich unglaubwürdig. Selbst die Experten müssen sich spezialisieren und darauf verlassen, dass andere Experten ihre Erkenntnisse zur Verfügung stellen.

Mehr noch als die Experten sind Sie als Verbraucher von der Flut der Informationen verständlicherweise überfordert. Sie haben zwar oft ein gutes Teilwissen über den Zusammenhang von Ernährung und Gesundheit oder Krankheit, aber eine Verunsicherung bleibt. Ist es in diesem Zusammenhang nicht interessant, dass beim Thema gesunde Ernährung für die meisten Menschen klar ist, dass sie mit Pflanzen zusammenhängt?

Die meisten Ärzte – völlig überfordert beim Thema Ernährung.

Viele suchen deshalb Hilfe und Information bei ihren Ärzten oder in den sozialen Medien. Doch die sozialen Medien sind inzwischen derart umfangreich und widersprüchlich, dass diese Verunsicherung durch eine solche Recherche in der Regel eher zunimmt.

Aber auch Ärzte haben in ihrem Studium kein einziges Fach, das sich gezielt und ausführlich mit der Ernährung des Menschen beschäftigt. Das bedeutet, Ärzte wissen nach ihrer Ausbildung über dieses Gebiet erst einmal so gut wie nichts, es sei denn, sie haben sich schon während ihres Studiums oder in Fachkursen in diesem Bereich fortgebildet und entsprechende Erfahrungen gesammelt. Bekanntermaßen gibt es ein eigenständiges Studium für Ernährung, nämlich das der Ernährungswissenschaften bzw. Oecotrophologie. Trotzdem sind Ärzte für die meisten Menschen die erste Anlaufstelle bei Fragen und Problemen rund um das Thema Ernährung. Sie als Patient wissen nicht, dass Ihr Arzt, dem Sie vertrauen, meist nicht dafür ausgebildet wurde.

Und wie reagiert der Arzt auf solche Anliegen? Vielleicht empfiehlt er seinen Patienten, sich Rat bei einem Ernährungswissenschaftler zu holen. Vielleicht schickt er sie auch zu einer Diätberaterin. Oder aber er hat gerade die Auswertung einer Studie gelesen, die möglicherweise Fleisch als gesund erachtet – ungeachtet dessen, wer diese Studie durchgeführt und finanziert hat. Vielleicht ist sein Augenmerk auch an einer Studie hängen geblieben, die vegane Ernährung befürwortet und die Vorteile der Pflanzenernährung bestätigt. Doch eines wird deutlich: Eine klare und verlässliche Linie gibt es hier einfach nicht. Aussagen wie »Alles Quatsch«, »Selbst die Ärzte widersprechen sich ständig« oder »Wem soll man denn noch glauben?!« sind daher nicht verwunderlich. Doch eine solche Frustration darf nicht einfach hingenommen werden. Denn eine gesunde Ernährung – die es tatsächlich gibt, dies sei vorweggenommen – hat eine unglaubliche Kraft und Bedeutung für ein gesundes, langes und erfreuliches Leben.

Praktische Erfahrung mit Kranken und eigene Forschung in der Ernährungswissenschaft schaffen Klarheit.

Deshalb haben wir dieses Buch geschrieben: Wir wollen unsere Kenntnisse und Erfahrungen aus Wissenschaft und praktischer Medizin vereinen und gemeinsam endlich Klarheit schaffen. Ihnen als Leser Sicherheit geben und zeigen, was es wirklich heißt, sich gesund zu ernähren. Damit haben wir nicht zuletzt uns selbst einen Herzenswunsch erfüllt. Denn die Auflösung der Widersprüche und Verunsicherungen verlangen ebenjene Klarstellungen, die Gegenstand dieses Buches sind. Die besonders kontroversen Thesen sind der rote Faden. Die Grundlagen für dieses anspruchsvolle Vorhaben sind die Beachtung der Naturgesetze, zuverlässig bestätigte wissenschaftliche Erkenntnisse und langjährige Erfahrungen. Denn wir haben zum einen die eigene Berufserfahrung als Ärztin und Wissenschaftler, greifen aber auch auf hochkarätiges Forscherwissen zurück, das in Studien von unabhängigen Wissenschaftlern die vielen positiven Ergebnisse und eindrucksvollen Heilungsverläufe bestätigt, die durch die richtige, die optimale Ernährung für alle Menschen erzielt worden sind.

Krankheitsentstehung und Umweltzerstörung – zwei Folgen einer Ursache.

Des Weiteren müssen die globalen Aspekte unserer Ernährung inzwischen immer mehr beachtet werden. Denn eine ganzheitliche Sichtweise umfasst gesundheitliche Aspekte, ökologische Notwendigkeiten, gesellschaftliche Entwicklungen und ethische Anliegen. Und über eine gesunde Lebensweise hinaus sind neben dem Ernährungsverhalten auch die jeweiligen Lebensverhältnisse entscheidend. So kann sich unsere Erde mit immer mehr Menschen, immer weniger Ackerland und einem sich verändernden Klima eine Nahrungsversorgung, die solche Mengen an tierischen Produkten enthält, nicht länger leisten. Die Grenzen der Belastbarkeit sind bereits überschritten, und wir zerstören zunehmend unsere Umwelt, verschlechtern das Klima und hinterlassen für unsere Kinder und Enkel eine ausgebeutete und vergiftete Erde.

Über den Anspruch einer gesunden Ernährung hinaus führen allein schon diese Erkenntnisse zwangsläufig zu einer pflanzlichen Ernährung, um die Zukunftsfähigkeit und das Überleben der Menschheit zu ermöglichen. Deshalb empfehlen wir Ihnen ganz klar eine überwiegend oder ausschließlich pflanzliche Ernährung. Um diese Empfehlung für Sie vollkommen nachvollziehbar zu machen, führen wir altbewährte Erfahrungen mit bestätigten wissenschaftlichen Erkenntnissen zu einem schlüssigen Konzept zusammen. Wir erklären Ihnen verständlich, wie eine gesunde und vollwertige Ernährung auch ohne Fachwissen oder spezielle Ausbildungen aussehen sollte.

Natürlicher wäre es viel einfacher gewesen, den oft als gesund empfohlenen Fisch regelmäßig zuzulassen, viele von Ihnen hätten uns dann leichter folgen können. Aber wir haben den Titel dieses Buches absichtlich gewählt und fühlen uns ihm verpflichtet: Klartext – das steht drauf, und das bekommen Sie.

Kleinste Ausnahmen machen uns tolerant, ohne uns zu schaden.

Trotzdem sind wir alles andere als dogmatisch. Ausnahmen bestätigen die Regel, sie sind menschlich und gefährden weder Ihre Gesundheit noch unseren Planeten. Sie müssen nur niedrig genug dosiert sein, denn erst die Dosis macht das Gift. In welchen Situationen Sie trotzdem sehr konsequent sein sollten, um das Bestmögliche für Ihre Gesundheit zu tun, sagen wir Ihnen in diesem Buch.

Ist es nicht spannend, dass die Erkenntnisse über die gesündeste Ernährung darin gipfeln, dass die heute verbreitete herkömmliche Ernährung mit zu vielen tierischen Anteilen nicht nur die Gesundheit des Menschen, sondern auch die unserer Umwelt zerstört? Und dass die jetzt immer wichtiger werdende Besinnung auf pflanzenbasierte oder vegane Ernährung die Menschheit und gleichzeitig unsere Umwelt gesunden lassen wird?

Kommen Sie mit uns auf eine Reise durch das Wissen der angewandten Ernährungslehre, bei der Logik, Forschung, ein großer Erfahrungsschatz und die bestätigte Wissenschaft Ihre Reisebegleiter sind. Es ist der beste Weg zu einer optimalen Gesundheit unter den heutigen Lebensbedingungen. So kann mit einer vollwertigen pflanzlichen Ernährung die Erhaltung, die Linderung oder gar die Wiederherstellung der Gesundheit auch auf unserem Planeten gelingen. Wir können Ihnen versprechen, dass dieser Weg zwar nicht immer einfach, aber unglaublich spannend wird. Ihre Belohnung erwartet Sie bereits nach kurzer Zeit. Sie werden spüren, wie sich Gesundheit anfühlt. Indem Sie dieses Buch in Ihren Händen halten, haben Sie bereits den ersten Schritt gemacht – und der ist bekanntlich der wichtigste dafür, dass die Reise beginnt.

Zunehmende Gesundheit ist oft schon nach kurzer Zeit spürbar.

Wir freuen uns darauf, Sie dabei begleiten zu dürfen!

Ihre

Petra Bracht und Claus Leitzmann

Leseanleitung für dieses Buch

Das Buch ist so aufgebaut, dass Sie verschiedene Möglichkeiten haben, sich seine Inhalte zu erschließen.

Sie möchten in unser beider Überzeugung zum Thema Ernährung vollständig eintauchen und haben keinen Zeitdruck?

Dann gönnen Sie sich doch einfach das Erlebnis, es von vorne bis hinten, Seite für Seite zu lesen. Da es ein Sachbuch ist und Sie Inhalte, die für Ihr Leben interessant sind, später vielleicht wiederfinden und vertiefen möchten, empfehlen wir Ihnen schon beim ersten Lesen: Markieren Sie solche Stellen mit einem Marker gelb, unterstreichen Sie besonders wichtige Stellen zusätzlich und machen Sie sich am Rand, der extra breit ist, persönliche Anmerkungen. Nachdem Sie einmal durch sind, können Sie immer wieder die Bereiche vertiefen, die Sie besonders wichtig finden und/oder die Sie praktisch umsetzen möchten.

Sie möchten gezielt unsere Meinung zu ganz bestimmten Inhalten oder Zusammenhängen kennenlernen?

Schauen Sie zunächst in Ruhe das Inhaltsverzeichnis durch. Die Aufteilung in drei Bücher, die Kapitelauswahl mit abgeschlossenen Themen und die Überschriften sind so gewählt, dass Sie ziemlich gut einschätzen können, um welche Inhalte es geht.

Für den großen Überblick:

Buch 1 soll Ihnen vermitteln, warum wir uns im Laufe unseres Lebens immer sicherer wurden, dass eine Ernährung, die größtmögliche pflanzliche, also vegane Anteile enthält, die am besten geeignete für uns Menschen ist. Und warum wir tierische Anteile ab und zu und in kleinen Mengen zwar verkraften können, langfristig durch sie aber unsere Gesundheit nachhaltig schädigen – je größer die Anteile, je öfter und je länger im Laufe unseres Lebens, umso mehr.

Buch 2 wird konkreter. Es führt Sie in die Gesundheitsgeheimnisse der Pflanzen ein, behandelt Nahrungsbestandteile, Getränke und Essgewohnheiten, die durch tierische Produkte für Ihre Gesundheit gefährlich werden können, erklärt spannende Prozesse, die bei der Nahrungsverwertung eine entscheidende Rolle für Ihre Gesundheit spielen, und führt Sie in die Welt der Nährstoffe ein.

Buch 3 ist zum Nachschlagen. Es entschlüsselt Ihnen die Gesundheitsgeheimnisse der Pflanzen in einem ausführlichen Lebensmittellexikon und beschreibt alles Wichtige zu den kleinsten Gesundheitsbringern, den Nährstoffen.

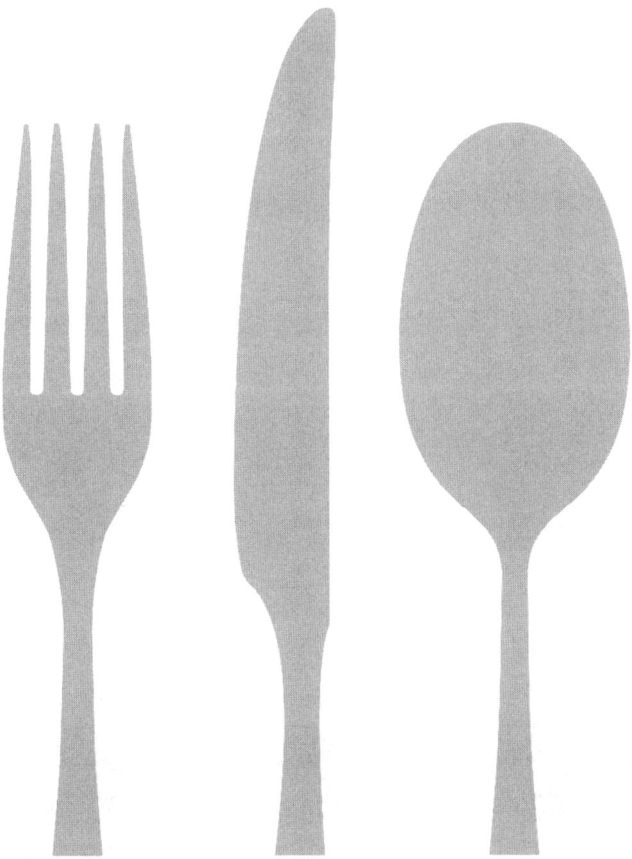

BUCH I

DER WEG ZUR OPTIMALEN ERNÄHRUNG DES MENSCHEN

I.
Einleitender Überblick: Von uns bis zu den Blue Zones

Natürlich gibt es bereits viele Bücher zum Thema Ernährung. Jeder Autor hat seine eigene Betrachtungsweise, von der er überzeugt ist und schreibt, meist in einer Sprache, die für den jeweiligen Inhalt nachvollziehbar erscheint. Doch die Unsicherheit unter den Laien – aber glauben Sie uns: auch unter den Experten – ist oft groß. Und wer nun wirklich »Ernährungsexperte« ist oder sich zu einem solchen macht, ist noch mal ein eigenes Thema. Auch uns hat dieses ganze Hin und Her in den vielen Jahren unserer Arbeit mit den Menschen, mit den Patienten und den diversen Forschungsergebnissen keineswegs unberührt gelassen.

Klartext Ernährung ist unser gelebtes, erfahrenes und erforschtes Wissen, mit den Augen, dem Verstand und dem Herzen von zwei Menschen, die dafür leben.

1. Warum Ernährung heilt – von Petra Bracht

Es sind meist die eigenen Geschichten, die uns die Augen öffnen.

So ging es auch mir, nachdem ich nach dem Studium der Medizin auf den kranken Menschen »losgelassen« wurde. Was ich, Petra, wirklich gelernt hatte, war zu diagnostizieren, um dann mit den entsprechenden Medikamenten die Symptome der unterschiedlichsten Krankheitsbilder zu therapieren. Tatsächlich ging es vielen Patienten besser. Doch in mir regte sich immer deutlicher das Gefühl, dass diese Vorgehensweise wenig mit der eigentlichen Aufgabe des Arztseins zu tun hat. Behandelte ich nicht ständig nur die Auswirkungen, also die Symptome von Krankheiten, die natürlich auch eine Ursache haben? Schon früh hallten die Worte von Hippokrates in meinem Kopf wider, dass Krankheiten nicht vom Himmel fallen, sondern uns aufgrund von »vielen kleinen Sünden wider die Natur« nur scheinbar plötzlich befallen. Besonders dann, wenn ich lediglich ein Rezept ausstellte und eine kurze Bemerkung zum aktuellen Lebensstil-Konzept des Patienten loswerden wollte, um wenigstens etwas Sinnvolles zu tun.

Kurz gesagt: Ich war bald, nachdem ich mich in eigener Praxis niedergelassen hatte, völlig unzufrieden mit meinem Beruf als Ärztin. Niemals wollte ich als Verkäuferin der Pharmaindustrie fungieren. Heilen, den Krankheiten auf den Grund gehen, um dann die Lösung zu finden, das war mein Ziel. Nachdem ich mir diese Gedanken erlaubte, also sehr kritisch meine Daseinsberechtigung hinterfragte, habe ich mit der Suche angefangen, wo sich der »Missing Link« befinden könnte.

Irgendwann fragte ich mich, ob ich im Medizinstudium eine Ausbildung zum Pharmareferenten genossen hatte.

Es mag befremdlich klingen, aber die Ernährung war damals für mich mehr im Rahmen der Ökologie, also der »Umweltrettung« wichtig, weshalb meine Familie und natürlich auch ich unter den Ersten waren, die sich nur mit »Bionahrung« ernährten. Okay, vielleicht war auch ein kleiner Grund der, dass man sich nicht mit giftigen Stoffen belasten wollte – aber damals, wir waren jung und Krankheiten und Gifte erregten selbst bei mir als junge Ärztin nur Aufmerksamkeit, wenn die Medien darüber berichten.

Aber das sollte sich bald ändern.

Um meiner Mutter bei ihrer schweren Krankheit helfen zu können, studierte ich Medizin.

Die Entscheidung, Medizin zu studieren, wurde quasi für mich getroffen. Denn meine geliebte Mutter wurde zunehmend kränker, und ich konnte nichts anderes tun, als für sie da zu sein und zuzusehen, wie es ihr zuerst Jahr für Jahr, dann aber Monat für Monat schlechter ging. Ich war mir so sicher, dass dieses Studium mehr als genug Wissen offenbaren würde, dass ich ihr würde helfen können.

Leider kam es anders. Sie starb an ihrem dritten Herzinfarkt, während meines ersten Medizinsemesters. Was ich damals nicht wusste: Mit dem heutigen Wissen über die so mächtige, unglaubliche Heilkraft der Ernährung hätte ich ihr helfen können. Sie hätte nicht so jung sterben müssen. Ihr früher Tod war eines der einschneidendsten Ereignisse meines Lebens und mit Sicherheit der Grund, weshalb ich mich mit dem im Studium erlernten Wissen nicht zufriedengab. Denn Medikamente hatte sie bekommen, und zwar alles, was die damalige Medizin zu bieten hatte. Ich begab mich also auf die Suche.

Der 12-Millionen-Bestseller »Fit fürs Leben« wies mir meinen Weg.

Gelesen habe ich schon immer gerne und viel. Das Buch, das mein Leben nicht nur als Ärztin verändern sollte, ließ also nicht lange auf sich warten. *Fit fürs Leben* öffnete mir mehr als nur die Augen. Ich ahnte, dass sich hier ein Wissen verbarg, welches mir meine unzähligen Fragen beantworten konnte. Weshalb ich während meines gesamten Studiums nichts darüber lernte und warum die jungen Ärzte an der Universität bis heute so gut wie nichts davon hören, ist mir persönlich ein

Rätsel. Es erklärt sich wohl dadurch, dass die herkömmliche Medizin immer noch an ihren alten Dogmen festhält.

In *Fit fürs Leben* schien alles zu stehen, wonach ich suchte. Ein Ernährungskonzept, um die Gesundheit zu erhalten und bei bereits vorhandener Erkrankung wiederherzustellen. Ich konnte kaum glauben, was ich dort las. *Ernähre dich gesund mit einer vollwertigen pflanzenbasierten Kost, iss nur innerhalb von acht Stunden am Tag, faste 16 Stunden, und die Gesundheit kommt von selbst.* Die Erklärungen dazu waren für mich völlig nachvollziehbar. Nur weshalb ich in meinem Studium darüber nichts lernte, verstand ich nicht. Denn wie grandios musste es sein, dieses Wissen bei jedem Menschen anzuwenden – egal ob gesund oder krank – und im Krankheitsfall zusätzlich die Fortschritte der modernen Medizin miteinzubeziehen?

Vor 35 Jahren war der Gegenwind beim Thema gesunde Ernährung noch viel heftiger als heute.

Dieses mir völlig neue Wissen faszinierte mich so sehr, dass ich die Menschen kennenlernen wollte, die damals zum wissenschaftlichen Beirat gehörten. So lernte ich meinen heutigen Freund und Mentor, den Ernährungswissenschaftler Prof. Claus Leitzmann kennen sowie Prof. Michael Lukas Möller, den Direktor des Instituts für Medizinische Psychologie, an dessen Lehrstuhl ich später für zehn Jahre einen Lehrauftrag an der Johann-Wolfgang-Goethe-Universität Frankfurt innehatte. Diese beiden Menschen waren für mich der Rückhalt in den kommenden Jahren. Denn der Gegenwind, der mich aufgrund dieser »neuen Medizin« erwartete, war teilweise ziemlich stark, mit Böen aus Richtungen, mit denen ich nicht gerechnet hatte.

Das wertvollste Wissen entsteht für mich durch praktische Anwendung und Erfahrung.

Mir blieb damals nichts anderes übrig, als dieses für mich neue Wissen durch meine Patienten bestätigt zu bekommen. Die Erfolge sprachen für sich und machten mich natürlich auch mit jedem neuen Therapieerfolg sicherer.

Ich kann mich noch ganz genau an einen meiner ersten Patienten erinnern, der wegen einer erfolglosen Behandlung seiner schweren Neurodermitis zu mir kam. Sechs Wochen Krankhausaufenthalt in einer großen Universitätsklinik blieben erfolglos, trotz Einsatz aller herkömmlichen allopathischen Medikamente. Ich werde Sie nicht mit einem langen Spannungsbogen seines Heilungsverlaufs auf die Folter spannen: Dieser junge Mann, der zusätzlich noch an einem schweren allergischen Asthma litt, war nach sechs Wochen völlig symptomfrei. Und das nur, weil er zu Beginn eine zehntägige Heilfastenkur machte und anschließend die Ernährung auf vollwertige, frischkostbetonte Pflanzenkost umstellte, die er nur innerhalb von einer Essensphase von acht Stunden zu sich nahm. Heute würde man ganz einfach sagen: Er ernährte sich vegan und machte Intervallfasten.

Als er zu mir kam, war er verzweifelt, und wie leider so oft, war ich seine letzte Hoffnung. Solche Sätze fallen bedauerlicherweise sehr häufig und machen mir immer das gleiche ungute Gefühl, denn eins weiß ich sicher: Nicht ich kann eine Krankheit heilen, sondern nur der Patient selbst schafft das mithilfe der Heilungskräfte seines Körpers unter meiner Anleitung.

Kassenärzte sind wegen der Abrechnungsmodalitäten zu einer »Kurzabfertigungsmedizin« gezwungen.

Aber was bedeutet das im Alltag einer Hausärztin, die nicht selten über 100 Patienten pro Tag in ihrer Praxis sieht? Ich wusste, es braucht Zeit, um zumindest die wichtigsten Zusammenhänge von gesunder Ernährung und Heilungsmöglichkeiten zu erklären. Wahrscheinlich war ich eine der Ersten, die damals schon die heutigen »IGEL-Leistungen« (Individuelle Gesundheitsleistungen, die die Krankenkassen nicht übernehmen und von den Patienten selbst bezahlt werden müssen) einführte. Ich bot eine einstündige »Privatsprechstunde« an, um die notwendige Zeit für meine Patienten zu haben. Im normalen Praxisalltag war solch eine zeitintensive Beratung ganz einfach nicht möglich. Vor allem zu einer Zeit, als die Patienten noch davon ausgingen, dass der Arzt mit dem speziell für sie verordneten Rezept und dem darauf stehenden Medikament die Heilung ihrer Krankheit bewirken würde.

Es war keine einfache Zeit damals, denn ich war für die Patienten zudem noch unbequem, indem ich ihnen sagte, dass der Großteil der Verantwortung für die Gesundung in ihren eigenen Händen liegt.

Mit jedem weiteren Patienten wurde ich sicherer. Denn auch wenn diese Erfahrungsreise zu Beginn für mich selbst noch ins Ungewisse ging, erreichten die meisten ihr Ziel. Heute, nach über 30 Jahren Ernährungsmedizin, weiß ich ohne Zweifel, welche gewaltige Kraft die richtige Ernährung für die Gesundung des Menschen hat.

Das heillose Durcheinander sich widersprechender Ernährungsempfehlungen verunsichert Laien und Profis.

Während dieser langen Jahre habe ich mich oft gefragt, wie es sein kann, dass so unterschiedliche Diäten und Empfehlungen bis hin zu den größten Heilsversprechen zu diesem heillosen Durcheinander in der Ernährungsmedizin führen konnten. Einmal war Low Fat angesagt, ein anderes Mal High Protein, und um die Verwirrung komplett zu machen, breitete sich die Kunde von Low Carb wie ein Lauffeuer aus. Dieser Hype war nicht neu. Unter dem Namen Atkins-Diät, benannt nach dem Erfinder Robert Atkins, war Low Carb in den frühen 1970ern schon einmal *der* Ernährungstrend. Warum, war mir klar: Die Menschen, die damals schon mit zu vielen Kilos zu kämpfen hatten, verloren diese relativ schnell und konnten sich dabei auch noch die Bäuche vollschlagen. Dass der Preis dafür allerdings sehr hoch sein konnte, zeigte sich leider erst nach einiger Zeit. Denn diese Ernährungsweise erhöht das Risiko, an einem metabolischen Syndrom zu erkranken, nicht wenige starben auch daran.

Heilung durch Ernährungsoptimierung: Meine tägliche Erfahrung und wissenschaftliche Studien weisen mir seit Jahrzehnten den Weg.

Für mich war klar: Die Menschen suchten nach einer Ernährung, die schlank und fit machte und ihnen im besten Fall noch Gesundheit und ein langes Leben bescherte. Vielleicht ahnen wir alle intuitiv, dass Ernährung der Schlüssel für eben ein solch langes und gesundes Leben ist, und lassen uns von wundervollen Ankündigungen verführen und auf einen falschen Weg bringen, die oft nicht ausreichend wissenschaftlich untersucht sind. Immer wieder stehen hinter Ernährungsratschlägen zudem kommerzielle Interessen. Nicht selten werden auch dort Studien zitiert, um fragwürdige Thesen zu belegen. Diese haben aber meist wenig mit der »wahren« Wissenschaftlichkeit zu tun, die es braucht, um Fakten zu schaffen und den suchenden Menschen wirklich Sicherheit zu geben.

Studien aufgrund ihres »Ehrlichkeitsgehaltes« einzuschätzen war nie meine Stärke, aber dafür hatte ich Claus. Er hielt mich auf dem Laufenden und trennte aufgrund seines umfangreichen Wissens in der Ernährungswissenschaft mit großer Souveränität die Spreu vom Weizen.

Ich hingegen ging völlig in der Arbeit mit meinen Patienten auf: Die tägliche Bestätigung, wie stark die Heilkraft einer guten Ernährungsweise die Gesundheit unterstützt und Krankheiten – auch ernste – vertreiben kann. *Learning by doing* erlebte ich in Reinkultur und frei jedes Risikos von Nebenwirkungen, wie sie im Gegensatz zu gesunder Ernährung so gut wie jedes Medikament mit sich bringt.

Konfuzius sagte: Verlange nichts von deinem Schüler, was du nicht selber tust.

Natürlich lebte ich es selbst vor. Wie könnte ich meinen Patienten sonst gegenübertreten? Ich bin davon überzeugt, dass Authentizität ein weiterer Schlüssel für den Erfolg einer Therapie ist. Unsere Kinder wurden in diese Lebensweise hineingeboren, und sie ist bis heute die Normalität für sie.

Und dann gibt es noch die Blauen Zonen (Blue Zones) dieser Erde, in denen die meisten Hundertjährigen leben und die uns seit langen Zeiten vormachen, wie es geht, lange und gesund zu leben.

So basiert dieses Buch auf eben diesen drei Säulen, die allen Stürmen standhalten werden: der fundierten, unabhängigen Wissenschaft, den Erfahrungen einiger mutiger Mediziner sowie meiner eigenen und der gelebten Realität in den Blauen Zonen unseres schönen Planeten.

Zivilisationskrankheiten und was sich hinter diesem Begriff eigentlich verbirgt

Die Zivilisationskrankheiten: Krankheiten, verursacht durch unsere Lebensweise.

Wenn ich an meine Kinder denke, ist mir klar, woran dieses »Gesundheitssystem« krankt. Gesichertes wissenschaftlich fundiertes Ernährungswissen wird weder in den Kindergärten noch in den Schulen gelehrt. Wie auch, wenn nicht einmal der angehende Arzt während seines Studiums etwas darüber lernt.

»Moderne Zivilisationskrankheit« ist ein gängiger Sammelbegriff für Krankheiten geworden, an denen heutzutage die meisten Menschen erkranken und im Zuge dessen auch sterben. Müssten nicht bereits bei diesem Begriff alle Alarmglocken läuten? Wir erkranken und sterben an den Folgen unserer Lebensweise? Na prima, und warum zeigt uns niemand den Weg aus diesem Dilemma? Wäre es nicht die Aufgabe einer unabhängigen Wissenschaft und Politik, hier das Zepter in die Hand zu nehmen? Aufzuklären, Wege aufzuzeigen, Ernährungswissen spielerisch bereits den Kleinsten beizubringen? Doch hier sieht es auch in Zukunft eher düster aus. Eine Grundvoraussetzung wäre es, Klarheit zu schaffen, eine unabhängige Forschung zu unterstützen und die Verwirrung der unterschiedlichen Ernährungsempfehlungen aufzulösen. Aber wo die einen sich streiten, freuen sich die anderen. Und in diesem Fall sind das die Lebensmittel- und natürlich auch die Pharmaindustrie. Diese beiden sind mächtig, nicht nur weil sie undenkbar große Summen an Geldern bewegen, sondern auch, weil sie viele Arbeitsplätze sichern. Die Aufrechterhaltung von Arbeitsplätzen ist für eine Regierung eine der wichtigsten Voraussetzungen, um wiedergewählt zu werden.

Also müssen andere diese Aufgabe übernehmen. Wir müssen Klartext sprechen und neben unseren Erfahrungen die wissenschaftlich bestätigten Fakten auf den Tisch legen, um den großen Zivilisationserkrankungen das Stoppschild vorzuhalten.

Bei so gut wie allen Krankheiten spielt die Ernährung eine wichtige Rolle.

Warum Herz-Kreislauf-Erkrankungen die Todesursache Nummer 1 sind, was Diabetes damit zu tun hat und wie Sie sich davor schützen können – darum geht es in diesem Buch. Aber auch darum, dass Übergewicht nicht nur mit weniger Kalorien und Bewegung besiegt werden kann, dass Demenzkrankheiten nicht schicksalhaft hingenommen werden müssen und dass Krebs in seine Schranken verwiesen werden kann. Und auch um die zunehmenden Angststörungen und Depressionen, Erschöpfungszustände und Burn-outs, die genauso wenig vom Himmel fallen wie Schilddrüsenunterfunktion oder Autoimmunerkrankungen wie Rheuma.

Führende Ärzte und Wissenschaftler sind sich einig

Nie war das Wissen über die geeignete Ernährung für den Menschen so erforscht und verfügbar wie heute.

Darüber sind wir sehr froh. Das erforschte Wissen in der Ernährung ist in den letzten Jahren immens gewachsen. Längst ist die Ernährungsmedizin, wie ich sie seit 30 Jahren in meinem Praxisalltag anwende, von der Wissenschaft bestätigt worden. Die großen Studien zeigen klare, unmissverständliche Gemeinsamkeiten, die wir Ihnen vorstellen werden.

Natürlich hat alles seinen Anfang in der Beobachtung von Erfolgen bei der Behandlung von Krankheiten. Dr. Caldwell Esselstyn zeigte, wie durch eine vollwertige, pflanzenbasierte, fettarme Ernährungsweise Verengungen durch Ablagerungen von Herzkranzgefäßen wieder verschwinden, also völlig abgebaut werden. Dr. Neal Barnard bewies, dass Alterszucker durch eine gesunde vegane Kost mit einem hohen Anteil an vollwertigen Kohlenhydraten heilbar ist. Dr. Dean Ornish war einer der ersten Ärzte, der schwerst herzkranke Patienten wieder zurück in ein gesundes Leben führte: mit einer

Veränderung der Lebensführung, in der vegane Kost und bewusstes Stressmanagement eine wesentliche Rolle spielte. Dr. Michael Greger und sein Team widmen ihr Leben der Aufgabe, alle Studien zum Thema Ernährung zu durchforsten und dieses Wissen Tag für Tag in Blogbeiträgen oder Videos allen Menschen zur Verfügung zu stellen. Prof. Andreas Michalsen wendet das geballte und wissenschaftlich fundierte Wissen in der Charité in Berlin mit großem Erfolg an und führt zugleich Studien durch, um mehr Fakten für die begünstigende Wirkung von Pflanzenkost zu erhalten. Auch Prof. Gustav Dobos hat in Essen eine erfolgreiche Klinik aufgebaut, die pflanzliche Kost bei der Krebsbehandlung einsetzt. Prof. Colin Campbell zeigte in seinem Buch *China Study* den Zusammenhang von Krebs und einer mit Tiereiweiß überfrachteten Ernährung auf. Prof. Valter Longo ist einer der bedeutendsten Forscher der Anti-Aging-Medizin, der eine vegane Ernährung gepaart mit bestimmten Fastenzeiten für ein gesundes und langes Leben zunehmend belegen kann. Eine stets weitsichtige Interpretation der Ergebnisse der Ernährungsforschung gelingt Prof. Walter Willett, der mit seinen großen Studien sehr zum Erkenntnisgewinn beigetragen hat.

Und natürlich war Claus, mein Mentor, der mich seit über 35 Jahren in meiner Arbeit stärkt, einer der Ersten, der sich in Deutschland als Ernährungswissenschaftler mit Nachhaltigkeit, Vegetarismus und Ernährungsökologie befasste. Gemeinsam mit seiner Frau lebt er seit mehr als 40 Jahren undogmatisch vegetarisch/vegan.

Der Weg zur lebenden Legende

Ein Leben für die Wissenschaft der Ernährungsforschung.

Eine lebende Legende. Diese Auszeichnung wurde Claus tatsächlich verliehen. Im Alter von 80 Jahren wurde er von der International Union of Nutritional Sciences in die Liste der lebenden Legenden aufgenommen. Er selbst würde hingegen nie auf die Idee kommen, seine Lebensgeschichte so zu betiteln.

Und genau das ist es, was ihn ausmacht. Er ist für mich und all seine Studierenden immer ein Vorbild gewesen, in seiner bescheidenen, achtsamen, aber klaren Art zu lehren und zu leben, sein Wissen weiterzugeben, die Wahrheit über alle Interessen zu stellen und sich kritisch mit allen Fragestellungen auseinanderzusetzen, auch wenn sie unbequem sind.

Jung ist auch der, der im hohen Alter mit neuen Erkenntnissen wächst.

Zu Beginn unserer Freundschaft stellte sich für Claus und mich das Thema Tiermilchprodukte noch sehr unterschiedlich dar. Er war von der Vollwert-Ernährung kommend ein Befürworter, ich wusste aufgrund meiner ernährungsmedizinischen Erfahrungen mit meinen Patienten, dass sich hier zwischen uns erst einmal kein gemeinsamer Nenner finden ließ. Er ist als Vollblutwissenschaftler sehr vorsichtig mit neuen Entwicklungen, mit »Hypes«, aber er forscht nach und ist bereit, seine Sichtweise zu ändern, wenn sich andere oder neue Beobachtungen verstärken und schließlich wissenschaftlich bestätigt werden. So wie die zum Thema Tiermilch und den daraus hergestellten Produkten.

Claus Leitzmann hat in seinem Leben sehr vieles richtig gemacht. Vor allem hat er vieles schon gesehen, als einige von uns noch gar nicht auf dieser Welt waren. Er war der Begründer der Ernährungsökologie, nicht mit erhobenem Zeigefinger, sondern mit Lösungsvorschlägen, denen Sie auch immer wieder in unserem Buch begegnen werden. Und jetzt lassen Sie sich bitte von ihm mitnehmen auf seinen langen und erkenntnisreichen Lebensweg.

2. Ein Leben für gesunde Ernährung – von Claus Leitzmann

Einmal um die Erde

Meine Kindheit vor und während des Zweiten Weltkriegs sowie meine Jugend in der Nachkriegszeit verbrachte ich in Vögelsen, einem Dorf bei Lüneburg mit damals 240 Einwohnern. Unsere Ernährung war sehr einfach, aber fast immer ausreichend. Heute würde man sie als einseitig und knapp bezeichnen, aber sie war überwiegend pflanzlich und wenig verarbeitet. Diese einfache Kost war damals üblich, sodass Übergewicht, Diabetes und eine Reihe anderer Krankheiten praktisch unbekannt waren.

Wir müssen nur hinschauen: Wer ernährt sich wie und mit welchem Ergebnis?

Diese Situation änderte sich mit zunehmendem Wohlstand ab den 1950er Jahren, die zunächst von Übergewicht und danach von vielerlei Krankheiten gekennzeichnet war. Wie sich diese Situation weiter entwickeln würde, erfuhr ich auf dramatische Weise, als ich ab 1957 in den USA studierte. Die US-Amerikaner waren Europa weit voraus mit stark verarbeiteten Lebensmitteln – und dadurch auch mit Problemen wie Übergewicht und den bekannten Folgekrankheiten wie Herzinfarkt, Schlaganfall, Bluthochdruck, Gefäßverschluss usw. Bereits damals war für mich klar zu erkennen, dass die knappe einfache pflanzliche Kost, kombiniert mit körperlicher Bewegung, uns vor Krankheiten bewahren kann.

Als ich ab 1969 in Thailand arbeitete, wurde ich ernährungsmäßig schlagartig in meine Jugend zurückversetzt, denn damals war Thailand ein typisches Entwicklungsland mit einer einfachen und knappen, pflanzlichbetonten Ernährung. Übergewicht und Folgekrankheiten waren hier Ausnahmen. Nach meiner Rückkehr nach Deutschland im Jahr 1974 fand ich mich ernährungsmäßig in den USA der 1950er Jahre wieder. Was sich danach mit der Ernährung bei uns entwickeln würde, war vorhersagbar – und das wollten wir verhindern.

Meine Studierenden und ich erweiterten das von Bircher-Benner, Kollath und Bruker entwickelte Konzept der »Vollwert-Ernährung«, das heute als zeitgemäße, nachhaltige und pflanzenbetonte Kostform bekannt ist.

Der deutliche Zusammenhang mit unserer westlichen Ernährungsform damals und dem Hunger in der Welt, den ich im Rahmen meines Lehrstuhls für »Ernährung in Entwicklungsländern« an der Universität Gießen thematisierte, war unübersehbar.

Damit war mein Interesse am Vegetarismus/Veganismus, der mir bereits in Thailand begegnete, mehr als geweckt. Aber es war unsere jüngste Tochter Heidi, die im Jahre 1977 die vegetarische Ernährung in unsere Familie einführte.

Ernährungswissenschaftliche Studien in Gießen

Meine ernährungswissenschaftlichen Studien in Gießen sollten die Grundlage für eine wissenschaftliche Diskussion schaffen.

Die etablierte Ernährungswissenschaft war in den 1970er und 1980er Jahren sehr konservativ. Vegetarismus war damals nicht nur eine Randerscheinung in der Gesellschaft, sondern eher ein Ärgernis. Aus diesem Grund wollte ich Fakten schaffen, um Diskussionen zu diesem Thema eine Basis zu geben. Mithilfe meiner Studierenden habe ich mehrere Studien zur Nährstoffversorgung und zum Gesundheitsstatus von Vegetariern, Veganern und Rohköstlern durchgeführt. Bis dahin gab es nur wenige wissenschaftliche Untersuchungen zu diesen Gruppen in Deutschland, die meisten Studien kamen aus den USA. Auffallend bei allen Studien zur vegetarischen Ernährung war, dass die Menschen, die vorwiegend vegetarisch lebten, insgesamt deutlich gesünder waren, insbesondere was Erkrankungen betraf, die eindeutig mit unserer Ernährung zusammenhängen: Übergewicht, Diabetes, Gicht und Herz-Kreislauf-Erkrankungen.

Natürlich war klar, dass ich nicht eine gesunde Ernährungsform propagieren konnte, ohne sie selber ausprobiert zu haben oder sie selbst zu leben. Auch aus diesem Grund lebt unsere Familie seit 1977 vegetarisch und immer wieder auch mit veganen Phasen. Da ich mich aber streng an Definitionen halte, zähle ich mich zu den Vegetariern beziehungsweise nach heutigem Sprachgebrauch zu den 95-prozentigen Veganern. Die pflanzliche Küche war damals besonders für meine Frau eine Herausforderung, die uns mit unseren vier jugendlichen Kindern vegetarisch versorgte. Damals gab es wenig passende Kochbücher oder Rezepte, aber ihre Erfahrungen mit Rezepten aus Asien haben sehr geholfen.

»Ernährungsökologie« – damals neu, heute brandaktuell

Die Bedeutung der damals von mir und meinen Studierenden begründeten Ernährungsökologie ist erst heute klar zu erkennen.

In den 1980er Jahren haben wir dann das neue Fachgebiet Ernährungsökologie aus der Taufe gehoben, dessen Wichtigkeit erst heute so richtig erkannt wird. Denn damit werden nicht nur die gesundheitlichen, sondern auch die ökologischen, ökonomischen und ethischen Anliegen einbezogen, die mit unserer Ernährung zusammenhängen.

In der herkömmlichen Vollwert-Ernährung gibt es überwiegend pflanzliche Lebensmittel, die so frisch wie möglich sind und so wenig wie möglich verarbeitet werden. Im Mittelpunkt stehen Gemüse und Obst, das etwa zur Hälfte roh gegessen wird. Getreide gibt es immer als Vollkornprodukte, Kartoffeln in der Pelle und dazu reichlich von den immer noch unterschätzten Hülsenfrüchten. Wichtig sind auch die verschiedenen Nüsse, Samen und Kräuter. Die damals als gesund erachteten Milchprodukte sollten möglichst milchsauer vergoren sein. Wenn gewünscht, dürfen auch kleine Mengen von Fleisch, Fisch und Eiern verzehrt werden. Alle Lebensmittel sollten möglichst aus ökologischer Landwirtschaft stammen und, wenn sie aus den sogenannten Entwicklungsländern kommen, fair gehandelt sein.

Aber schon damit war die etablierte Ernährungswissenschaft seinerzeit überfordert. Sie war wie heute recht konservativ und lehnte unser ganzheitliches Konzept und unsere Begründungen dazu durchweg ab. Diese Ablehnung war meist weniger sachlich basiert, sondern bestand aus einer Mischung aus Unkenntnis, Skepsis und Vorurteilen. Wir verunsicherten die Kollegen, aber überzeugten die Verbraucher. Denn es gab kaum sachliche oder gar wissenschaftliche Argumente gegen dieses Konzept, sondern lediglich die bloße Behauptung, dass es nicht wissenschaftlich sei, sondern ideologisch und weltanschaulich begründet sei. Auch aus diesem Grund waren die Untersuchungen an Vegetariern, Veganern und Rohköstlern, die wir in Gießen durchgeführt haben, ein wichtiger Schritt zur Schaffung von objektiven Daten zu diesem Thema. Außerdem gab es vielerlei positive Erfahrungen, die auch für den Laien nachvollziehbar waren.

Durch Studien an Vegetariern und Veganern sowie positive Erfahrungen der Pflanzenesser ging das Abwehrverhalten zurück.

Neben den positiven Erfahrungen wurden im Laufe der Jahrzehnte immer mehr wissenschaftliche Erkenntnisse erarbeitet, die letztlich so überzeugend waren, dass der Widerstand ab- und das Interesse an pflanzlicher Ernährung immer weiter zunahmen. Die Bedeutung der nur in Pflanzen vorkommenden Ballaststoffe in der Ernährung des Menschen wurde ab den 1970er Jahren sichtbar, obwohl sie in der Tierernährung bereits lange davor erkannt worden war. Und das eindrucksvolle gesundheitliche Potential der sekundären Pflanzenstoffe wurde erst in den 1980er Jahren deutlich, obwohl die Naturheilkunde bereits lange um ihre Wirkungen wusste und Heilpflanzen in der Volksmedizin bereits in der Antike eingesetzt wurden.

All diese Erkenntnisse wurden beim Konzept der Vollwert-Ernährung berücksichtigt und haben dazu beigetragen, dass sie heute allgemein als eine zeitgemäße und nachhaltige Ernährung anerkannt wird.

Inzwischen gibt es vegetarische und vegane Versionen der Vollwert-Ernährung, die neben den immer klarer hervortretenden gesundheitlichen Wirkungen auch die ökologischen Erfordernisse und ethischen Anliegen der Verbraucher berücksichtigen.

3. Wenn alles so einfach wäre – von Petra Bracht und Claus Leitzmann

Jede neue Erkenntnis hat ihren Anfang – raus aus der Unsicherheit

Wir möchten, dass Sie nachvollziehen können, warum augenscheinlich ein ständiger Streit unter den Ernährungsexperten herrscht. Ist Tiermilch jetzt gut oder sogar schädlich und für Krankheiten verantwortlich? Brauchen wir Fleisch, um genügend Eisen zuzuführen, oder ist viel Eisen problematisch? Gibt es tatsächlich »böses Gemüse«, wie uns ein »Ernährungsexperte« weismachen möchte? Sind Eier für Prostatakrebs mitverantwortlich, oder braucht der Mensch die Inhaltsstoffe für einen reibungslosen Stoffwechsel? Was ist mit Soja – gut oder schlecht für die Prävention von Brustkrebs? Kann eine bestimmte Ernährungsweise wirklich Ablagerungen in den Gefäßen rückgängig machen, oder ist das ein Märchen?

Verschiedenste Ernährungsrichtungen streiten sich, als ginge es bei Ernährung um Meinung oder Religion.

Wir werden Ihnen in diesem Buch alle diese Fragen und viele mehr ausführlich beantworten. Sie erfahren einerseits, was für klare Ergebnisse die praktische Umsetzung unserer Ernährungsempfehlungen während einiger Jahrzehnte an unzähligen Patienten ergeben hat. Zusätzlich vermitteln wir Ihnen die zu diesen Empfehlungen gehörenden Resultate der von uns zitierten Studien. Dabei spielt die Qualität der Studien natürlich eine wichtige Rolle. Und sie ist auch eine Erklärung dafür, dass es teilweise Studien gibt, die genau zum gegenteiligen Ergebnis kommen wie andere. Je weniger hochwertig Studien sind, desto eher können sich fehlerhafte Aussagen ergeben – bis hin zu beabsichtigten Fälschungen aus wirtschaftlichen oder anderen Interessensgründen. Aber selbst dazu – also zu gefälschten Studien – gibt es inzwischen Studien, die zeigen, wie häufig es passiert, dass beabsichtigte, aber falsche Ergebnisse veröffentlicht werden.

In diesem Buch finden Sie uraltes naturheilkundliches Wissen, dessen Umsetzung durch Petra in der Arbeit mit ihren Patienten mit den jeweiligen Resultaten für deren Gesundheit, unterstützt durch eine Vielzahl der aussagekräftigsten Studien im Bereich der Ernährungswissenschaft.

Jede neue Lehrmeinung beginnt mit Erfahrung.

Aber wissen Sie, was uns das beste Gefühl dabei gibt, Ihnen die Umsetzung dieser Erfahrungen und wissenschaftlichen Forschungsergebnisse sehr ans Herz zu legen? Dass wir alles, was wir Ihnen aufgrund unserer gemeinsamen Erfahrungen in Medizin und Wissenschaft empfehlen, seit Jahrzehnten aus vollster Überzeugung selbst leben.

Ihnen wird es ebenso ergehen. Sie können noch so viele Bücher lesen, Studienergebnisse vergleichen oder jahrelang kontrovers darüber diskutieren. Letztlich gibt es nur eine Möglichkeit herauszubekommen, welche Ernährung Sie gesund macht: Probieren Sie unsere Empfehlungen aus, fühlen Sie in sich hinein, beobachten Sie Ihren Schlaf, Ihre Leistungsfähigkeit, Ihre psychische Stabilität usw. Und lassen Sie nach einiger Zeit eine ausführliche Blutuntersuchung oder andere Untersuchungen machen, um die Werte zu vergleichen, mit denen Sie vorher nicht zufrieden waren. Nur das wird Sie immer sicherer machen bei der Frage, was die geeignete Ernährung für Sie ist.

Die Ernährungsstudien können deutliche Hinweise liefern, aber keine endgültigen wissenschaftlichen Beweise

Genau das ist das Problem in der gesamten Wissenschaftlichkeit der Ernährungsforschung. Der Mensch lebt weder in einem sterilen Umfeld noch in einem Käfig, noch lassen sich

Abläufe im Körper standardisieren. Deshalb sind gerade auf diesem Gebiet Tür und Tor geöffnet, um zu interpretieren, wie man es gerne hätte. Um dieser Gefahr auszuweichen, bedient die Wissenschaft sich großer Metaanalysen, die immer wieder gleiche Beobachtungen bestätigen. Und nicht zu vergessen: Es gibt die Erfahrungen, die Beobachtungen und das gelebte Wissen in den Blue Zones. Nimmt man alle Faktoren zusammen, dann herrscht Klarheit darüber, wie eine gesunde Ernährungsweise beschaffen sein sollte.

Blindstudien oder sogar Doppelblindstudien sind in der Ernährungsforschung leider nicht möglich.

Der Goldstandard in wissenschaftlichen Untersuchungen sind randomisierte Studien, sogenannte Blindstudien, bei denen weder die Forscher noch die Probanden wissen, wer die zu untersuchende Substanz bzw. ein Placebo einnimmt. Diese in der Pharmaforschung genutzte Methode kann in der Erforschung von Lebensmitteln kaum angewendet werden.

Zu viele Einflussfaktoren machen es fast unmöglich, den Einfluss der Ernährung isoliert nachzuweisen.

Die Ernährungswissenschaft führt Korrelationsstudien durch, in denen anhand von Fragebögen und Befragungen Daten erhoben werden. Durch die Komplexität der Lebensmittel und der Veränderung des menschlichen Verhaltens im Zeitverlauf sind Korrelationsstudien aufwendig und ungenau. Studien zur gleichen Fragestellung können zu unterschiedlichen Ergebnissen kommen, denn Lebensmittel bestehen aus hunderten verschiedenen Substanzen. Eine positive gesundheitliche Auswirkung eines Lebensmittels gibt nicht zu erkennen, welche der vielen Inhaltsstoffe genau den erwünschten Effekt hervorrufen. Auch die Menge, das Verhältnis und die Interaktion mit den anderen Stoffen in der Kost spielen eine Rolle. Diese Komplexität erschwert die genauen Schlussfolgerungen, bietet Raum für unterschiedliche und teilweise falsche Interpretationen und kann zu Widersprüchen führen. Da Korrelationsstudien auch von unbekannten oder kaum messbaren Einflüssen abhängig sind, bedeuten beobachtete Zusammenhänge noch nicht, dass die Ursachen erkannt werden.

Streng kontrollierte Blindstudien können sichere Beweise liefern. Mit Lebensmitteln sind Blindstudien nicht möglich, da die Versuchsteilnehmer wissen, ob sie beispielsweise einen Apfel, eine Banane oder keines von beiden verzehrt haben. Korrelationsstudien ermitteln nur Zusammenhänge (Korrelationen), es werden keine Ursachen (Kausalitäten) aufgedeckt, bestenfalls ergeben sich Hinweise. Wenn mehrere oder viele möglichst umfangreiche Studien zu einem bestimmten Thema vorliegen, dann werden die Ergebnisse in Meta-Analysen zusammengefasst. So werden die Hinweise verstärkt, auf deren Grundlage vorbeugende und therapeutische Empfehlungen erstellt werden können. Da Essen und Trinken aber von zahlreichen, ebenfalls nicht immer bekannten und manchmal nur schwer messbaren Faktoren beeinflusst wird, muss jede Interpretation von Korrelationsstudien sehr vorsichtig erfolgen.

Um zu klaren Empfehlungen zu kommen, ist deswegen eine Zusammenführung aus den Gesetzen der Natur, langjährigen persönlichen Erfahrungen und immer wieder bestätigten wissenschaftlichen Ergebnissen erforderlich. Dies haben wir in diesem Buch nach bestem Wissen und Gewissen vorgenommen.

Nicht alle Menschen sind gleich, aber für die meisten gilt bei der Ernährung das Gleiche.

Trotz dieser schwierigen Sachverhalte rings ums Thema Studien wissen wir zum Thema Ernährung inzwischen vieles ziemlich genau. Es gibt Richtlinien, die für so gut wie alle Menschen gelten. Wir beschreiben das immer mit den Autobahnen und gut ausgebauten Straßen, die für die meisten Fahrer gut funktionieren. Nur für Einzelne, für Ausnahmegruppen, sind spezielle Privatstraßen nötig, um ans Ziel zu kommen. Hier kommen wir zurück zur Aussage von vorhin, dass Sie letztlich selbst durch die Anwendung bei sich herausfinden müssen, was Ihrer Gesundheit am besten tut. Später beschreiben wir Ihnen dazu ein gut selbst anwendbares Verfahren, den sogenannten Pulstest nach Coca. Mit diesem Test können Sie Ihren Körper selbst fragen, wie er am liebsten ernährt werden möchte beziehungsweise was ihm am besten tut.

Im Kleinen wie im Großen – den Menschen geht es wie der Umwelt

Die Massentierhaltung trägt massiv zu Umweltproblemen bei, und natürlich auch zum Leid der Tiere.

Ernährung hat nicht nur mit Gesundheit und Krankheit zu tun. Der Blick über den Tellerrand macht deutlich, dass unser Essverhalten auch ökologische Auswirkungen hat. Ein erheblicher Teil der Umweltprobleme resultiert aus der Art und Weise, wie sich die meisten Menschen heute noch ernähren. Folgen der Eingriffe des Menschen in die Natur entstehen durch Schadstoffbelastungen von Luft, Böden, Wasser und Lebensmitteln. Ein weltweiter Artenschwund bei Pflanzen und Tieren sind die schwerwiegenden Folgen. Das globale Transportwesen und die Massentierhaltung tragen erheblich zum Klimawandel bei. Die Abholzung der Tropenwälder ist unumkehrbar, denn neue können nicht entstehen. Zumindest nicht schnell genug.

Diese Gefährdung der natürlichen Lebensgrundlagen betrifft alle Menschen durch die Verknappung des fruchtbaren Ackerbodens, von Wasser und fossiler Energie sowie durch extreme Wetterveränderung mit Dürren und Überflutungen.

Es ist einfach nur erschreckend, was der Umwelt und den Tieren angetan wird – höchste Zeit umzuschwenken.

Die erschreckenden Fakten zur Belastung der Umwelt sind überwiegend bekannt. So wird ein Großteil der globalen Treibhausemissionen durch Nutztierhaltung und ihre vielen Vorleistungen erzeugt. Besonders die Ausatmung von Methan durch die weltweit 1,5 Milliarden Rinder ist problematisch, denn Methan ist zwanzigmal so klimaschädlich wie CO_2. Die Nutzung einer Fläche zum Anbau von Sojabohnen liefert zehnmal so viel Eiweiß wie die Nutzung der gleichen Fläche zur Nutztierhaltung. Der Wasserverbrauch für die Produktion von Fleisch ist um ein Vielfaches höher als für die Erzeugung des gleichen

Nährwertes pflanzlicher Lebensmittel. Der Regenwald wird in atemberaubender Geschwindigkeit abgebrannt und abgeholzt. Für die 7,7 Milliarden Menschen weltweit werden jährlich 74 Milliarden Tiere geschlachtet. Mindestens ein Drittel des weltweit geernteten Getreides wird von Nutztieren verbraucht. Täglich werden über 120 000 männliche Küken geschreddert oder vergast. Jährlich sind das etwa 45 Millionen alleine in Deutschland.

Es sind also nicht nur die gesundheitlichen Auswirkungen unseres Essens, sondern auch die ökologischen, wirtschaftlichen und sozialen Aspekte, die wir ebenfalls in diesem Buch miteinbeziehen.

Es gibt ganz viel Wissen zum Thema Ernährung, und das seit Jahrtausenden. Dieses Wissen wurde gelebt, und wir haben uns dementsprechend entwickelt. Wenn wir jetzt die Gemeinsamkeiten in den Ernährungsweisen in den Blauen Zonen bedenken, die Erfahrungsmedizin bei den Behandlungen von Krankheiten aus der Praxis berücksichtigen und die Zusammenhänge der Ernährungsökologie mit einbeziehen, sind wir sicher auf dem richtigen Weg. Das ist das Anliegen mit diesem Buch: eine Zusammenführung der Erkenntnisse aus Wissenschaft und Praxis beim täglichen Essen, für unsere Gesundheit, alle Lebewesen und unseren Planeten.

Lasst uns das Richtige tun: für unsere Gesundheit, die Tiere, die Umwelt und den ganzen Planeten.

4. Die Geheimnisse eines langen und gesunden Lebens

In diesem Buch schreiben wir nicht nur über neue Ansätze in der Ernährungswissenschaft, sondern auch über altes und gelebtes Wissen sowie über seit langem bekannte Fakten, die zunehmend wissenschaftlich bestätigt werden. Denn das jetzt durch die Forschung mehr und mehr erwiesene Wissen wird seit Jahrhunderten, teilweise sogar seit Jahrtausenden in bestimmten Regionen dieser Erde gelebt. Nicht, weil Forschung die Art der Ernährung vorgab, sondern die Erfahrung, weitergegeben über viele Generationen.

Die Blauen Zonen dieser Erde

Der pragmatische Ansatz: Wo werden Menschen in Gesundheit am ältesten? Wie leben und ernähren sie sich?

Es ist noch nicht lange her, als der Altersforscher Gianni Pes und der Astrophysiker und Demograph Michael Poulain die Auswirkungen von Lebensstilen aus demographischer Sicht untersuchten. Ihre Ausgangsfrage war: In welchen Regionen dieser Erde leben die ältesten Menschen. Sie markierten diese mit einem blauen Stift auf der Landkarte, und so entstand der Begriff »Blue Zones«. Der erste Artikel dazu erschien 2004 im *Journal of Experimental Gerontology*.

Der Wissenschaftsjournalist Dan Buettner, begeistert von diesen Erhebungen, wollte mehr darüber erfahren. Zusammen mit dem National Institute on Aging, National Institutes of Health in Bethesda, Maryland, und den beiden Wissenschaftlern wollte er die Gründe erforschen. Ein großes Team aus Anthropologen, Ernährungswissenschaftlern, Genetikern und Historikern machte sich gemeinsam an die Arbeit. Die Ergebnisse dieser Arbeit wurden 2005 erstmals in einer Reportage für den *National Geographic* mit dem Titel »The secrets of a long life« (Die Geheimnisse eines langen Lebens) veröffentlicht.

Natürlich war die Frage spannend, ob es tatsächlich Gemeinsamkeiten dieser Langlebigen geben würde, obwohl sie in völlig unterschiedlichen Regionen dieser Welt leb(t)en.

Und tatsächlich fanden sie die gemeinsamen Lebensstilmerkmale, die zu dieser erstaunlichen Langlebigkeit beitragen. Hinzu kommt, dass die bei uns scheinbar zum Alter »gehörenden« Zivilisationserkrankungen dort deutlich weniger auftreten.

In den Blauen Zonen leben die Menschen am längsten, und die Zivilisationskrankheiten sind deutlich geringer.

Die erforschten Gebiete sind: Ikaria (Griechenland), Sardinien (Italien), Okinawa (Japan) und die Nicoya-Halbinsel (Costa Rica), später kam die Stadt Loma Linda (Kalifornien) dazu. Es gelang, aus sehr vielen unterschiedlichsten Faktoren die einflussreichsten herauszufiltern.

1. Überwiegende Pflanzenkost
2. Regionaler und saisonaler Anbau
3. Hoher Anteil von Hülsenfrüchten
4. Viele vollwertige Kohlenhydrate
5. Überwiegend fettarm, außer in den mediterranen Gebieten, hier gibt es vermehrt Nüsse und Olivenöl
6. Wenig bis gar keine tierischen Lebensmittel (Fleisch, Fisch, Milchprodukte)
7. Kaum Zucker
8. Keine Fertiggerichte
9. Insgesamt mäßige Energiezufuhr, also eher weniger Kalorien
10. Mäßiger Alkoholkonsum
11. Wenig Rauchen
12. Familie steht immer an erster Stelle
13. Nicht übertriebene, jedoch regelmäßige körperliche Aktivität
14. Immer in sozialem Umfeld eingebunden
15. Spirituell und/oder religiös

Die Blue Zones in Kurzform: Iss heimische Pflanzen, vermeide Genussgifte und tierische Nahrung, sei entspannt und bewege dich, kümmere dich um Familie und Freunde und glaube an etwas.

Die Ergebnisse sind aufschlussreich und bestätigen sehr eindrucksvoll die natürlichen Lebens- und Ernährungsweisen dieser in den Blue Zones lebenden Menschen.

Die Gemeinsamkeiten in der Ernährung dieser Menschen sind spannend. An erster Stelle steht eine nicht übermäßige Nahrungsmenge, bestehend aus 90–95 Prozent Pflanzenkost. Wir sagen dazu 90- beziehungsweise 95-Prozent-Veganer. Softdrinks und andere zuckerhaltige Getränke sind unbekannt. Zucker wird kaum verwendet. Das Essen wird frisch zubereitet, ist saisonal und aus der Region. In Okinawa gibt es mehr Tofu, Algen und Süßkartoffeln, bei den Griechen mediterrane Kost mit Oliven, Gemüse, Bohnen, etwas Käse und Fisch. Hülsenfrüchte werden fast täglich gegessen. Die Hauptmahlzeit gibt es mittags. Morgens und früh abends wird wenig gegessen, und die dadurch entstehenden Fastenzeiten, wie beim »Intervallfasten«, werden täglich und somit ein Leben lang eingehalten.

Außerdem steht eine »natürliche« Bewegung im Vordergrund. Nicht das Trainieren für einen Marathon oder übertriebenes Krafttraining sind damit gemeint, sondern dass viel zu Fuß erledigt wird, der Garten selbst bewirtschaftet wird und Küchenarbeiten wie Teigkneten oder Brotschneiden ganz ohne Maschinen auskommen. Die Menschen sind viel an der frischen Luft und in der Sonne. Stress ist ein Fremdwort, Zeitdruck unbekannt und häufige Ruhephasen normal. Die Bewohner der Blue Zones sind gläubig, ihr Leben hat einen Sinn. Sie leben im Hier und Jetzt und haben bis zum Lebensende eine erfüllende Aufgabe. Den Japanern auf Okinawa ist der Begriff Ruhestand völlig unbekannt. Freundschaften werden ein Leben lang gepflegt, und die familiären und freundschaftlichen Bindungen sind sehr eng. Oft leben Generationen nah beieinander, sehen sich täglich und unterstützen sich. Zeit für die Familie und Freunde ist selbstverständlich. Jeder hat im sozialen Gefüge seine Aufgabe und seinen Wert. Jeder wird gebraucht und dafür geliebt und geschätzt.

So bestätigt die Ernährungsweise der Menschen in den Blue Zones auf schöne Weise das zusätzlich durch Forschung bestätigte Wissen, das wir Ihnen in diesem Buch zur Verfügung stellen.

Wie schön wäre es, wenn wir auch zu solch einem Lebensstil finden könnten. Wie schön wäre auch für uns ein einfaches, entschleunigtes Leben im natürlichen Rhythmus der Natur, eine Ernährung ohne Leid für Mensch und Tier in gegenseitiger Achtung und in Verantwortung gegenüber unserer Erde. Je mehr Sie davon umsetzen können, desto wahrscheinlicher wird ein hohes Alter in wohltuender Gesundheit.

Lebenserwartung

Die Lebenserwartung des Menschen wird durch genetische Veranlagungen sowie durch Lebensführung und die sozioökonomische Situation, vor allem aber durch Ernährung beeinflusst. Trotzdem kann es natürlich keine Gewähr dafür geben, dass durch gesundheitsbewusstes Verhalten ein hohes Alter erreicht wird – die Wahrscheinlichkeit ist allerdings erheblich höher.

Als Folge von Fortschritten in der Medizin und der Hygiene sowie der Sicherstellung einer ausreichenden Ernährung ist die Lebenserwartung seit Ende des 19. Jahrhunderts in Deutschland und vergleichbar entwickelten Ländern kontinuierlich angestiegen. Die Gründe dafür sind die verringerte Säuglings- und Kindersterblichkeit, die Prävention bzw. Behandlungsmöglichkeit von Infektionskrankheiten, eine verbesserte Ernährung, aber auch lebensverlängernde Maßnahmen durch Medikamente, Ersatzorgane und weitere Errungenschaften.

Der Anstieg der Lebenserwartung ab der Geburt sagt nichts darüber aus, ob die längere Lebensdauer mit mehr Lebensjahren in Gesundheit einhergeht oder möglicherweise mit

Länger Leben in Gesundheit, Schmerzfreiheit und voller Beweglichkeit.

vermehrtem Auftreten von Krankheiten und gesundheitlichen Einschränkungen vor dem Tod.

Zahlreiche chronische Krankheiten wie Übergewicht, Diabetes Typ 2, Hypertonie, Herz-Kreislauf-Erkrankungen wie Arteriosklerose, Schlaganfälle und Herzinfarkte sowie viele Krebserkrankungen werden wesentlich durch Ernährung und Lebensstil beeinflusst, mindern die Lebensqualität und verkürzen die tatsächliche Lebensdauer. Mit hauptsächlich pflanzlichen Kostformen werden viele der bekannten Risikofaktoren für diese Erkrankungen reduziert oder ganz vermieden. Immer mehr Menschen wenden sich aus gesundheitlichen Gründen einer pflanzlichen Ernährung zu. Der in vielen Bereichen dokumentierte bessere Gesundheitsstatus von Pflanzenessern geht mit einer höheren Lebenserwartung einher, überwiegend in guter Gesundheit. So beträgt die Lebenserwartung von Männern der überwiegend vegetarisch und vegan lebenden Adventisten in Nordamerika fast zehn Jahre mehr als der Durchschnitt der fleischessenden männliche Nicht-Adventisten.[136]

Veganer und Vegetarier sind meist gesundheitsbewusster, rauchen in der Regel weniger, trinken weniger Alkohol und treiben meist mehr Sport als die Allgemeinbevölkerung. Auch gesundheitsbewusste Nicht-Vegetarier verzehren deutlich weniger Fleisch als die Allgemeinbevölkerung. Beide Gruppen haben im Vergleich zur Allgemeinbevölkerung sowohl eine verringerte Sterberate als auch langfristig eine bessere Lebensqualität. Entscheidend für die Lebenserwartung ist nicht nur der komplette Verzicht auf Fleisch und Milchprodukte, sondern auch der vermehrte Verzehr qualitativ hochwertiger pflanzlicher Lebensmittel.

Ernährungsmuster ohne bzw. mit einem niedrigen Fleischverzehr (< einmal pro Woche) und einem hohen Verzehr pflanzlicher Lebensmittel erhöhen die Lebenserwartung, während ein hoher Fleischverzehr die Lebenserwartung senkt.

Die Lebenserwartung nimmt seit einigen Jahrhunderten in vielen Ländern der Welt stetig zu. Es fällt aber auf, dass in einigen Ländern die Lebenserwartung bereits wieder abnimmt. Betroffen sind u.a. Russland (Alkoholkonsum) und USA (Drogen, Selbstmord, Herz-Kreislauf-Erkrankungen, Erkrankungen der Atemwege und des Gehirns). In den USA sind die Todesfälle durch Krankheiten überwiegend auf die schlechten Ernährungsgewohnheiten zurückzuführen.

Klartext
Die Lebenserwartung wird von der Veranlagung, der Umwelt und dem Lebensstil beeinflusst. Eine der wichtigsten Einflussfaktoren auf die Gesundheit ist die Ernährung. Unter den gleichen Lebens- und Umweltbedingungen leben Pflanzenesser länger als Fleischesser und haben im Alter eine deutlich längere Zeit mit einer guten Lebensqualität.

II.
Gesund ist die Ernährung, die genetisch am besten zu uns passt

1. So hat die Ernährung den Menschen in der Evolution geprägt

Es ist bekannt, dass der Mensch in der Lage ist, verschiedenste Nahrungsquellen zu nutzen. Damit wird seine Arterhaltung in fast allen Ernährungssituationen der Evolution gesichert. Ein genialer Schachzug der Natur. Auch wenn er aufgrund seines Verdauungstrakts vorwiegend für die Pflanzenkost ausgerüstet ist, so war für die Nahrungsmittelauswahl stets vor allem das lokale Nahrungsangebot bestimmend.

Nicht alles, was wir essen können, ist auch gesund für uns.

Diesem Angebot haben sich die Vorfahren des Menschen über Jahrmillionen hinweg angepasst. Die Nahrungsmittelauswahl von bis vor kurzem noch lebenden Naturvölkern verschiedener Regionen der Erde belegt das weite Spektrum: So ernährten sich die ursprünglich lebenden Inuits primär von Fischfang und Jagd. Allerdings war ihre Lebenserwartung gering. Die Naturvölker in tropischen Regionen verzehrten überwiegend pflanzliche Nahrung. Ihre Lebenserwartung war deutlich höher als die der Inuits. Hier drängt sich folgender Gedanke auf. Dass wir Omnivoren, also Allesesser, sind, ist zwar korrekt, aber das bedeutet noch lange nicht, dass wir auch tierische Nahrungsmittel brauchen, um zu überleben. Es ist lediglich der Garant des Fortbestands der Gattung Mensch in Zeiten, in denen pflanzliche Nahrung eine Rarität ist. Während der gesamten Entwicklung des Menschen überwog die Pflanzenkost, das spiegelt sich in unserer Anatomie und Physiologie wider.

Während der gesamten Entwicklung des Menschen überwog die Pflanzenkost.

Vor etwa vier bis fünf Millionen Jahren verließen die ersten Primaten die Bäume, um sich mit aufrechtem Gang die Savanne Afrikas als Lebensraum zu erschließen. Die Nahrung bestand weiterhin aus Früchten und Blättern, dazu Samen und Wurzeln. Es wird vermutet, dass auch Kleinlebewesen und Eier verzehrt wurden, vielleicht auch Fische.

Der erste Vertreter der eigentlichen Gattung Mensch (Homo) trat vor etwa 2,5 Millionen Jahren auf. Diesem *Homo rudolfensis* (Mensch vom Rudolfsee, heute Turkanasee, Kenia) war genau wie dem vor etwa zwei Millionen Jahren erscheinenden *Homo habilis* (befähigter Mensch) der gezielte Gebrauch von Steinwerkzeugen bekannt. Damit konnten Kadaver zerlegt und tierische Nahrung erschlossen werden.

Der nächste entscheidende evolutionäre Schritt erfolgte vor etwa 1,8 Millionen Jahren. Der *Homo erectus* (aufrecht gehender Mensch) setzte das Feuer ein, um roh ungenießbare Pflanzen sowie Fleisch von Aas und Beutetieren bekömmlicher zu machen. Den Mittelpunkt der Ernährung bildete jedoch auch beim nachfolgenden *Homo sapiens* (vernünftiger Mensch, vor etwa 300 000 Jahren) pflanzliche Nahrung, die viel einfacher und risikoloser zu beschaffen war als Tiere.

Der systematische Anbau von Nahrungspflanzen begann vor etwa 10 000 Jahren. Bereits lange davor sammelten die Menschen Urformen unserer Getreide und andere stärkehaltige Nahrungspflanzen. Durch den Ackerbau stieg der Anteil der pflanzlichen Nahrung noch einmal deutlich an. In der Jungsteinzeit (Neolithikum, vor 11 500 bis 3600 Jahren) erfolgte die Domestizierung von Wildtieren zu Haus- und Nutztieren, insbesondere Schafe, Ziegen, Schweine und Rinder. Dadurch stieg auch der Anteil tierischer Nahrungsmittel.

Aus der Nutzung pflanzlicher Nahrung entwickelte sich der systematische Anbau von Nahrungspflanzen.

Aus der Entwicklungsgeschichte der Ernährung des Menschen ist erkennbar, dass der Mensch, wie auch seine Vorfahren, als Allesesser (Omnivore) eingestuft werden kann. Die pflanzliche Nahrung war jedoch in den längsten Phasen dieser Entwicklung dominierend. Eine ausschließlich vegane Ernährung liegt nicht in der Natur des Menschen begründet, sondern erschließt sich aus den jeweiligen Phasen der Evolution. Dass ein geringer Teil an tierischer Nahrung, gemessen an der Gesamternährung, zur Entwicklung des Menschen beigetragen hat, war möglicherweise für die Arterhaltung zu bestimmten Zeiten förderlich, diese Annahme ist aber nicht gesichert.

Anatomische und physiologische Merkmale zeigen: Unsere Vorfahren ernährten sich hauptsächlich pflanzlich.

Die Nutzung einer hauptsächlich pflanzlichen Kost über viele Jahrmillionen der Evolution zeigt sich auch heute noch an anatomischen und physiologischen Merkmalen des Menschen. Diese unterscheiden sich kaum von denen der Gattung Homo vor 2,5 Millionen Jahren. So erlauben die Proportionen zwischen Magen, Dünn- und Dickdarm sowie die Größe der einzelnen Verdauungsabschnitte Rückschlüsse auf eine gemischte, aber überwiegend pflanzliche Kost. Bei typischen Fleischfressern nimmt der Magen fast 70 Prozent vom Volumen des gesamten Verdauungstraktes ein. Bei typischen (nicht wiederkäuenden) Pflanzenfressern verfügen Blind- und Dickdarm über ein sehr großes Volumen. Im Durchschnitt ist die Darmlänge bei Pflanzenfressern etwa doppelt so lang wie bei Fleischfressern. Beim Menschen stellt der Dünndarm mit etwa 60 Prozent des Volumens den größten Teil des Verdauungstrakts dar. Diese Vergleiche zeigen, dass der Mensch den typischen Pflanzenfressern (Herbivoren) deutlich nähersteht als den typischen Fleischfressern (Carnivoren).

Einen überwiegenden Verzehr pflanzlicher Kost belegt auch die Art der Zähne der Vorfahren des Menschen. Die auf den Mahlzähnen erkennbaren Abnutzungsspuren entstanden durch das intensive Kauen von Pflanzen, Reißzähne sind nur im Ansatz vorhanden. Auch die Schluck- und Kaubewegungen, die Schweißdrüsen und das Vorkommen stärkeabbauender Enzyme im Speichel des Menschen sind typische Merkmale von Pflanzenfressern.

Die Unfähigkeit des Menschen, Vitamin C zu synthetisieren, ist ein wichtiges physiologisches Merkmal, das auf den überwiegenden Verzehr pflanzlicher Nahrung unserer Vorfahren hindeutet. Offensichtlich war diese Fähigkeit bei dem zuverlässigen Angebot an Vitamin-C-haltigen Früchten und

Blättern nicht erforderlich. Fleischfresser verfügen über die entsprechenden Enzymsysteme, um Vitamin C zu synthetisieren.

Die Entwicklung der Ernährung des Menschen hat seine körperlichen und funktionellen Merkmale in seiner langen Evolution deutlich geprägt. Es zeigt sich, dass die artgerechte Ernährung des Menschen zwar zwischen typischen Pflanzenfressern und typischen Fleischfressern im Tierreich liegt, aber auffallend näher bei den Pflanzenfressern (Tabelle 1).

Die genetische Veranlagung ist bei allen Lebewesen für die Verwertung und Verstoffwechselung der Nahrung bestimmend. Die Genetik wird durch das über Jahrmillionen hinweg vorhandene konstante Nahrungsangebot geprägt. Vollständige evolutionsbedingte genetische Anpassungen benötigen sehr lange Zeiträume. Diese Bedingung war mehrere Millionen Jahre lang erfüllt, bis etwa zum Ende der Sammler- und Jäger-Zeit. Seit den anschließenden 10 000 Jahren des Ackerbauzeitalters war nicht genügend Zeit für eine vollständige genetische Anpassung an das veränderte Nahrungsangebot. Ein typisches Beispiel für diese unvollständige Anpassung sind die Laktose-Intoleranz und die Milch-Eiweiß-Unverträglichkeit.

Heute ist das Gehirn des Menschen etwa dreimal so groß wie das der Schimpansen. Lange wurde angenommen, dass dieses Wachstum und die Entwicklung des Gehirns primär durch den Verzehr von Fleisch beeinflusst wurden. Dann wurde vermutet, dass eher der Verzehr von Knochenmark, Gehirn und Fischen dazu beitragen hat. Heute geht man ebenfalls davon aus, dass neue Nahrungsquellen, auch pflanzlicher Herkunft, aufgrund des Weiterziehens in andere Gebiete dazu beigetragen haben. Diese Frage ist also bis heute nicht geklärt. Vermutlich wird es in den nächsten Jahrzehnten noch spannende Erkenntnisse geben.

Tabelle 1: *Unterschiede bei den anatomischen und physiologischen Merkmalen von Pflanzenfressern und Fleischfressern im Tierreich*

Merkmal	**Pflanzenfresser (Herbivoren)**	**Fleischfresser (Carnivoren)**
Maulöffnung	klein, Hautfalten bzw. Backentaschen	weit, z.T. bis Kiefergelenk
Kaubewegung des Unterkiefers	senkrecht und waagrecht	senkrecht
Zähne	schneiden und mahlen	reißen und festhalten
Zunge	muskulös, kräftig, rau	dünn
Speichelsekretion	viel	wenig
pH-Wert	alkalisch	sauer
Speichelenzyme	Amylase, Ptyalin	keine
Gärmagen	teilweise mehrfache	keiner
Magensäuresekretion	schwach	stark
Nahrungsverweildauer im Magen	lang	kurz
Darmoberfläche	Zotten	glatt
Dickdarmmuskeln	Tänien, Haustren	glatt
Unverdauliches	bakterieller Abbau von Cellulose	Auflösung von Haaren, Knorpel und Knochen
Verhältnis von Darm zu Körperlänge	groß	klein

Die Evolution des menschlichen Gehirns

Vor sechs Millionen Jahren trennte sich die Linie der Schimpansen von der Linie unserer menschlichen Vorfahren, der sogenannten Homininen. Vor 3,2 Millionen Jahren war das Gehirnvolumen von *Australopithecus afarensis* (bekannt durch »Lucy« aus Äthiopien) mit dem heute lebender Schimpansen vergleichbar. Während der repräsentativen Etappen der menschlichen Evolution wuchs das durchschnittliche Volumen des Gehirns kontinuierlich an.

Die vegetarisch lebenden Neandertaler hatten ähnlich große Gehirne wie moderne Menschen, wahrscheinlich mit ähnlichen kognitiven Fähigkeiten. Heute hat das Gehirn eines menschlichen Babys bereits bei der Geburt mit etwa 400 cm^3 etwa die Größe eines erwachsenen Schimpansengehirns. Doch das Volumen des Gehirns allein kann die besonderen Fähigkeiten des menschlichen Gehirns nicht angemessen erklären. Für die kognitiven Fähigkeiten ist die Vernetzung des Gehirns wichtiger als dessen Größe, die in den ersten Lebensjahren angelegt wird. Das Wachstumsmuster leistet einen wichtigen Beitrag zur Entwicklung kognitiver Fähigkeiten.

Übrigens ist auffällig, dass Säugetiere mit der höchsten Lebenserwartung – wie Elefanten, Orang-Utans und Schildkröten – sich ausschließlich von Pflanzen ernähren. Fleischfressende Raubtiere dagegen sind zwar gefährlich, aber nicht langlebig.

Spannend: Säugetiere mit der höchsten Lebenserwartung und Ausdauer ernähren sich ausschließlich von Pflanzen.

Klartext

Eine größtenteils pflanzliche Nahrung ist die artgerechte Ernährung des Menschen. Mit den heutigen Erkenntnissen und Notwendigkeiten sollte sie meistens sogar ausschließlich pflanzlich und vollwertig (frisch, kontrolliert biologisch angebaut, möglichst wenig verarbeitet) sein. Die optimale Zusammensetzung dieser Kost hängt natürlich von Ihnen, der Region, in der Sie leben, und den lokalen Traditionen ab. Unverträglichkeiten, Vorlieben und Abneigungen sollten dabei so weit wie möglich berücksichtigt werden, denn Essen und die Freude daran haben einen hohen sozialen und psychologischen Stellenwert.[107 223]

2. So entwickelten sich die Ernährungsgewohnheiten der Menschen

Die Ernährungsgewohnheiten des Menschen haben sich über viele Jahrtausende in den verschiedenen Regionen der Welt unterschiedlich entwickelt. Dabei sind vier Nahrungsmuster erkennbar.

Natur-Nahrung

Aus archäologischen Funden sowie aus Kenntnissen über die Ernährung heute noch lebender Sammler und Jäger kann die Zusammensetzung ihrer natürlichen Kost annähernd bestimmt werden. Die pflanzliche Nahrung war vielseitig und bestand überwiegend aus Blättern, Samen, Früchten, Nüssen und Wurzeln. Zusätzlich dienten je nach Zeit und Notwendigkeit Tiere als Nahrung. Das in – je nach den gerade herrschenden Lebensbedingungen – unterschiedlicher Menge verzehrte Fleisch stammte vermutlich zunächst von Kleintieren, Fisch und Aas und später von frei lebendem Wild. Trotz der Zufuhr an Fleisch war der Anteil an Fett sehr niedrig. Die Zufuhr mehrfach ungesättigter Fettsäuren war dennoch ausreichend. Außerdem war das Nahrungsangebot saisonalen Schwankungen unterworfen, was zu Perioden mit Nahrungsmangel führte. Es wurden viele Wildkräuter verzehrt, die meist hohe Konzentrationen an essentiellen und gesundheitsfördernden Inhaltsstoffen aufwiesen. Diese überwiegend pflanzliche Kost kann als artgerechte Ernährung bezeichnet werden.

Kultur-Nahrung

Der Beginn des Ackerbaus vor etwa 12 000 Jahren gilt auch als Anfang der menschlichen Kultur. Ab dieser Zeit wurden verschiedene stärkehaltige Pflanzen kultiviert, wie diverse Getreidearten, an die sich vermutlich nicht alle Menschen vollständig anpassen konnten. Allerdings kann die veränderte Kost noch als artgerechte Ernährung bezeichnet werden, denn sie bestand weiterhin überwiegend aus pflanzlichen Lebensmitteln.

Industrie-Nahrung

Der Wandel unserer Essgewohnheiten hat unsere Anpassungsfähigkeit überfordert – die heutigen Krankheiten sind das Ergebnis.

Vor etwa 150 Jahren begannen sich die Ernährungsgewohnheiten in den Industrieländern in einem Umfang zu verändern wie nie zuvor. In einem entwicklungsgeschichtlich für die genetische Anpassung unbedeutenden Zeitraum wurde die voluminöse, überwiegend pflanzliche, wenig verarbeitete, d.h. kohlenhydrat- und ballaststoffreiche Nahrung abgelöst. An deren Stelle trat eine energiedichte, einen ungleich viel höheren tierischen Anteil enthaltende, stark verarbeitete, d.h. fettreiche und ballaststoffarme Kost. Auf diese Ernährung ist der Organismus des Menschen in seiner Beschaffenheit nicht eingestellt. Die Änderungen im Lebensmittelverzehr der letzten 150 Jahre stellen demnach eine starke Abweichung von der genetisch vorgegebenen artgerechten Ernährung dar, welche die hohe Anpassungsfähigkeit des Menschen an das jeweilige Nahrungsangebot teilweise völlig überfordert.

Zivilisations-Nahrung und ihre Folgen

Seit dem Ende des Zweiten Weltkriegs steigt der Anteil vorgefertigter Kost kontinuierlich an. Die Anzahl der Produkte im Lebensmittelhandel gehen in die Hunderttausende. In diesem sehr kurzen Zeitraum konnte noch viel weniger eine physiologische Anpassung an diese Ernährungsweise erfolgen. So lassen sich die heute typischen Zivilisationskrankheiten als Überlastung der menschlichen Regulationssysteme deuten. Die Folge sind die weit verbreiteten ernährungsbedingten Erkrankungen, die seit Jahrzehnten die Hauptkrankheitslast in den Wohlstandsgesellschaften ausmachen – die Zivilisationskrankheiten. So stellt der Fortschritt der Zivilisation eigentlich einen Rückschritt dar.

Auch die körperliche Aktivität und damit der Energiebedarf der Menschen haben stark abgenommen. Da sich gleichzeitig die Nahrungsenergiezufuhr eher erhöht hat, ist Überernährung heute das größte Ernährungsproblem in den Industrienationen und zunehmend auch weltweit. Es ist sehr widersprüchlich, dass sich Menschen trotz des breiten Nahrungsangebots besser als je zuvor ernähren können, aber viele zunehmend an den Folgen von fleischlastiger Kost und Überernährung sowie Bewegungsmangel erkranken und deshalb viel zu früh sterben.

Die industrielle Verarbeitung von Lebensmitteln führte zu einschneidenden Neuerungen, beispielsweise zur weiten Verbreitung von Produkten wie Auszugsmehlen, isolierten Zuckern, industriell verarbeiteten Fetten und anderen ballaststoffarmen oder sogar ballaststofffreien Produkten. Diese Neuerungen bedeuten im Allgemeinen eine Verschlechterung der ernährungsphysiologischen Qualität der Nahrung und sind für die Zunahme von vielerlei Krankheiten von entscheidender Bedeutung (Tabelle 2).

Die Probleme westlicher und Industrieländer: verringerte körperliche Aktivität, ein Überangebot an Zivilisationsnahrung, fehlende Qualität der Nahrung bei ausufernder Quantität.

Heute liefern verarbeitete Nahrungsmittel über 80 Prozent der aufgenommenen Nahrungsenergie. Diese Produkte enthalten in der Regel mehr Energie (Kalorien) als unverarbeitete Lebensmittel, die Energiedichte der Kost hat also zugenommen.

Tabelle 2: *Einschneidende Änderungen des Lebensmittelverbrauchs in Deutschland seit Beginn der Industrialisierung*[96]

Rückgang	**Zunahme**
– Getreide auf unter ein Drittel des früheren Getreideverbrauchs	– Weißmehle von geringem Anteil auf über 80 Prozent des Getreideverbrauchs
– Vollkornmehle auf etwa ein Zehntel des Getreideverbrauchs	– isolierte Zucker von sehr geringer Menge auf 36 kg pro Person und Jahr
– Ballaststoffe auf unter ein Viertel der früheren Ballaststoffaufnahme	– Fett von etwa 25 g auf fast 100 g pro Person und Tag
– Kohlenhydrate von fast 60 Prozent auf etwa 45 Prozent der Gesamtenergiezufuhr	– Energie tierischer Herkunft (inklusive Milch und deren daraus hergestellte Produkte) von mäßigem Anteil auf etwa ein Drittel der Gesamtenergiezufuhr
	– Eiweiß tierischer Herkunft von unter ein Fünftel auf etwa zwei Drittel der Gesamteiweißzufuhr
	– Alkohol auf etwa 5 Prozent der Gesamtenergiezufuhr
	– ballaststofffreie Lebensmittel auf das Fünffache

Eine weitere Folge der industriellen Verarbeitung von Lebensmitteln ist der Verlust lebensnotwendiger Nährstoffe wie Vitamine und Mineralstoffe. Dies führt zunehmend zu Mikronährstoffmängeln, wie Petra sie bei ihren Patienten durch Laboruntersuchungen immer wieder feststellt. Daraus ergibt sich eine Verminderung der Nährstoffdichte. Außerdem tritt eine Verminderung gesundheitsfördernder Inhaltsstoffe ein, also von Ballaststoffen und sekundären Pflanzenstoffen.

Verarbeitete Nahrungsmittel müssen weniger gekaut und können dadurch schneller geschluckt werden. Das führt zu einer Verminderung der Sättigungswirkung der Nahrung. Die physiologischen Regulationsmechanismen für die Sättigung haben nicht mehr genügend Zeit, aktiv zu werden. Wenn der Magen gefüllt ist und Sättigung eintritt, wurde bereits zu viel Nahrungsenergie aufgenommen. Das ist eine wesentliche Ursache der Energie-Überernährung und dem daraus resultierenden Übergewicht.

Die industrielle Verarbeitung vernichtet einen großen Teil der positiven gesundheitlichen Wirkung von Lebensmitteln.

Die Eingriffe in das natürliche Gefüge der Lebensmittel sind oft so weitgehend, dass heute die empfohlene Zufuhrmenge an einigen Inhaltsstoffen – zumindest bei bestimmten Bevölkerungsgruppen – nicht gedeckt wird. Zu diesen »kritischen Nährstoffen« zählen derzeit die Vitamine D, E, B_{12} und Folsäure sowie die Mineralstoffe Kalium, Magnesium, Jod und Selen. Auch die Ballaststoffe und sekundären Pflanzenstoffe sind betroffen. Diese Unterversorgung ist besonders bei einseitiger Ernährung zu finden, wie sie bei Jugendlichen und alten Menschen häufig vorkommt, aber auch bei Menschen, die häufig einseitige Diäten zur Gewichtsreduktion durchführen.

Außerdem hat die körperliche Aktivität in den letzten 50 Jahren erheblich abgenommen. Dadurch kommt es nicht nur zu Übergewicht, sondern auch zu Beeinträchtigungen des Stoffwechsels, der Degeneration des Bewegungssystems, Schmerzen und Gelenkverschleiß. Der Bewegungsmangel betrifft neben der beruflichen Tätigkeit auch die Freizeit und alle anderen Lebensbereiche. Körperliche Aktivität führt zu einer intensiven Atmung sowie kräftigen Durchblutung und regt Verdauung und Stoffwechsel an. Bei immer mehr Menschen liegt der Energiebedarf deutlich unter deren tatsächlicher Energieaufnahme.

Außerdem haben die ständige Verfügbarkeit, die Aufmachung und die niedrigen Preise der Nahrungsmittel sowie soziale und psychologische Faktoren einen ungünstigen Einfluss auf das Ernährungsverhalten. Dabei wird die ernährungsverändernde Macht der Werbung durch die erdrückende Berieselung in allen Medien weit unterschätzt.

Klartext
Die Ernährungsgewohnheiten haben sich im Laufe der letzten 150 Jahre von einer natürlichen, überwiegend pflanzlichen zu einer industrialisierten, fleisch- und milchproduktlastigen Ernährung verändert. Diese Entwicklung hat erheblich zu den weit verbreiteten ernährungsbedingten Krankheiten wie Übergewicht und Diabetes sowie den Zivilisationskrankheiten bis hin zum Krebs beigetragen. Eine von möglichst vielen Menschen praktizierte vollwertige pflanzliche Ernährung ist ein berechtigter Aufstand gegen den gesundheitlichen Notstand, den alarmierenden ökologischen Missstand und den ethischen Tiefstand.

3. Die Lebensmittelqualität – der Mensch ist mehr als eine Verbrennungsmaschine

Noch vor 100 Jahren gingen die Ernährungswissenschaftler davon aus, dass der Mensch wie eine Verbrennungsmaschine funktioniert. Das war ein folgenschwerer medizinischer Irrtum. Diese gefährlich vereinfachende Einschätzung bezüglich der Wertigkeit von Nahrungsmitteln hat verheerende Auswirkungen auf die Gesundheit des Menschen. Obwohl damals jedem Bauer bewusst war, dass die Gesundheit seines Viehs stark von der Qualität des Futters abhängig ist, wurde der Mensch als eine Art »höherwertiges« Wesen eingestuft, das außerhalb dieses Naturgesetzes stand.

Unsere Gesundheit ist abhängig von der Qualität unserer Nahrung – nicht von der Kalorienmenge.

Der Mensch benötigt natürlich zum Leben Nahrung, die ausreichend Energie zur Wärmeerzeugung enthält. Damals wurde aber nur dieser Aspekt gesehen und die Wertigkeit der Nahrungsmittel deswegen nur anhand der Kalorien bewertet. Fasziniert von diesem Verbrennungs-Denkmodell entstand 1895 der erste US-amerikanische »Lebensmittelführer«, der Lebensmittel danach verglich, wie viele Kalorien für 25 Cent gekauft werden konnten. Das waren beispielsweise 645 Kalorien bei Eiern oder 10 285 bei Weizen. Es erschien deswegen unsinnig, Obst, Gemüse oder Salate zu kaufen. Denn sie hatten weniger Kalorien und kosteten viel mehr Geld als etwa Maismehl oder Zucker.

In den USA führte das Kalorienmodell dazu, dass es unsinnig erschien, Obst, Gemüse oder Salat zu kaufen – mit drastischen Folgen für die Gesundheit.

Erfreulicherweise wissen wir heute, dass gerade die Qualität unserer Lebensmittel für unsere Gesundheit maßgeblich ist. Doch ganz scheint dieses Naturgesetz noch nicht bei allen angekommen zu sein. Denn es gibt: Die »moderne« Ernährung mit ihren hohen Anteilen an Fertignahrung, die teilweise drastisch verändert ist und dadurch für unseren Körper immer unverwertbarer wird und unsere Entgiftungsorgane überfordert. Lange Transportzeiten und damit verbunden die Ernte unreifer Lebensmittel. Das Haltbarmachen mit ausufernden Konservierungsmitteln. Pflanzenkost, die viele Raffinierungs- und Schälprozesse durchläuft, um dann angeblich besser zu schmecken – all das raubt unserer täglichen Kost die Wertigkeit, also die Qualität. Durch eine solche Minderversorgung schädigen sich viele Menschen zunehmend über Jahrzehnte hinweg und entwickeln dadurch die heute weit verbreiteten Volkskrankheiten. Wir sollten deswegen so weit wie möglich Nahrung in ihrer ganzen Natürlichkeit zu uns nehmen, um ihr volles gesundheitliches Potential zu genießen, so wie wir es immer wieder in diesem Buch beschreiben werden.

So wird Lebensmittelqualität heute definiert[96]

Lebensmittelqualität ist die Summe sämtlicher bewertbarer Eigenschaften und Merkmale eines Lebensmittels, die eine Vielzahl unterschiedlicher Aspekte beinhaltet. Der Qualitätsbegriff verändert sich im Laufe der Zeit und wird auch von regionalen Gegebenheiten beeinflusst.

Beim Wert für die Gesundheit hängt die Einschätzung der Lebensmittelqualität stark davon ab, welche Kriterien angelegt werden.

Widersprüche in der Diskussion über die Qualität von Lebensmitteln ergeben sich in erster Linie durch verschiedene Interessen der Erzeuger, Verarbeiter, Händler und Verbraucher. Während für die Erzeuger in der Landwirtschaft die Höhe des Ertrags einer Nutzpflanze ein wichtiges Kriterium darstellt, zählt für die lebensmittelverarbeitende Industrie und das Handwerk, inwieweit sich ein Lebensmittel verarbeiten lässt. Für den Lebensmittelhandel sind die Lager- und Transportfähigkeit der Lebensmittel wichtig, und für die Verbraucher sind es das Aussehen, der Geschmack, der Preis oder die Gesundheit, die ausschlaggebend für ihre Wahl an Lebensmitteln sind.

Unser heutiges Lebensmittelangebot umfasst erfreulicherweise zunehmend Erzeugnisse, bei deren Produktion, Verarbeitung und Vermarktung Umweltaspekte immer stärker berücksichtigt werden. Dazu zählen Lebensmittel mit folgenden Eigenschaften:

1. ökologisch / biologisch
2. regional und saisonal
3. gering verarbeitet
4. umweltverträglich verpackt

Die größte Umweltentlastung im Ernährungsbereich kann jedoch erzielt werden, indem bevorzugt pflanzliche Lebensmittel verzehrt werden und gleichzeitig der Verbrauch tierischer Erzeugnisse stark reduziert wird. Dieses Anliegen ist der rote Faden dieses Buches.

Entlastung für die Umwelt: Durch pflanzliche Lebensmittel und weitgehende Reduzierung tierischer Produkte.

Für die Verbraucher sind häufig Qualitätsabstufungen zwischen verschiedenen Lebensmitteln nicht wahrnehmbar, weil wesentliche Aspekte, wie der Wert für die Gesundheit, nicht einfach zu erkennen sind. Daher sollten Ernährungsexperten einfache, leicht nachvollziehbare Entscheidungshilfen und Handlungsempfehlungen geben, damit gesundheitliche, ökologische, ökonomische und soziale Fehlentwicklungen erkannt und vermieden werden – auch dazu möchten wir mit diesem Buch beitragen.

Klartext
Die Lebensmittelqualität umfasst nicht nur gesundheitliche, sondern auch ökologische, soziale, ökonomische und ethische Aspekte unseres Essens und Trinkens. Viele unserer Nahrungsmittel werden auf Kosten der Umwelt billig produziert, langfristig gesehen wird dies zu erheb-

lichen Folgekosten führen – nicht nur im Gesundheitswesen. Die größte Entlastung für die Umwelt und gleichzeitig die effektivste Maßnahme für die menschliche Gesundheit wird dadurch erreicht, dass der Anteil pflanzlicher Lebensmittel in der Ernährung möglichst hoch ist und der Anteil tierischer Produkte möglichst gering.

III.
Wir essen uns krank – den meisten Menschen ist dies nicht bewusst

1. Ihre Ernährung kann Ihre Medizin sein

Auch wenn viele Menschen das immer noch nicht wahrhaben wollen: Wir essen uns krank. Wenn wir mit offenen Augen durch die Straßen gehen oder am Badestrand sind, bietet sich uns ein erschreckendes Bild. Über 50 Prozent der Bevölkerung in Deutschland ist übergewichtig. Zunehmend auch immer jüngere Menschen.

Die gesamte Esskultur scheint sich zu wandeln. In vielen Familien werden keine gemeinsamen Mahlzeiten mehr eingenommen. Es gibt keinen Esstisch, sondern nur ein Sofa, Sessel und einen Couchtisch für das »Snacken« nebenbei von Fast Food, Chips, Pizzen und anderen Fertiggerichten. Es wird immer seltener selbst gekocht. Stattdessen kommt die Tiefkühlpizza in die Mikrowelle, oder es wird zum Telefonhörer gegriffen und das Essen einfach bestellt.

Das äußere Anzeichen für Krankheit, das Übergewicht, wird immer mehr zum Normalzustand.

Wir bewegen uns zu wenig, essen zu viel und das Falsche. Die Folge sind die diversen modernen Zivilisationskrankheiten, um die es in diesem Kapitel gehen soll.

Ist Ihnen schon einmal der Gedanke gekommen, dass unsere derzeitige »bequeme« Lebensweise auch etwas mit der schwindenden Gesundheit dieses Planeten zu tun haben könnte? Es heißt ja immer »wie im Kleinen, so im Großen«. Kranker Darm – kranker Mensch – kranker Planet. Es liegt an jedem Einzelnen von uns dagegenzusteuern. Wir möchten Ihnen mit diesem Buch die Augen dafür öffnen, dass wir unsere Gesundheit zu einem Großteil in den eigenen Händen halten, genauso wie die Gesundheit unserer Erde.

Sie selbst sind der »Macher« Ihrer Gesundheit

Beginnen können Sie bei sich selbst – nur bei sich selbst. Leben Sie ein gesundes Leben vor, und Ihre Kinder und die Menschen in Ihrer Umgebung werden die Veränderung bemerken. Vielleicht stecken Sie an, vielleicht machen Sie neugierig, und vielleicht retten Sie damit sogar Leben – nicht nur von Menschen.

Sie haben die Macht, Ihre Gesundheit zu beeinflussen – positiv wie negativ.

Etwas können wir Ihnen versprechen: Sie werden weder an irgendwelchen Mangelzuständen leiden, noch müssen Sie hungern und schon gar nicht verzichten oder »geschmacklose Grashalme kauen«. Sie werden neue Erfahrungen sammeln und im besten Fall wieder gesund werden, wenn Sie krank sind, und sich noch gesünder fühlen, wenn Sie gesund sind. Es lohnt sich, und das nur mit positiven Nebenwirkungen. Denn für vollwertige Pflanzenkost aus biologischem Anbau wird niemals ein Beipackzettel nötig sein. Wohl aber alle Informationen, welche erstaunliche Kraft gesunde Lebensmittel für unsere Gesundheit haben.

Klartext
Lebensmittel sind Medizin. In dem Moment, in dem Sie sich bewusst ernähren und sich für eine überwiegend oder sogar vollständig pflanzenbasierte Kost entscheiden, wird sich auch Ihre Gesundheit merklich verbessern. Ebenso wie die unserer Umwelt und des gesamten Planeten.

Das Geheimnis der Epigenetik – warum die Gene doch nicht die Hauptrolle spielen

Heute wissen wir, dass die Gesundheit nur zu einem kleinen Teil durch die Gene festgelegt ist. Die Wissenschaft der Epigenetik weist nach, wie wir sie durch unsere Lebensweise beeinflussen können. Mit guter Ernährung, täglicher Bewegung, Achtsamkeit und der Optimierung des persönlichen Umfeldes können wir »schlechte« Gene ab- und »gute« Gene anschalten. Leider machen Menschen, ohne es zu wissen, meist das genaue Gegenteil und schaden damit massiv ihrer Gesundheit.

Die scheinbar unbeeinflussbare Macht der Gene wird dadurch oft überbewertet, dass Krankheiten mutmaßlich in der Familie vererbt werden. Natürlich ist die genetische Disposition Grundlage.

Dass deren Einfluss sich aber manifestiert, kommt meist dadurch zustande, dass in Familien die Tradition einer bestimmten Ernährung und Lebensweise über Generationen weitergegeben, sozusagen das Essverhalten »vererbt« wird.

Die Epigenetik herrscht über die Genetik, nur ein kleiner Teil der Gene kann nicht »geschaltet« werden.

Durch die Ernährung werden am meisten Fremdmoleküle in unseren Körper aufgenommen. Das erklärt diesen sehr großen Hebel, also die große Beeinflussung der Epigenetik durch diesen Faktor. Interessant hierbei ist auch die Tatsache, dass nicht nur innerhalb von Familien, sondern auch in bestimmten Gegenden regionale Vorlieben gelebt werden und auch die Ernährungsgewohnheiten ganzer Länder oft vergleichbar sind.

Die psychische Belastung, vor allem der heute nahezu überall anzutreffende Stress, ist ebenfalls ein Faktor, der die Epigenetik maßgeblich beeinflusst und über die Familiensituationen hinaus zu einem gesellschaftlichen Problem geworden ist. Stress wird oft völlig unterschätzt, da den wenigsten Menschen klar ist, dass das gesamte System Mensch von psychischen Belastungen mehr oder weniger direkt betroffen ist. Die Psyche hat Einfluss auf unser Ernährungsverhalten, auf unser Verdauungssystem und somit auf unser gesamtes Leben.

Zudem kann auch das Umfeld einen negativ wirkenden Einfluss beispielsweise durch Elektrosmog in Form von zu nah verlaufenden Hochspannungsleitungen, Transformatoren oder Ähnlichem über Generationen entfalten.

Last but not least spielt natürlich die körperliche Betätigung eine Rolle. Auch wenn es etwas merkwürdig klingt: Wir »trainieren« 24 Stunden täglich, selbst im Schlaf, und das wirkt sich aus. Mal ist die Bewegung zu viel, mal zu wenig oder aber auch zu einseitig. Deshalb kommt es auch hier sowohl auf die Qualität (wie vollständig werden Gelenkwinkel genutzt) als auf die Quantität (wie ausdauernd bewege ich mich) an.

Bewegungsqualität: Umso besser, je umfassender die biologisch »eingebauten« Gelenkwinkel genutzt werden. Die Bewegungsquantität steigt, je länger eine Bewegung stattfindet.

Dass die Einflüsse dieser Faktoren nur schwer nachvollziehbar sind, geschweige denn wissenschaftlich belegbar, liegt im Zusammenwirken der vielen Einflüsse begründet. Neueste Forschungen auf dem Gebiet der Epigenetik zeigen jedoch klare Zusammenhänge eines gesunden Lebensstils und einer stabileren Gesundheit sowie einer Lebenszeitverlängerung auf. Es aktiviert Ihre Sirtuine und nimmt über die Epigenetik direkten Einfluss auf Ihre Gene (Sinclair 2019, siehe Weiterführende Bücher). So wiesen Studien inzwischen nach, dass die Verkürzung der Telomere der Zellen nicht nur aufgehalten werden kann, sondern dass sie auch wieder länger werden können. Da die Zellen sich erneuern können, solange diese Telomere noch vorhanden sind, ist dies der direkte Nachweis dafür, dass die Lebenszeit der Zellen durch einen gesunden Lifestyle verlängert werden kann.

Sirtfood – Essen für ein langes und gesundes Leben

Bei dieser »neuen« Diät werden unsere Langlebigkeitsgene, die sogenannten Sirtuine, aktiviert. Sirtuine sind Enzyme, die sich in jeder Ihrer Zelle befinden und deren Arbeit darin besteht, alle Zellen immer wieder zu reparieren, sie dadurch in Bestform zu halten und so ein langes Leben in Gesundheit zu ermöglichen. Sie werden maximal aktiviert, wenn unser Magen leer ist, also in Fastenphasen. Erfreulicherweise auch beim viel leichteren täglichen Intervallfasten nach meiner bevorzugten 16/8-Methode. Für mich ist sie deshalb die innovativste Ernährungsweise für ein langes und gesundes Leben.

Sirtuine sind die Garanten unserer aktiven Gesunderhaltung.

Seit einiger Zeit wissen wir, dass Sirtuine auch aktiv werden können, wenn wir etwas im Magen haben, es müssen aber Pflanzen sein. Sie können also die Reparaturzeit auf 24 Stunden verlängern und quasi permanent für ein langes, gesundes Leben sorgen, indem Sie während der acht Stunden, in denen Sie essen, ausschließlich »Sirtuin-Food« zu sich nehmen – indem Sie sich einfach vollwertig vegan ernähren.

Warum vollwertig vegan? Vollwertig bedeutet einfach so weit wie möglich nicht industriell verändert. Denn ausschlaggebend sind die sekundären Pflanzenstoffe. Sie sind bioaktiv, aktivieren unser Immunsystem und leiten dadurch die Reparaturprozesse ein. In der Naturheilkunde ist dieses Prinzip als »Hormesis-Prinzip« bekannt. Genau wie diese sekundären Pflanzenstoffe die Pflanze vor Fressfeinden schützen, so schützen sie uns durch die Reaktion, die sie in unserem Körper auslösen. Je mehr wir die pflanzlichen Lebensmittel aber verarbeiten, desto mehr werden diese sekundären Pflanzenstoffe zerstört.

Wichtig ist zu wissen, dass nur kontrolliert biologisch angebaute Pflanzen die volle Palette dieser Schutzstoffe enthalten. Denn die Pestizide in der konventionellen Landwirtschaft schützen die Pflanzen derart, dass diese keinen eigenen Schutz mehr brauchen und deswegen weniger eigene sekundäre Pflanzenstoffe produzieren. Wir nehmen also bei vollwertiger Pflanzennahrung aus kontrolliert biologischem Anbau keine Pestizide auf und profitieren von der ununterbrochenen Arbeit der Sirtuine. Das macht »Sirtuin-Food« so außerordentlich wertvoll für uns.

Pestizide verringern die Produktion der sekundären Pflanzenstoffe.

Alle Pflanzen, Kräuter und Gewürze enthalten solche »Wunderenzyme« wie Äpfel, Artischocken, Brokkoli, Chilischoten, grüner Tee, Grünkohl, Radicchio, aber auch Beeren, Kurkuma, Rucola, Kakao, Soja, Tomaten, Knoblauch, Oliven, Petersilie, Basilikum, Wildkräuter, Zitrusfrüchte, Zwiebeln, Ingwer und Nüsse.

Klartext

Starten Sie Ihre eigene Beweisführung. Ernähren Sie sich optimal mit Pflanzen, wie wir sie Ihnen in diesem Buch empfehlen, trainieren Sie sich ruhige Gelassenheit an, optimieren Sie Ihren Schlaf und bewegen Sie sich in hoher Qualität, also vielseitig. Das Ergebnis wird Sie überzeugen.

2. So entstehen die Zivilisationskrankheiten

Schon der große Gelehrte und berühmteste Arzt der Antike, Hippokrates von Kos (460–370 v. Chr.), dessen Eid bis heute noch vorgibt, wie sich Ärzte verhalten sollen, hat in seinem berühmten Zitat Klartext gesprochen: »Krankheiten befallen uns nicht aus heiterem Himmel, sondern entwickeln sich aus täglichen kleinen Sünden wider die Natur. Wenn diese sich gehäuft haben, brechen sie scheinbar auf einmal hervor.«

Gehen wir diesen Worten auf den Grund. Dann können Sie entscheiden, ob Sie die Verantwortung für Ihre Gesundheit abgeben oder lieber selbst übernehmen möchten.

Die meisten Krankheiten werden durch die tägliche Lebensführung ausgelöst.

Können Sie sich eine Ansammlung von etwa 100 Billionen Menschen vorstellen (100 000 000 000 000)? Zum Vergleich: Auf der Erde leben »nur« 7,7 Milliarden Menschen (7 700 000 000). In unserem Körper aber befindet sich diese unvorstellbare Menge von 100 Billionen Zellen. Würden wir diese aneinanderreihen, könnte man damit 60-mal die Erde umrunden, obwohl die einzelnen Zellen im Durchschnitt nur 1/40 mm groß sind. Hinzu kommt, dass es in dieser Zellen-Megalopolis pro Sekunde etwa 50 Millionen »Geburten« und ebenso viele »Todesfälle« gibt, wenn alles optimal abläuft. Mit diesen Zahlen möchten wir Ihnen eine Vorstellung davon geben, was unsere Körperintelligenz leistet.

»Unsere Stadt«, in der Menschen unterschiedlichster Berufsgruppen leben, ist von einer Schutzmauer umgeben: der Haut. Lebensmittel und sonstiges Material werden zum Großteil von außerhalb bezogen. Natürlich werden auch einige Substanzen innerhalb der Schutzmauer selbst hergestellt. Das übernimmt die körpereigene Chemiefabrik. Das Transportmittel dieser Stadt ist Wasser. Der größte Teil des gesamten

Materials wird über einen Fluss, der mitten durch die Stadt verläuft, geliefert, dann entladen und weiter verteilt. Weiter unten am Fluss werden die angefallenen Abfälle auf Schiffe geladen, die die Stadt durch die Strömung des Wassers verlassen. Aber auch durch Tore in der Stadtmauer gelangen Waren in die Stadt und Abfälle hinaus. Innerhalb unserer Stadt sorgt ein ausgeklügeltes Verteilungssystem für die Versorgung eines jeden Bewohners. Auch das Abfallentsorgungssystem ist durchdacht, damit keine Schutthalden entstehen.

Gibt es Gründe, weshalb in solch einer bestversorgten Stadt trotzdem Menschen verhungern, Gebäude einstürzen und sich stinkender Abfall anhäuft – der möglicherweise zu einer Epidemie der gesamten Stadt führen könnte? Leider ja. Wenn beispielsweise diese Stadt mit minderwertigen Baustoffen, also Nahrungsmitteln, beliefert wird und wenn ihr das Wasser abgedreht wird. Würde diese Stadt aber mit allem versorgt, was sie benötigt, würde ausreichend Wasser fließen, um alles Material optimal zu verteilen, und die Müllabfuhr wie vorgesehen arbeiten, dann liefe alles reibungslos ab. Jeder würde sich wohlfühlen, bis nach einer langen Zeit, einem ganzen Menschenleben, die Substanz so alt wäre, dass sie nicht mehr erneuert werden könnte.

Unser Körper hat eine weitaus bessere Infrastruktur als die Riesenmetropolen dieses Planeten.

Wir Menschen könnten eine solch perfekt funktionierende Stadt sein. Mit der ausgeklügeltsten Infrastruktur, die man sich vorstellen kann, unerreicht von jedem noch so modernen Computernetzwerk. Dieses Wunder, das sogar die sieben Weltwunder in den Schatten stellt, sind wir selbst.

Wir müssen nicht wissenschaftlich forschen, um zu beweisen, wie wir funktionieren. Das hat bereits die Evolution für uns erledigt. Wir brauchen uns nur darum zu kümmern, dass wir Gutes in der richtigen Menge in uns hineingeben und durch vielfältige Bewegung dafür sorgen, dass alles ohne Stress an den gewünschten Platz gelangt und das, was der Körper nicht mehr benötigt, aus ihm entfernt werden kann.

Hört sich doch eigentlich ganz einfach an, oder?

3. So heilen Sie Ihre Entzündungen ursächlich

Entzündungsprozesse spielen in diesem Buch immer wieder eine Rolle, weil sie bei den allermeisten Krankheiten beobachtet werden. Herkömmlich werden sie auch als Grund für die Entstehung von Krankheiten gesehen. Doch Entzündungen werden oft missverstanden. Eine Entzündung ist keine Krankheit, sie »entzündet« einen Heilungsprozess. Die Verschleißvorgänge am Knorpel beispielsweise lösen solche Heilungsprozesse in Form von Reparaturvorgängen aus. Die Gelenkinnenhaut »entzündet« sich, um alle Materialien bereitzustellen, damit der Knorpel sich wieder regenerieren kann. So weit, so gut. Problematisch wird es bei einem genetisch nicht geplanten Dauerverschleiß des Knorpels – hervorgerufen durch unsere heutigen einseitigen Bewegungsgewohnheiten. Er bewirkt, dass die Reparaturvorgänge nicht abgeschlossen werden können. Die Entzündung wird dann chronisch genannt, einfach, weil sie nicht mehr aufhört. Und obwohl es in der Medizin bestens bekannt ist, dass Entzündungen immer auftreten, um die Integrität des Körpers zu erhalten oder wiederherzustellen, werden sie unverständlicherweise bekämpft. Den Entzündungsprozessen wird unterstellt, »entgleist« zu sein, chronisch geworden zu sein, ein krankhafter Zustand. Das erinnert uns an den Schmerz. Auch er wird oft missverstanden. Man ist durchaus der Meinung, dass er eine Funktion hat, weiß um das Beispiel mit dem Finger auf der heißen Herdplatte, denkt aber leider nicht konsequent weiter. Deswegen wird auch der Schmerz zumeist bekämpft, als sei er eine Krankheit.

Entzündungen sind Reparaturvorgänge, mit denen der gesunde Zustand des Körpers aufrechterhalten oder wiederhergestellt werden soll.

Die Naturheilkunde weiß um die Gefährlichkeit weiterer entzündlicher Zustände im Körper. Diese gehen weit über die »Reparaturentzündungen« des Knorpels, der Sehnen und anderer Strukturen unseres Bewegungsapparates hinaus. Wenn wir uns ungünstig ernähren, wenn wir zu wenig Nährstoffe, Vitamine, Mineralstoffe oder sekundäre Pflanzenstoffe zuführen, wenn wir zu viele tierische Eiweiße, raffinierte Zucker, industriell veränderte Nahrung essen, wenn wir Schwermetalle in uns ansammeln, in dauernder Überforderung, mit Ängsten, unterdrückter Aggressivität leben, geht es uns »schlecht«. Wenn wir permanent mit für uns giftigen Stoffen in Berührung kommen, am Schlafplatz, in unserer ganzen Wohnung oder am Arbeitsplatz Elektrosmog ausgesetzt sind, den ganzen Tag mit dem Mobiltelefon am Ohr telefonieren, das WLAN uns permanent bestrahlt – muss der Körper all das reparieren, ausgleichen und neutralisieren. Dadurch entstehen überall Reparaturaktivitäten in Form von Entzündungen. Deshalb sind sie nicht Ursache der meisten Krankheiten, sondern die Bemühung, ebendiese Krankheiten – diese »inneren Verletzungen« – wieder zu heilen.

Beendet werden Entzündungsprozesse auf natürliche Weise, wenn sie ihre Funktion erfüllt haben, also wenn die Stoffwechselentgleisung beseitigt oder die Struktur repariert ist. Je gesünder wir leben, desto schneller passiert das. Immer dann, wenn wir solche Entzündungen biochemisch oder biophysikalisch »mit Gewalt« beenden, stören wir den vom Körper initiierten Heilungs- oder Regenerationsprozess.

Wenn Entzündungen mit Medikamenten gestoppt werden, stoppen wir eigentlich Reparaturvorgänge.

Gehen Sie daher bei der Einnahme von Medikamenten mit Bedacht vor. Denn in aller Regel hemmen diese unsere Stoffwechselprozesse, die womöglich bereits einen heilenden Entzündungsprozess eingeleitet haben.

4. Grundlage für ein gesundes langes Leben: ein funktionierender Stoffwechsel

Der Begriff Stoffwechsel fällt beim Thema Gesundheit immer wieder. Da er die Grundlage unseres Lebens ist, sollte jeder Mensch nicht nur verstehen, wie er funktioniert, sondern auch wie man ihn gezielt optimieren kann. Stoffwechsel ist die Gesamtheit aller Prozesse im Körper, die dafür notwendig sind, dass alle Stoffe dahin kommen, wo sie gebraucht werden, dass sie durch Abbau, Umbau oder Zusammenbau in die entsprechenden Zustände gebracht werden und dass Abfallprodukte oder Überflüssiges schließlich den Körper verlassen können.

Meist wird beim Stoffwechsel nur an die Zuführung der Stoffe zu den Zellen gedacht. Dazu wird die Nahrung im Mund mehr oder weniger zerkleinert, im Magen-Darm-Trakt weiter zerlegt und aufgeschlossen und gelangt dann als kleinste Teilchen in die Blutgefäße, worin sie durch das Blut zu den Zellen transportiert wird. Ebenso wichtig aber ist, dass Stoffe, die nicht mehr gebraucht werden, den Körper ohne Behinderung verlassen können, damit sie sich nicht als Körpermüll ansammeln und »den Weg versperren«. Die zunehmende Behinderung der Entgiftungsorgane durch deren Überforderung ist eine bedeutende Ursache für die Entstehung der meisten Krankheiten, insbesondere der ausufernden immer wieder genannten Zivilisationskrankheiten.

Je größer die »Vermüllung« unseres Körpers, desto schwerer ist es diesen Müll zu entsorgen.

Was können wir praktisch tun, um unseren Stoffwechsel bestmöglich auf gesunde Touren zu bringen? Wichtigster Motor ist die Bewegung. Das fängt beim Kauen an. Kauen Sie so lange, bis der Speisebrei ganz verflüssigt ist (siehe »Fletschern«, Seite 283). Je nach Nahrungsbeschaffenheit sind es bis zu 50 Kaubewegungen. Dadurch wird Ihr Magen massiv entlastet, und Sie sind viel schneller satt. Über den Darm gelangen die

Stoffe ins Blut. Das Herz sorgt durch seine Pumpbewegung dafür, dass es durch die größeren Arterien gepumpt wird, aber schon beim Rückfluss durch die größeren Venen reicht dieser Druck nicht mehr aus. Körperbewegung durch Muskelkontraktionen wird benötigt. Diese drücken die Venen zusammen, dadurch wird das Blut durch Ventilwirkungen weiter Richtung Herz gepumpt.

Noch viel wichtiger ist das Kontrahieren unserer Muskeln, also körperliche Bewegung, für die Durchströmung der Kapillaren, auch Haargefäße genannt. Zusammen sind sie etwa 160 000 Kilometer lang! Durch diese Kapillaren diffundieren die Stoffe in das Netzwerk des Bindegewebes, der Faszien, mit der Zwischenzellflüssigkeit. Nur regelmäßige Körperbewegung stellt sicher, dass dieses Netzwerk frei von Verfilzungen ist und Strömungskanäle bildet, durch welche die Stoffe ungehindert zu den Zellen gelangen können. Dafür ist außerdem eine ausreichende Zellwandspannung nötig. Dazu trägt ebenfalls unsere Körperbewegung entscheidend bei, da sie durch sogenannte Piezoeffekte kleinste elektrische Spannung im Körper erzeugt. Solche Piezoeffekte entstehen durch Druck oder Zug, ausgelöst durch Bewegung in den gesamten faszialen Strukturen unseres Körpers. Dazu zählen Sehnen, der gesamte Zwischenzellraum, Knorpel, Bänder, Knochen und unsere Haut.

Erst körperliche Bewegung stellt den »Hauptantrieb« des Stoffwechsels sicher.

Bereits Mitte des letzten Jahrhunderts hat der in New York tätige Chirurg Professor Robert Becker nachgewiesen, dass es möglich ist, durch diese winzigsten elektrischen Impulse oder auch schwache elektrische Ströme Knochengewebe in gewünschter Weise wachsen zu lassen. Vielleicht verbirgt sich hinter diesem biophysikalischen Ansatz der Grund für die außergewöhnliche zusätzliche Heilwirkung von Bewegung. Besonders dann, wenn wir wieder Bewegungswinkel einnehmen, die aufgrund unserer heutigen Lebensweise nicht oder kaum mehr benutzt werden.

Klartext

Sie sehen: Erst ausgiebiges und regelmäßiges Nutzen aller »eingebauten« Körperfunktionen führt zu einem guten Stoffwechsel, wie er genetisch vorgesehen ist. Die Qualität der Bewegung – also die möglichst weitgehende Nutzung der Bewegungsmöglichkeiten, und das bei möglichst vielen Gelenken – ist auch hier von höchster Bedeutung.

5. Die Zivilisationskrankheiten – wie wir sie vermeiden und heilen können

Es ist erschreckend, in welcher Gesundheitssituation wir uns in Deutschland heute tatsächlich befinden.

Noch immer sterben 37 Prozent der Menschen an Herz-Kreislauf-Erkrankungen. Dieser Krankheitskomplex ist zum allergrößten Teil vermeidbar, und selbst wenn schon vorhanden noch umkehrbar, wie wir anhand der Fallbeispiele zu den einzelnen Krankheiten zeigen werden.

Die Krebserkrankungen folgen mit fast 25 Prozent aller Todesfälle. Diese Krankheit ist mit sehr vielen Ängsten und Leiden verbunden, aber auch mit großen Kosten aufgrund der heutigen »Goldstandard-Therapie«, der offiziellen Leitlinien zur Behandlung von Erkrankungen. Nach der Diagnosestellung einer Krebserkrankung werden wir Ärzte in ein enges Korsett gepackt, was wir sagen dürfen und was nicht und welche Therapie wir empfehlen sollen. Der Gedanke, dass auch hier eine pflanzliche Ernährung und ein gesundes Bewegungsverhalten helfen könnten, wurde erst nach vielen Jahren zumindest als »Beiwerk« akzeptiert. Doch was wäre, wenn eine zusätzliche gesunde Lebensführung einschließlich Fasten wesentlich mehr bieten könnte als die herkömmliche Behandlung mit Chemotherapie und Bestrahlung?

Erste Hinweise dazu lieferte Prof. Valter Longo in seinen Versuchsreihen mit fastenden Mäusen, die durch weitere Studienergebnisse an 34 an Brust- oder Eierstockkrebs erkrankten Frauen an der Berliner Charité unter der Leitung von Prof. Andreas Michalsen bestätigt wurden. Bei den fastenden Frauen zeigten sich während der Chemotherapie deutlich weniger Nebenwirkungen, und die gesamte Lebensqualität war positiver als bei der nicht fastenden Kontrollgruppe. Zwei weitere Pilotstudien von Longo kamen zu den gleichen positiven Ergebnissen. Dazu wird in den nächsten Jahren viel geforscht werden, um immer sicherere Hinweise zu bekommen.

Durch Fasten während der Chemotherapie konnten die Nebenwirkungen deutlich gemindert werden.

Die ersten Ansätze einer Erklärung dieser Effekte könnten sein, dass sich die Körperzellen beim »Fasten-Notzustand« in einen passiven Ruhezustand zurückziehen. Ganz im Gegensatz zu den bösartigen Zellen, die ihren Wachstumsbefehl von Krebswachstumsgenen, den sogenannten »Onkogenen«, bekommen. Deren Arbeitsbefehl besteht darin, die Krebszellen auf Aktivität, Zellteilung und Unsterblichkeit zu programmieren. Man könnte sagen, »sie nehmen sich, ohne Rücksicht darauf, was um sie herum geschieht, zu wichtig«.

Dadurch passen sich diese »überheblichen« Krebszellen gar nicht erst an die Notsituation des Körpers an. Sie ignorieren diesen Mangelzustand, erheben sich quasi über alle anderen Zellen und wollen mit ihrer »Omnipotenz« immer weiterwachsen. Während nun die gesunden Zellen »zusammengekauert« in ihrem passiven Schutzmodus verharren, wird die sich in voller Größe und Aktion befindliche Krebszelle viel intensiver und gleichzeitig auch selektiver von den zerstörerischen Giften und Strahlen getroffen als die gesunden Zellen (siehe »Fasten«, Seite 238).

Der Forschung unserer modernen Medizin haben wir viel zu verdanken: bessere hygienische Verhältnisse, verringerte Säuglingssterblichkeit, eine verbesserte Handhabung von Infektionskrankheiten. Damit einhergehend die derzeit hohe Lebenserwartung, die in Rußland und den USA allerdings bereits wieder am Sinken ist. Auch die hervorragenden Diagnoseverfahren, die immer besseren OP-Techniken und die notfallmedizinische Versorgung, die heute sicherlich so gut ist wie nie zuvor, tragen ihren Teil zu unserer guten gesundheitlichen Versorgung bei.

Wir leben heute so lange wie noch nie. Altersforscher glauben, dass wir noch lange nicht das Maximum erreicht haben, es soll weit über 100 Jahren liegen (Sinclair 2019, siehe Weiterführende Bücher).

Doch ein langes Leben bedeutet nicht automatisch ein gesundes Leben. Das sollte es aber, denn nur dann macht das Leben Sinn. Was haben wir von einem längeren Leben, das von Krankheiten dominiert ist? (Tabelle 3).

Tabelle 3: *Todesursachen aufgrund von Krankheiten* (Statistisches Bundesamt):

Todesursachen	**Anzahl**	**in %**
Krankheiten des Kreislaufsystems	344 941	37,0
Bösartige Neubildungen (Krebs)	227 474	24,4
Krankheiten des Atmungssystems	68 056	7,3
Krankheiten des Verdauungssystems	41 020	4,4
Verletzungen und Vergiftungen	40 088	4,3
Sonstige	210 693	22,6
Insgesamt	932 272	100,0

Nicht alles ist Goldstandard, was glänzt

Es gibt auch eine Kehrseite dieser Medaille, die sich in unserem Schaubild unter den 22,6 Prozent der »sonstige Todesursachen« verbirgt. Alleine in Krankenhäusern sterben pro Jahr etwa 33 000 Patienten aufgrund von Infektionen, deren resistenten Keime nicht mehr auf die viel zu häufig verordneten Antibiotika reagieren. »Sepsis« wird dann als Todesursache eingetragen. Ein Zustand, bei dem die körpereigenen Abwehrreaktionen gegen die Infektion das körpereigene Gewebe und seine Organe schädigen und oft irreversibel zerstören.

Über 90.000 Menschen sterben jährlich an resistenten Keimen und verabreichten Medikamenten.

Noch erschreckender ist die Zahl der Menschen, die aufgrund von Neben- oder Wechselwirkungen durch medikamentöse Therapien jährlich sterben. Im Jahr 2000 waren es 16 000 Todesfälle, im Jahr 2010 bereits 25 000 Menschen, und im Jahr

2018 ist die Anzahl sogar auf 58 000 angestiegen. Schwer abzuschätzen ist die Dunkelziffer.

Vorbeugung – viel wichtiger als Früherkennung

Aber was sind nun die Ursachen für die sogenannten Zivilisationskrankheiten, allen voran Herz-Kreislauf-Erkrankungen und Krebs? Man hört immer wieder die gleichen Begründungen, warum diese an erster Stelle stehen: Früher seien die Menschen erst gar nicht so alt geworden. Das stimmt, die Lebenserwartung war geringer. Aber diejenigen, die trotzdem sehr alt wurden, starben meist nicht an diesen früher eher seltenen Krankheiten.

Was hat sich also in den letzten 200 Jahren verändert? Die Antwort ist einfach: unser Lebensstil. Besonders in den letzten 70 Jahren wurde fast alles auf den Kopf gestellt. Die Zeit rast immer schneller, im Gegenteil zur Bewegung von uns Menschen, die immer weniger wird, lassen wir uns kaum noch die Möglichkeit, in Ruhe unser Leben zu genießen, wollen wir doch stets und ständig informiert sein. Kein Wunder, wir befinden uns ja auch im Zeitalter der Information. Dass wir damit überfordert sind, zeigen die stark zunehmenden psychischen Krankheiten wie Angststörungen, Zwangskrankheiten, zu denen auch die Essstörungen gehören, Depressionen, schwere Erschöpfungszustände sowie Schlafstörungen.

Unser Lebensstil und unsere Ernährungsgewohnheiten haben sich in den letzten 200 Jahren drastisch verändert.

Und wie steht es um unsere Ernährungsgewohnheiten? Niemals zuvor gab es so viel Chemie in unserem täglichen Essen wie heute. Zusatzstoffe und Pflanzenschutzmittel kannten wir früher noch nicht. Der Anteil tierischer Nahrungsmittel an der täglichen Nahrungsaufnahme war noch nie so hoch. Und es gab noch nie solche Mengen an Produkten, die Menschen zum Essen einkaufen können wie heute. Ein Schlaraffenland, könnte man meinen. Aber weit gefehlt. Es sind weit mehr als

100 000 Nahrungsmittel, die uns angeboten werden, wobei es sich hier bei bis zu 95 Prozent um verarbeitete Produkte handelt. Um abwechslungsreich und gesund zu essen, benötigen wir nicht mehr als 100 verschiedene Lebensmittel, also nur ein Tausendstel der angebotenen Produkte.

Viele Lebensmittel überschwemmen uns mit Fremdstoffen, an die wir genetisch meist nicht angepasst sind.

Dass ein solcher Wandel nicht ohne Folgen bleiben kann, erklärt sich von selbst. Um den Zivilisationskrankheiten entgegenzuwirken, sollten wir sorgfältiger mit uns und unserer Gesundheit umgehen, nicht nur bei bereits eingetretenen Erkrankungen, sondern noch besser bereits in der Phase davor, der Prävention.

Vorbeugung wird zwar immer wieder erwähnt, aber kaum etwas dafür getan. In Kindergärten, Schulen oder Betrieben wird kein Programm dafür angeboten, weder im freiwilligen Rahmen noch im Pflichtprogramm.

Vielgerühmt wird hingegen die Früherkennung. So wichtig sie auch ist, sie darf nicht mit Vorbeugung verwechselt werden. Früherkennung ist besser als zu spät erkennen, hat aber mit dem Verhindern von zur Erkrankung führenden Lebensweisen nichts zu tun. Lebenslange Prävention würde viel Leid ersparen und zudem die erheblichen Kosten in den Gesundheitsbereichen senken.

Viel wichtiger als Früherkennung, bei der die Krankheit schon ausgebrochen ist, ist die Vorbeugung.

Es ist nicht nachvollziehbar, weshalb keine klaren Empfehlungen in diesem Bereich ausgesprochen werden. Wenn die Bevölkerung durch unsere Politiker keinen Leitfaden in die Hände bekommt, müssen wir selbst aktiv werden. Und genau das ist unser Ziel und das Ziel dieses Buches. Im Folgenden schauen wir uns die modernen Krankheiten im Einzelnen an, beschreiben ihre Ursachen und natürlich entsprechende Lösungen.

Klartext
Prävention ist der erste Schritt in die richtige Richtung, und hier hat die gesunde Ernährung einen sehr hohen Stellenwert. Deshalb wird Vorbeugung – egal um welche Krankheiten es sich handelt – die Methode der Zukunft sein und mit ihr die vollwertige pflanzliche Ernährung.

Holen Sie zur Unterstützung Ihren Arzt mit ins Boot

Sie möchten Ihre Gesundheit wieder in die eigene Hand nehmen? Dann informieren Sie den Arzt Ihres Vertrauens darüber. Besonders bei bereits langen und auch chronischen Krankheitsverläufen ist dies eine wichtige Bitte von uns. Denn dann nehmen Sie sicher Medikamente, die bei Erfolg zunehmend in der Dosierung reduziert werden müssen.
Sollte Ihr Arzt mit diesem Therapieansatz noch nicht vertraut sein, versuchen Sie trotzdem, ihn ins Boot zu holen. Vielleicht ist er offen genug, um mit Ihnen einen neuen Weg zu gehen.
Wenn er sich aber weigert, überlegen Sie, ob es an der Zeit ist, sich einen neuen Arzt zu suchen.
Aber geben Sie bitte nicht auf. Denn Sie wissen ja: Ernährung ist Medizin.

Übergewicht entsteht nicht zwischen Weihnachten und Neujahr

Aus gutem Grund fangen wir mit dieser Wohlstandskrankheit an. Aus ihr entstehen die meisten anderen »modernen« Krankheiten, auf die wir detaillierter eingehen werden. Übergewicht ist eines unserer gesundheitlichen Grundprobleme. Wenn wir es schaffen, dass unsere Kinder normalgewichtig sind, ist schon einiges gewonnen. Die Epidemie des 21. Jahrhunderts – Diabetes Typ 2 – könnte gestoppt werden und mit ihr viele Folgekrankheiten, die heute noch für die meisten Todesursachen verantwortlich sind.

Doch das ist noch in weiter Ferne. Trotz Aufklärung über die gesundheitlichen Auswirkungen von Übergewicht geht der Anstieg weiter. Im Jahr 2005 waren »nur« 58 Prozent der Männer ab 18 Jahren übergewichtig und 14,4 Prozent regelrecht fettleibig (adipös). 2017, also zwölf Jahre später, waren 62 Prozent übergewichtig und 18 Prozent adipös. Bei den Frauen ist der Gesamtanteil zwar etwas niedriger, aber auch hier ist die Tendenz leider immer noch steigend. Der Anteil der übergewichtigen Frauen hat sich zwischen 2005 und 2017 von 42 auf 43 Prozent erhöht, der Anteil der als adipös geltenden Frauen von 13 auf 15 Prozent.

Kennen Sie den Unterschied zwischen übergewichtig und adipös? Als übergewichtig gilt, wer einen BMI (Body Mass Index) von 25 bis 30 hat; adipös sind Menschen, deren BMI zwischen 30 und 40 liegt. Stark adipös, also fettleibig, sind Menschen, deren BMI größer also 40 ist (Tabelle 4).

Übergewicht ist gefährlich für unsere Gesundheit und nimmt alarmierender Weise immer weiter zu.

Die Berechnung des BMI kann man sich leichter mit folgendem Beispiel merken: Eine Person, die 100 kg wiegt und 2 m groß ist, hat einen BMI von $100/2^2 = 25$ (Gewicht geteilt durch Größe zum Quadrat).

Tabelle 4: *Body Mass Index (BMI)*

Kategorie	**BMI (kg/m²)**
Starkes Untergewicht	<16
Mäßiges Untergewicht	16 bis <17
Leichtes Untergewicht	17 bis <18,5
Normalgewicht	18,5 bis <25
Präadipositas	25 bis <30
Adipositas Grad I	30 bis <35
Adipositas Grad II	35 bis <40
Adipositas Grad III	≥40

Der Bauchumfang ist leichter zu bestimmen als der BMI und hilft ebenfalls bei einer Einschätzung des gesundheitlichen Risikos. Als Faustregel gilt: Je größer unser Bauchumfang, desto wahrscheinlicher haben wir gefährliche Fette gespeichert. Denn Fett ist nicht gleich Fett, auch nicht in unserem Körper.

Der Bauchumfang korreliert unabhängig von Alter und Körpergröße mit dem Risiko für Herz-Kreislauf-Erkrankungen.

Ein erhöhter Bauchumfang (bei Frauen von über 80 cm, bei Männern von über 94 cm) gilt als wichtiger Risikofaktor für das Auftreten von Krankheiten wie koronarer Herzkrankheit, Schlaganfall und Diabetes Typ 2. Bei über 88 cm bei Frauen und 102 cm bei Männern besteht bereits ein deutlich erhöhtes Risiko.

Vom Apfel- und vom Birnentyp

Übergewicht ist nicht gleich Übergewicht. Insbesondere der dicke, eher kugelige Bauch gerät in den letzten Jahren immer mehr in den Fokus. Denn er zeigt an, dass viel Viszeralfett (Eingeweidefett) vorhanden ist. Dieses innere Bauchfett sammelt sich um die inneren Organe im Bauchraum an. Es hat nichts mit dem »Rettungsring« zu tun, der aus äußerem Bauchfett besteht. Die Gefahr liegt hinter den Bauchmuskeln, wo das Fett sich nicht mit den Händen greifen lässt. Was aber macht dieses innere Bauchfett so gefährlich?

Die Fähigkeit, Fett im Körper speichern zu können, diente von jeher der Energiebevorratung. War in früheren Zeiten das Nahrungsangebot zeitweise knapp, konnte der Körper auf diese Fettreserven zurückgreifen. In der heutigen Zeit mit unserem üppigen Nahrungsangebot ist diese Fettreserve eher zum Problem geworden. Allenfalls Ausdauersportler profitieren noch davon, wenn sie länger als etwa zwei Stunden Energie bereitstellen müssen. Nach dieser Zeit sind die Kohlenhydratspeicher nämlich meist erschöpft.

Viszeralfett im Bauchraum ist viel gefährlicher als die »äußerlichen« Fettringe um Hüften, Oberschenkel oder am Gesäß.

Das Gefährliche am Viszeralfett ist, dass es viel stoffwechselaktiver ist als das außen angelagerte und anders zusammengesetzt ist. Es geht mit einer deutlich erhöhten Rate von Krankheiten wie Bluthochdruck, Diabetes Typ 2, Arteriosklerose sowie anderen modernen Zivilisationserkrankungen einher. Denn Viszeralfett gibt Fette, wie Triglyceride, ans Blut ab und produziert verschiedene Hormone wie beispielsweise Östrogen. Ein Zuviel von diesem Hormon kann gesundheitliche Nachteile wie Reizbarkeit, zusätzliche Gewichtszunahme und Schlafstörungen verursachen.

Außerdem produziert Viszeralfett den Entzündungsstoff Interleukin-6. Diesen benötigt der Körper zwar für ein gut funktionierendes Immunsystem, doch zu viel Interleukin-6 fördert Entzündungsvorgänge im Körper, die man als verzweifelte Reparaturversuche bezeichnen könnte. Leider auch beispielsweise in den Gefäßen, wo sie die Gefahr von Schlaganfall und Herzinfarkt erhöhen.

Bauchfett macht uns zudem noch »unersättlich«, indem es das Gehirn das »Ich-bin-satt-Hormon« Leptin nicht mehr als solches erkennen lässt. Betroffenen wird fälschlicherweise permanent vorgegaukelt, ihr Körper brauche mehr Nahrung. Deswegen essen sie viel mehr als nötig.

Irgendwann kann Ihr Körper nicht mehr erkennen, dass Sie satt sind.

Wie ist Ihre Fettverteilung? Stellen Sie sich vor den Spiegel. Ist ihre Figur eher im unteren Bereich an Hüften und Oberschenkeln am dicksten, wie für Frauen typisch? Dann gehören Sie zum »Birnentyp«. Wölbt sich Ihr Bauch oben vor, wie bei Männern üblich? Dann sind Sie ein »Apfeltyp« mit größerem Bauchumfang und haben ein deutlich gesteigertes Gesundheitsrisiko (Abbildung 1). Neben der im letzten Kapitel vorgestellten einfachen Messung des Bauchumfangs gibt es noch eine weitere Methode, um Ihre Gefährdung einschätzen zu können. Nehmen Sie ein Maßband und messen Sie morgens nüchtern den Umfang von Taille und Hüfte. Rechnen Sie Taillenumfang geteilt durch Hüftumfang. Bei Frauen sollte das Ergebnis kleiner als 0,72 und bei Männern kleiner als 0,86 sein.

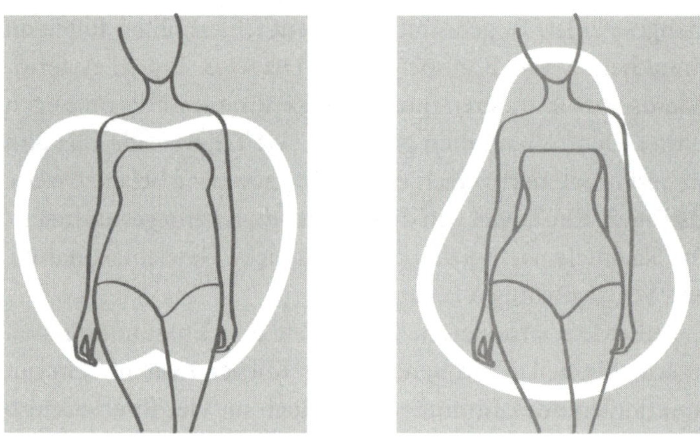

Abbildung 1: Der Apfel- und der Birnentyp

Ist Dicksein normal?

Je mehr Menschen mit Gewichtsproblemen in unserem Lande leben, desto normaler wird deren Anblick. Nie gab es so viel Bauchfett, nie gab es die darauf zurückzuführenden Krankheiten in solchen Ausmaßen. Somit ist und bleibt Übergewicht eine der wesentlichen Ursachen für die Entstehung der häufigsten modernen Krankheiten, die mittlerweile einen extra Namen bekommen haben: das Metabolische Syndrom (siehe Seite 107).

Die intensive Auseinandersetzung mit dem Thema Übergewicht soll Ihnen kein schlechtes Gewissen machen. Wir möchten Ihnen erklären, weshalb Sie dieser leider inzwischen schon fast normale Zustand viele lebenswerte Jahre kosten kann – und Ihnen zeigen, was Sie dagegen tun können.

Eine fatale Entwicklung: Etwas Gesundheitsschädliches wird zur Normalität.

Warum Abnehmen so schwerfällt

Menschen, die bereits an Übergewicht leiden, haben es nicht leicht. Kaum einer fühlt sich wohl in seiner Haut oder ist stolz auf die vielen Pfunde, die er mit sich herumtragen muss. Im Gegenteil, den meisten ist es unangenehm bis peinlich. Oft gesellen sich die ersten Krankheitssymptome zu dieser wortwörtlich schwer zu tragenden Last hinzu. Es sind die Anfänge des metabolischen Syndroms (siehe Seite 107).

Die betroffenen Menschen sind nicht selten verzweifelt, denn eigentlich möchten sie unbedingt an Gewicht verlieren, um sich wieder gut zu fühlen. Aber sie geraten immer mehr in einen Negativkreislauf. Heimlich wird getuschelt, dass sie willensschwach und an ihrem Zustand selbst schuld seien. Denn würden sie nur weniger essen und sich mehr bewegen, wäre das Problem gelöst. Richtig ist sicherlich, dass die Betroffenen den Beginn dieser Entwicklung mit ihrem Ess- und Bewegungsverhalten ausgelöst haben. Aber warum es so schwer ist, diese wieder umzukehren, hat einen Hintergrund, der erst seit kurzem bekannt ist.

Bereits 1994 wurde ein neues Hormon – das Leptin – entdeckt. Leptin reguliert mit anderen zusätzlichen Substanzen unseren Energiehaushalt und damit unser Körpergewicht. Wir alle produzieren dieses Hormon im Fettgewebe, insbesondere im Bauchfett. Je mehr die Fettspeicher nach dem Essen aufgefüllt sind, umso mehr Leptin wird ausgeschüttet und gelangt recht schnell ins Blut. So wird dem Gehirn mitgeteilt, dass unsere Energiespeicher voll sind. Deswegen produziert dieses Hormon normalerweise ein wohliges Sättigungsgefühl, gute Stimmung und Lust auf Bewegung. Im Hungerzustand fehlt das Leptin im Blut, das Gehirn ist alarmiert und leitet »überlebensnotwendige« Maßnahmen ein. Man verliert die Lust auf Bewegung, zieht sich eher zurück und bekommt Hunger.

Viel Insulin im Blut gaukelt dem Körper fälschlicherweise vor, noch hungrig zu sein.

Aber warum hat dann ein Übergewichtiger mit vollen Fettspeichern und einem hohen Leptinspiegel trotzdem unstillbares Essverlangen? Genau dieser Widerspruch wurde erst vor einigen Jahren aufgelöst. Es stellte sich heraus, dass ein ständig erhöhter Insulinspiegel den hohen Leptinspiegel im Blut für das Gehirn verdeckt, sodass der Körper fälschlicherweise glaubt, er befände sich immer noch im Hungerzustand. Verantwortlich dafür sind vor allem isolierter Zucker, Süßigkeiten aller Art und hohe Zuckeranteile in Softdrinks, Fast Food und Fertignahrung, aber auch gesättigte Fettsäuren und tierisches Eiweiß (siehe »Diabetes Typ 2« Seite 112).

Das Wissen um diese Zusammenhänge ist vielleicht die Rettung für die Übergewichtigen. Denn die Willensstärke, dem hormonellen Verlangen zu widerstehen, kann nur aufgebracht werden, wenn ein machbares Ziel – eine Lösung – in Sicht ist. Ändern Sie also motiviert durch diese guten Botschaften Ihre Ernährungsgewohnheiten und freunden Sie sich mit dem neuen gesunden Ernährungskonzept an. Machen Sie es zur Routine. Sie werden es kaum für möglich halten, welche Verwandlung Ihnen bevorsteht. Denn Ihr Insulinspiegel wird wieder sinken, wodurch das Leptin, das »Sättigungshormon«, für das Gehirn wieder sichtbar wird. Dadurch wird es mit jedem Tag leichter, und das Gefühl, sich endlich wieder satt zu fühlen, ist etwas Herrliches.

Unsere Empfehlungen bei Übergewicht:

- Beginnen Sie mit Intervallfasten nach der 16/8-Methode, gerne auch 18/6-Methode, d.h. während 18 Stunden fasten und während der 6 verbleibenden Stunden zwei Mahlzeiten einnehmen (siehe Seite 243).
- Gerne auch Heilfasten für ein bis zwei Wochen, mit täglich zwei Gläsern verdünntem grünen Smoothie mit wenig Obst oder zwei reinen Gemüsesäften und als letzte Mahlzeit so früh wie möglich Gemüsebrühe mit hauchfein geschnittenen frischen Kräutern.
- Essen Sie nicht mehr als die zwei Mahlzeiten pro Tag ohne Zwischenmahlzeiten oder Snacks.
- Kauen Sie bewusst und ausreichend für Ihr besseres Sättigungsgefühl.
- Als erste Mahlzeit empfehle ich einen grünen Smoothie.
- Täglich eine gute Portion Hülsenfrüchte nimmt das Hungergefühl und lässt den Blutzuckerspiegel kaum ansteigen.
- Meiden Sie Haushaltszucker und Nahrungsmittel mit hellen Mehlen wie Brötchen, Gebäck, Weißbrot.
- Trinken Sie vor jedem Essen ein großes Glas Wasser (300 ml)
- Essen Sie täglich 250 g Obst, besonders Beeren, auch alte Apfel- und Birnensorten und Papaya.
- Meiden Sie gesättigte Fettsäuren und Eiweiß aus tierischen Produkten (Fleisch, Wurst, Milchprodukte, Schmalz, Innereien, Eier).
- Meiden Sie Alkohol vorerst komplett.
- Süßstoffe sind tabu, denn möglicherweise wird aufgrund des süßen Geschmacks der Appetit angeregt.
- Verwenden Sie für Salatdressing Leinöl oder Olivenöl in Maßen.
- Essen Sie täglich zwei Paranüsse, zwei Mandeln und zwei Walnüsse.
- Täglich eine große Portion Gemüse macht satt und füttert die guten Darmbakterien.

- Ohne Bewegung geht gesundes Abnehmen nicht. Fünfmal wöchentlich ist ein Muss. Dehnen, leichtes Krafttraining und Ausdauertraining stehen auf dem Plan, je nach Ausgangszustand.
- Das Ausdauertraining wie Walken oder Joggen sollten Sie unbedingt im Freien ausüben, denn durch die gute Luft außerhalb geschlossener Räume verbessern Sie Ihre Sauerstoffversorgung und regulieren gleichzeitig Ihren Säure-Basen-Haushalt.
- Aller Anfang ist schwer. Aber Sie werden schnell merken, dass Bewegung die Kilos zum Schmelzen bringt und Sie jeden Tag sportlicher werden lässt.
- Gewöhnen Sie sich an, regelmäßig auf die Waage zu gehen, und messen Sie einmal pro Woche Ihren Taillenumfang.
- Führen Sie Protokoll, wie sich Ihr Gewicht verändert, Ihr Taillenumfang schrumpft, die Schlafqualität zunimmt und Sie jeden Tag zufriedener werden.

Ein Fallbeispiel aus Petras Praxis

Vor eineinhalb Jahren kam eine 36-jährige Verwaltungsangestellte zu mir in die Praxis. Sie wollte abnehmen, ihre Allergie, ihren seit fünf Jahren immer wiederkehrenden Hautausschlag an ihren Händen und die bleierne Müdigkeit loszuwerden. Mein Buch »Intervallfasten« hatte sie bereits gelesen und suchte nun Hilfe bei der Ernährungsumstellung auf dem Weg zur veganen Ernährung.

Mit einem Gewicht von 112,8 kg bei einer Größe von 1,69 m war diese Frau wirklich übergewichtig. Zu Beginn konnte sie sich noch nicht ganz auf eine ausschließlich pflanzenbasierte Ernährung einlassen, machte allerdings nur sehr selten Ausnahmen.

Wir vereinbarten, dass sie als »Home-Veganerin« zu Hause ganz auf tierische Produkte verzichten würde und Tiermilchprodukte konsequent vermeiden sollte. Inzwischen lebt sie komplett vegan, weil sie sich auch mit den Themen Klimawandel und Massentierhaltung auseinandergesetzt hat.

Die tierischen Lebensmittel Schritt für Schritt zu reduzieren ist viel besser, als alles beim Alten zu lassen.

Innerhalb der ersten fünf Monate nahm sie bereits 20 kg ab. Ein Jahr später hatte sie insgesamt 28,3 kg Gewicht verloren. Wir sehen uns weiterhin zweimal im Jahr. Ich kontrolliere einige Blutwerte, und wir beide freuen uns, wie diese sich mittlerweile allesamt im Normbereich befinden, einschließlich des Entzündungsmarkers (CRP-Wert), der bei ihr dauerhaft erhöht war.

Ihre Allergie ist verschwunden, auch die Ausschläge an den Händen sind nicht mehr zurückgekommen. Ganz nebenbei verbesserte sich ihre eher zur Verstopfung neigende Verdauung. Von Müdigkeit keine Spur mehr. Es geht ihr so gut wie noch nie. Und außerdem ist sie ganz stolz, dass ihr Bauchfett immer weiter schmilzt.

Das Metabolische Syndrom – ein tödliches Quartett

Beim Metabolischen Syndrom handelt es sich um mehrere Störungen des Stoffwechsels zur gleichen Zeit, das Zusammentreffen von vier Krankheitsbildern oder Symptomen, die in den Herz-Kreislauf-Erkrankungen münden, wenn ihnen kein Einhalt geboten wird. An diesem Krankheitskomplex sterben die meisten Menschen nicht nur in Deutschland, sondern insgesamt in den Industrienationen – ein tödliches Quartett.

Meist beginnt es mit der stillen und eher unbemerkten Insulinresistenz, die dem Übergewicht mit einem erhöhten Bauchfettanteil vorangeht und die sich meist zu »Alterszucker« (siehe »Diabetes Typ 2«, Seite 112) entwickelt.

Der zweite Faktor sind Fettstoffwechselstörungen, wobei insbesondere die Triglyceride, die auch als Neutralfette bezeichnet werden, erhöht sind. Ebenso erhöht ist das LDL-Cholesterin (das »böse« Cholesterin), während die Werte des »guten« HDL-Cholesterins zu niedrig sind.

Die tödlichen 4 kommen oft auf leisen Sohlen.

Hinzu kommt der gefährliche Bluthochdruck. Auch er kommt oft unbemerkt, viele Menschen ahnen nicht, dass sie betroffen sind. Langsame Veränderungen nehmen wir häufig nicht wahr, weil wir uns schleichend daran gewöhnen. Unruhe, Schlafstörungen, Verdauungsbeschwerden, Stimmungsschwankungen, leichte Kopfschmerzen und noch viele andere Befindlichkeitsstörungen werden dem anstrengenden Alltag angelastet. Aber bereits kleine Hinweise sind Zeichen unseres »inneren Arztes«. »Schau hin«, möchte er uns damit sagen.

Gerade bei Menschen, die nicht oft zum Arzt gehen und sich noch relativ gut und gesund fühlen, schreitet dieses Quartett unbemerkt voran, bis dann der Diabetes, die Herzkrankheit oder auch der Schlaganfall zuschlägt. Wir schreiben das so drastisch, weil wir wissen, dass es unendlich viele Menschen gibt, die eben mit diesem tödlichen Quartett leben, ohne die Gefahr zu erahnen, die damit verbunden sein kann. Bitte seien Sie vorsichtig, es geht vielleicht auch um Ihr Leben.

Vermutlich ahnen Sie schon, dass dieses Krankheitsbild fast ausschließlich durch einen ungesunden Lebensstil zustande kommt. Das ist keine angenehme Erkenntnis – aber sie birgt die Möglichkeit, dass Sie sich von genau diesen Krankheiten auch wieder befreien können. All das Wissen, das Sie in diesem Buch erhalten, wartet nur darauf, von Ihnen umgesetzt zu werden, damit Sie sich selbst heilen können.

Wenn Sie bereit sind, der Wahrheit ins Auge zu blicken, dann gehen Sie zum Arzt Ihres Vertrauens und lassen Ihre Blutwerte messen. Manches Mal braucht es einen Paukenschlag, um wach zu werden.

Jede einzelne diese vier Stoffwechselstörungen ist heimtückisch, denn sie tun nicht weh, und der Betroffene ahnt nichts von der Gefahr, in der er sich bereits befindet. Denn das Einzige, was offensichtlich auf das Metabolische Syndrom hinweist, ist das sichtbare Übergewicht, das sich besonders im Bauchbereich ausbreitet oder ablagert – und das wird immer normaler.

Unsere Empfehlungen beim Metabolischen Syndrom

- Achten Sie auf Kalorienreduktion.
- Beginnen Sie sofort mit Intervallfasten nach der 16/8-Methode (siehe Seite 243).
- Gerne auch Heilfasten für sieben bis zehn Tage mit täglich zwei Gläsern verdünntem grünen Smoothie mit nur wenig Obst oder zwei reinen Gemüsesäften und als letzte Mahlzeit so früh wie möglich Gemüsebrühe mit hauchfein geschnittenen frischen Kräutern.
- Essen Sie nicht mehr als drei Mahlzeiten pro Tag ohne Zwischenmahlzeiten oder Snacks.
- Zum Frühstück – auch wenn die erste Mahlzeit erst um 12 Uhr ist – empfehlen wir Haferbrei.
- Täglich ein gute Portion Hülsenfrüchte lassen den Blutzuckerspiegel kaum ansteigen.
- Meiden Sie Haushaltszucker.
- Trinken Sie vor jedem Essen ein großes Glas Wasser.
- Essen Sie in den ersten Wochen besonders Beeren, auch alte Apfel- und Birnensorten und Papaya.
- Meiden Sie gesättigte Fettsäuren und Eiweiß aus tierischen Produkten (Fleisch, Wurst, Milchprodukte, Schmalz, Innereien, Eier).
- Streichen Sie Alkohol vorerst komplett, der Kaloriengehalt von Alkohol wird unterschätzt.

- Süßstoffe sind tabu. Möglicherweise wird aufgrund des süßen Geschmacks die Insulinproduktion doch angeregt.
- Verwenden Sie für Salatdressing Leinöl oder Olivenöl in Maßen.
- Essen Sie täglich eine Handvoll Nüsse.
- Täglich mindestens eine große Portion Kohlgemüse senkt den Blutzuckerspiegel.
- Täglich eine große Portion Blattgemüse macht satt und füttert die guten Darmbakterien.
- Gehen Sie täglich eine halbe Stunde in die Sonne. Das verbessert zusätzlich die Aufnahme von Blutzucker in die Zellen.
- Bewegung ist ein absolutes Muss. Sie hilft sehr gut, die Insulinresistenz zu stoppen – und damit auch beim bereits vorhandenen Diabetes. Aller Anfang ist schwer. Aber Sie werden schnell merken, wie glücklich Bewegung macht.
- Gewöhnen Sie sich an, regelmäßig auf die Waage zu steigen, und messen Sie einmal pro Woche Ihren Taillenumfang.

Ein Fallbeispiel aus Petras Praxis

Eine Bekannte schickte einen sehr guten Freund und bat mich, ihm zu helfen. Er sei ein wundervoller Mensch, ein Jesuitenpater, der ihr sehr geholfen habe. Jetzt aber mache sie sich große Sorgen um ihn. Sein Hausarzt habe ihm ein Antibiotikum verordnet, aber sein Zustand habe sich danach nur noch verschlechtert.

Kurze Zeit später saß mir ein beeindruckender, gütiger 62-jähriger Mann gegenüber. Mit seinen 107 kg war er definitiv übergewichtig. Seine Symptome beschrieb er als »ständig zutiefst müde, schlaflos, antriebslos und kraftlos«. Er hatte miserable Fettwerte, seine Harnsäure war zu hoch, ebenso wie seine Leberwerte. Auch seine Blutdruckwerte waren nicht zufriedenstellend.

Er war nicht mehr dazu in der Lage, seine Aufgaben als Leiter eines kleinen Zentrums zu bewältigen, aber auch für sich selbst zu sorgen fiel ihm unendlich schwer. Normalerweise ist er der Seelsorger und kümmert sich um seine Glaubensbrüder. Jetzt war er der Patient.

Natürlich war das Lebensstil-Konzept des Paters ein großes Thema. Er saß die meisten Stunden des Tages im Lotussitz oder auf dem Stuhl, bewegte sich also kaum. Freudige Momente waren beschränkt auf die Unterbrechungen, in denen er etwas essen konnte. Deshalb stand auf meinem Empfehlungsblatt für ihn: Nicht leben, um zu essen, sondern essen, um zu leben. In seinem Zustand waren alle vier Anteile des tödlichen Quartetts vereint.

Ich veranlasste eine ausführliche Laboruntersuchung und erklärte ihm die Zusammenhänge zwischen Gesundheit und Ernährung, ausreichender Bewegung und Achtsamkeit. Bis auf die Besonderheiten der vollwertigen Pflanzenkost war ihm alles bekannt und daher leicht nachzuvollziehen.

Wir vereinbarten, dass er sich zehn Wochen vegan ernähren würde, kombiniert mit Intervallfasten, und dass er dies als Geschenk ansehen und nicht als Verzicht einordnen würde. Beim Abschied versprach er mir, sein Bestes zu geben.

Man sollte nicht leben, um zu essen, sondern essen, um zu leben.

Doch nach drei Wochen wollte er aufgeben. Er war von der von mir empfohlenen Vorgehensweise nicht überzeugt, klagte zusätzlich über Schwindel und Hitzewallungen. Nach einem erneuten Gespräch war er bereit für einen zweiten Versuch.

Und siehe da: Es dauerte genau acht Wochen, bis es ihm wieder so gut ging wie schon lange nicht mehr – bis heute. Sogar seine Laborwerte waren nach dieser kurzen Zeit alle wieder im Normbereich. Er nahm 21 kg ab und hielt sein erreichtes Gewicht. Sein Bauchumfang ist um etwa 20 cm geschrumpft und liegt im Normbereich. Mittlerweile liebt er stundenlanges Wandern ebenso wie sein gesundes und wohlschmeckendes pflanzliches Essen, vor allem aber seine wiedergefundene Lebenskraft und Lebensfreude.

Diabetes Typ 2 – diese Krankheit kann jeden treffen

Der Alterszucker hat mit dem Alter direkt nichts zu tun. Das zeigen die Jungen, die darunter leiden.

Bis zu zehn Millionen Deutsche leiden an Diabetes (Zuckerkrankheit). Davon haben über 90 Prozent einen Diabetes Typ 2 (Alterszucker), die übrigen 10 Prozent sind am Diabetes Typ 1 erkrankt, einer Autoimmunkrankheit. Beim sogenannten Alterszucker geht man von einer sehr hohen Dunkelziffer aus. Immer öfter sind auch schon Kinder, Jugendliche und junge Erwachsene davon betroffen. Das zeigt, dass das Alter nicht ausschlaggebend sein muss und der Lebensstil eine große Rolle spielt. Dass also das Alter nur einen indirekten Einfluss hat und der direkte Einfluss durch die Zeit und die Intensität des ungünstigen Lebensstils bestimmt wird. Diabetes Typ 2 hat eine lange Vorlaufzeit, in der durch die herkömmliche Ernährung und fehlende Bewegung der Blutzuckerspiegel ständig zu hoch ist. Diese Vorlaufzeit geht mit einer Insulinresistenz einher, mit der wir uns zunächst etwas eingehender beschäftigen werden.

Wie bei vielen Ernährungsthemen wird auch die Entstehung dieser Vorstufe zum Diabetes Typ 2 kontrovers diskutiert. Es steht zum aktuellen Zeitpunkt fest, dass die Zuckerkrankheit und mit ihr die Insulinresistenz nicht allein auf hohen Zuckerverzehr zurückzuführen ist. Die Low-Carb-Anhänger machen zusätzlich die Kohlenhydrate verantwortlich, die Low-Fat-Anhänger die Fette und die Veganer die tierischen Eiweiße. Es ist dabei spannend, dass die Erklärungen alle schlüssig zu sein scheinen, aber kein gutes Haar an den anderen Meinungen lassen.

Durch unsere in den letzten 100 Jahren stark veränderte Lebensweise bewegen wir uns weniger, ernähren uns aber üppiger und falsch: mehr Zucker, mehr Fett, mehr tierisches Eiweiß. Vermutlich liegt die Wahrheit also wie so oft in der Mitte.

Schauen wir uns die drei Makronährstoffgruppen in Bezug auf die Insulinresistenz und unsere moderne Art, das Leben mehr oder weniger zu genießen, einmal genauer an.

Kohlenhydrate sollten unser wichtigster Energielieferant sein und in Form von Vollkornprodukten, Hülsenfrüchten, Nüssen und Gemüse 55–65 Prozent der täglichen Energieaufnahme ausmachen. Allerdings wurden sie inzwischen durch gesüßte Weißmehlprodukte abgelöst, die alles andere als gesund für uns sind.

Der Zuckerkonsum ist in den letzten 100 Jahren um das Zehnfache gestiegen und liegt in den letzten Jahrzehnten relativ konstant bei jährlich 36 kg pro Person. Bewegen wir uns zusätzlich wenig, haben wir ein ernsthaftes Problem. Die aufgenommene Energie kann nicht mehr verbraucht werden, sondern wird als Fett in unserem Körper gespeichert. Was zu Hungerzeiten ein Segen war, wird nun zum gesundheitlichen Problem.

Unser größtes Problem sind »schnelle Zucker«.

Unser größter Feind ist in diesem Zusammenhang das einfache Kohlenhydrat, unser Haushaltszucker. Dieser ist ein sogenannter Zweifachzucker, der im Dünndarm schnell in Glukose (Traubenzucker) und Fruktose (Fruchtzucker) aufgespalten wird, um dann in Windeseile in die Blutbahn zu gelangen (siehe »Zucker«, Seite 326).

Glukose benötigt das Hormon Insulin, um in die Zelle zu kommen und dort zu Energie umgewandelt zu werden. Das Insulin dient als Schlüssel zum Öffnen der einzelnen Zellen.

Nehmen wir Glukose auf, gerät unsere Bauchspeicheldrüse in Wallung und wird aktiv, denn sie ist für die Insulinproduktion verantwortlich. Auch größere Mengen Glukose sind erst mal kein Problem. Doch irgendwann nach Jahren der ständigen Überbeanspruchung kann sie nicht mehr – sie produziert immer weniger Insulin.

Verbrauchen wir nicht die gesamte Glukose zur Energiegewinnung, weil wir beispielsweise nicht 10 km pro Tag zu Fuß unterwegs sind, wandelt unser Körper diese überschüssige Glukose in Fettvorräte für Notzeiten um. Erst einmal werden die Unterhautfettzellen gefüllt, dann die Fettzellen um die inneren Organe, das Bauchfett vermehrt sich, und – Achtung! – auch die Muskelzellen nehmen jetzt Fette auf.

Die andere Hälfte des Zuckers, die Fruktose, braucht kein Insulin, um ihren Aufgaben nachzukommen. Sie soll genau im Augenblick der Notsituationen ausreichend Energie zur Verfügung stellen, auch wenn sich gerade nur das Mindestmaß an Zucker in Form von Glukose im Blut befindet. Für solche Alarmzustände gibt es den Speicherzucker (Glykogen), der durch die Verstoffwechselung von Fruktose in der Leber entsteht. Ein Teil des Glykogens wird in der Leber gespeichert, der überwiegende Teil in den Muskeln. Ein Fruktose-Überschuss wird in Triglyceride (Neutralfette) umgewandelt, die ebenfalls in der Leber deponiert werden und je nach Menge zu einem früheren oder späteren Zeitpunkt zur Entstehung einer Fettleber beitragen.

Auch Fette können zu Diabetes Typ 2 beitragen.

Auch Fette können zum Diabetes Typ 2 beitragen. Denn Fett in den Muskelzellen stört die körpereigene Kommunikation. Der Insulin-Schlüssel wird nicht mehr erkannt. Die Fette verstopfen quasi das Schlüsselloch, und die Glukose kann somit nicht in der Zelle abgeliefert werden. Dafür verantwortlich sind nicht nur Fette aus der Nahrung (vor allem gesättigte Fettsäuren), sondern auch die abgelagerten Fette im Körper, die eigentlich für schlechte Zeiten vorgesehen waren.
Außerdem besetzen Fette zusätzlich Platz in den Zellen, das heißt, auch mit funktionierendem Insulin-Schlüssel könnte nicht die ganze Glukose aufgenommen werden. So nimmt die Insulinresistenz ihren Anfang.

Zusätzlich werden gesättigte Fettsäuren in das Ihnen jetzt schon bestens bekannte gefährliche Bauchfett der Übergewichtigen umgewandelt. Dieses bildet weitere Hormone und Botenstoffe, die chronische Entzündungsvorgänge anheizen. Eines davon ist das Resistin, das die Insulinresistenz weiter vorantreibt.

Das weiß so gut wie niemand: Auch Fleisch und Milch führen zur Insulinausschüttung.

Tierisches Eiweiß ist der dritte Makronährstoff, der bei der Insulinresistenz eine Rolle spielt. Dass ein Steak zur Insulinausschüttung führt, ist bei uns noch weitgehend unbekannt. Dabei liegt es auf der Hand. Die Physiologie, die Lehre von den Abläufen und Funktionen in unserem Organismus, beschreibt genau, dass Insulin nicht nur für die Aufnahme von Zucker in die Zellen wichtig ist, sondern auch für die Aufnahme von Aminosäuren. Aminosäuren sind die einzelnen Bausteine, aus denen die größeren Eiweißmoleküle zusammengesetzt werden. Also ist auch die Menge der Aminosäuren im Blut maßgeblich mit der Insulinausschüttung gekoppelt.

Der Glykämische Index (siehe Seite 331) zeigt nur den kurzfristigen Blutzuckeranstieg nach dem Verzehr von Kohlenhydraten. Der deswegen viel aussagekräftigere FOOD-Insulin-Index (FII) bezieht sowohl die Wirkung pflanzlicher Kohlenhydrate als auch tierischer Eiweiße ein.

Dieser leider eher unbekannte Index beschreibt den Einfluss unterschiedlichster Nahrungsmittel auf den Insulin-Spiegel. Eine australische Forschergruppe fand heraus, dass Nahrungsmittel mit einem hohen Eiweißanteil (Fleisch, Quark usw.) einen unverhältnismäßig hohen Insulinanstieg erzeugen.

Achtung Low-Carbler: Ein Steak mit einem FII von 37 setzt mehr Insulin frei als Spaghetti mit einem FII von 29. Achtung Vegetarier: Bei Magermilch liegt der FII sogar bei 60. Die Kombination von Kohlenhydraten (Kartoffeln) und tierischen Eiweißen (Rindersteak) sind als Insulinlocker mit einem FII von 86 traurige Spitze! Weiße Bohnen hingegen, eine hervorragende pflanzliche Eiweißquelle, liegen mit einem FII von 23 vollständig im gesunden Bereich.

Klartext
Zu viele schnelle Zucker, zu viel tierisches Eiweiß, zu viele tierische gesättigte Fettsäuren führen zu Übergewicht – dieses zunehmend zur Leberverfettung – daraus entsteht die Insulinresistenz – als Folge kommt es zur Zuckerkrankheit mit einem erhöhten Risiko für Herz-Kreislauf-Erkrankungen, Schlaganfall und weiteren Zivilisationserkrankungen.

Für die besonders Wissbegierigen

Je mehr zuckerreiche Nahrung, gesättigte Fette und tierische Eiweiße gegessen werden, desto schneller kommt es zu einer Verfettung der Leber. Der Rettungsversuch dieses wichtigen Organs besteht darin, dass diese Fette, messbar als Triglyceride (Neutralfette), im Blut auf Transporteiweiße namens LDL-Moleküle verfrachtet werden.
Diese werden in die Muskelzelle transportiert und verfetten diese und hemmen das Signal, um die Türen für Insulin zu öffnen. Also verbleiben alle drei Nährstoffgruppen im Blut, worauf die Bauchspeicheldrüse weiterhin versucht, durch mehr Insulinproduktion diesem Anfluten entgegenzutreten. Zugleich lagert sich das überschüssige Fett als Bauchfett ab, und zusätzlich werden Entzündungsvorgänge angekurbelt, die wiederum für das Entstehen der gesamten Alterskrankheiten mitverant-

wortlich sind und so natürlich auch die Insulinresistenz weiter verstärken.
Doch jetzt spielt noch die Größe der LDL-Cholesterin-Moleküle in unserem Körper eine große Rolle. Je nach Aufenthaltsdauer in unserem Körper geben diese LDL-Transporteiweiße sukzessive immer mehr ihrer Fette ab und werden somit immer kleiner. Je kleiner sie werden, desto einfacher können sie in Gefäßwände eindringen und dort zu den gefürchteten Ablagerungen führen.

Unsere Empfehlungen bei Diabetes Typ 2

- Beginnen Sie sofort mit Intervallfasten nach der 16/8-Methode.
- Essen Sie nicht mehr als drei Mahlzeiten pro Tag ohne Zwischenmahlzeiten oder Snacks.
- Als erste Mahlzeit ist der Haferbrei zu empfehlen, dieser wirkt dem Diabetes entgegen.
- Täglich eine gute Portion Hülsenfrüchte lassen den Blutzuckerspiegel kaum ansteigen.
- Meiden Sie Haushaltszucker.
- Trinken Sie vor jedem Essen ein großes Glas Wasser.
- Essen Sie in den ersten Wochen besonders Beeren, auch alte Apfel- und Birnensorten und Papaya.
- Meiden Sie gesättigte Fettsäuren und Eiweiß aus tierischen Produkten (Fleisch, Wurst, Milchprodukte, Schmalz, Innereien, Eier).
- Alkohol vorerst komplett meiden.
- Süßstoffe sind tabu. Möglicherweise wird aufgrund des süßen Geschmacks die Insulinproduktion doch angeregt.

- Verwenden Sie für Salatdressing Leinöl oder Olivenöl in Maßen.
- Essen Sie täglich eine Handvoll Nüsse, bis zu 50 g.
- Täglich eine Portion Kohlgemüse senkt den Blutzuckerspiegel.
- Täglich eine große Portion Blattgemüse macht satt und füttert die guten Darmbakterien.
- Gehen Sie täglich eine halbe Stunde an die frische Luft. Das verbessert zusätzlich die Aufnahme von Blutzucker in die Zellen.
- Bewegung ist ein absolutes Muss. Sie hilft sehr gut, die Insulinresistenz zu stoppen – und damit auch beim schon vorhandenen Diabetes. Aller Anfang ist schwer. Außerdem werden Sie schnell merken, wie glücklich Bewegung macht.

Ein Fallbeispiel aus Petras Praxis

Was eine einfache Ernährungsumstellung kann, zeigt eindrucksvoll der Fall eines meiner Patienten, der sich bereits regelmäßig Insulin spritzte, aber viele Jahre nicht bereit war, seine Lebensgewohnheiten zu verändern. Seine regelmäßigen Kucheneskapaden glich er einfach mit gesteigertem Insulinspritzen aus.

Erst seine unerwartete Kündigung rüttelte ihn wach. Er hatte nur zwei Möglichkeiten: Seine 120 kg hinzunehmen und zu riskieren, immer kranker zu werden, oder das Ruder vollkommen herumzureißen. Er entschied sich für die letztere. Nach dem ausführlichen Beratungsgespräch war er bereit. Er hielt sich an meine Vorschläge, veränderte konsequent seine Ernährung, stellte sie auf eine vegane vollwertige Pflanzenkost um und hielt die 16/8-Regel zum Intervallfasten diszipliniert ein. Hauptsächlich aß er frische, wasserhaltige Lebensmittel und minimierte schnelle Kohlenhydrate wie Zucker und Weißmehlprodukte.

Besonders gefiel ihm meine bildhafte Erklärung, wie er durch äußere Bewegung des Körpers die innere Bewegung des Stoffwechsels steigern könne, damit die Reparaturprozesse wieder in Gang kämen. Er begann mit Kraft- und Ausdauertraining, was ihm nicht nur großen Spaß machte, sondern ihn auch dazu motivierte, eine Bewerbung nach der anderen zu schreiben. Er gewann zunehmend an Selbstbewusstsein. Sein Diabetes ging so weit zurück, dass die Insulininjektionen nach einiger Zeit unnötig wurden, und sein Gewicht sank auf 85 kg.

Bei seinem nächsten Besuch in meiner Praxis erzählte er mir, dass er am kommenden Tag ein persönliches Vorstellungsgespräch für eine neue Arbeit habe – und das im Alter von 56 Jahren.

Bluthochdruck – weltweit größter Risikofaktor für einen zu frühen Tod

Eine große Studie, die Global Burden of Disease Study aus dem Jahre 2012, bei der mehr als 500 Wissenschaftler aus 50 Ländern nahezu 100 000 Veröffentlichungen auswerteten, kam zu dem Schluss, dass der im tödlichen Quartett (siehe »Das Metabolische Syndrom«, Seite 107) vorkommende Bluthochdruck für einen frühzeitigen Tod von weltweit jährlich 9 Millionen Menschen verantwortlich ist.[131] Denn Bluthochdruck trägt zu Todesursachen wie Schlaganfall, Hirnblutungen, Herzinfarkt, Herzversagen und Nierenversagen bei. Die Hauptgründe für diese Katastrophe sind einerseits der Verzehr von zu wenig Obst und andererseits der sehr hohe Salzkonsum. Weitere Untersuchungen zeigten, dass Menschen, die sich rein pflanzlich ernähren, ein um 75 Prozent geringeres Risiko haben, überhaupt an Bluthochdruck zu erkranken.

Durch pflanzliche Ernährung wird das Risiko für Bluthochdruck um 75 Prozent gesenkt.

In Deutschland – das weiß man jetzt schon – wird knapp die Hälfte der Bevölkerung im Laufe ihres Lebens an Bluthochdruck erkranken. Aber nur jeder Zweite weiß davon. Die Blutdruck-Patienten werden nur zu 40 Prozent medikamentös behandelt. Von diesen wiederum erreichen nur 25 Prozent normale Blutdruckwerte. Selbst die Deutsche Herzstiftung empfiehlt den tablettenmüden Patienten, ihren Blutdruck zusätzlich auf natürliche Weise – beispielsweise durch optimierte Ernährung und Bewegung – zu senken. Sie weist sogar darauf hin, dass die Erfolge so groß sein können, dass Menschen überhaupt keine Blutdrucksenker mehr brauchen.

Eine vermehrte Zufuhr der richtigen Mineralstoffe kann das Risiko für Bluthochdruck und Herz-Kreislauf-Erkrankungen senken. Was ist damit gemeint? Gehört haben wir bereits, dass eine hohe Salzzufuhr zu Bluthochdruck beitragen kann. Möglicherweise ist Salz wesentlich gefährlicher, als es derzeit für möglich gehalten wird. Denn das Natrium aus dem Salz verdrängt das lebensnotwendige Kalium in der Zelle, was zu verschiedenen Fehlfunktionen im Stoffwechsel führt. Für den Blutdruck ist aber ein ausgewogenes Verhältnis dieser beiden Mineralstoffe unabdingbar. Also müssen wir ihr natürliches Gleichgewicht wiederherstellen. Das geht ganz einfach mit einer kaliumhaltigen Ernährung, die aus frischem Obst, frischem Gemüse, Salaten und Nüssen besteht. Dabei ist wesentlich, gleichzeitig auch auf die Verringerung der Salzzufuhr zu achten. Versuchen Sie, bereits beim Kochen weniger Salz zu verwenden, dafür aber mehr frische oder je nach Jahreszeit auch getrocknete Kräuter. Stellen Sie den Salzstreuer nicht auf den Esstisch. Meiden Sie Fertignahrungsmittel, in denen sehr viel Kochsalz verarbeitet wird. Auch Käse, Wurst und Brot sind sehr salzhaltig und enthalten oft zu viel Natrium.

Zu viel Salz ist wahrscheinlich viel gefährlicher als bisher vermutet.

Auch Vitamin C aus den verschiedensten pflanzlichen Lebensmitteln spielt beim Blutdruck eine große Rolle. Als wichtiges Antioxidans ist es an fast jeder biochemischen Reaktion im Körper beteiligt. Hohe Werte bewirken die Erhöhung der Menge an Stickstoffmonoxid (siehe »Herz-Kreislauf-Erkrankungen«, Seite 134). Stickstoffmonoxid wiederum erweitert die Blutgefäße, in der Folge sinkt der Blutdruck.

Alkoholkonsum, auch wenn er nur der Entspannung dienen soll, erhöht den Blutdruck. Probieren Sie es mit »Alkoholfasten« und kontrollieren Sie, ob Ihr Blutdruck sich bessert.

Und wie ist Ihr Stresslevel? Stehen Sie ständig unter Druck? Egal, ob Sie der Meinung sind, er käme von außen und Sie könnten nichts dagegen machen, oder ob Sie wissen, dass Ihre eigenen Anforderungen an Ihr eigenes Leben zu hoch sind, richten Sie sich jeden Tag Momente des »Zur-Ruhe-Kommens« ein. Am besten stellen Sie sich eine Uhr, die Sie alle 90 Minuten daran erinnert, dass Sie für einige Minuten in den Zustand einer heiteren, entspannten Gelassenheit gehen und eine Pause für eine Atemübung einlegen.

Eine blutdrucksenkende Übung für zwischendurch

Setzen Sie sich bequem aufrecht, schließen Sie die Augen und atmen Sie zwölfmal langsam möglichst tief aus und wieder ein. Wenn es niemand mitbekommen soll, gehen Sie einfach ein paar Schritte dabei spazieren.

Wenn Sie sich dazu noch täglich eine halbe Stunde Zeit für ein leichtes Ausdauertraining nehmen, haben Sie die Stresshormone schon in ihre Schranken verwiesen. Denn auch die können natürlich unseren Blutdruck erhöhen. Auf den ersten Blick scheint dieses Thema nichts mit Ernährung zu tun zu haben – aber vielleicht doch indirekt. Denn Stress boykottiert eine gute Darmgesundheit (siehe »Das Mikrobiom«, Seite 407).

Sie sollten also auf jeden Fall herausfinden, ob Ihr Blutdruck zu hoch ist. Wenn ja, gehen Sie dagegen an. Sie können sich natürlich jederzeit für den Arzneimittelweg entscheiden und blutdrucksenkende Medikamente nehmen. Doch je weniger man chemisch, also mit Medikamenten, eingreifen muss und je mehr wir unseren eigenen inneren Arzt zu Hilfe ziehen, desto besser für Ihre Gesundheit – vor allem langfristig.

Versuchen Sie Bluthochdruck zunächst auf natürliche Weise zu normalisieren.

Finden Sie zunächst heraus, warum der Blutdruck bei Ihnen zu hoch ist und ob er durch die eigenen Lebensführungsmaßnahmen natürlich gesenkt werden kann. Das wäre dann ein logischer Hinweis darauf, dass er durch eine schädigende Lebensweise zustande kam. Ein überhöhter Blutdruck hat meist mehrere Ursachen, die, ob bewusst oder unbewusst, selbst herbeigeführt werden. Nehmen Sie ab sofort das Zepter in die Hand, um ihn wieder in den Griff zu bekommen.

Unsere Empfehlungen bei Bluthochdruck

- Vollkornprodukte gehören täglich auf den Essensplan, diese reduzieren Ihren Blutdruck ähnlich stark wie die üblichen Medikamente, und das ohne Nebenwirkungen.
- Leinsamen, täglich bis zu drei Esslöffel im Müsli, wirkt sich ebenso günstig auf den Blutdruck aus wie Vollkorn.
- Essen Sie Ihr tägliches Gemüse zu 50 Prozent roh als Salate oder Rohkostplatte mit entsprechenden Dips.
- Trinken Sie täglich ein Glas (200 ml) Rote-Bete-Saft oder essen Sie eine mittelgroße Rote Beete als Gemüse oder Salat, um das Nitrat in Ihrem Körper in Stickstoffmonoxid umzuwandeln. Eine große Portion dunkelgrünes Blattgemü-

se hat dieselbe Wirkung. Ihre Gefäße können sich entspannen.

- Trinken Sie drei Tassen Hibiskustee täglich. Er ist voller Antioxidantien und eignet sich hervorragend zum Senken des Blutdrucks.
- Reduzieren Sie Ihren Salzkonsum auf ein Minimum. Sie werden die einzelnen Lebensmittel wieder intensiver schmecken – eine interessante Erfahrung.
- Reduzieren Sie bei zu vielen Kilos Ihr Gewicht.
- Reduzieren Sie den Stress in Ihrem Leben.
- Fünfmal wöchentlich leichtes Ausdauertraining.

Ein Fallbeispiel aus Petras Praxis

Er war gerade einmal 28 Jahre alt, als bei ihm hoher Blutdruck diagnostiziert wurde. Allerdings ist der nicht einfach vom Himmel gefallen, sondern hat sich während eines Krankenhausaufenthaltes entwickelt.

Am Ende eines Wanderurlaubs hatte er sich eine schwere und komplizierte Schnittverletzung des linken Zeigefingers zugezogen, als er seinen Rucksack leeren wollte und nach einer Glasflasche griff, die zerbrochen war.

Er war für fast drei Wochen stationär im Krankenhaus. Tägliche Antibiotikainfusionen, hochdosierte Schmerzmittel und tägliche Kontrollen des Heilungsverlaufs waren die Begründung. Bereits nach einigen Tagen fiel eine Erhöhung des Blutdrucks auf. Es wurden Werte bis 160/110 gemessen. Niemals fiel der Blutdruck während des gesamten Aufenthaltes unter 150/100. Bei der Entlassung wurde ihm geraten, seinen Blutdruck medikamentös therapieren zu lassen.

Zum Glück kam er zu mir. Wir waren uns einig, dass die Aufregung über den Unfall, die lange Krankschreibung, das verheerende Essen im Krankenhaus, die absolute Bewegungsarmut, die damit verbundene Gewichtszunahme und die hochdosierte Medikation die Gründe für den Anstieg seines Blutdrucks waren. Medikamente dagegen wollte er keinesfalls nehmen.

Wir entwickelten einen »Kampfansageplan« gegen seine hohen Blutdruckwerte. Als Erstes setzte ich die verbleibende Verordnung der Schmerzmittel ab, verordnete sofortige Umstellung auf gesunde vollwertige Pflanzenkost ohne Fertignahrungsmittel, dafür mit Salzreduktion, Rote Bete in Form von Saft oder Gemüse und ein tägliches Sportprogramm.

Die Wirkung ließ nicht lange auf sich warten. Woche für Woche normalisierten sich seine Werte. Bereits vier Monate später waren seine Blutdruckwerte wieder im absoluten Normbereich von 120/80, seine Gewichtszunahme hat er durch den Verlust von 3 kg Fett besonders im Bauchbereich wieder ausgeglichen.

Heute lässt er sich nur noch sporadisch bei uns in der Praxis seinen Blutdruck messen, obwohl er weiß, dass man einen hohen Blutdruck nicht unbedingt spürt. Aber er weiß auch, was er tun muss, um ihn im optimalen Bereich zu halten.

Krankheiten des Verdauungstraktes – wenn der Darm streikt

Ob Verstopfung, Neigung zu Durchfällen, Blähungen oder Völlegefühl – gefühlt klagt mindestens jeder zweite Patient über Verdauungsbeschwerden. Etwa 16 Millionen Deutsche, also jeder Fünfte, leidet bereits an einem »Reizdarmsyndrom«. Hinzu kommen dann noch die entzündlichen Darmkrankheiten wie Colitis ulcerosa und Morbus Crohn, bei denen unterschiedliche Darmbereiche akut entzündet sind. Auch von einer Divertikulose, bei der es sich um kleine Ausstülpungen meistens im letzten Abschnitt des Dickdarms handelt, sind bis zum 50. Lebensjahr 10 Prozent der Bevölkerung betroffen, bei der Altersgruppe der über 70-Jährigen sind es bereits 50 Prozent, etwa ein Prozent von ihnen entwickelt eine akute Entzündung dieser Ausstülpungen, eine Divertikulitis.

Die schwerwiegendste Darmkrankheit ist der Darmkrebs. Darmkrebs nimmt Platz zwei der Krebserkrankungen in Deutschland ein, Männer sind etwas häufiger betroffen als Frauen.

Diese ganzen Symptome und Krankheiten fallen in die Kategorie moderne Zivilisationskrankheiten. Offensichtlich ist unsere Lebensweise zu einem großen Teil für sie verantwortlich. Bei den heutigen katastrophalen Ernährungsgewohnheiten und der gleichzeitigen Bewegungsarmut ist das kein Wunder.

Obwohl er sich im Inneren des Körpers befindet, ist unser Verdauungstrakt Teil unserer Körperoberfläche, nämlich die nach innen gestülpte Haut. Er ist der Abschnitt, der unser »Innenleben«, unsere Organe, schützen soll. Kommt dieser Schutz nur mit Substanzen in Kontakt, die ihm diese Aufgabe erschweren, dann ist das System irgendwann überfordert und macht schlapp.

Wenn wir uns ein wenig mit der neuesten Forschung zum Thema Darmgesundheit beschäftigen (siehe »Mikrobiom«, Seite 407, wird klar, weshalb der Darm sehr früh zu rebellieren beginnt. Jeden Tag bestätigen neue sensationelle Forschungsergebnisse, dass ein gesunder Darm, eine gesunde Mikroflora, die Grundvoraussetzung für eine robuste Gesundheit ist. Ärzte für Naturheilkunde haben diese Zusammenhänge längst über große Zeiträume beobachtet und in vielen Fallbeispielen beschrieben, wurden aber meist von schulmedizinischen Kollegen belächelt. Jetzt hat es damit endlich ein Ende. Derzeit geht auch die Schulmedizin davon aus, dass die meisten modernen Krankheiten ihren Ursprung im Darm haben.

Der Innenbereich des Darms gehört zur Außenwelt, denn diese Rohrleitung durchzieht den ganzen Körper.

Die meisten Krankheiten haben ihren Ursprung im Darm.

Beispielsweise hat man schon immer vermutet oder besser gesagt beobachtet, dass der Darm eine wesentliche Rolle bei der Entstehung von Parkinson spielt. Bereits dem Namensgeber für diese Krankheit James Parkinson (1755-1824) fiel dieser Zusammenhang auf. Jetzt wurde nachgewiesen, dass die Darmflora von Parkinsonkranken eine andere Bakterienzusammensetzung des Stuhls hat als die von Gesunden. Nachdem ich diese Zusammenhänge das erste Mal in der Fachliteratur gelesen hatte, wollte ich es noch genauer wissen. Ich befragte meine Patienten mit diesem Krankheitsbild nach ihren Verdauungsgewohnheiten. Und siehe da, bei den meisten waren etwa zehn Jahre vor Ausbruch der Krankheit Verdauungsprobleme unterschiedlichster Ausprägung aufgetreten.

Je mehr unterschiedliche und Gesundheit bringende Bakterien unseren Darm bewohnen, desto gesünder sind auch wir.

Noch steht die wissenschaftliche Forschung auf diesem Gebiet am Anfang, aber sie wird noch erstaunliche und ebenso wichtige Ergebnisse zu Tage bringen. Klar ist bereits jetzt, dass die Darmbakterien eine Hauptrolle für unser Immunsystem spielen. Das Zauberwort in diesem Zusammenhang ist »Biodiversität«, Artenvielfalt. Je mehr unterschiedliche Bakterienarten der Mensch beherbergt, desto besser ist sein Immunsystem und desto stabiler seine Gesundheit. Die spannende Tatsache, dass die Art der Bakterien quasi verantwortlich ist für die jeweils vorhandenen Krankheiten, beschreiben wir später (siehe »Mikrobiom«, Seite 407.

Sie erraten sicher sofort, wodurch diese Vielzahl von unterschiedlichen Mikroben erhalten wird – durch vollwertige, biologisch angebaute Pflanzenkost und regelmäßige Bewegung. Denn »äußere« Bewegung schafft »innere« Bewegung, und die braucht das gesamte Verdauungssystem.

Unsere Empfehlungen bei Krankheiten des Verdauungstraktes

- Gut kauen ist jetzt für Sie eine Grundvoraussetzung.
- Essen Sie nicht im Stress oder wenn Sie erschöpft sind.
- Trinken Sie nicht während des Essens.
- Vermeiden Sie scharf Gebratenes und scharf Gewürztes.
- Dünsten Sie zu Beginn einer Ernährungsumstellung das Gemüse, gerne auch in Form von pürierten Suppen.
- Sorgen Sie für Abwechslung auf Ihrem Teller, denn die gesunden Darmbakterien benötigen Futter.
- Essen Sie Kartoffeln in Form von Pellkartoffeln oder Suppe mindestens drei- bis viermal pro Woche.
- Verwenden Sie antientzündliche Kräuter und Gewürze wie Kurkuma, Ingwer, Salbei, Kümmel, Fenchel, Anis (auch gerne als Teezubereitung).
- Gönnen Sie Ihrem Verdauungstrakt lange Pausen wie beim Intervallfasten.
- Essen Sie jeden zweiten Tag eine Portion Hülsenfrüchte (roh: 30 bis 50 g, gegart: 100 bis 150 g) und pürieren Sie diese zur besseren Verdauung.
- Essen Sie mindestens einen Apfel pro Tag.
- Tägliche tiefe Atemübungen in den Bauch am Morgen und am Abend sorgen für sanfte Bewegungen im Darm.

Äpfel und Bakterien

Neueste Ergebnisse zeigen, dass »auf« biologisch angebauten Äpfeln die Artenvielfalt wesentlich höher ist als bei den konventionell angebauten. Frisches Obst und Gemüse bringen also nicht nur wichtige Vitamine, sondern auch jede Menge Mikroben in unseren Körper. Wissenschaftler haben berechnet, wie hoch die Anzahl der Bakterien ist, die wir beim Verzehr von Äpfeln aufnehmen. Auf einem ungewaschenen Apfel befinden sich demnach etwa 100 Millionen Bakterien.[210] Welche Arten es sind, hängt offenbar unter anderem von der Anbaumethode ab: Bio-Äpfel beherbergen einen anderen Mikrobenmix als konventionell angebaute Früchte.

Ein Fallbeispiel aus Petras Praxis

Eine aufgeweckte, zarte, hellhäutige junge Frau, damals 31 Jahre alt, erzählte mir, dass sie seit ihrem 13. Lebensjahr immer unter immensen Bauchschmerzen mit Krämpfen gelitten habe. Für dieses Buch habe ich sie gebeten, mir ihre Krankengeschichte einmal kurz zusammenzufassen. Ich verwende deshalb einige von ihr geschriebene Passagen. Das ist so spannend, weil diese Geschichte typisch ist und, bevor sie zu mir kam, keinerlei Ernährungsgewohnheiten hinterfragt wurden. Obwohl dieser Zusammenhang – Ernährung und Darm – doch ganz offensichtlich auf der Hand liegt, oder?

Wie so viele hatte auch sie eine Ärzte- und Heilpraktikerodyssee hinter sich. Zu ihren Darmbeschwerden kamen inzwischen häufig wiederkehrende Nasennebenhöhleninfektionen hinzu, die mit Antibiotika therapiert wurden. Sowohl diese als auch die immer noch vorhandenen starken Bauchschmerzen wurden mit Erklärungen abgetan wie »Sie sind halt so empfindlich« oder »Sie haben einfach ein schwaches Immunsystem«.

Je länger dieser Zustand andauerte, desto langsamer erholte sie sich von jeder weiteren Infektion.

»Durch meine Darmprobleme stellten sich darüber hinaus auch noch psychische Probleme ein. Ich verlor mein Selbstbewusstsein, da ich meine Leistungen nicht mehr abrufen konnte. Mit 27 Jahren hatte ich meinen ersten Burn-out. Ich eilte von Arzt zu Arzt. Eine Ärztin verschrieb mir für weitere sechs Wochen ein ›starkes‹ Antibiotikum und ein Rheumamittel, mit der Begründung, dass meine Blutwerte so schlecht wären und sie mir nicht garantieren könnte, ansonsten zu überleben. Im folgenden Winter bekam ich eine Lungenentzündung. Eine schwere bakterielle Entzündung des Kehlkopfdeckels, der mit einer bedrohlichen Atemnot einherging, führte zwei Jahre später zu einem Krankenhausaufenthalt mit einer weiteren Antibiotikatherapie, dieses Mal aber in Form von Infusionen.«

Während ihres Krankenhausaufenthaltes beschloss sie: »Ich werde mich jetzt auf die Suche begeben, um mir selbst Hilfe zu suchen!«

So kam sie zu mir. Nach der Anamnese war mir klar, dass ihre Ernährungsgewohnheiten ausschlaggebend für ihre ganze Leidensgeschichte sein konnten. Sie liebte alle möglichen Tiermilchprodukte und war ein begeisterter Fleischesser. Da sie keine Gewichtsprobleme hatte, mochte sie auch gerne »zu viele« Süßigkeiten. Ein Trio infernale. Ich erklärte ihr, wie ich die Zusammenhänge sah, und empfahl ihr dringend, auf eine gesunde vegane Kost umzustellen und Tiermilchprodukte konsequent zu meiden.

So wie Ernährung krankmachen kann, so kann sie auch heilen.

»Bereits eine Woche später waren meine sämtlichen Bauchschmerzen und die kräftezehrenden Bauchkrämpfe verschwunden. Heute weiß ich, wie ich gesund bleibe und gar nicht erst krank werde. In den letzten fünf Jahren hatte ich zweimal einen Schnupfen, sonst nichts. Meine Magen-Darm-Beschwerden sind nie mehr zurückgekehrt. Es ist mir seit dieser Zeit erst wieder möglich, mein Leben in vollen Zügen zu genießen!« Können Sie nachvollziehen warum ich so stark davon überzeugt bin, ja unzweifelhaft weiß, dass Ernährung heilen kann?

Die Leber – eine Hochleistungsentgiftungsanlage

Dieses große Organ ist immer wieder Thema. Beim Metabolischen Syndrom, beim Diabetes, beim Übergewicht, bei der Fettstoffwechselstörung, bei Herz-Kreislauf-Erkrankungen, bei Krebs.

Grund genug, sich genauer mit der Leber zu befassen. Die Leber ist primär eine Werkbank, die eine Vielzahl von Molekülen auf- und abbaut und uns so einerseits versorgt und andererseits entgiftet.

Mit rund 300 Milliarden Zellen und einem Gewicht zwischen 1,4 und 1,8 kg ist sie unser größtes Entgiftungsorgan. In jeder Minute fließt ein Viertel des gesamten Blutes durch sie hindurch, um ihren Aufgaben gerecht zu werden. Zum Vergleich: Beim Gehirn ist es nur ein Sechstel des Blutes. Durch diese hohe Aktivität können sich unsere Leberzellen innerhalb von zehn bis 20 Tagen erneuern. Sie können aber nur so gut sein wie das Material, aus dem sie »gebaut« werden. Und, was häufig unberücksichtigt bleibt, wir müssen auch dafür sorgen, dass dieses wertvolle Baumaterial dort ankommt. Das gewährleisten wir nur durch eine intensive »innere Bewegung«.

Die Hauptfunktion der Leber ist es, dafür zu sorgen, dass nur gesunde Bestandteile in die Blutbahn gelangen. Und das geht so: Sie nehmen Ihre Nahrung über den Verdauungstrakt auf (siehe »So verdauen wir unser Essen und Trinken«, Seite 390), dort wird sie aufgespalten und gelangt zunächst in den sogenannten Leberkreislauf, um von der Leber genauer inspiziert zu werden. Die guten ins Töpfchen, also in die Blutbahn, um alle Körperzellen zu versorgen; und die schlechten ins Kröpfchen, wobei hier die Leber als Mülldeponie und Recyclinganlage gemeint ist.

Sie sehen, was Sie essen und natürlich auch wie viel Sie essen, hat eine immense Bedeutung für Ihre Gesundheit.

Die Leber ist unser größtes und »fleißigstes« Entgiftungsorgan.

Umso erschreckender ist es, dass mehr als 30 Prozent der erwachsenen Deutschen unter einer Fettleber leiden, bei der bereits die Hälfte der Leberzellen aus Fettzellen besteht und die gesunde Hälfte die doppelte Arbeit verrichten muss. Viele Betroffene wissen nichts davon, denn die Leber besitzt keine Schmerzrezeptoren. Der »Schmerz« der Leber sind Müdigkeit und fehlende Lebensenergie. Dieses Gefühl kennen viele zumindest kurzzeitig nach starkem Alkoholkonsum: Die Entgiftung des Alkohols kostet so viel Kraft, dass man unter starker Antriebsarmut leidet. Der schreckliche Tag danach.

Unsere Leber leidet vor allem unter Alkohol, gesättigten Fettsäuren aus tierischen Produkten und Zucker.

Doch diese Fettleber ist nicht durch zu viel Alkohol entstanden, sondern durch eine langfristige ungesunde Ernährung mit viel Cholesterin, hohem Anteil an gesättigten Fettsäuren aus tierischen Nahrungsmitteln und durch Softdrinks und sonstiges Zuckerhaltiges. Diese Form der Leberverfettung wird als nichtalkoholische Lebererkrankung (Non-Alcoholic Fatty Liver Disease, NAFLD) bezeichnet. Wobei natürlich auch übermäßiger Alkoholkonsum zusätzlich zu einer noch höheren Leberverfettung beiträgt.

Und aus einer Leberverfettung, egal aus welchem Grund, kann eine Leberentzündung entstehen, die nicht selten in einer Leberzirrhose oder auch Leberkrebs mündet.

Zu einer Leberentzündung kommt es auch durch Viren. Je nach Übertragungsart werden diese Formen in Hepatitis A, B, C, D oder E eingeteilt, wobei die schlechteste Prognose der Hepatitis C zugeordnet wird.

Wie alle anderen Organe kann sich auch die Leber wieder gut erholen, wenn man sich um sie kümmert, am besten bereits vorbeugend und zwingend notwendig im Krankheitsfall.

Unsere Empfehlungen bei Lebererkrankungen

- Beginnen Sie Ihre tägliche Ernährung mit einem frischen Haferbrei.
- Maximieren Sie den Frischkostanteil, besonders mit Bitterstoffhaltigem wie Endivien, Artischocken, Chicorée sowie Radicchio.
- Essen Sie gedünstetes Gemüse.
- Reduzieren Sie konsequent den Fettanteil Ihrer Kost.
- Intervallfasten hilft Ihrer Leber, sich zu heilen.
- Trinken Sie regelmäßig viel Wasser und Tee aus Löwenzahn, Salbeiblättern, Mariendistelsamen, Schöllkraut und Gelbwurz.
- Führen Sie täglich einen Leberwickel durch. Und so geht er: Füllen Sie eine Wärmflasche mit warmem Wasser und legen Sie diese auf ein Tuch auf Ihre Leber, also unterhalb der rechten Brust. Decken Sie die Wärmflasche zusätzlich mit einem Tuch ab und ruhen Sie für 30 Minuten. Trinken Sie zuvor eine frische Tasse Schafgarbentee.

Ein Fallbeispiel aus Petras Praxis

Sie ist eine Freundin von mir und lebt im Ausland. Alles begann im Januar 2018. Nach einem Schluck Whiskey wurde ihr sehr übel. Am nächsten Morgen war ihr Urin orange verfärbt. Sie wartete eine Woche, aber die Farbe des Urins blieb unverändert, und ihre Haut bekam einen leichten Gelbstich. Der erste Arztbesuch brachte keine Ergebnisse, die Blutuntersuchung und die darauffolgende Ultraschalluntersuchung aber schon. Die erste Verdachtsdiagnose lautete Hepatitis A (Ansteckung durch Viren im Stuhl oder seltener im Blut), die sich nicht bestätigte.

Ohne Hinweis, was sie tun konnte, ohne Therapieempfehlung und mit ihrer Angst alleine gelassen, rief sie mich nach weiteren zwei Wochen an. Mittlerweile hatten die weißen Anteile in den Augen einen leichten Gelbstich, sie fühlte sich sehr schlapp, und ihr war nach jedem Essen leicht übel. Wir sprachen ihre Laborergebnisse durch. Die Leberwerte waren sehr hoch, und ich war ziemlich sicher, dass es sich um eine Leberentzündung handelte. Nur um welche, konnte ich nicht sagen.

Ich empfahl ihr, sofort mit einer Rohkost-betonten einfachen Pflanzenkost mit rein biologisch kontrollierten Nahrungsmitteln zu beginnen. Außerdem sollte sie Intervallfasten mit mindestens 16 Stunden Fastenzeiten, besser noch mehr. Dass sie keinen Schluck Alkohol mehr zu sich nehmen würde, war für sie selbstverständlich. Sie begann am nächsten Tag mit dieser Ernährungsumstellung. Häufiges Liegen und Leberwickel gehörten auch dazu. Bereits drei Wochen später hatten sich die Leberwerte stark verbessert, waren aber noch nicht im Normbereich.

Zur weiteren Abklärung kam sie wenig später nach Deutschland. Hier wurde von einem Kollegen nun eine Hepatitis C diagnostiziert, allerdings im inaktiven Stadium, also ohne Viruslast. Sämtliche Leberwerte waren wieder im Normbereich. Weitere Kontrolluntersuchungen ein halbes Jahr später bestätigten die inaktive Form der Hepatitis C mit einwandfreien Laborwerten. Ein kurioser Krankheitsverlauf. Wüsste ich es nicht besser, wäre das nur mit einer sogenannten Spontanheilung zu erklären. Das ist das in der herkömmlichen Medizin genutzte Synonym für Wunder – wenn Heilungsverläufe nicht nachvollziehbar sind, weil keine ernährungsmedizinische Erfahrung vorhanden ist.

Spontanheilung – das in der herkömmlichen Medizin genutzte Wort für Wunder.

Herz-Kreislauf-Erkrankungen – Todesursache Nr. 1

Im Jahr 2017 starben in Deutschland 344 941 Menschen an Herz-Kreislauf-Krankheiten. Das sind fast 1 000 Menschen pro Tag. Und das soll vermeidbar sein? Meine Antwort ist ein klares »Ja, das ist richtig«, zumindest zu einem großen Prozentsatz.

Haben Sie schon einmal etwas von dem Volksstamm der Tsimanen gehört? Das ist ein indigenes bolivianisches Volk, das entlang eines abgelegenen Gebietes am Ufer eines Nebenflusses des Amazonas lebt. Es wird sich möglicherweise bald in der Aufzählung der Länder der Blue Zones (siehe Seite 54) einreihen. Weniger wegen der hohen Lebenserwartung, sondern weil es 2017 von der medizinischen Fachzeitschrift »The Lancet« zum Volk mit den gesündesten Herzen und Gefäßen ausgezeichnet wurde.

Auffällig bei den Ergebnissen der Studie war einerseits der extrem niedrige Gesamtcholesterinwert, der bei 91 mg/dl lag, weit unter dem bei uns offiziell empfohlenen Wert, der möglichst unter 200 mg/dl, besser unter 180 mg/dl liegen sollte. Andererseits war der sehr sensible CRP-Laborwert (C-reaktives Protein), der Entzündungen im Körper anzeigt und auch bei Herzerkrankungen als Parameter herangezogen wird, recht hoch. Das ist auf die vielen Infektionen durch Insekten oder sonstige Parasiten zurückzuführen, der Wert kann jedoch offensichtlich der Herzgesundheit nichts anhaben. Kurios, wenn man weiß, dass gerade dieser Laborwert herangezogen wird, um eine Gefährdung des Herzens früh zu erkennen.

Aber jetzt dürfen Sie raten. Wie ernähren sich die meisten Menschen dieses Volkes?

Die Tsimanen essen auffällig fettarm, der Anteil macht nur 14 Prozent der Nahrungsenergiezufuhr aus. Die gefährlichen Transfette kommen in ihrer Nahrung gar nicht vor. Hauptenergielieferant sind Kohlenhydrate, und zwar zu 72 Prozent. Natürlich sind mit Kohlenhydraten nicht isolierte Zucker und Süßigkeiten gemeint, sondern Maniok, eine stärkehaltige Wurzelknolle, Mais, Reis, Kochbananen und Früchte. Hier erleben wir noch ein typisches Volk der Sammler und Jäger, die täglich viele Stunden damit beschäftigt sind, ihre Lebensmittel zu sammeln. Das bedeutet gleichzeitig, dass es viel körperliche Aktivität gibt und nur frische Lebensmittel, die nicht durch industrielle Verarbeitung verändert wurden, wie es bei allen Fertigprodukten der Fall ist.

Erstaunliche Zusammenhänge zwischen Ernährung und Herzgesundheit zeigen sich auch in einer Studie von Dr. Caldwin Esselstyn, ehemaliger Leiter der chirurgischen Abteilung der Cleveland Clinic in Ohio. Das ist übrigens der Arzt, der gemeinsam mit Dean Ornish den US-Präsidenten Bill Clinton dabei begleitete, der wohl bekannteste Veganer der Welt zu werden. Präsident Clinton litt an einer koronaren Herzerkrankung, die er mithilfe der veganen Ernährung stoppen und rückgängig machen konnte.

Vegane Ernährung ist in der Lage, Ihre Ablagerungen in den Gefäßen wieder zu entfernen.

Die erste Studie von Caldwell Esselstyn mit 24 Patienten, die an einer fortgeschrittenen koronaren Herzkrankheit litten, startete 1985. Die Teilnehmer waren bereit, sich streng pflanzenbasiert zu ernähren. Die meisten von ihnen hatten bereits Bypass-Operationen hinter sich und lehnten weitere Behandlungen dieser Art ab. Nach wenigen Wochen brachen sechs Teilnehmer ihre neue Ernährungsform und somit die Teilnahme an der Studie ab. Bekanntermaßen ist der beste Weg nicht immer der leichteste. Bei allen sechs schritt die Erkrankung fort. Dem gegenüber gesundeten die 18 Patienten, die das empfohlene vegane Ernährungsprogramm weiter durchführten. Die Blutversorgung des Herzens normalisierte sich, da sich die Gefäßdurchmesser wieder messbar weiteten. Nach 20 Jahren waren sie noch immer frei von Herzkrankheiten.

Wie kann das sein? Pflanzenbasierte Ernährung setzt einen noch recht unbekannten – aber für die Gefäße extrem wichtigen – Schutzmechanismus in Gang, der durch die Aminosäure L-Arginin ausgelöst wird. Durch sie beginnt die Gefäßinnenhaut, Stickstoffmonoxid (oder einfach Stickoxid, NO) herzustellen.

Stickoxid entspannt die Blutgefäße, verhindert die Bildung von Plaques sowie das Hineinwachsen von Muskelzellen in die Ablagerungen und sorgt für den Abbau von bereits vorhandenen Plaques. Die Forschungsergebnisse über Stickoxid wurden bereits 1998 mit einem Nobelpreis für Medizin gewürdigt. L-Arginin kommt mit großem Abstand am meisten in Kürbis- und Pinienkernen, aber auch in Nüssen, Hülsenfrüchten und Soja vor.

Tierische Nahrung blockiert die Beseitigung von Ablagerungen in Ihren Gefäßen.

Im Gegensatz dazu wird bei einem Eiweißstoffwechsel aus tierischen Quellen eine Substanz namens ADMA (asymmetrisches Dimethylarginin, im Labortest nachweisbar) gebildet, die L-Arginin verdrängt, sodass weniger Stickoxid gebildet wird. Dadurch werden diese Schutzmechanismen für die Gefäße neutralisiert, weil die ohnehin schon deutlich geringeren Mengen von L-Arginin in bestimmten Fleisch- und Fischarten durch ADMA vollständig blockiert werden (Tabelle 5).

Das Wissen um diese Zusammenhänge könnte ein weiterer Schlüsselmechanismus für die Gesundheit unserer Herzen und Gefäße sein. Wieder ist es die pflanzliche Ernährung, die Gesundheit erhält und Krankheiten verhindern sowie heilen kann.

Wie bei allen Zivilisationskrankheiten liegt der Beginn von Herz-Kreislauf-Krankheiten bei ihrem Ausbruch schon Jahre bis Jahrzehnte zurück. Sogar bei Kindern ab zehn Jahren zeigen sich schon erste Spuren von Ablagerungen, wenn sie eher mit industriell verändertem Essen groß geworden sind.

Die Befürchtung, dass pflanzliche Lebensmittel nicht genügend Eiweiß enthalten, um den Bedarf des Menschen zu

Tabelle 5: *Lebensmittel mit dem höchsten Gehalt an L-Arginin, mg/100 g*

Kürbiskerne	5350
Erdnüsse	3460
Mandeln	2750
Pinienkerne	2410
Linsen	2240
Haselnüsse	2030
Zum Vergleich:	
Garnelen	1740
Rindfleisch	1540
Hähnchenbrust	1350
Lachs	1330
Edamer	1030
Eier	840

decken, erweist sich als unnötig. Alle Hülsenfrüchte können sich anhand ihrer Eiweißgehalte mit Fleisch messen und liegen teilweise weit darüber. Soja und Lupinen sind die eiweißreichsten Lebensmittel überhaupt (Tabelle 29).

Die Eiweißspeicherkrankheit

Viele aktuelle Studien zeigen, dass tierisches Eiweiß an der Entstehung vieler Zivilisationserkrankungen, insbesondere der Herz- Kreislauf-Erkrankungen, Altersdiabetes, dem metabolischen Syndrom sowie anderen chronischen Erkrankungen beteiligt sind. Pflanzliche Eiweißquellen hingegen bieten einen Schutz.[I 25]

Lange vor diesen Studien hat der Frankfurter Internist Prof. Dr. Lothar Wendt diese Zusammenhänge bereits in den 1940er Jahren erforscht. Er ordnete seine diesbezüglich gemachten Erfahrungen dem Begriff der »Eiweißspeicherkrankheit« zu. Denn auch er wollte nicht Symptome behandeln, sondern herausfinden, was der tatsächliche Grund für die Entstehung dieser Krankheiten ist.
Er war der Meinung, dass bei einem an Diabetes Erkrankten nicht der hohe Blutzuckerspiegel die Ursache sei. Vielmehr fand er als Grund eine Verdickung der kleinsten Kapillargefäße durch eingelagerte Eiweißmoleküle, die es den Zuckermolekülen erschweren, in die Zelle zu gelangen, um dort in Energie umgewandelt zu werden. Weiter ging er davon aus, dass sich der Überschuss an tierischen Eiweißen auch im Bindegewebe zwischen den Zellen ansammelt, was den Stoffwechsel ebenfalls behindert. Der entstehende hohe Blutzuckerwert sei also nur als Kompensationsversuch des Körpers zu sehen.
Bereits 1940 wurde gezeigt, dass zu hoher Fleisch- und Milchkonsum zur »Eiweißspeicherkrankheit« führt.
Die Konsequenz seiner Erklärung des Diabetes war bio-logisch. Nicht der Blutzuckerspiegel musste gesenkt werden, sondern die verdickte Gefäßwand musste wieder in ihren alten Zustand zurückgeführt werden. Ebenso sollte das Bindegewebe von Ablagerungen frei sein. Dies erreichte er tatsächlich, indem er seinen Patienten Tiereiweiß-Fasten verordnete. Seine Ernährungstherapie bestand aus einer vollwertigen Pflanzenkost. Spannend war, dass auch er bereits nach wenigen Wochen einen Heilungsvorgang beobachten konnte. Die Symptome insbesondere der Herz-Kreislauf-Krankheiten gingen allesamt zurück. Seine Patienten heilten sich von selbst. Er war einer der Ersten, der dem Damoklesschwert der Todesursache Nr. 1 Einhalt gebot. Doch der damalige Zeitgeist war gegen ihn. Denn die medikamentöse Behandlung der Herz-Kreislauf-Erkrankungen begann gerade zu dieser Zeit mit ihrem »Sie-

geszug«, der, wie wir heute sehen, alles andere als ein solcher geworden ist.
Mittlerweile sind die meisten Erklärungsschritte von Wendts Eiweißspeicherkrankheit bewiesen. Dennoch wird leider diesem fundamentalen Wendt'schen Wissen kaum Beachtung geschenkt.

Unsere Empfehlungen bei Herz-Kreislauf-Erkrankungen

- Erhöhen Sie den Pflanzenanteil Ihrer Nahrung möglichst auf 100 Prozent. Tierische Nahrungsmittel dürfen höchstens eine seltene Ausnahme sein.
- Essen Sie deutlich mehr Vollkornprodukte und keine Weißmehlprodukte.
- Reduzieren Sie die tierischen Fette auf ein absolutes Minimum und greifen Sie zu Leinöl für ein feines Salatdressing, gutes Olivenöl, auch Walnussöl schmeckt hervorragend.
- Integrieren Sie Nüsse in Ihren Speiseplan.
- Leinsamen in geschroteter Form sollte bei Ihrer ersten Mahlzeit am Tag nicht fehlen.
- Essen Sie Müsli oder Haferflocken.
- Rote Bete als Gemüse oder als Salat. Auch andere nitrathaltige Gemüse sind geeignet, den Herz-Kreislauf-Krankheiten vorzubeugen, dazu gehören Radieschen, Rettich, Feldsalat, Mangold, Spinat, Rucola (siehe »Nitrat«, Seite 348).
- Natürlich dürfen Hülsenfrüchte nicht fehlen.
- Essen Sie Pinienkerne und Kürbiskerne so oft wie möglich.
- Kurkuma und Pfeffer sind täglich wichtig.
- Essen Sie so viele Beeren wie möglich, am besten frische. Aber auch die tiefgefrorenen sind besser als keine.
- Trinken Sie täglich 0,1 l Granatapfelsaft.

- Machen Sie Intervallfasten nach der 16/8-Methode (siehe Seite 238), so oft es geht. Sind Sie sehr übergewichtig, können Sie auch mit dem klassischen Heilfasten unter ärztlicher Aufsicht beginnen, damit die ersten Kilos noch ein wenig schneller purzeln.
- Gewöhnen Sie sich gründliches, intensives Kauen an, um Ihrem Körper Arbeit abzunehmen, die er in die Reparatur, sprich eigene Heilung stecken kann.
- Trinken Sie ausreichend und immer etwa 30 Minuten vor den Mahlzeiten.

Fallbeispiel aus Petras Praxis

Kürzlich bekam ich einen Anruf eines guten langjährigen Freundes, 72 Jahre alt. Sein Gesundheitszustand war, solange ich mich erinnern konnte, immer ziemlich stabil. Doch jetzt hatte er ein Engegefühl in der Brust, hinter dem Brustbein, zwischen den Schulterblättern, insbesondere wenn er Treppen stieg oder sich in irgendeiner Form anstrengte.

Die Diagnose koronare Herzkrankheit (Angina pectoris) wurde durch den Kardiologen bestätigt. Hinzu kam ein schon länger bestehender Altersdiabetes, eine Fettstoffwechselstörung, Gicht und eine leichte Aortenklappenstenose.

Eine vollwertige pflanzliche Ernährung kann fast alles heilen.

Seine Ernährungsweise bestand außer einer täglichen Portion Obst seit fast 30 Jahren jeden Abend aus Gemüse und einer großen Portion vom besten Fleisch oder besten Fisch, also Low-Carb oder Steinzeitdiät in ausgeprägter Form. Er war nicht übergewichtig, aber er musste sich doch immer recht streng kontrollieren, um nicht auch mit dieser Kostform an Gewicht zuzulegen.

Das sollte sich ab diesem Tag ändern.

Nach meinen Erklärungen wurde er zum Vollwert-Veganer und hält sich meist an das Zeitfenster des Intervallfastens 16/8. Seine Antwort auf meine Frage, weshalb er sofort die 180-Grad-Wendung machte, war genauso einfach wie verständlich. Er hatte alles ausprobiert, was ihm die »normale« Medizin anbot. Doch sie hat ihm nicht geholfen, sondern es ging ihm zunehmend schlechter.

Nach 14 Tagen kam das erste Feedback. Er hatte weniger Schmerzen auch bei Anstrengung, außerdem 3 kg abgenommen, und seine Blutzuckernüchternwerte hatten sich verbessert. Eine Laborkontrolle nach weiteren vier Wochen bestätigte seine Selbstdiagnose. Seine Langzeitblutzuckerwerte waren ungewöhnlich schnell gesunken, ebenso die erhöhten Triglyceride und die Harnsäure. Wir reduzierten die Medikamente und konnten sie schließlich unter regelmäßigen Laborkontrollen ganz absetzen. Natürlich lässt er sich zusätzlich kardiologisch betreuen.

Sein Zustand sei perfekt, so seine Worte. Er ist sehr leistungsfähig, macht Ausdauer- und Krafttraining und kann sich nicht erinnern, dass es ihm jemals so gut ging. Die Schmerzen in der Brust sind vollständig verschwunden. Er hat sich geheilt – »nur« durch seine pflanzliche Ernährung.

Osteoporose – die moderne Ernährungs- und Bewegungsmangel-Krankheit

Mit mehr als drei Milliarden Euro jährlich belastet diese Krankheit die deutsche Volkswirtschaft. Osteoporose wird als unabwendbare Alterskrankheit der Knochen angesehen, da Menschen umso häufiger darunter leiden, je älter sie sind. Frauen nach der Menopause sind zu 30 Prozent betroffen. Im Alter von 70 Jahren ist der Anteil der Männer, die an dieser

Krankheit leiden, ebenso hoch. Bei der auch als Knochenschwund bezeichneten Krankheit verlieren die Knochen übermäßig an Dichte und Substanz. Dadurch werden sie anfälliger für Brüche.

Milchprodukte helfen nicht bei Osteoporose, sondern verursachen sie mit und verstärken sie.

Dass man Osteoporose mit Milchprodukten und Kombipräparaten von Kalzium und Vitamin D nicht aufhalten kann, ist mittlerweile durch die ausbleibenden Erfolge gesichert. Aber dieses Wissen ist weder bei den meisten Ärzten angekommen noch in der Bevölkerung.

So konnte sich Osteoporose zu einer der gefährlichen Zivilisationskrankheiten entwickeln. Denn beide Empfehlungen schaden den Knochen sogar. Milchprodukte übersäuern und mindern dadurch die Wasserbindungsfähigkeit der kollagenen Fasern im Knochen, wodurch sie spröde werden. Die gleichzeitige Verabreichung von Vitamin D mit Kalzium kann zur Entstehung von Osteosklerose (Verhärtung des Knochengewebes durch übermäßige Mineralstoffeinlagerung) beitragen. Eine Krankheit, die viele ältere Menschen haben, ohne es zu wissen und die die Knochen ebenfalls bruchanfällig macht.

In den alten Industrienationen mit dem höchsten Verzehr von Tiermilchprodukten gibt es die höchsten Osteoporoseraten.

Auch die Gabe von Bisphosphonaten (medikamentöse Therapie) bewirkt das Gegenteil. Sie sollen eigentlich die Bildung von knochenabbauenden Zellen verhindern. Auf Dauer zerstören sie aber durch enzymtoxische Nebenwirkungen auch Knochenzellen und schwächen damit den Knochen noch einmal zusätzlich.

Und es gibt noch mehr Irrtümer beim Thema Osteoporose. Bei Knochendichtemessungen geht man davon aus, dass sie Aufschluss über die Bruchstabilität der Knochen geben.

Ein hoher Mineralgehalt des Knochens führt nämlich bei Knochendichtemessungen zu höheren Werten. Das wird als höhere Knochenfestigkeit interpretiert, obwohl zwischen und innerhalb der Kollagenfasern eingelagerte Mineralien mit der Zug- und Bruchfestigkeit eigentlich gar nichts zu tun haben. Eine hohe Knochenmasse kann mit schlechter Bruchstabilität und eine geringe Knochenmasse mit guter Bruchstabilität verbunden sein. Entscheidend ist die gute Flexibilität der Knochen. Wenn man aus einem Knochen alle Mineralien (Kalzium) entfernt, erhält man einen »Gummiknochen«, der so elastisch ist, dass er nicht mehr brechen kann. Entfernt man aber alles Kollagen und mit ihm das Wasser, erhält man einen »Glasknochen«, der bei der geringsten Belastung bricht.

Bei der Bruchstabilität spielt der Wassergehalt die wichtigste Rolle. Gesunde Knochen bestehen zu einem Viertel aus Wasser, davon sind fast zwei Drittel an das Kollagen gebunden. Bei der Osteoporose verstärken sich zwei schädigende Vorgänge. Zum einen wird Knochen abgebaut, da sich die meisten Menschen heute zu wenig bewegen und damit die Knochen zu wenig belastet werden. Das ist genauso wie bei den Muskeln. Zum anderen ernähren sich die meisten Menschen zu säurebildend. Vor allem die zu hohen Mengen an tierischen Eiweißen (Milchprodukte, Fleisch, Wurstwaren, Fisch, Eier) mindern die Wasserbindungsfähigkeit des Kollagens. Dadurch wird das Wasser überall im Körper aus dem Kollagen vertrieben und natürlich auch aus den Kollagenfasern der Knochen. Durch diese beiden Vorgänge bauen die Knochen ab und werden gleichzeitig brüchig.

Erhöhen Sie durch basische, pflanzliche Ernährung den Wassergehalt Ihrer Knochen, damit sie belastbarer werden.

Unsere Empfehlungen bei Osteoporose

- Basische Ernährung, wie in diesem Buch beschrieben stärkt auch »alte« Knochen.
- Erhöhen Sie Ihren Frischkostanteil.
- Essen Sie regelmäßig Sojaprodukte. Diese enthalten Phytoöstrogene, die Ihren Hormonhaushalt ausbalancieren und Ihren Knochenstoffwechsel optimieren.

- Lassen Sie Ihren Vitamin-D-Spiegel bestimmen und ergänzen Sie, falls erforderlich.
- Nehmen Sie keine Kombinationspräparate mit Vitamin D und Kalzium.
- Bewegen Sie sich vielfältig, um die immer weniger genutzten Bewegungswinkel der Gelenke zu reaktivieren und so nicht nur das Bewegungssystem in seiner gesunden Belastung »hochzufahren«, sondern auch gleichzeitig Schmerzen zu beseitigen.

Anstatt eines Fallbeispiels

Im vorindustriellen China, das keinen Tiermilchverzehr kannte, war Osteoporose unbekannt.

Menschen, die sich pflanzlich ernähren, haben in der Regel keinen Knochenschwund. Menschen, die ihre Ernährung von einer herkömmlichen Mischkost aufgrund der Diagnose Osteoporose auf vollwertige Pflanzenkost umstellen, sich zusätzlich bewegen, für eine regelmäßige Vitamin-D-Zufuhr sorgen, können nach etwa einem Jahr mit einer deutlichen Verbesserung ihres Vorbefundes rechnen. Und das ganz ohne die herkömmliche medikamentöse Therapie, die nicht immer ohne Nebenwirkungen bleibt.

Ganz nach dem Zitat von Hippokrates: »Wer sich richtig ernährt, der braucht keine Arznei, wer sich falsch ernährt, dem hilft keine Arznei.«

Krebs – die schwere Krankheit mit vielen Gesichtern

Obwohl seit Jahrzehnten mit höchstem finanziellem Aufwand nach den Ursachen für Krebs und möglichst effizienten Therapiemöglichkeiten geforscht wird, erkranken immer mehr Menschen an den unterschiedlichsten Arten von Krebs. Die verschiedenen Krebsarten liegen inzwischen auf Platz zwei der Todesursachen.

Als Ärztin beobachte ich seit Beginn meiner Tätigkeit viele Krebspatienten im Gesamtgeschehen ihrer Krankheiten und Lebensumstände. Leider ist es mir nicht möglich, an dieser Stelle »eine« wirksame Therapie für die Krankheit Krebs zu empfehlen. Die vielen Krebsarten sind zu unterschiedlich, die individuellen genetischen Dispositionen und Lebensgewohnheiten zu ungleich. Mir scheint es aber unverzichtbar, aus unterschiedlichen Blickwinkeln nach den zugrunde liegenden Ursachen und vor allem den dafür verantwortlichen Lebensgewohnheiten zu forschen. Denn dass Krebs eine Folgeerscheinung von dafür verantwortlichen Ursachen ist, daran besteht für uns kein Zweifel.

Krebs und seine unterschiedlichen Arten sind das Ergebnis individueller Lebenssituationen. Hierzu gehören die ererbten Gene als Ausgangssituation, die Ernährung, die Bewegung, die Psyche, das Umfeld und auch die leider immer noch viel zu wenig beachtete Epigenetik mitsamt den neuesten wissenschaftlichen Erkenntnissen zu den Auswirkungen dieser vier Einflussgrößen auf die Erbinformation, also das An- und Abschalten »günstiger« oder »ungünstiger« Gene.

Krebszellen entstehen ständig in unserem Körper. Vermehren sie sich, können sie im nächsten Schritt zu kleinsten Mikrotumoren werden, die allerdings von einem funktionierenden Immunsystem am Wachstum gehindert und vernichtet werden können. Ein wesentliches Augenmerk sollten wir in diesem Zusammenhang auf die sekundären Pflanzenstoffe richten. Es könnten nämlich genau diese Inhaltsstoffe sein, die in der Lage sind, Tumorzellen zu erkennen und diese in den Zelltod (Apoptose) zu treiben. Das Problem ist nämlich die Unsterblichkeit der Krebszellen, die auf Kosten ihres Wirtes, des Menschen, immer weiterwachsen.

Krebszellen entstehen ständig in uns, aber ein gesunder Körper hält sie unter Kontrolle und vernichtet sie.

Gerade in der Ernährungswissenschaft und in der Ernährungsmedizin gibt es viele Hinweise und Untersuchungen, dass eine vollwertige Pflanzenkost bei den häufigsten Krebsarten wie Darm-, Prostata- und Brustkrebs einen wichtigen Anteil an der Vorbeugung hat – und auch am Heilungsprozess, obwohl dieses Wort im Zusammenhang mit dieser Erkrankung eher gemieden und von »Spontanheilung« gesprochen wird.

Rotes Fleisch erhöht das Krebsrisiko

Die Weltgesundheitsorganisation (WHO) hat endlich auch rotes Fleisch von Rindern, Schweinen, Schafen und Ziegen und vor allem Fleischprodukte wie Wurst und Schinken als krebserregend eingestuft. Die beteiligten Wissenschaftler haben 2018 in einer veröffentlichten Empfehlung folgende Ergebnisse bekannt gegeben: Der tägliche Verzehr verarbeiteten Fleisches erhöhe das Darmkrebsrisiko pro 50 Gramm um 18 Prozent (WHO 2018).

Bereits 2007 wurde ein umfassender Bericht des World Cancer Research Fund veröffentlicht, an dem 21 renommierte Wissenschaftler – auch Claus Leitzmann – aus aller Welt beteiligt waren. Sie werteten die Ergebnisse von über 7.000 Studien aus. Es wurde empfohlen, den Verzehr von rotem Fleisch zu begrenzen und den Verzehr von verarbeitetem Fleisch ganz zu vermeiden. Es bestehe klar ein erhöhtes Risiko, an Darmkrebs zu erkranken, so der Wortlaut.[211] Damals hätte die WHO eigentlich schon reagieren sollen.

Trotz der massiven, mit dem häufigen Verzehr verbundenen gesundheitlichen Risiken steigt der Fleischkonsum.

Doch trotz all dieser wissenschaftlich nachgewiesenen Fakten steigt der Konsum von Tierprodukten weltweit leider ungehindert an.

Max Gerson und seine Krebstherapie

Max Gerson wurde 1881 in Posen als Sohn einer jüdischen Familie geboren. Seine Herkunft machte ihm sein Leben nicht leicht. Die Flucht vor dem Naziregime führte den Arzt über Wien, Frankreich, England schließlich in die USA, wo er mit Mitte fünfzig noch einmal ganz von vorn beginnen musste. Seine geniale Beobachtungsgabe und der unersättliche Wissensdrang führten ihn zur fast grenzenlosen Heilkraft der pflanzenbasierten Ernährung, er erzielte große Heilerfolge bei Migräne und der damals noch als fast unheilbar geltenden Hauttuberkulose.

»Bleibe nahe der Natur, und deren ewige Gesetze werden dich beschützen«, war einer seiner Leitsätze. Seine Definition, dass Krankheit eine Erscheinung unter unnatürlich veränderten Lebensbedingungen sei, offenbart, dass er sich natürlicher und ganzheitlicher Heilmethodik bediente.

Bereits 1945 veröffentlichte Gerson sein Wissen über die Heilungsmöglichkeit verschiedener fortgeschrittener Krankheiten bis hin zu Krebs durch seine Ernährungstherapie. Er ging davon aus, dass sich der Körper auch bei ausweglos scheinenden Diagnosen zur Gesundheit regenerieren kann, wenn er mit den besten natürlichen Substanzen aus täglich etwa zehn Kilo organisch angebautem Obst und Gemüse überschwemmt und durchdrungen wird. Stündlich zubereitete Säfte und regelmäßige Kaffeeeinläufe, das absolute Meiden von Salz sowie die Zugabe einzelner Nährstoffe erlaubten eine intensive Entgiftung und den Aufbau neuer Gesundheit.[56]

Eine »Wunderpille« gegen alle Krankheiten wird es niemals geben. Die Therapie von Max Gerson über natürliche Nährstoffe und Entgiftung bewirkt allerdings Heilungseffekte, die meist nicht für möglich gehalten werden.

Pflanzen, richtig eingesetzt sind in der Lage, wahre »Wunderheilungen« zu vollbringen.

Unsere Empfehlungen bei Krebs

- Beginnen Sie sofort mit dem Intervallfasten nach der 16/8-Methode. Vor einer geplanten Chemotherapie fasten Sie zwei Tage nach Buchinger (siehe »Fasten«, Seite 238).
- Steigen Sie direkt auf vollwertige Pflanzenkost um.
- Essen Sie so viele Beeren, wie Sie nur können. Sie enthalten eine Vielzahl von wertvollen sekundären Pflanzenstoffen, insbesondere bei biologisch angebauten Beeren.
- Hülsenfrüchte jeder Art enthalten die Ballaststoffe, die ein gesunder Darm benötigt. Ein gesunder Darm ist die Voraussetzung für ein stabiles Immunsystem.
- Auch fermentiertes Gemüse ist hervorragend geeignet, um Ihre Darmflora bestmöglich aufzubauen.
- Essen Sie Nüsse, Samen und Vollkornprodukte, die einen weiteren wertvollen Pflanzenstoff zu bieten haben: Phytat (siehe »Phytat«, Seite 438. Mittlerweile gibt es auch Hinweise, dass der Pflanzenstoff dazu beiträgt, den Blutzucker zu regulieren, Cholesterin zu senken und dem Risiko von Krebskrankheiten vorzubeugen.
- Keimlinge und Sprossen gehören jetzt jeden Tag auf Ihren Speiseplan.
- Greifen Sie zu frischen Kräutern und Wildkräuter, wann immer es möglich ist, auch als Salat oder im täglichen Smoothie.
- Verwenden Sie reichlich Gewürze wie Kurkuma und Pfeffer, die dem Krebszellwachstum entgegenwirken.
- Gut sind außerdem Soja und die daraus hergestellten Produkte.
- Verwenden Sie gutes kalt gepresstes Leinöl, Olivenöl in Maßen.
- Alle Kohlsorten, besonders Brokkoli und Grünkohl.
- Meiden Sie konsequent alle schnellen Zucker, wie Haushaltszucker, aber auch Weißmehlprodukte, Gebäck und Softdrinks.

- Ihre Lebensmittel sollten immer mit dem Siegel kontrolliert biologisch versehen sein.
- Gehen Sie jeden Tag an die frische Luft. Gehen Sie mindestens spazieren, aber auch Walken und moderates Joggen ist sinnvoll. Dehnen Sie sich regelmäßig, gerne auch mit Fayo-Übungen (siehe mein Buch »Die Gesundheitsformel«), besonders im Brustbereich, wenn keine Einschränkungen durch OP oder Bestrahlung vorhanden sind.
- Tanken Sie Sonne, aber ohne Verbrennung.
- Lassen Sie unbedingt Ihren Mikronährstoffstatus durch Ihren Arzt überprüfen.
- Gönnen Sie sich immer wieder »Ich-Zeiten«, Ihr Körper soll Raum und Zeit haben, um Ordnung zu schaffen.
- Schlafen Sie täglich acht Stunden, bitte nur bei geöffnetem Fenster.
- Helfen Sie Ihrer Psyche zu heilen. Entscheiden Sie sich für eine effektive lösungsorientierte Psychotherapie (siehe Beschreibung im Kasten, welche Therapie die Patientin im Fallbeispiel gemacht hat).
- Betrachten Sie diese Erkrankung als dringendes Alarmzeichen Ihres Körpers, alle Stationen Ihres Lebens zu überdenken, und seien Sie bereit für Veränderungen. Verlassen Sie den eingefahrenen Weg, der Sie in diese Krankheit geführt hat, und wählen Sie einen neuen. Meistens ist es dazu noch lange nicht zu spät.

Fallbeispiel aus Petras Praxis

Die Patientin suchte mich an einem Novemberabend vor fast fünf Jahren mit ihrem Mann und ihrer erwachsenen Tochter auf, nachdem man bei ihr die Diagnose Brustkrebs gestellt hatte. Sie war eine 59-jährige attraktive, aber übergewichtige Frau, die genau wusste, was sie nicht wollte – nämlich die ihr vorgeschlagene Therapie nach den Leitlinien vom Gynäkologen einer großen Universitätsklinik, also eine Operation nach vorangehender Chemotherapie. Zu mir kam sie mit der Fragestellung, was sie sonst tun könne.

Ich schlug ihr Intervallfasten vor, zusätzlich eine psychotherapeutische Begleitung und die Vereinbarung mit der gesamten Familie sowie dass sie regelmäßig zur Kontrolle in die Klinik gehen würde.

Nach unserem Gespräch entschied sie sich für eine Veränderung ihres Lebensstils. Sie ernährte sich ab sofort vegan mit einem hohen Rohkostanteil und täglichen grünen Smoothies. Außerdem hielt sie sich an die 16/8-Methode des Intervallfastens. Sie führte täglich Engpassdehnungen nach Liebscher & Bracht für den Brustbereich durch und begann eine traumatherapeutische Psychotherapie.

Drei Monate später konnte die Patientin ihren Knoten nicht mehr ertasten und wollte dies überprüfen lassen. Die Nachkontrolle in der Uniklinik brachte den ersten Hinweis eines möglichen rückläufigen Befunds. Bei erneuten Kontrollen in den folgenden Monaten war kein eindeutiger Befund und auch kein suspekter axillärer Lymphknoten mehr nachweisbar. Kaum zu glauben, aber wahr: DerPatientin wurde nun angedeutet, dass es sich bei der Erstdiagnose um eine Fehldiagnose gehandelt haben musste. So der Abschlussarztbericht der Universitätsklinik.

Was nach offizieller Lehrmeinung nicht sein darf, wird oft als Fehldiagnose abgetan.

Nachdem sich bei der Patientin zwei Jahre später ein ganz ähnlicher Ablauf wiederholte, der sich ebenfalls in Luft auflöste, befindet sie sich zum jetzigen Zeitpunkt in einem ausgesprochen guten Gesundheitszustand. Sie hat bis heute 22 kg an Gewicht verloren und ist nach wie vor 95-prozentige Veganerin.

Die Psychobionik

Diese konfrontative Psychotherapie bedient sich der Methode der Psychobionik. Ein Verfahren mit dem Ziel, Selbstheilungsprozesse zu aktivieren und in unseren Glaubenssätzen und in alten Gedankenstrukturen wieder Freiheit zu erlangen. Dabei werden in einer therapeutischen Sitzung durch Erarbeitung von vergangenen Erlebnissen, Traumata und Kindheitsprägungen Muster von der Gesundheit abträglichen Einflussfaktoren im Leben eines Menschen aufgedeckt und systematisch aufgearbeitet. Durch die intensive Auseinandersetzung mit den inneren Bildern, die die Psyche zur Verfügung stellt, kann prozessorientiert gearbeitet werden mit dem Ziel, einen optimierten Zustand der Gesundheit, Handlungs- und Lebenskompetenz, Beziehungs- und Konfliktfähigkeit im Hier und Jetzt zu erlangen. Diese Therapiemethode ist absolut lösungsorientiert und sehr erfolgsversprechend. Oft sind nach sieben bis zehn Sitzungen die wesentlichen gesundheitshemmenden Faktoren bereits gelöst und unterstützen somit den angestrebten ganzheitlichen Selbstheilungsprozess auf der psychischen Ebene.

Die Allergien – wenn der Körper um sich schießt

Bei Allergien, beim allergischen Asthma und auch bei der Neurodermitis ist es, als würde unser Immunsystem über sein Ziel hinausschießen. Zu viele Entzündungsreaktionen, zu heftige Durchblutung, zu viel Histamin – zusammengefasst: zu viel des Guten. Eigentlich möchte das körpereigene Abwehrsystem seine Arbeit perfekt erledigen, wird dabei aber hyperaktiv und kann das Schlechte nicht mehr vom Guten trennen.

Ein funktionsfähiges Immunsystem muss kontinuierlich trainiert werden.

Ein gut entwickeltes Immunsystem, das sich immer eigenständig mit Krankheitserregern auseinandersetzen konnte, reagiert viel seltener mit allergischen Reaktionen, als dass das heute bei den meisten Menschen der Fall ist. Ohne Hilfe von außen, also ohne Medikamente, haben die »Immunpolizisten« gelernt, welche Eindringlinge gefährlich für den »Körperstaat« werden können, um diese dann unschädlich zu machen und zu eliminieren. Dieser Aufgabe konnten sie gut nachkommen, solange die »Kriminellen«, also die Menge der giftigen und bedrohlichen Substanzen, noch überschaubar und bekannt waren. Heute begegnen wir in unserem Alltag vielen neuen Giften: Pestiziden, Schwermetallen wie Quecksilber, Lebensmittelzusatzstoffen und chemischen Verbindungen. Die Menge der potentiell bedrohlichen Stoffe, die in der Evolution nie vorkamen, an die der Körper sich also nie anpassen konnte, ist so unüberschaubar geworden, dass die Immunpolizei völlig den Überblick verloren hat. Nicht zu vergessen die immense Anzahl von Fertignahrungsmitteln, die seit etwa 80 Jahren zunehmend die Regale in den Supermärkten füllen. Das Resultat: Unser eigentlich perfektes Immunsystem ist völlig überfordert, überreagiert und bekämpft schließlich alles, egal ob schädlich oder nicht.

Die Immunpolizei ist völlig überfordert und kann irgendwann Freund und Feind nicht mehr unterscheiden.

Hinzu kommt die übertriebene Hygiene im Alltag. Überall wird desinfiziert, gesprüht, geputzt, gereinigt. Die Immunpolizisten haben keine Gelegenheit zu trainieren, um früh genug über Gut oder Böse zu urteilen. Es ist bekannt, dass Kinder, die auf dem Land aufwachsen, wesentlich seltener an Allergien erkranken als Stadtkinder. Sind vor wenigen hundert Jahren noch viele Säuglinge und Kleinkinder wegen der fehlenden Hygiene verstorben, erkranken sie heute wegen übertriebener Hygienemaßnahmen.

Die meisten Allergiker und auch Asthmatiker reagieren auf Baum- oder Gräserpollen, aber auch auf Hausstaubmilben, die sich besonders an unseren Schlafplätzen tummeln. Typische pollenassoziierte Nahrungsmittel sind Kern- und Steinobstgewächse sowie Nüsse bei Birkenpollenallergikern und Sellerie und Karotte bei Beifußpollenallergikern.

Bei der Neurodermitis bleiben diese Einflussfaktoren häufig unerkannt. Die Verunsicherung, was gegessen werden darf und was nicht, ist groß. Hier sollten Sie auch auf die Kreuzreaktionen mit bestimmten Nahrungsmitteln achten (Tabelle 6).

Tabelle 6: *Kreuzallergie: Tabelle zur Übersicht*

Allergisch gegen	**Mögliche Kreuzallergie**
Ambrosia	Banane Gurke Melone Zucchini
Baumpollen	Apfel Aprikose Feige Haselnuss Karotte Kartoffel Kirsche Kiwi Nektarine Pfirsich Pflaume Sellerie Soja
Beifußpollen	Gewürze Karotte Mango Sellerie Sonnenblumenkerne

Gräser- und Getreidepollen	Mehl Kleie Tomate Sellerie Hülsenfrüchte (Leguminosen)
Hausstaubmilben	Schalen- und Weichtiere (z.B. Muscheln, Schnecken)
Kautschuk / Naturlatex	Ananas Acerola-Kirsche Avocado Banane Esskastanie Kartoffel Kiwi Mango Papaya Pfirsisch Sellerie Tomate
Vogelfedern	Ei Geflügel Innereien

Neurodermitis – wenn die Haut quält

Während bei den Allergien die Schleimhaut als Kriegsschauplatz für die Krankheitsreaktionen dient, ist es bei der Neurodermitis die für uns sichtbare äußere Haut, die unseren gesamten Körper wie eine Schutzhülle umgibt. Die Haut des Menschen ist ein ebenso großes wie empfindliches Organ. Äußere Einflüsse wie Umweltbelastungen, Rückstände in Nahrungsmitteln oder verschiedene Hilfsstoffe in Körperpflegeprodukten, aber auch Farbstoffe und moderne Materialien in unserer Kleidung erzeugen in zunehmendem Maße allergische Reaktionen. Außerdem können dadurch auch eigenständige chronische Erkrankungen der Haut entstehen. Die häufigste ist die Neurodermitis, von der besonders Kleinkinder betroffen sind. Bis zu 30 Prozent wird sie durch Nahrungsmittelallergene provoziert, wie Tiermilch und dessen Produkte, Hühnereier und Weizen.

Das Vermeiden dieser Nahrungsmittel geht nicht selten mit einer schlagartigen Verbesserung der Symptome einher. Was ein Segen für die gesamte Familie ist.

Das Vermeiden von Tiermilchprodukten, Eiern und Weizen bessert oft schlagartig die Symptome von Neurodermitis.

Denn nicht nur die körperlichen, auch die psychischen Belastungen sind hoch, selbstverständlich auch für den Erwachsenen. Neurodermitis ist gekennzeichnet durch starken Juckreiz, Trockenheit und Rötung der Haut. Ist auch das Gesicht betroffen, fühlen sich die Erkrankten nicht selten wie Aussätzige, obwohl diese Krankheit absolut nicht ansteckend ist. Zudem führen nächtliche Kratzattacken nicht nur bei kleinen Kindern zu Schlafstörungen, Konzentrationsproblemen tagsüber und zu psychosozialen Belastungen der Familie. Verzweiflung, Erschöpfung und Ausweglosigkeit, gerade wenn es die jüngsten Familienmitglieder betrifft, machen die alltäglichen Pflegeaufgaben, die die Eltern zu leisten haben, zu einer kaum ertragbaren Last. Hinzu kommen die unterschiedlichen Reaktionen des Umfeldes auf die augenscheinlichen Symptome der Erkrankung.

Häufig kann man bei diesem Krankheitskomplex eine familiäre Häufung beobachten. Und tatsächlich wird diese Disposition vererbt. Ob man diese Krankheiten dann auch bekommt, hängt von vielen Faktoren des Lebensstils ab (siehe »Epigenetik«, Seite 82). Gerade deshalb ist es für die Betroffenen wichtig, dass nicht die eingefahrenen Ernährungs- und Lebenskonzepte der Eltern übernommen werden, sondern dass jetzt neu gedacht werden kann. Es lohnt sich.

Unsere Empfehlungen bei Allergien

- Zu Beginn einer Ernährungsumstellung ist eine Heilfastenkur von einer Woche ratsam. Fällt Ihnen das zu schwer, beginnen Sie gleich mit dem 16/8-Intervallfasten.
- Haushaltszucker ist absolut tabu.
- Achten Sie auf regionale und saisonale Produkte. Diese kennen unsere Abwehrzellen bereits und wittern in ihnen keine Gefahr.
- Essen Sie täglich Hülsenfrüchte.
- Nehmen Sie am besten schon einen Monat vor normalerweise bekanntem Allergiebeginn täglich Schwarzkümmelöl ein, bei Neurodermitis dauerhaft.
- Nutzen Sie Kurkuma, Pfeffer, Ingwer als antientzündliche Gewürze.
- Ebenso Leinsamen, Leinöl, Chiasamen, Hanfsamen, Algen als Omega-3-Fettsäuren-Lieferanten.
- Verbannen Sie so viel Chemie wie möglich aus Ihrem Haushalt.
- Sorgen Sie für einen milbenfreien Schlafplatz.

Fallbeispiel aus Petras Praxis

Vor inzwischen 18 Jahren kam er das erste Mal in meine Sprechstunde. Vor mir saß ein großer schlanker Mann von 35 Jahren, der schlecht Luft bekam und dessen Haut, soweit ich es sehen konnte, am gesamten Körper von Neurodermitis befallen war.

Seine Leidensgeschichte begann im Alter von zwölf Jahren mit einer Pollenallergie. Es dauerte nicht lange, da reagierte er auch auf Nüsse, Bettfedern, Tierhaare und Hausstaubmilben. Wenig später kamen die ersten Neurodermitis-Schübe hinzu. Die medikamentöse Therapie mit Antihistaminika, Cortison zum Inhalieren und cortisonhaltigen Cremes brachten immer nur kurzzeitige Erleichterung. Eine Hyposensibilisierung, bei der der Patient das für ihn aktuell stärkste Allergen in steigender Dosierung zugeführt bekam, führte leider nicht zu einer Besserung. Ganz im Gegenteil, die Substanzen, auf die er allergisch reagierte, nahmen stetig zu.

Er liebte Pflanzen, machte seine Liebe zu seinem Beruf und wurde Gärtner. Zu dieser Zeit hatte er noch keine Probleme mit Blumen. Doch unglücklicherweise war die Freude nicht von langer Dauer, denn nach nur wenigen Jahren kamen die Reaktionen auf bestimmte Blumen umso heftiger. Die Hauptgegner seines Körpers wurden Sonnenblumen. Sie anzufassen war unmöglich, so schlimm juckte die Haut. Auch nur in ihre Nähe zu kommen nahm ihm die Luft.

Er war verzweifelt, weil bereits alle Register der Schulmedizin gezogen waren. Eine Umschulung kam für ihn nicht infrage, denn er sollte doch die Gärtnerei seiner Eltern später einmal übernehmen.

Als er zu mir kam, zog ich im wahrsten Sinne des Wortes die »Reißleine«. Einer zweiwöchigen Saftfastenkur mit einer Darmsanierung folgte eine rein pflanzliche Nahrung. Alle Tiermilchprodukte, die er sehr mochte, verschwanden ab sofort und ohne Ausnahme von seinem Speiseplan. Auch Fleisch, Wurst, Fisch und Eier waren für die nächsten drei Monate absolut tabu Ich räume immer gerne erst einmal einen gewissen »Probier-Zeitraum« ein, damit die Patienten die Wirkung selbst spüren und dann entscheiden können, wie sie sich weiter ernähren wollen.

Verschiedene Mikronährstoffe wie Vitamin C, D, B-Vitamine, Kalium, Magnesium, Selen und Q10 verordnete ich ihm in Form von Nahrungsergänzungen, nachdem die Laboruntersuchungen starke Mangelzustände aufgezeigt hatten. Auch führten wir einige längere Ge-

Die Heilkraft pflanzlicher Ernährung ist einfach riesengroß.

spräche, denn seine Seele hatte ebenfalls unter diesem heftigen Krankheitsbild gelitten.

Der Heilungsverlauf verlief wie im Bilderbuch. Nach nur vier Wochen war er komplett symptomfrei. Die Haut war abgeheilt, Sonnenblumen lösten keine Reaktionen mehr aus, und seine asthmatischen Beschwerden waren wie weggeflogen.

Fast 20 Jahre später habe ich ihn gebeten, seinen heutigen Gesundheitszustand zu beschreiben. »Dank dem Wissen, das ich mir während der Zeit aneignen durfte, sehr gut. Asthma und Pollenallergie sind kein Thema mehr. Leichte Rötungen an der Hand (Neurodermitis) treten hin und wieder bei etwas Unachtsamkeit auf. Diese Mahnungen meines Körpers gehen ganz schnell wieder vorüber, wenn ich beim Essen wieder konsequenter bin und mir mehr Zeit für mich nehme, besonders für Pausen und Schlaf.«

Rheuma – wie Ernährung hilft

Wenn die Gelenke heiß, rot und schmerzhaft geschwollen sind, spricht man von »rheumatoider Arthritis« oder umgangssprachlich von Rheuma. Diese Krankheit zählt zu den Autoimmunerkrankungen und entwickelt sich nicht selten als eine Fortsetzung der Krankheiten aus dem allergischen Formenkreis, die auf harmlose Bestandteile in der Nahrung, der Luft oder auch auf Pollen und Tierhaare reagieren, als wären es schlimme Feinde.

Gegen den eigenen Körper gerichtete Krankheiten sind laut herkömmlicher Schulmedizin nicht heilbar. Sie reagiert bei der Autoimmunkrankheit Rheuma mit der Verordnung von Medikamenten wie Cortison, Schmerzmitteln und Chemotherapeutika, behandelt also die Symptome, nicht die Ursache.

Unser Immunsystem spielt bei Rheuma eine wesentliche Rolle, unsere Abwehr ist das ausgeklügeltste Organsystem des Menschen. Egal ob Viren, Bakterien, Parasiten, Umweltgifte oder Tiermilch, Fisch oder Brot – ein gut funktionierendes Immunsystem weiß genau, was dem Körper guttut oder schadet. Täglich arbeitet es zielsicher, um den Körper vor Gefahren von innen und außen zu schützen. Das immunologische System ist hochkomplex und besteht aus Billionen von Zellen und Molekülen. Das muss auch sein, denn in jeder Sekunde dringen Mikroorganismen in unseren Körper ein: beim Trinken, Essen, Atmen und Küssen.

Eine funktionierende Abwehr muss ständig trainieren. Genau das tut sie ab der ersten Sekunde eines jeden Lebens. Viele dieser Trainingseinheiten bekommen wir Menschen überhaupt nicht mit. Nur wenn der Ansturm der Angreifer zu massiv wird, kommt es zu stärkeren Reaktionen, die sich von Befindlichkeitsstörungen über leichte Krankheiten bis hin zum Angriff gegen eigene Körperzellen bemerkbar machen.

Ein funktionierendes körpereigenes Sicherheitsnetzwerk macht Bedrohungen unschädlich.

Das gesamte Personal unseres Sicherheitsnetzwerkes wird an wenigen speziellen Orten unseres Körpers ausgebildet. Dazu gehören Knochenmark, Milz, Thymus, Lymphknoten, lymphatisches Gewebe im Darm einschließlich Blinddarm, Mandeln sowie Gliazellen des Gehirns und natürlich unser Mikrobiom (siehe Seite 407).

Unser Schutzsystem stellt dem Angreifer verschiedene Hürden in den Weg. Der erste Schutzschild ist die Haut, auch die »nach innen gestülpte« von Mund und Nase, beginnend mit all ihren Schleimhäuten und dem gesamten Magen-Darm-Trakt. Gelingt es dem Feind, diesen Schutzschild trotzdem zu passieren, stellt sich ihm die angeborene, unspezifische Abwehr gegenüber. Sie hat sich bereits im Mutterleib entwickelt, um den Säugling in den ersten Lebenswochen vor Krankheiten zu schützen. Dazu zählen die Fress- und Killerzellen. Sie greifen alles an, was als fremd identifiziert wird, und vernichten es an Ort und Stelle.

Unser Abwehrsystem ist ein kleines Wunderwerk an ineinandergreifenden, sich ergänzenden Mechanismen.

Wenn die unspezifische Sicherheitsabteilung nicht stark genug ist, kommt die spezifische Abwehr mit den Sondereinheiten der Antikörper zum Einsatz. Für besonders schwierige Aufgaben steht das »Sondereinsatzkommando« mit den T-Zellen und B-Zellen zur Verfügung. T-Zellen spüren Krebs- und virusinfizierte Zellen auf und zerstören sie direkt. Die B-Lymphozyten stellen große Mengen an Antikörpern her.

Nach solch einer Schwerstarbeit muss sich auch unser Immunsystem erst einmal erholen. Das gelingt aber nur, wenn es dafür genug Zeit bekommt. Leider werden viele Menschen zu früh wieder aktiv, weil sie beispielsweise die körpereigenen Warnhinweise durch die Einnahme von Medikamenten blockiert haben. Auch Stoffe, die der Körper nicht identifizieren kann, weil er genetisch nicht auf sie eingerichtet ist, werden immer mehr zum Problem, einschließlich unseres stark veränderten Ernährungsverhaltens und der vielen Fremdstoffe, denen er in der gesamten Evolution nicht begegnet ist.

Das eigentlich perfekte Abwehrsystem gerät außer Kontrolle und greift körpereigene Zellen an, wie es bei den Autoimmunerkrankungen der Fall ist, oder schießt mit schweren Geschossen gegen harmlose Substanzen, wie es bei Allergien, aber eben auch bei der Autoimmunerkrankung Rheuma zu beobachten ist.

Zusatzstoffe wurden ursprünglich bei ihrem eigentlich zutreffenden Namen genannt – Fremdstoffe.

Wir wissen zweifelsfrei, dass tierische Nahrungsmittel, wie Fleisch, Wurst, Eier, Fisch und Milchprodukte, Entzündungsprozesse im Körper fördern oder gar initiieren. Kommt chronischer Stress mit Schlafmangel hinzu, ist das Immunsystem nicht selten überfordert. Unsere eigene Körperpolizei kann nicht mehr differenzieren und richtet sich gegen uns selbst.

Ein so »durchgedrehtes« Immunsystem braucht viel Unterstützung und einige Zeit, sich wieder zu »besinnen«. Genau das passiert beim Fasten, weil die Belastungen durch ungünstige Ernährung unterbunden werden. Wie bei einem Computer, den man neu startet, wird quasi ein Reset, eine Neuorganisation, durchgeführt. Bereits nach 14 bis 16 Stunden Fasten startet unser genetisch eingebautes Heil- und Reparaturprogramm (siehe »Fasten«, Seite 238).

Essen wir nach der Fastenzeit eine vollwertige Pflanzenkost, die Entzündungen entgegenwirkt, also zum Abheilen bringt, kann sich das Immunsystem wieder »sortieren« und neu aufstellen. Stoffwechselentgleisungen werden berichtigt, die bereits angegriffene Körperstruktur wird repariert. Immer dann, wenn solche Entzündungen biochemisch, also durch Medikamente, »mit Gewalt« beendet werden, stören wir den körpereigenen Heilungs- und Regenerationsprozess. Intermittierendes Basenfasten mit veganer Ernährung mit der Einhaltung von mindestens 16 Stunden Fastenzeit täglich, kombiniert mit den passenden Bewegungsübungen, lässt den Körper seine eigenen Heilungsprozesse entfalten.

Fasten führt nach etwa 16 Stunden zu einem Reset, der mit zunehmender Zeit immer intensiver wird – dem Fasteneffekt.

Trotz deutlicher Besserung kann es aber sein, dass es noch weitere Ursachen – beispielsweise chronisch entzündete Zahnherde – gibt. Vor allem bei Zähnen mit Wurzelbehandlung müssen Sie dies unbedingt abklären lassen. Erst wenn alle diese Maßnahmen – lange genug durchgeführt – nicht den entsprechenden Erfolg bringen, sollten sie mit schulmedizinischen Maßnahmen kombiniert werden.

Unsere Empfehlungen bei Rheuma

- Beginnen Sie mit einer Heilfastenkur von 7 bis 10 Tagen, mit anschließender Ernährungsumstellung auf eine vollwertige Pflanzenkost mit 16/8-Intervallfasten.
- Verwenden Sie regelmäßig Leinöl.
- Nehmen Sie Omega-3-Fettsäuren in Form von Algenölen.
- Wir empfehlen entzündungsheilende Gewürze wie Kurkuma, Ingwer, Pfeffer, Chili oder eine Gewürzmischung mit Kurkuma, Kardamom, Cumin, Fenchel und Koriander.

- Trinken Sie regelmäßig Granatapfelmuttersaft.
- Setzen Sie Teufelskralle und Schwarzkümmel ein.
- Verringern Sie die Salzzufuhr.
- Bringen Sie sanfte Bewegung in die betroffenen Gelenke (wirksame Übungen für die betroffenen Gelenke finden Sie auf YouTube unter den entsprechenden Schmerzbezeichnungen).

Fallbeispiel aus Petras Praxis

Er ist Anfang 60, selbstständiger Servicetechniker für Türen und Fenster und leidet seit vielen Jahren an rheumatischen Beschwerden. Sämtliche Laborergebnisse waren bis vor vier Jahren unauffällig. Erst eine erneute Blutuntersuchung bestätigte die Verdachtsdiagnose einer rheumatoiden Arthritis. Betroffen waren besonders seine Knie-, Finger- und Handgelenke. Die vom Rheumatologen vorgeschlagene Behandlung mit einem starken Antirheumamittel, aus der Gruppe der Chemotherapeutika, und zusätzlicher Cortisontherapie, um die Immunaktivität und die aktive Entzündung zu unterdrücken, lehnte er wegen Angst vor den erheblichen Nebenwirkungen zunächst ab. Er suchte nach Alternativen und kam so in meine Praxis.

Gut so. Denn mit neuen Forschungsergebnissen zum Fasten – insbesondere bei rheumatischen Erkrankungen –, die altes Naturheilwissen bestätigen, bot sich ihm zumindest ein kleiner Lichtblick.

Die von mir empfohlene Heilfasten- und anschließende Intervallfastenzeit, die aus einer rein vollwertigen pflanzlichen Ernährung besteht, brachte ihm bereits nach wenigen Tagen Besserung. Seine Schmerzen ließen nach, ebenso die Morgensteifigkeit. Die Schwellungen der Gelenke gingen zurück, insbesondere die des linken Kniegelenkes, wegen der er seiner Arbeit nur noch unter schwersten Anstrengungen hatte nachkommen können.

Begleitend hat er die für seine Beschwerden notwendigen Engpassdehnungen durchgeführt, um für einen optimalen Stoffwechsel in den betroffenen Gelenken zu sorgen. Durch sie kommt die entzündungsheilende Nahrung auch dort an, wo sie benötigt wird – in den entzündlichen Bereichen.

Obwohl es ihm so viel besser geht, ist er nicht vollständig geheilt, da er in gewissen Abständen immer wieder seine Gelenke spürt. Sein Zustand ist schwankend. Nachdem er einen wurzelbehandelten Zahn mit einem eitrigen Herd hatte entfernen lassen, verbesserte sich sein Zustand noch einmal. So wieder hergestellt arbeitet er weiterhin gerne in seinem Beruf, obwohl ihm vor vier Jahren bereits attestiert wurde, dass er diesen aufgrund seiner Diagnose aufgeben müsse.

Schilddrüsenerkrankungen – stetig steigend

Die Schilddrüse ist unser Taktgeber, sie kontrolliert den gesamten Stoffwechsel durch die Hormone (TSH, T3 und T4) und somit unseren Gesundheitszustand. Doch bei etwa der Hälfte der Deutschen ist ihre Funktion gestört. Veränderungen des Schilddrüsengewebes und Stoffwechselstörungen können der Grund sein. War früher der Kropf die häufigste Schilddrüsenerkrankung, so ist es heute mehr und mehr die Unterfunktion, auch als Hypothyreose bezeichnet. Frauen sind wesentlich häufiger betroffen als Männer, was auf die Hormonschwankungen im Leben einer Frau wie Schwangerschaft und Stillzeit oder Wechseljahre zurückzuführen sein dürfte. Hinzu kommen noch die häufigen Einnahmen von Hormonen in Form der Antibabypille oder der Hormon-

Wenn Sie die Antibabypille genommen haben, achten Sie bitte auf Ihre Schilddrüse.

ersatztherapie, aber auch in großem Maße die veränderten Ernährungsgewohnheiten.

Alle menschlichen Hormone sind wie ein Orchester, und kleinste Unstimmigkeiten verändern die Musik, also unser Wohlbefinden. So hängen Schilddrüsenhormone und Sexualhormone eng zusammen. Störungen machen sich deshalb insbesondere in den Phasen der hormonellen Umstellungen bemerkbar. Häufig wird aber nicht sofort an die Schilddrüse gedacht, sondern die Psyche verantwortlich gemacht, sind die Symptome doch eher »weiblicher« Natur wie Stimmungsschwankungen, Schlafstörungen, Hitzewallungen, Wassereinlagerungen, Leistungsknick und Gewichtszunahme.

Bei diesen Symptomen sollte unbedingt die Schilddrüsenfunktion untersucht werden. Ein erster einfacher Labortest des TSH-Wertes gibt schnell Gewissheit. Bei meinen Patienten ist dieser Wert sehr häufig erhöht. Dachte man früher noch, dass Werte bis 4 in Ordnung seien, geht man heute von einem nur halb so hohen Normwert um 2 aus. Wenn eine solche »latente Unterfunktion« diagnostiziert wurde, sollte man sich auf die Ursachenforschung begeben.

So kann sich die Autoimmunerkrankung Hashimoto dahinter verbergen, bei der das körpereigene Immunsystem gegen das Schilddrüsengewebe kämpft. Eine zunehmende Zerstörung der Schilddrüse mit den Folgen der Unterfunktion ist die Konsequenz. Einseitige Ernährung, Vitamin-D-Mangel, fehlendes Jod und Selenunterversorgung, gepaart mit der Dauereinnahme der Antibabypille, oder eine Hormonersatztherapie sind häufige Gründe. Auch kann es sich zusätzlich um einen Q10-Mangel handeln, hervorgerufen durch die Dauereinnahme von Statinen (cholesterinsenkende Medikamente).

Achtung: Die Einnahme von Statinen kann einen Q10-Mangel verursachen.

Ich beobachte immer wieder, dass sich sowohl die Hashimoto-Erkrankung als auch die latente Unterfunktion durch eine rein pflanzliche Ernährung mit frischen Lebensmitteln kombiniert mit Engpassübungen, in denen Dehnung und Kräftigung kombiniert sind, gerade im Hals- und Schulter-Nacken-Bereich, sehr erfolgreich therapieren lassen. So erfolgt eine verbesserte Stoffwechselversorgung der Schilddrüse.

Unsere Empfehlungen bei Schilddrüsenerkrankungen

- Ein Muss sind täglich zwei große oder drei kleine Paranüsse für die Selenversorgung.
- Seien Sie gut zu Ihren Darmbakterien, indem Sie auf eine pflanzenbasierte Kost umsteigen, um die Vielfalt der Bakterien zu erhöhen und somit Ihr Immunsystem zu stärken. Autoimmunkrankheiten wie Hashimoto stehen im Verdacht, zu einem großen Teil auf eine schlechte Darmgesundheit zurückzuführen zu sein.
- Für ein besseres Verhältnis von Omega-3- zu Omega-6-Fettsäuren sorgen Sie mit einem regelmäßigen Verzehr von täglich zwei Esslöffeln gekeimtem oder geschrotetem Leinsamen. Auch Hanfsamen und Chiasamen bieten sich an.
- Verwenden Sie Öle wie Leinöl, Rapsöl, Weizenkeimöl oder Walnussöl, ebenfalls wegen der Omega-3-Fettsäuren.
- Lassen Sie unbedingt Ihren Vitamin-D-Spiegel überprüfen und gegebenenfalls bei einer Unterversorgung mit einem entsprechenden Vitamin-D_3-Präparat auffüllen.
- Ein vielleicht etwas ungewöhnlicher Vorschlag, aber äußerst effektiv: Singen Sie wieder. Egal ob im Auto, unter der Dusche oder wo sonst auch immer. Die Vibration kurbelt zusätzlich den Stoffwechsel an und tut somit der Schilddrüse sehr gut.

Ein Fallbeispiel aus Petras Praxis

Lassen Sie bei Erschöpfung, Darmträgheit, Gewichtszunahme und Schlafstörungen Ihre Schilddrüse untersuchen.

Eine bekannte YouTuberin erzählte mir ihre Hashimoto-Krankengeschichte. Bis die Krankheit überhaupt diagnostiziert wurde, war es ein weiter Weg. Ihre Symptome – Erschöpfung, Darmträgheit, Gewichtszunahme, Schlafstörungen – können sehr viele Gründe haben, obwohl für einen erfahrenen Arzt die Verdachtsdiagnose einer möglichen Schilddrüsenunterfunktion recht schnell in den Fokus rücken sollte. Aber da die Laboruntersuchung nicht routinemäßig durchgeführt wird, dauert es meist etwas länger, bis der notwendige Laborparameter TSH gemessen wird.

Da ihre Ärzte keinen Grund finden konnten, beschloss die junge Frau, ihre Ernährung auf eine mehr pflanzliche Kost umzustellen. Genau in dieser Zeit wurde dann endlich ihre Schilddrüse genauer untersucht und die Diagnose Hashimoto gestellt. Die Antikörper gegen ihr Schilddrüsengewebe waren immens in die Höhe geschossen. Das Schilddrüsengewebe hatte sich bereits trotz massiver Entzündungs-, sprich Reparaturanstrengungen ihres Körpers zurückgebildet, und sie musste mit der Einnahme von Schilddrüsenhormonen beginnen.

Doch sie wollte diesen Zustand nicht einfach so hinnehmen. Da es für sie klar war, dass Krankheiten nicht vom Himmel fallen und sie mit ihrer zuvor durchgeführten fleischlastigen Steinzeit-Diät möglicherweise die falsche Entscheidung getroffen hatte, stellte sie jetzt ihre Ernährung ganz auf vegan um. Die Wirkung ließ nicht lange auf sich warten. Innerhalb eines Jahres normalisierten sich die Autoantikörper, die Verdauung optimierte sich, die überflüssigen Kilos verschwanden, und der Laborwert lag im Normbereich – und das, obwohl sie die Schilddrüsenhormone abgesetzt hatte. Dieser Verlauf ist jetzt sechs Jahre her. Heute ist diese schöne Frau Mutter dreier Kinder und steht voller Kraft im Leben. Die »nicht heilbare« Autoimmunerkrankung »Hashimoto-Thyreoiditis« ist nicht mehr nachweisbar.

Die Nieren – stumme Leidensgenossen

Die Nieren sind ein unauffälliges Organpaar, das zusammen nur 300 g wiegt. Etwa zwei Millionen Nierenkörperchen filtern stündlich 15-mal unser gesamtes Blut. Innerhalb von 24 Stunden filtern sie 1 500 Liter und produzieren in dieser Zeit ein bis zwei Liter Urin. Diese perfekte Filteranlage sortiert, welche Stoffe für den Körper schädlich und unbrauchbar sind, also ausgeschieden werden müssen, und welche er wiederverwenden kann. Täglich werden ungefähr 150 Liter Primärharn gebildet, aber fast 148 wieder zurückgewonnen – ein perfektes Recyclingsystem.

Die Nieren kontrollieren nicht nur die optimale Blutzusammensetzung, sie regulieren auch den Blutdruck, regeln die Bildung der roten Blutkörperchen, steuern den Mineralhaushalt sowie den Säure-Basen-Haushalt und den Knochenstoffwechsel.

Was aber sind die Folgen, wenn sie nicht mehr optimal arbeiten? Die meisten Nierenkrankheiten verlaufen stumm und bleiben über Jahre und Jahrzehnte unentdeckt, da die ersten Symptome wie Müdigkeit, Leistungsschwäche und Schlafstörungen erst auftreten, wenn die Nieren bereits über die Hälfte ihrer Leistungsfähigkeit eingebüßt haben. Nur bei akuten Entzündungen und Nierenkoliken verursachen sie heftigste Schmerzen.

Bitte lassen Sie bei der Symptomkombination Müdigkeit, Leistungsschwäche, Schlafstörungen Ihre Nieren untersuchen.

Chronische Nierenschäden bis hin zum Nierenversagen haben in den letzten Jahren sehr stark zugenommen. Zivilisationskrankheiten wie Diabetes, Übergewicht und hoher Blutdruck, aber auch Zystennieren, Nierensteine sowie chronische Nierenentzündungen sind für eine verminderte Nierenfunktion verantwortlich.

Man geht davon aus, dass die Nierenfunktion ab dem 35. Lebensjahr jährlich um mindestens ein Prozent zurückgeht. Ich behaupte, dass das je nach Lebensstil mehr oder auch viel weniger sein kann. Funktionieren Ihre Nieren nicht richtig, sammeln sich giftige Stoffwechselprodukte im Blut an, die nach einer längeren Zeit mit Symptomen wie Schwäche, Kurzatmigkeit, Verwirrtheit und Herzrhythmusstörungen einhergehen können. Allerdings spüren die meisten Menschen mit einer solchen nachlassenden Nierenarbeit meist gar keine Symptome oder aber bringen sie nicht in Verbindung mit ihren Nieren.

Wenn die Nieren dann nach vielen Jahren gar nicht mehr ihre Arbeit verrichten können, versagen sie ganz. Dann bleiben nur noch die Dialyse oder eine Transplantation. Derzeit gibt es in Deutschland etwa 80 000 Dialysepatienten und 90 000, die mit einem Nierentransplantat leben.

Bei chronischer Niereninsuffizienz sollten Sie unbedingt L-Carnitin einnehmen.

Die meisten dieser Nierenkranken sterben allerdings nicht an der Grundkrankheit, sondern an Herzversagen. Der Grund für diese überraschende Tatsache wird noch viel zu wenig beachtet: Durch das mechanische Filtersystem bei der Dialyse werden mehr Substanzen ausgeschieden als bei der körpereigenen Blutwäsche. So wird beispielsweise ein wesentliches Transporteiweiß für die Fettsäuren, das Carnitin, nicht mehr rückresorbiert. Dadurch kommt es zu einer Unterversorgung des Herzmuskels mit Fettsäuren. Da unser Herz aber für die Energiegewinnung ausreichend Fette benötigt, kann es nicht mehr richtig arbeiten. Das Fazit daraus: Alle Patienten mit chronischer Niereninsuffizienz müssen dringend Carnitin einnehmen. Wie hoch die zuzuführende Dosis sein muss, kann in einem Labortest ermittelt werden und sollte Ihnen Ihr Nierenarzt (Nephrologe) sagen.

Ein wichtiger Hinweis auf eine eingeschränkte Nierenfunktion ist vermehrtes Eiweiß im Urin. Beim Abbau von tierischem Eiweiß werden Ammoniakprodukte produziert.

Die wiederum können unsere hart arbeitenden Nieren nur zu einem gewissen Anteil abbauen. Ist der Anteil an solchen Eiweißen in der Ernährung hoch, dann werden sie damit chronisch überlastet. Man spricht dann von der sogenannten »Hyperfiltration«, einem extremen Anstieg der Nierenleistung. Diese Hochleistung geht den Nieren im Laufe der Zeit an die Substanz. Sie verlieren an Kraft, und der chronischen Niereninsuffizienz (Nachlassen der Nierentätigkeit) sind Tür und Tor geöffnet.

Das Nachlassen der Nierentätigkeit steht meist im Zusammenhang mit dem Verzehr von zu großen Mengen an tierischen Produkten. Dabei geht es nicht nur um das tierische Eiweiß, sondern auch um das ebenso aus tierischen Nahrungsquellen stammende Cholesterin. Es gibt also nicht nur eine Verfettung der Leber, sondern auch der Nieren.

Die gleichen Beobachtungen finden sich auch bei Nierensteinpatienten. Da es sich an erster Stelle meist um Kalziumoxalatsteine handelt und an zweiter Stelle um Harnsäuresteine, ist auch hier die Behandlung sehr ähnlich: eine überwiegend pflanzliche Ernährung. Harnsäuresteine können sich mit pflanzlicher Ernährung sogar ganz auflösen, und Kalziumoxalatsteine bilden sich nicht mehr. Hier gilt es, eine einfache Regel zu beachten. Je basischer der Urin, umso weniger Nierensteine.

Unsere Empfehlungen bei Nierenkrankheiten

- Natürlich müssen Sie trinken, aber nicht mehr als die normale Empfehlung (mindestens zwei Liter pro Tag), aufzuteilen in kleine Einheiten über den ganzen Tag verteilt. So können giftige Abbauprodukte und sonstige für den Körper ungesunde Stoffe besser ausgeschieden werden.
- Trinken Sie abwechselnd Tees aus Brennnesseln, Löwenzahn oder Bärentraubenblättern.

- Halten Sie Ihren Nierenbereich immer warm, auch gerne mit Nierenwickeln. Das fördert die Durchblutung und unterstützt die Arbeit der Nieren.
- Ein bewährtes altes chinesisches Mittel ist die »Nierentrommel«, leichtes Klopfen mit dem Handrücken in der Nierengegend. Das löst alten Nierengrieß und verhindert Neueinlagerungen. Ähnlich gesund für die Nieren wirkt Joggen oder Downhill-Fahren.
- Ernähren Sie sich frei von tierischen Nahrungsmitteln, das tut auch Ihrem Säure-Basen-Haushalt gut.
- Vermeiden Sie Fertignahrungsmittel oder Softdrinks mit phosphorhaltigen Zusatzstoffen. Zu viel Phosphor schädigt nicht nur die Nieren, sondern auch das meist schon in Mitleidenschaft gezogene Herz.
- Fastenkuren entlasten auch die Nieren, daher raten wir Ihnen dazu. Auch salzarme Reis- oder Hafertage sollten regelmäßiger Bestandteil einer Ernährung bei chronischen Nierenschäden sein. Im normalen Alltag bietet sich das Intervallfasten nach der 16/8-Methode an.
- Wenn Sie bereits Dialysepatient sind, suchen Sie zusätzlich einen erfahrenen Arzt für Naturheilkunde und Ernährung auf.

Fallbeispiel aus Petras Praxis

Seit 16 Jahren schreibe ich bei einer großen Frankfurter Tageszeitung eine wöchentliche Kolumne mit dem Titel »Sprechstunde Gesundheit«. Dieser Patient las sie regelmäßig. Lange überlegte er, ob er mich aufsuchen sollte. Ich beschreibe ja vieles völlig anders, als er es von seinen Ärzten gewohnt war.

Seine Diagnose: Membranöse Glomerulonephritis, eine Autoimmunerkrankung der Nieren, die bei einer Nichtbehandlung in kürzester Zeit zu einem kompletten Versagen beider Nieren führt. Laut seinem Nierenfacharzt (Nephrologe) müsse er sein ganzes Leben lang Medikamente einnehmen und regelmäßige Laborkontrollen durchführen lassen und könne ansonsten nur hoffen, dass die Krankheit möglichst langsam fortschreiten würde. Langfristig stand ihm die Dialyse oder eine Transplantation bevor. Aber auch bei einer medikamentösen Therapie ist der Verlauf dieser Krankheit alles andere als sicher.

Der Förderschullehrer machte sich auf die Suche nach alternativen Heilmethoden. Vor fünf Jahren kam er das erste Mal zu mir. Er wog 133 kg bei einer Größe von 1,88 Meter. Außer der Medikation hatte er von seinem Arzt keine weiteren Empfehlungen erhalten. Seine weiteren Diagnosen machen seinen damaligen Krankheitszustand klar: schwere Fettsucht, Bluthochdruck, Fettstoffwechselstörung, Gicht, beginnende Insulinresistenz. Ich vermutete weiterhin, dass seine Leber bereits zu einer Fettleber umgebaut war, seine Gefäße insgesamt in Mitleidenschaft gezogen worden waren und sein seelischer Zustand alles andere als glücklich war.

Er wusste genau, was er von mir wollte. Einen Plan mit genauen Vorgaben, wie er ab sofort sein Leben verändern konnte, um seiner Krankheit vielleicht doch Einhalt zu gebieten. Wir entwickelten einen Ernährungs- und Bewegungsplan. Er war glücklich, endlich selbst was tun zu können und nicht gänzlich der herkömmlichen modernen Medizin und damit den Ärzten und ihrer durch den »Goldstandard« einseitigen Vorgehensweise ausgeliefert zu sein.

Innerhalb eines sehr kurzen Zeitraums konnten wir sämtliche Medikamente absetzen. Der Blutdruck ist zurzeit ohne Medikamente im Normbereich. Der Patient hat mit Diät 30 kg abgenommen. Die Nierenfunktion ist im Normbereich. Insgesamt muss man von einer Remission ausgehen. Darunter versteht man in der Medizinersprache ein Nachlassen der Krankheitssymptome, manches Mal wird auch der Begriff einer Spontanheilung verwendet. Ich würde sagen, es handelt sich hier um die Selbstheilung eines bereits sehr kranken Menschen durch konsequente Veränderungen seines Lebensstils. Da Rezidive, ein erneutes Auftreten der Krankheit, vorkommen können, sollten die Befunde im Intervall überprüft werden.

Der Patient fragte später seinen Facharzt, ob er denn nicht wissen wolle, was er gemacht habe. Die Antwort war für mich ernüchternd, aber durchaus nachvollziehbar für jemanden, der seine Arbeitsweise als herkömmlicher Schulmediziner nicht hinterfragen möchte: »Besser nicht, aber machen Sie einfach weiter so.«

Immer mehr Schmerzen – eine Epidemie

Ob Schmerz bereits ein Krankheitsbild ist oder nur ein Symptom, wird derzeit noch diskutiert. Natürlich käme es vielen herkömmlichen Ärzten und vor allem der Pharmaindustrie entgegen, wenn Schmerz zum eigenständigen Krankheitsbild erklärt würde. Für Ärzte, die oft nicht wissen, welche Ursache Schmerzen haben oder – in meinen Augen – fehlerhafte Diagnosen stellen, wäre die Diagnose leichter. Man muss nicht mehr nach den Ursachen für die Schmerzen suchen, sie sind die Krankheit. Und die Pharmaindustrie könnte ihre Medikamente gegen die Krankheit Schmerz noch leichter verkaufen. Tatsache ist, dass Schmerzen in den letzten Jahrzehnten in einem mächtigen Ausmaß zugenommen haben, sodass man auch hier inzwischen von einem Volksleiden sprechen kann.

In Deutschland leiden 20 Millionen Menschen an chronischen Schmerzen. Etwa 15 Millionen davon leiden täglich, zwei Millionen so schwer, dass ihr Fall als sehr problematisch eingestuft wird. Weil sie die Schmerzen nicht mehr ertragen, nehmen sich jährlich etwa 3 000 Deutsche das Leben. Bei dieser Zahl ist die Dunkelziffer noch nicht berücksichtigt. Durchschnittlich nimmt jeder Deutsche 50 Schmerztabletten im Jahr.

Etwa 40 Prozent der Erwachsenen leiden aktuell an Rückenschmerzen. Die Häufigkeit steigt drastisch: In den letzten acht Jahren nahmen häufige Rückenschmerzen um 30 Prozent zu, chronische verdoppelten sich sogar!

10 Prozent der Erwachsenen leiden an Migräne, 30 Prozent haben einmal monatlich Kopfschmerzen und 50 Prozent unregelmäßig.

Ein Viertel der Deutschen über 55 Jahre hat an den meisten Tagen eines Monats Schmerzen im Knie. Arbeitsunfähigkeitstage wegen Muskel-Skelett-Leiden sind die Nummer 1 der Krankschreibungen. 25 Milliarden Euro jährlich kosten chronische Schmerzen allein wegen Arbeitsunfähigkeit und Frührente.

1,6 Millionen Deutsche leiden an Fibromyalgie, einer Krankheit, die eigentlich nur eine Zusammenfassung der für die Medizin unerklärbaren Schmerzzustände ist. »Das Wichtigste ist, dass der Arzt dem Patienten Klarheit vermittelt. Er leidet an einer Krankheit, die nicht heilbar ist. Die Ursachen sind unbekannt, behandelbar sind nur die Symptome«, so der Fibromyalgie-Experte Dr. Wolfgang Brückle.

Jahrzehntelange Schmerzforschung ohne Fortschritte beweist, dass die bisher versuchten Ansätze unwirksam sind.

Laut Dr. Andreas Veihelmann, dem Präsidenten der deutschen Gesellschaft für Wirbelsäulentherapie, finden sich in 90 Prozent der Fälle keine körperlichen Ursachen für Rückenschmerzen. Ein Desaster!

Wenn die heute üblichen Schmerztherapieansätze keine Wirkung zeigen, spricht man inzwischen vom »Schmerzgedächtnis«, das sich immer mehr fehlprogrammiert und uns grundlos »chronischen« Schmerz empfinden lässt. Für mich besteht jedoch kein Zweifel daran, dass der Mensch als biologisches System vollkommen ist. Was für einen Sinn hätte es, wenn die Evolution ein sich sinnlos verstärkendes Schmerzempfinden installiert hätte?

Vom Missverständnis der »chronischen« Schmerzen

Eine kurze Historie der Entstehung der »chronischen« Schmerzen, ausgelöst durch ein »Schmerzgedächtnis«. Man untersuchte Patienten mit chronischen Schmerzen und fand heraus, dass ihre Gehirnstruktur sich von der schmerzfreier Menschen unterschied. So entstand die Theorie, diese Gehirnveränderungen bewiesen ein Schmerzgedächtnis. Die herkömmliche medizinische Theorie dazu: Jemand hat einen Schmerz aufgrund eines bestimmten Zustandes. Dieser Zustand normalisiert sich wieder, aber das Gehirn hat diesen Schmerz »gelernt« und wird ihn nun nicht wieder los, auch wenn der Zustand nicht mehr existiert. Deswegen sollen alle Schmerzgeplagten Opioide bekommen, damit ihre Schmerzen nicht dadurch chronifizieren, dass sie ein Schmerzgedächtnis entwickeln. Jetzt folgen Sie bitte meinen Überlegungen und Ihrem gesunden Menschenverstand: Jemand hat heftige Schmerzen und leidet dementsprechend intensiv. Ist es da nicht völlig nachvollziehbar, dass seine Gehirnstruktur sich verändert? Zumal Schmerz nur im Gehirn »in Auftrag gegeben« wird? Nun beseitigen wir den Schmerz, indem wir die zu hohen Spannungen der Muskeln und Faszien dieses Menschen normalisieren. Dadurch verschwindet der Schmerz, der Mensch ist glücklich, und seine Gehirnstruktur normalisiert sich wieder.

Chronische Schmerzen, sind Schmerzen die nicht ursächlich behandelt werden.

Also: Wir von Liebscher & Bracht sind der Meinung, dass Schmerzen chronisch werden, weil sie nicht ursächlich behandelt werden. Und das deckt sich mit unserer täglichen Erfahrung seit 30 Jahren, dass chronische Schmerzen sehr einfach und systematisch dadurch zu beseitigen sind, dass die zu hohen muskulär-faszialen Spannungen auf das Normalmaß gemindert werden. Kurzfristig durch unsere Manualtherapie, die Osteopressur, und nachhaltig durch unsere Engpassdehnungen und Faszien-Rollmassagen, die der Patient eigenverantwortlich durchführt.

Schmerz hat eine klare Funktion und spricht eine klare Sprache. Er ist ein Regulationsmechanismus, ein Alarmzeichen, das die Gesundheit des Bewegungsapparates schützen will. Wird dieser Schmerz medikamentös unterdrückt, wird der Alarm abgestellt, ohne dass die Ursache behoben ist.

Nach über 30 Jahren Erfahrung und Forschung sind wir überzeugt, dass viele Schmerzen ihre Ursache in einer krankhaft erhöhten Spannung der Muskeln und Faszien des Bewegungsapparates haben, die als Alarmschmerz zum Gehirn geleitet wird. Helfen können Engpassdehnungen, welche die überhöhten Spannungen normalisieren, oder die Therapieform der Osteopressur (siehe Bücher: »Die Arthroselüge« und »Deutschland hat Rücken«), um kurzzeitig einen den Schmerz abschaltenden »Reset« im Gehirn zu erreichen. Es gibt bereits einige Studien, die einen Zusammenhang bestätigen, auch wenn es noch dauern wird, bis sich diese Ansicht in der wissenschaftlichen Welt durchgesetzt hat.

Die positiven Erfahrungen von Tausenden von Patienten, die dieses Schmerzbehandlungskonzept bestätigen, sind eindeutig.

Aber was hat das Ganze mit Ernährung zu tun? Ganz einfach. Eine ungünstige Ernährungsweise mit einem hohen Anteil an Substanzen, die den Körper übersäuern und für entzündliche Prozesse mitverantwortlich sind, strengen den Körper an und stellen somit eine Gefahr für das Überleben des Menschen dar. Ist der Mensch in Gefahr, müssen alle Sinne geschärft werden, um sich verteidigen oder flüchten zu können. Dazu spannt sich die Muskulatur des gesamten Bewegungsapparats an. Andere Körperfunktionen, wie beispielsweise der Verdauungsprozess, werden heruntergefahren.

Die langfristige Einnahme von Schmerzmitteln sowie die Nervenverödung oder -durchtrennung verstärken die Arthrose oder Bandscheibenschäden.

Schmerzen zu unterdrücken ist genauso gefährlich, wie die aufleuchtende Ölkontrollleuchte zu überkleben – der Schaden tritt ein.

Versteht man die Sprache des Schmerzes und versorgt den Körper mit den dringend benötigten Reizen in Form der notwendigen Engpassdehnungen (siehe Bücher: »Die Arthroselüge«; »Deutschland hat Rücken«), verabschieden sich die meisten Schmerzen des Bewegungsapparates in einer recht kurzen Zeit. Naturheilkunde-Mediziner beobachten, dass eine vollwertige Pflanzennahrung bei Schmerzen und Entzündungen im Körper zu erstaunlichen Verbesserungen führen kann. Mittlerweile werden diese Beobachtungen durch viele Forschungsergebnisse bestätigt.

Viele Entzündungsvorgänge, die sich im Körper als Heilungsversuche (siehe »So heilen Ihre Entzündungen ursächlich«, Seite 88) ausbreiten, werden durch ungeeignete Nahrung ausgelöst. Beim Fleisch beispielsweise führen gleich mehrere Anteile zu einer entzündlichen Gegenreaktion im Körper. Die Arachidonsäure, eine Fettsäure, die nur in tierischen Nahrungsmitteln enthalten ist, löst die körpereigene Bildung von entzündungsfördernden Botenstoffen aus, da der Körper sich wehrt und sich reparieren möchte. Hinzu kommt die Übersäuerung, die durch den hohen Anteil schwefelhaltiger Aminosäuren im Fleisch entsteht. Die dadurch reduzierte Wasserbindungsfähigkeit im Bindegewebe hat eine schlechtere Versorgung und Entsorgung der Zellen zur Folge (siehe »Übersäuerung«, Seite 401). Und schließlich ist insgesamt der Gehalt an entzündungsfördernden Omega-6-Fettsäuren wesentlich höher als in pflanzlichen Lebensmitteln. All dies trägt zu einer Muskeltonuserhöhung und damit wieder zu Schmerzen bei. Auch die Übersäuerung verstärkt die Schmerzen, weil die Faszien austrocknen, unflexibler werden und dadurch die Spannung steigt. Bei Schmerzen sollte deshalb der Konsum von tierischen Nahrungsmitteln einschließlich der Tiermilch und ihrer Produkte zumindest zeitweise ganz gemieden werden. Die dadurch eintretende Gesamtentspannung hilft, zusätzlich zu den speziellen Engpassdehnungen, die betroffenen Gelenke vom Schmerz zu befreien.

Außerdem gibt es eine Fülle von Lebensmitteln, die durch Abheilung zur Reduzierung der Entzündungsreaktion führen und dadurch die Schmerzen nachhaltig reduzieren können. Wenn Sie sich eine Weile pflanzenbasiert ernähren, werden Sie quasi nebenbei überflüssiges Gewicht verlieren. Die dadurch steigende Lust auf Bewegung können Sie wunderbar nutzen, um sich immer fitter zu trainieren.

Unsere Empfehlungen bei Schmerzen

- Essen Sie viel Gemüse, vor allem Zwiebeln, Knoblauch, Meerrettich, Gurken, Zucchini, Rote Bete, Bohnen, Süßkartoffeln, Pellkartoffeln und sämtliche Kohlarten, allen voran Grünkohl und Brokkoli.
- Sprossen, Salate und Früchte mit ihren wertvollen sekundären Pflanzenstoffen wirken allesamt entzündungshemmend.
- Gönnen Sie sich die Kräfte der Natur in Form von Kräutern, besonders Wildkräutern.
- Intervallfasten nach der 16/8-Methode wird den Muskeltonus zusätzlich senken.
- Trinken Sie täglich zwei Liter Flüssigkeit in Form von Wasser und entspannenden Tees wie Zitronenmelisse, Lavendelblüten mit getrockneten Apfelstückchen, Fenchel und Kamille mit Orangenschalen, Johanniskraut mit Zimt und Kardamom.
- Essen Sie täglich eine Portion Nüsse: zwei Paranüsse, acht Mandeln, drei Walnüsse. Gerne können Sie nach Belieben variieren und zusätzlich Haselnüsse, Cashewkerne, Pekannüsse sowie ungesalzene Erdnüsse essen.
- Googeln Sie Ihren Schmerz und absolvieren Sie die Engpassdehnungen auf den Videos, die gezeigt werden.

Fallbeispiel aus Petras Praxis

Mit gerade mal sechs Jahren litt mein Patient seit über einem Jahr mindestens zweimal wöchentlich unter einem schweren Migräneanfall mit heftigem Erbrechen, Lichtempfindlichkeit und starken Schmerzen. Er war ein aufgeschlossener sportlicher Erstklässler, der bis zu seinem Krankheitsbeginn eine völlig normale Kindheit gehabt hatte. Ständige Arztbesuche – Kinderarzt, Neurologe, Augenarzt, Orthopäde, HNO-Arzt, Schmerzarzt und Allergologe – kosteten viel Zeit, brachten aber kaum Linderung. Medikamente milderten bei einem beginnenden Anfall die Symptome etwas ab. Jedoch fand niemand einen Grund für die plötzlich so heftig auftretenden Migräneanfälle.

Die Mutter des Jungen fand diesen Zustand untragbar und suchte Rat bei mir. Ihr Sohn hatte neben der Migräne seit vielen Jahren einen chronischen Schnupfen. Ganz stolz berichtete er mir, dass er pro Tag zwölf Päckchen Taschentücher verbrauchte. Ein Zustand, an den sich die ganze Familie bereits gewöhnt hatte, da eine mögliche Allergie mehrfach von Spezialisten ausgeschlossen worden war.

Bei meiner Frage nach den Lieblingsspeisen fiel auf, dass er alle Nahrungsmittel mit Tiermilch besonders gern und viel aß – Kuhmilch, Käse, Eis, Schokolade, Joghurts. Für mich lag der Migränegrund auf der Hand. Eine zusätzlich durchgeführte Blutuntersuchung bestätigte meine Vermutung: Der Junge hatte eine hochgradige Tiermilch-Unverträglichkeit.

Ich vereinbarte mit dem Jungen ein »Experiment«. Er sollte mithilfe seiner ganzen Familie sechs Wochen lang alle Lebensmittel meiden, in denen Tiermilch enthalten ist. So würden wir herausfinden, ob diese der Grund für seine Migräne waren.

Wenige Wochen später berichtete er mir aufgeregt von den Ergebnissen seines »Experimentes«. Die Migräne war weg, kein einziges Mal hatte er noch Kopfschmerzen gehabt. Aber die große Sensation für ihn war, dass sich sein Taschentuchkonsum auf eins pro Tag reduziert hatte. Auch das ist aus medizinischer Sicht logisch. Tiermilch und die daraus hergestellten Produkte verschleimen – bei dem einen mehr, bei dem anderen weniger.

Diese Krankengeschichte ist 24 Jahre her. Der junge Mann ist jetzt 30 Jahre alt. Da seine ganze Familie bei mir in Behandlung ist, weiß ich, dass es ihm immer noch unverändert gut geht. Allerdings, so hat er mir einmal schmunzelnd erzählt, kann er Schokolade nicht immer widerstehen. Eigentlich isst die ganze Familie vegetarisch, meist sogar vegan. Wenn er mit seinen Freunden beim Pizzaessen »etwas heftig zuschlägt« und am nächsten Tag Kopfschmerzen hat, weiß er zumindest, wo diese herkommen. Taschentücher braucht er gar keine mehr, es sei denn, er hat mal einen Schnupfen.

Und diese Geschichte ist keine Seltenheit. Tiermilch-Unverträglichkeiten sind häufig Auslöser von Schmerzen und den verschiedensten Krankheiten.

Ungewollte Kinderlosigkeit – immer häufiger

Sechs Millionen Frauen und Männer sind in Deutschland ungewollt kinderlos. Kinder zu bekommen ist ein Urbedürfnis, aus evolutionärer Sicht sogar der Grund für unser Leben auf dieser Erde. Nachvollziehbar, dass die Nichterfüllung dieser zutiefst verwurzelten Lebensaufgabe eine Menge Probleme birgt. Warum ich, ist meist die erste Frage. Was ist mit mir als betroffene Frau, als betroffener Mann? Meist sind es die Frauen, die unter diesem »Mangel« leiden. Nicht selten werden nach missglückten Versuchen in Kinderwunschzentren Psychotherapeuten aufgesucht, um die körperlichen und seelischen Wunden wieder verheilen zu lassen.

Ein unerfüllter Kinderwunsch kann Menschen, Beziehungen und Ehen zerstören.

Wo aber liegen die Ursachen für diese gehäufte ungewollte Kinderlosigkeit? Viele Faktoren sind in unserer Umwelt und unserer Lebensweise angelegt und könnten und sollten prä-

Es ist noch gar nicht absehbar, wie sehr die langfristige Einnahme der Pille schwere Schäden nach sich ziehen kann.

ventiv verhindert werden. Schadstoffe in Luft, Wasser und Nahrungsmitteln sind ein Problem, genau wie Nikotin-, Alkohol- und Drogenmissbrauch. Klar scheint zu sein, dass Übergewicht und/oder Essstörungen im Kindes- und Jugendalter mit späterer Unfruchtbarkeit einhergehen können. Man nimmt an, dass chronische hormonelle Störungen, wie sie auch die Einnahme der Pille zur Folge haben kann, ursächlich dafür verantwortlich sein können. Schilddrüsenerkrankungen, Überproduktion von männlichen Sexualhormonen, polyzystisches Ovarialsyndrom (POC) und Funktionsstörungen der Nebennierenrinden sind die weiteren Auswirkungen.

Es waren schon viele Paare, aber auch Frauen alleine bei mir, die sich mit der Diagnose »Unfruchtbarkeit« nicht zufrieden geben wollten. Wie bei allen anderen Krankheitsbildern empfehle ich auch hier vollwertige Pflanzenkost mit den entsprechenden Mikronährstoffen und Intervallfasten. Zusätzlich gebe ich in diesem Fall noch Übungen für den Hüftbeuger mit, der bei den allermeisten Menschen durch ständiges Sitzen verkürzt ist und somit die Durchblutung und den Stoffwechsel im Unterleib beeinträchtigt. Kürzlich kam ein Paar mit ihrem jetzt sechs Monate alten Sohn zu mir. Für die Eltern ein Wunder, für mich eine logische, nachvollziehbare Reaktion des Körpers, nachdem sie durch die Änderungen ihrer Lebensgewohnheiten die bestmöglichen Voraussetzungen für eine Schwangerschaft geschaffen hatten.

Unsere Empfehlungen bei Kinderlosigkeit

- Tiermilch und alle Tiermilchprodukte absetzen, ebenso Fleisch, Fisch und Eier.
- Achten Sie unbedingt auf die Qualität der Pflanzennahrung, nur kontrolliert biologische Lebensmittel enthalten vernünf-

tige Mengen der sekundären Pflanzenstoffe und sind außerdem nicht mit Pestiziden behandelt.

- Mindestens die Hälfte Ihrer Mahlzeiten sollte aus Frischkost bestehen.
- Zur Entgiftung bietet sich eine kurze Heilfastenperiode von 7 Tagen an, danach folgt das Intervallfasten 16/8 mit drei vollwertigen veganen Mahlzeiten täglich.
- Die erste Mahlzeit sollte ein grüner Smoothie sein mit ⅔ grünen Blättern und ⅓ Obst gerne Beeren und Äpfel.
- Die tägliche Portion Hülsenfrüchte darf für ein gesundes Mikrobiom nicht fehlen.
- 50 g Nüsse pro Tag versorgen Sie mit ausreichend gesunden Fetten und ist zugleich ein guter Eiweißlieferant.
- Ebenso sind täglich vollwertige Kohlenhydrate für eine optimal funktionierenden Stoffwechsel notwendig, die Sie am besten zur zweiten Mahlzeit zu sich nehmen.
- Auch Algen in Form von Salaten oder veganem Sushi sind sinnvoll, nicht nur für die Jodversorgung, sondern auch für den Detoxprozess insbesondere von Schwermetallen.
- Täglich Wildkräutershoots verstärken den körpereigenen Reinigungsprozess.
- Essen Sie sich satt, aber bitte nicht völlern, also weder zu wenig noch zu viel. Versuchen Sie ein Mittelmaß zu finden, mit dem Sie sich wohlfühlen.
- Mikronährstoffstatus beim Arzt erstellen lassen, unbedingt auf ausreichend Jod, Q10 und Vitamin D achten.
- Beginnen Sie sofort mit der Einnahme von Vitamin B_{12}
- Gehen Sie achtsam mit sich um, dann kommen Sie besser zur Ruhe, und das ist eine gute Voraussetzung, für eine kommende Schwangerschaft bereit zu sein.
- Petra schaut sich bei unerfülltem Kinderwunsch natürlich auch die Hormonwerte an, um entsprechend reagieren zu können, denn häufig besteht ein Progesteronmangel bei gleichzeitiger Östrogendominanz, der mit bestimmten pflanzlichen Nahrungsmitteln wie Möhren, Süßkartoffeln,

Gurken sowie Schafgarbe als Tee, aber auch mit bioidentischen Hormonen positiv beeinflusst werden kann.

Fallbeispiel aus Petras Praxis

Sie hatte ihren Traummann gefunden und wollte schwanger werden. Also setzte sie mit 28 Jahren die Antibabypille ab, die sie seit ihrem 14. Lebensjahr genommen hatte. Doch unglücklicherweise setzte ihre Periode nicht wieder ein. Sechs Jahre lang versucht sie alles Mögliche, von Kräuterkuren über Akupunktur bis hin zur Ernährungsumstellung mit reiner Rohkost. Der Erfolg stellte sich jedoch nicht ein. Nach dieser Zeit ließ sie sich auf eine Hormonbehandlung ein, bei der ein Ei oder mehrere hochgezüchtet werden und dann künstlich ein Eisprung ausgelöst wird. Gleich beim ersten Versuch wurde sie schwanger und brachte eine wundervolle Tochter zur Welt.

Bei unerfülltem Kinderwunsch sollten Sie einfach sofort anfangen, gesund zu leben.

Wie so oft folgte auf das erste Kind der Wunsch nach einem zweiten. So war es auch bei ihr. Doch dieses Mal führte die Hormonbehandlung trotz diverser Versuche nicht zum Erfolg. Genauso wenig die In-Vitro-Fertilisation (IVF), bei der die Eizellen mit aufbereitetem Sperma – in diesem Fall des eigenen Mannes – in einem Reagenzglas zusammengebracht werden. Es findet eine spontane Befruchtung statt. Diese befruchtete Eizelle oder aber auch mehrere werden dann in die Gebärmutter der Frau implantiert. Doch bei dieser Patientin konnte sich das Ei nicht einnisten.

Das Paar entschied sich erst einmal zu pausieren, weil die körperliche und psychische Belastung einfach zu groß war. Hinzu kam, dass die Frau mittlerweile schon 36 Jahre alt war und einen Knoten an der Schilddrüse bemerkte. Ein Zusammenhang mit den vielen Hormonbehandlungen wurde von ihren Ärzten jedoch kategorisch ausgeschlossen. Für mich absolut nicht nachvollziehbar.

Nach dieser Odyssee begann die bereits seit längerer Zeit vegan und rohkostbetont lebende Patientin mit Intervallfasten und achtete besonders auf gute Fette wie Samen, Nüsse und Avocados. Sie nahm sich Zeit für Achtsamkeitsmeditationen und Yoga. Dabei hat sie sich immer wieder vorgestellt, dass ihre Menstruation wieder einsetzen würde. Und so war es auch. Nur fünf Monate später bekam sie nach zehn Jahren das erste Mal ihre Tage. Durch ihre Ernährungsweise und die meditative Manifestation konnte ihr Körper sich endlich wieder selbst helfen. Sie erzählte mir, dass sie sich nach zehn Jahren endlich wieder als gesunde Frau fühle und ihre wiedergefundene Weiblichkeit feiere.

Einen Monat später wurde sie erneut schwanger und brachte einen gesunden Jungen zur Welt. Sie stillt voll, lebt das Intervallfasten nach der 16/8-Methode, ernährt sich weiterhin vollwertig vegan mit einem hohen Rohkostanteil, und es geht ihr so gut wie nie zuvor.

Sarkopenie – die neue, noch unbekannte Volkskrankheit

Sarkopenie bedeutet wörtlich übersetzt »Armut des Fleisches« und bezeichnet den zunehmenden Schwund von Muskelmasse und Muskelkraft. Lange hielt man diese Krankheit für eine Alterserkrankung. Heute setzt sich langsam die Einsicht durch, dass diese angeblichen »Alterserscheinungen« nicht mit der steigenden Anzahl der gelebten Jahre, sondern der steigenden Anzahl der ungesund gelebten Jahre zusammenhängen, in denen wir uns einseitig oder eingeschränkt bewegen und minderwertig ernähren.

Bei vielen »Alterskrankheiten« ist nicht das Alter, sondern die Anzahl der ungesund gelebten Jahre die Ursache.

Der Mensch besitzt 640 Muskeln, die unterschiedlichste Funktionen in unserem Körper wahrnehmen. Die glatte Muskulatur der Gefäße, der Organe oder des Verdauungstraktes können wir nicht bewusst aktivieren. Sie arbeitet unwillkürlich und wird zentral gesteuert. Die quergestreiften Muskeln unseres Bewegungssystems allerdings benötigen einen bewussten Reiz, um aktiv zu werden. Ein nicht trainierter Muskel baut schockierend schnell ab.

Dies zieht einen negativen Kreislauf nach sich. Unser gesamtes Stoffwechselsystem wird von Tag zu Tag träger. Die Sauerstoffversorgung nimmt ab, wenn die Lungen nicht trainieren. Sie verlieren an Elastizität, die Bronchien erschlaffen, und die Atemmuskulatur wird schwächer und kürzer. Darunter leidet unser gesamter Entgiftungsprozess. Die Nieren, unsere Entgiftungsorgane, verringern ihr Gewicht, und die Anzahl der Entgiftungszellen nimmt ab. Giftige Abfallstoffe finden nicht mehr ihren Weg nach draußen und lagern sich in unseren Zwischenzellräumen ab. Das Immunsystem reagiert nicht mehr so angriffsfreudig mit seinen Makrophagen, den Fresszellen, die alle möglichen Krankheitserreger, aber auch Krebszellen vernichten können. Natürlich leidet auch unser Gehirn unter der Minderversorgung, sodass das Gehirngewicht stetig abnimmt. Die nicht mehr genutzte Muskulatur wird zum Fettspeicher mit all den bekannten Folgeerkrankungen wie Altersdiabetes, Herz-Kreislauf-Schwäche bis hin zu Krebserkrankungen und Altersdemenz. Und last but not least: Alle Botenstoffe und andere, mit denen ein arbeitender Muskel den Körper in seiner ganzen Gesundheit unterstützt, werden immer mehr minimiert.

Muskeln, die abbauen, sollten trainiert werden, ebenso wie Knochen und alle anderen Gewebe im Körper.

Gegen all diese Folgeerscheinungen gibt es einen Ausweg, der nichts kostet außer Geduld, Beharrlichkeit und Disziplin. Die Zauberformel lautet: beste Ernährung und ausreichende Bewegung.

Unsere Muskeln besitzen keine biologische Uhr. Sie können zu jeder Zeit und in jedem Alter wiederaufgebaut werden. Also – es gibt keine Ausreden mehr.

Wir könnten mit diesem Wissen und den daraus zu ziehenden Konsequenzen jährlich viele Milliarden Euro in unserem Gesundheitssystem sparen. Und: Niemand braucht sich vor dem Alter zu fürchten. Denn wir haben unsere Gesundheit in der eigenen Hand. Der Wunsch der Menschen, im Alter gesund und geistig rege zu sein, rückt wieder in greifbare Nähe. Es ist an der Zeit, die Menschen für ihre eigene Gesundheit zu begeistern. Die »Krankheit« Sarkopenie hätte keine Chance.

Unsere Empfehlungen bei Sarkopenie

- Da der gesunde Aufbau von Muskelmasse im Vordergrund steht, sollte auch hier auf das periodische Essen geachtet werden. Besonders bei Männern sollten die 16 Stunden Fasten nicht unterschritten werden.
- Hochwertige Eiweiße aus Hülsenfrüchte, Vollkorngetreide und Nüssen liefern die Bausteine zum Muskelaufbau.
- Eiweiße mit hohem L-Arginin-Gehalt wie Kürbiskerne, Pinienkerne, Soja, Leinsamen, Nüsse, Bohnen, Sesam sind hochkarätige Lieferanten für den Gefäßschutz beim Muskelaufbau.
- Durch regelmäßiges Trainieren, das unerlässlich ist, werden vermehrt freie Radikale gebildet, sodass Antioxidantien die dadurch entstandenen DNA-Schäden reparieren.
- Natürlich sind auch die sekundären Pflanzenstoffe besonders aus Beeren und Zitrusfrüchte zu empfehlen. Sie eignen sich, um dem Muskelkater, bei dem es sich natürlich auch nur um Heilungsvorgänge des Körpers handelt, schneller vergehen zu lassen.

- Trinken Sie täglich grünen Tee.
- Würzen Sie mit Kurkuma, Pfeffer, Muskatnuss, Kreuzkümmel, Ingwer.
- Essen Sie täglich dunkelgrünes Blattgemüse, deren Chlorophyll DNA-Schäden beseitigen kann und die Eigensynthese von Q10 unterstützt.
- Vermeiden Sie jegliche tierischen Nahrungsmittel, um eine Übersäuerung zu vermeiden, die zusätzlich zum Abbau von Muskelmasse beitragen kann.
- Hier ist Ihr Bewegungsprogramm, ohne das ein Entkommen aus der Sarkopenie nicht möglich ist:
- 5x pro Woche 60 Minuten mit täglichen Engpassdehnungsübungen (siehe Buch »Die Arthroselüge« und »Deutschland hat Rücken«), an drei Tagen 45 Minuten Ausdauer je nach körperlichem Zustand und Krafttraining an zwei Tagen, beispielsweise in einem Fitnessstudio mit Anleitung.
- Schlafen Sie regelmäßig am besten acht Stunden, damit sich Ihre Muskeln während der Nacht stärken können.

Anstelle eines Fallbeispiels

Hier brauchen wir nur unseren eigenen Blick zu schärfen, wenn wir durch die Straßen gehen. Wie viele jung und dynamisch wirkende Menschen im mittleren Alter begegnen uns? Erschreckend wenige. Das normale Bild ist der eher übergewichtige, träge Mensch, der sich mit seinem Zustand »abfindet«, dem nicht bewusst ist, dass er selbst seine Lebensqualität bestimmen kann. Und könnte es nicht sein, dass Muskeln deswegen schwinden, weil sie nicht gebraucht – im doppelten Sinne – werden?

Ich erlebe in meinem Praxisalltag immer wieder, dass Patienten nach einigen Wochen Ernährungsumstellung und aktivierendem Bewegungsplan völlig verändert zu mir kommen. Als hätten sie alten Ballast abgeworfen, sich aus dem selbstgemachten Kokon befreit, um wieder voller Energie am Leben teilzunehmen.

Leaky-Gut-Syndrom – Nahrungsmittelunverträglichkeiten und Co.

Obstessen wegen Fruktose-Intoleranz verboten, kein Vollkornbrot wegen möglicher Gluten-Unverträglichkeit, keine Tomaten wegen Histaminose, keine Erdnüsse wegen Allergie.

Seit einigen Jahren schwirren einige Begriffe in der Ernährungswelt herum, die erklärt werden wollen. So gibt es Unverträglichkeiten, Intoleranzen, Pseudoallergien, Enzymopathien und allergische Reaktionen auf unterschiedlichste Nahrungsmittel. Wer soll sich da noch zurechtfinden?

Allen benannten Begrifflichkeiten ist gemein, dass bestimmte Nahrungsmittel zu mehr oder weniger gravierenden gesundheitlichen Beeinträchtigungen führen können. Nicht nur Bauchschmerzen, Müdigkeit, Stimmungsschwankungen, Migräne, Blasenentzündungen, Blähungen, Übelkeit können die Antworten des Körpers sein, sondern auch manifeste Krankheiten wie Rheuma, neurologische Krankheiten wie Parkinson und MS, Neurodermitis und Asthma, Schuppenflechte, Herzkrankheiten sowie Übergewicht und nicht zu vergessen entzündliche Darmkrankheiten.

Warum treten aber Nahrungsmittelunverträglichkeiten in den letzten Jahren so gehäuft auf? Viele der im Praxisalltag erlebten Zusammenhänge ließen sich über das »Leaky-Gut-Syndrom« erklären. Verkürzt steht dieses Krankheitsbild für eine beschädigte Schutzbarriere unseres Darm-Trakts.

Die eigentliche Schutzfunktion der Darmschleimhaut gegen Krankheitserreger und giftige Substanzen ist stark gestört. Unter Medizinern wird das Leaky-Gut-Syndrom kontrovers diskutiert. Doch spätestens seitdem die Forschung unserem Mikrobiom (siehe Seite 407) immer mehr Aufmerksamkeit widmet, weiß man, wie extrem wichtig die Darmgesundheit ist. Wenn der Darm »saniert« ist, also wieder optimal arbeitet, beispielsweise durch eine gesunde vollwertige Ernährungsweise, lösen sich Unverträglichkeiten, Intoleranzen und zuweilen auch Allergien meist in Luft auf. Das sind Erfahrungen aus Petras langjähriger Praxisarbeit.

Ein gesunder Darm ist wie ein feines Haarsieb, ein kranker wie ein Sieb mit großen Löchern, das Schädliches durchlässt.

Heute ist der Darm bei den meisten Menschen durchlässiger, als er sein dürfte. Stellen Sie sich einen gesunden Darm wie ein ganz feines Haarsieb vor. Es hat, wenn es optimal funktioniert, die Aufgabe, kleine Nahrungsmittelbestandteile und Wasser durchzulassen, gefährliche Stoffe wie Krankheitserreger und giftige Substanzen aber zurückzuhalten.

Dafür besitzt unsere Darmwand drei Barrieren. Ganz außen sitzt eine spezielle Schleimschicht, die gefährliche Substanzen quasi von sich abperlen lässt, sodass sie gar nicht erst in die nächste Schutzschicht gelangen können. Auf dieser Schleimschicht tummeln sich mehr als schätzungsweise 100 Billionen Bakterien, gebildet von mehr als 1 000 verschiedenen Bakterienstämmen: das Mikrobiom. Dessen Hauptaufgabe besteht darin, krankhafte Erreger, ungute Darmbakterien und Pilze abzuwehren. Ein gesundes Mikrobiom ist also das Aus für schädliche Mikroben.

Ist die Darmwand zu offen, können Stoffe und Erreger ins Körperinnere eindringen, die sich gesundheitsschädigend auswirken.

In diesem Schleim werden auch die in der Darmschleimhaut gebildeten speziellen Antikörper (sIgA: sekretolytisches Immunglobulin A) in das Darminnere abgegeben. Sie wirken wie ein Magnet und binden alle möglichen giftigen Substanzen und Krankheitserreger an sich. Wenn sie einen »Feind« gefangen haben, wird dieser automatisch mit dem Stuhl ausgeschieden und kann somit nicht über die Darmschleimhaut in unseren Körper gelangen. Je mehr sIgA unser Körper besitzt, desto stärker ist unser Abwehrsystem. Gleichzeitig bieten sIgA Schutz für die gesamte Darmschleimhaut inklusive den Darmschleimhautzellen. Diese liegen direkt unterhalb der Schleimschicht und sind mit bandförmig angeordneten Eiweißen miteinander verbunden, sogenannten »tight junctions«. Ohne sie hätte die Darmschleimhaut ganz viele kleine offene Stellen, durch die alle möglichen schädlichen Substanzen in den hinter der Darmschleimhaut gelegenen Blutkreislauf gelangen könnten.

Und damit wären wir wieder beim Leaky-Gut-Syndrom: Aufgrund von ungesunden Ernährungsgewohnheiten, Schadstoffen, Pestiziden, Lebensmittelzusatzstoffen, Alkohol sowie Stress zerreißen diese Schutzbändchen. Die Schutzbarriere, die vom Magen über den gesamten Dünndarm bis in den Dickdarm reicht, ist nicht mehr intakt, der »Haarsieb-Darm« hat sich in einen »Gemüsesieb-Darm« verwandelt. Als Reparaturmaßnahmen entstehen Entzündungen, die meist die Durchlässigkeit noch zusätzlich erhöhen. Das Darmsystem, das als Schutz für das Innere unseres Körpers dienen soll, gerät in größte Not.

Bei den meisten Nahrungsmittelunverträglichkeiten gleichen sich die Symptome und werden dementsprechend ähnlich behandelt. Es finden immer Entzündungsvorgänge statt. Weshalb einige nicht immunologisch bedingt sein sollen, kann ich nicht nachvollziehen, stehen sie doch zudem alle in Kontakt mit unserem Immunsystem Darm. Eine Neubeurteilung der Begrifflichkeiten ist an der Zeit.

Unsere Empfehlungen beim Leaky Gut-Syndrom

- Kauen Sie noch besser, als Sie es ohnehin schon tun.
- Trinken Sie während des Essens bitte nicht.
- Sinnvoll sind einige Heilfastentage oder aber sofortiger Beginn mit dem Intervallfasten 16/8.
- Essen Sie täglich während der acht Stunden drei nicht allzu üppige Mahlzeiten.
- Gut vertragen wird in der Regel eine Karotten-Kartoffelsuppe, die am besten püriert gegessen wird.
- Wenn Sie Frischkost essen, bitte nur in Form von selbstgemachten verdünnten Säften oder als grüne Smoothies, die aber ebenso wie das übrige Essen gut eingespeichelt werden sollten.
- Dünsten oder garen Sie Ihr Gemüse im Sinne der Schonkost, bis Sie Besserung spüren. Dann ist leicht angebratenes Gemüse im Sinne der asiatischen Küche wieder möglich.
- Vermeiden Sie sehr scharfes Essen und Gebratenes.
- Geben Sie Ihrem Essen Kräuter und Gewürze zu, die den Verdauungstrakt beruhigen. Dazu gehören Gelbwurz mit etwas Pfeffer, Kümmel, Kreuzkümmel, Anis, Ingwer sowie Melisse.
- Bevorzugen Sie Gemüse mit Bitterstoffen wie Fenchel, Artischocken und Radicchio.
- Bereiten Sie sich täglich vor jeder Mahlzeit eine Tasse Tee aus der Blauen Wegwarte zu. Dieser schmeckt weitaus milder als der meist empfohlene Wermuttee.
- Lassen Sie zu Beginn der Ernährungsumstellung Ihr Mikrobiom untersuchen, um Hinweise auf Ursachen Ihres Beschwerdebildes zu finden.
- Reduzieren Sie Ihren Stresslevel. Unser Darm reagiert, da es ja der zweite, vielleicht sogar der Hauptsitz des Gehirns ist. Heute ist bekannt, wie stark Dauerstress unsere Darmgesundheit beeinflusst.

- Gehen Sie täglich eine halbe Stunde spazieren. Atmen Sie dabei tief ein und aus.
- Gewöhnen Sie sich einen regelmäßigen Tagesablauf an. Gehen Sie nicht zu spät zu Bett. Und genießen Sie die letzte Stunde des Tages mit einem schönen Buch, einer liebevollen Unterhaltung oder mit einem Entspannungsbad.

Fallbeispiel aus Petras Praxis

Die Verzweiflung kann wirklich groß werden, wenn man glaubt, dass man kein Nahrungsmittel mehr verträgt.

So ging es auch der Erzieherin, als sie mich vor mehr als zehn Jahren in meiner Praxis aufsuchte. Sie schien nichts Essbares mehr zu vertragen, egal ob gesund oder ungesund. Wobei wir uns in dieser Klassifizierung nicht einig waren, denn Milch und Milchprodukte gehörten für sie täglich auf den Tisch. Beim Gemüse und Obst waren wir uns aber einig.

Darum war sie auch recht aufgelöst, als eine ärztliche Kollegin ihr empfahl, auch auf Obst zu verzichten, da sie unter einer Fruchtzuckerunverträglichkeit leide. Doch das war noch lange nicht alles. Auch Lebensmittel mit einem hohen Histamingehalt (Hartkäse, Kichererbsen, Fisch, Kiwi, Orangen, Kakao, Tomaten, Ananas, Erdbeeren, um nur einige beispielhaft aufzuführen) waren tabu sowie Milch und die daraus hergestellten Produkte ebenfalls, denn man habe bei ihr eine Milchzuckerunverträglichkeit (Laktose-Intoleranz) festgestellt. Tja, was blieb dann eigentlich noch, am besten gar nichts mehr essen, oder?

Genau in diesem Zustand kam sie zu mir, unglücklich und absolut ratlos, weil sie schon einige Kilos abgenommen hatte (was ihr zu diesem Zeitpunkt nicht wirklich geschadet hatte), aber auf Dauer war das natürlich nicht die Lösung, nur weißen Reis und Möhren zu essen, denn das vertrug sie noch, ohne mit ihrem Bauch in einen schmerzenden Konflikt zu geraten.

Eine ausführliche Ernährungsanamnese und ein Nahrungsmittelunverträglichkeitstest brachten wieder etwas Ordnung in das Chaos. Sie hörte von mir das erste Mal vom Leaky-Gut-Syndrom und den damit einhergehenden Beschwerden. Besonders das Wissen um die hohe Wertigkeit einer gesunden Darmflora leuchtete ihr ein, obwohl herkömmliche schulmedizinische Kolleginnen und Kollegen negative Einschätzungen ihr gegenüber äußerten. Das verunsicherte sie natürlich und ließ sie anfangs noch an meinen Vorschlägen zweifeln. Aber heute kommt die Forschung zu exakt diesen Ergebnissen, und die Bedeutung eines gesunden Mikrobioms (siehe »Mikrobiom«, Seite 407) für die Gesamtgesundheit ist nicht mehr wegzudenken.

Aufgrund ihrer Laborergebnisse erstellte ich ihr einen Ernährungsplan, der mit einer Heilfastenzeit von einer Woche begann, in der es zwei verdünnte Säfte am Tag zu »essen« gab und eine abendliche Gemüsebrühe. Dann tasteten wir uns auch mithilfe des Pulstestes (siehe »Pulstest nach Dr. Coca«, Seite 274.) langsam an eine geeignete Ernährung heran. Intervallfasten war ja schon immer meine Basistherapie, auch wenn es vor 30 Jahren diesen Begriff dafür noch nicht gab. Gut kauen war die oberste Devise und natürlich auch keine Flüssigkeitsaufnahme während des Essens. Die Mahlzeiten stellten wir aus maximal 3–5 Nahrungsmitteln zusammen, völlig frei von tierischen Bestandteilen, nur biologisch angebaut war erlaubt, und die Mengen waren ausreichend, dass sie satt wurde.

Der Erfolg ließ nicht lange auf sich warten. Die Patientin hielt sich an unsere Vereinbarungen und führte für sich selbst und auch für mich ein genaues Ernährungsprotokoll. Sie nahm jeden dritten Tag ein neues Lebensmittel hinzu, beobachtete ihren Puls und konnte nach sechs Wochen berichten, dass sich all ihre Verdauungsprobleme in Luft aufgelöst hätten. Sie nahm noch weitere 6 Kilo ab.

Wir haben zwischendurch sowohl Histamin als auch Fruktose nochmals getestet, die Werte lagen im Normbereich. Auf den Laktoseunverträglichkeitstest habe ich verzichtet, denn Milch und Milchprodukte isst sie seither nicht mehr und ist noch immer dankbar, dass wir damals gemeinsam einen Weg gefunden haben, dass ihr Essen wieder richtig Freude bereitet, und das noch so vielen Jahren.

Aber wer einmal wirklich an massiven Verdauungsproblemen über einen längeren Zeitraum gelitten hat, vergisst nicht wieder, wie schön es ist, einfach essen zu können und sich dabei wohl zu fühlen.

Lassen Sie uns nun die bisherigen Erkenntnisse zusammenführen und untersuchen, warum uns welche Nahrung guttut oder nicht. Natürlich gipfelt diese Diskussion in der ewigen Auseinandersetzung, ob Tiere auf den Teller gehören.

Infektionskrankheiten (Corona) – was man tun kann

Pathogene Keime sind eigentlich immer und überall zugegen. Allerdings wird normalerweise nicht darüber gesprochen, weil der Verlauf der von ihnen ausgehenden Krankheiten meist gut einzuschätzen ist und sie quasi zum Leben dazugehören.

Interessanter Weise entstehen die viralen Probleme immer im Zusammenhang mit tierischer Nahrung.

Anders jedoch ist es bei neuen Infektionskrankheiten, beispielsweise ausgelöst von einer neuen Virengruppe. Im Jahre 2002 gab es bereits einen solchen Ausnahmezustand, als die Vogelgrippe SARS-CoV-1 ausbrach. Damals geschah das Gleiche wie heute bei der aktuellen SARS-CoV-2 (Corona-

Infektion). Ein Virus, das einst nur gefährlich für Tiere war, schaffte es so zu mutieren, dass es den Menschen als Wirt infizieren und überleben kann. Das bedeutet, dass nicht nur Tiere, sondern jetzt auch Menschen durch den Kontakt mit diesem Virus krank werden können.

Die meisten modernen Infektionskrankheiten sind erst aufgetreten, als Tiere domestiziert und somit die Übertragung und Ausbreitung der für die Tiere gefährlichen Viren auch auf die Menschen möglich wurde.

Da es sich bei dem jetzigen Corona-Virus um ein neues Virus handelt und es zugleich extrem infektiös, also ansteckend ist, wird es aufgrund seiner schnellen weltweiten Ausbreitung den größten Teil der Menschen – schätzungsweise bis zu 70 Prozent – erreichen. Das bedeutet, das etwa 7 von 10 Menschen sich mit diesem Virus anstecken werden. Die Verläufe werden beschrieben von asymptomatisch, das bedeutet, Menschen haben sich zwar infiziert, aber spüren nichts oder nur leichtes Halskratzen, sind vielleicht etwas müde und haben eine leicht erhöhte Körpertemperatur, bis hin zu einem schweren akuten respiratorischen Syndrom. Dieses äußert sich in einer atypischen Lungenentzündung, die auch tödlich enden kann.

Alte und Vorerkrankte sind am meisten gefährdet.

Von den schweren Verläufen sind insbesondere die geschwächten, bereits vorerkrankten und die alten Menschen betroffen. Diese Verläufe sind auch bei den anderen Virusinfektionen, insbesondere bei den echten Grippeerkrankungen, sehr ähnlich, jedoch nicht so bedrohlich, da sich nicht so viele Menschen auf einmal anstecken und damit die Krankenversorgung von Schwerkranken nicht in Gefahr ist. Daher ist es für die neue Corona-Pandemie absolut notwendig, die Ausbreitung so stark wie möglich zu verlangsamen, um die Versorgung von Infizierten, insbesondere der Schwerkranken zu gewährleisten.

Es geht um die Gesundheit der gesamten Gesellschaft, in der jeder einzelne Mensch verantwortlich mit seiner Gesundheit umgeht, um sich und die anderen zu schützen. Alle warten zwar auf *das* Medikament, das endlich die Heilung bringen soll, aber das wird sicherlich noch länger dauern.

Aber warum spricht eigentlich keiner davon, dass wir sehr viel selbst tun können, um unser eigenes Immunsystem zu stärken? Und dass wir alle einen eigenen »inneren« Arzt in uns tragen, der nur darauf wartet, aktiv zu werden. Deshalb tun wir es jetzt in diesem Buch, denn diese Pandemie wird uns noch einige Zeit begleiten.

Das beste Medikament ist ein gutes, intaktes Immunsystem.

Zunächst noch einmal zusammengefasst die wichtigsten Punkte für Ihr Hygieneverhalten:

1. Waschen Sie sich so oft wie möglich die Hände mit Seife für mindestens 20 Sekunden und husten bzw. niesen Sie in ein Papiertaschentuch oder in die Ellbogenbeuge, damit die Viren nicht in den Händen landen.
2. Benutzen Sie häufig ein hautverträgliches Desinfektionsmittel.
3. Gewöhnen Sie sich an, sich nicht in das Gesicht zu fassen. Wir machen das oft viele hundert Male täglich, ohne uns dessen bewusst zu sein.
4. Halten Sie mindestens zwei Meter Abstand von Menschen, die husten oder niesen. Vermeiden Sie Händeschütteln, Umarmungen und Begrüßungsküsschen.
5. Minimieren Sie den Handkontakt mit Türgriffen, Geländern, Aufzugknöpfen usw.

Aber es gibt noch so viel mehr, was Sie tun können, um sich, abgesehen von der Vermeidung des Virenkontaktes, maximal zu schützen:

6. Stärken Sie Ihr Immunsystem: Ihr Darm ist das wichtigste Immunsystem Ihres Körpers, deshalb sollten Sie es jetzt maximal kräftigen. Um das zu erreichen, muss Ihre

Ernährung zum größtmöglichen Anteil aber am besten ganz aus pflanzlichen Lebensmitteln bestehen.

Warum?

Nur Pflanzen enthalten Ballaststoffe und sekundäre Pflanzenstoffe.

Erstens: Nur Pflanzen enthalten Ballaststoffe. Sie sind die optimale Nahrung für Ihre guten Darmbakterien, die der Garant für ein bestmögliches Immunsystem sind. Ihr Mikrobiom besteht aus etwa 100 Billionen Darmbakterien, die sich aus bis zu 1000 verschiedenen Arten zusammensetzen. Je höher der Ballaststoffanteil in Ihrer Ernährung, desto höher die Artenvielfalt der guten Bakterien, desto besser arbeitet das Abwehrsystem. Die perfekte Nahrung für die guten, die gesund machenden Darmbakterien, ist biologisch angebaute Pflanzennahrung. Obst, Gemüse, Nüsse und besonders Hülsenfrüchte enthalten besonders viele Ballaststoffe. Sprossen sind Superfoods, da die Nährstoffdichte (Vitamine, Mineralstoffe) deutlich höher ist als in »ausgewachsenen« Pflanzen.

Pflanzliche Ernährung und Fasten – die Booster für unser Immunsystem.

Zweitens: Nur Pflanzen enthalten sekundäre Pflanzenstoffe. Sie sind die eigentlichen Gesundmacher in unserer Ernährung und dienen den Pflanzen zum Schutz gegen Sonnenbrand, Insekten, Bakterien und auch Viren. Genau diese Funktion übernehmen sie auch in unserem Körper. Nicht umsonst lautet eine alte Volksweisheit »An apple a day keeps the doctor away«. Es gibt Tausende von sekundären Pflanzenstoffen mit einer Vielzahl von protektiven und heilenden Wirkungen (siehe »Sekundäre Pflanzenstoffe«, Seite 444).

Bereits 24 Stunden nach der Umstellung auf pflanzliche Nahrung, nehmen die guten Darmbakterien zu, ebenso ihre Artenvielfalt, sodass die Abwehrkräfte zunehmend gestärkt werden.

7. Tierische Nahrung (Fleisch, Fisch, Geflügel, Eier, Milch und Produkte daraus) enthält weder Ballaststoffe noch se-

kundäre Pflanzenstoffe und füttert zudem die schlechten Darmbakterien, die das Immunsystem eher schwächen. Tierische Nahrungsmittel enthalten weniger Mikronährstoffe wie Vitamine und Mineralstoffe, die ein intaktes Immunsystem jedoch benötigt.

Je weniger tierische Produkte verzehrt werden, desto mehr Energie steht dem Körper für seine Abwehrarbeit zur Verfügung, weil pflanzliche Nahrung maximal einen Tag im Verdauungssystem bleibt. Je mehr Fleisch die Mahlzeit enthält, desto größer wird die Verweildauer. Sie kann bis zu sechs Tagen betragen. Über den hohen Energieverbrauch hinaus ist das mit ein Grund für das Entstehen von Darmkrankheiten, Verstopfung, Darmkrebs und Zivilisationskrankheiten, zu denen auch die Infektionskrankheiten zählen.

Tierische Produkte schwächen unser Immunsystem.

8. Intervallfasten wird jetzt zum absoluten Muss! Der nach etwa 12 bis 14 Stunden beginnende Autophagieprozess repariert, regeneriert und recycelt Zellmüll - ein schon länger bekanntes Phänomen. Aber völlig neu ist die Erkenntnis der Forschung, dass der Autophagieprozess auch in der Lage ist, Viren über diesen Zellreinigungsprozess zu erkennen und zu entsorgen. Eine Forschergruppe vom Max-Planck-Institut, dem Uniklinikum Bonn und der Berliner Charité haben diesen Mechanismus am MERS-Corona-Virus nachgewiesen. Die enge Verwandtschaft zum jetzigen SARS-CoV-2 lässt sehr stark vermuten, dass die Autophagie bei allen Corona-Viren gleich wirkt. Also auch das Corona-Virus vernichtet.
9. Um diesen Autophagieprozess bestmöglich zu nutzen, können Sie ihn verlängern: Beim 16/8-Intervallfasten (16 Stunden fasten, 8 Stunden essen) beträgt dieser Zeitraum für Frauen 3-4, für Männer 2-3 Stunden. Beim 20/4-Intervallfasten beträgt er für Frauen 7-8, für Männer 6-7 Stunden. Lassen Sie beim Intervallfasten Ihr Essen einen Tag lang ganz ausfallen, beträgt er für Frauen 28-29, für Männer 27-28 Stunden. Noch länger wird er bei

Die Phase des Recyclings – fast beliebig verlängerbar.

einem Heilfasten von beispielsweise drei Tagen. Das ist der Grund dafür, dass Sie beim geringsten Krankheitsanzeichen gleich mit einem drei Tage langen Heilfasten beginnen sollten.

10. Vitamin D_3 ist ebenfalls sehr wichtig für ein funktionierendes Immunsystem. Alle unsere Zellen haben für dieses Vitamin bzw. Hormon Rezeptoren. Daher nehmen Sie bei einem durchschnittlichen Gewicht von etwa 60 kg täglich 4000 IE als Nahrungsergänzung ein.

Ergänzen Sie mit Beerensäften oder Nahrungsergänzungsmitteln.

11. Wie Sie wahrscheinlich wissen, ist Vitamin C ein hochwertiges Antioxidans, aber im Winter und Frühjahr gibt es noch nicht so viel sonnengereiftes Obst und Gemüse. Deshalb trinken Sie zusätzlich möglichst naturbelassene Beerensäfte. Petra empfiehlt Ihnen außerdem, zusätzlich 3 g Vitamin C pro Tag, ein hochwertiges Multivitaminpräparat zur Basisversorgung und Vitamin B_{12} sowie Q10 und ein Basenmittel zu ergänzen.
12. Gehen Sie viel an die frische Luft und in die Sonne im Sinne der »Heliotherapie«, eines alten Therapieverfahrens, das mit Sonnenlicht und dessen Wärme gegen chronische Krankheiten, aber auch gegen virale Infektionen regelmäßig eingesetzt wurde, aber durch die moderne Medizin in Vergessenheit geraten ist.
13. In der Ruhe liegt die Kraft. Eine gute Basis dafür ist das gute Kauen unserer Nahrung. Unser Magen und auch unser Mikrobiom danken uns dafür sofort mit besserer Funktion. Also erst einmal tief bei offenem Fenster durchatmen und dann in Ruhe essen. Ein besonderer Tipp: Fluten Sie Ihren Körper mit Sauerstoff. 30-mal rasch und tief ein- und ausatmen lässt Ihren ganzen Körper kribbeln vor Wohlgefühl. Und *alles* im Körper funktioniert mit einer guten Sauerstoffversorgung besser.
14. Viren lieben generell keine Wärme: Daher immer für warme Füße sorgen. Auch täglich eine sehr heiße Dusche oder ein heißes Bad lässt die Körpertemperatur etwas ansteigen. Fieber ist von jeher die einfachste und effektivste

Maßnahme des Körpers, Viren und krank machenden Keime zu vernichten. Und das am besten vor dem Schlafengehen, dann noch einen heißen Tee trinken und mit einer Wärmeflasche ins Bett. Schwitzen imitiert körpereigenes Fieber, und das mögen auch die Corona-Viren nicht.

15. Trinken Sie regelmäßig angenehm heiße Getränke, denn die Viren dringen über den Rachenraum ein. Und wie gesagt, sie mögen keine Wärme.

Trinken Sie heiß und baden Sie heiß – die Viren mögen das nicht.

16. Gurgeln Sie regelmäßig mit Salbeitee, denn Salbei wirkt antiviral. Aber natürlich dürfen Sie ihn auch gerne trinken, am besten drei- bis viermal täglich eine Tasse heißen Tee.
17. Antivirale Kräuter sind weiterhin Melisse, Süßholz, Efeu, Ysop und Zistrose.
18. Heilkräuter um das Immunsystem zu stabilisieren sind: Ringelblume, Meisterwurz, Mädesüß, Tausendgüldenkraut und Gundelrebe.
19. Trainieren Sie Ihr braunes Fett, das viele Mitochondrien enthält. Das sind unsere Fettverbrennungsöfchen, die Energie, also auch Wärme erzeugen. Setzen Sie sich täglich kurz einem Kältereiz aus. Duschen Sie am Morgen abschließend zwei Minuten so kalt wie möglich. Das aktiviert die Fettverbrennung für den ganzen Tag und stärkt Ihre Abwehr.
20. Und hier ist Ihr antiviraler Immunshot: Dazu brauchen Sie den Saft einer Zitrone, einer halben Orange, ein großes Stück Ingwer, 1 TL Curcuma, 2 Esslöffel Apfelessig, 1 EL Honig, 1 TL Zimt, ½ TL Vanilleextrakt. Damit Curcuma seine volle Wirkung entfaltet, geben Sie noch etwas Pfeffer hinzu. Diesen Mix zerkleinern Sie in einem Blender für etwa 90 Sekunden und geben täglich zwei Teelöffel davon in Ihren Tee.
21. Steigern Sie sich nicht in Angstszenarien hinein, das macht hilflos. Außerdem kann Stress jeder Art Ihr Immunsystem empfindlich schwächen. Sondern helfen Sie

Stress stresst – auch Ihr Immunsystem.

anderen heraus aus der Panik, indem Sie diese Tipps an sie weiterleiten und ihnen vormachen, wie es geht. Sie werden entdecken, dass Sie selbst durch dieses Wissen und Ihr Tun wieder in gelassener Ruhe das Ruder übernehmen können und nicht von Angst geleitet werden.

Ziel ist, dass Ihr Körper es mit der Anwendung dieser 23 Tipps schafft, den aktuell (Frühjahr 2020) sich ausbreitenden Corona-Virus zu neutralisieren, falls Sie sich infizieren. Aber selbst wenn Ihr Körper und Ihr Immunsystem dieses Ziel nicht vollständig erreichen, besteht eine gute Chance, den Verlauf abzumildern, so dass er weniger oder überhaupt nicht schwerwiegend wird. Ein Indiz dafür ist, dass viele Menschen nicht einmal oder kaum bemerken, dass sie infiziert sind oder nur leichte Symptome haben.

Gleichgültig ob jetzt im Fall des Corona-Virus' oder bei jeder anderen Infektion möchten wir Sie ermutigen, Vertrauen in Ihre körpereigenen Heilkräfte, in Ihren eigenen »inneren Arzt«, zu haben. Er ist vor allen Krankheitssituationen und erst recht in pandemischen Situationen immer für Sie in vollem Einsatz.

Zum Abschluss: Verkehrte Welt – die »gesunde Ess-Störung«

Der Begriff »Orthorexia nervosa« steht für das übertriebene Bedürfnis, sich gesund zu ernähren. Eine Krankheit zu erfinden, die automatisch mit bekannten Essstörungen wie »Anorexia nervosa« (Magersucht) in Verbindung gebracht wird, erscheint übertrieben, denn sich über gesunde Ernährung zu informieren und das neu gewonnene Wissen für sich zu nutzen ist eine gute Sache. Erfreulicherweise setzen sich heute viele vor allem junge Menschen intensiv mit einer gesunden Ernährung auseinander. Und natürlich kostet es Zeit, eine neue Ernährungsweise zu erlernen. Befassen Menschen sich jedoch ausschließlich mit Ernährung und vernachlässigen andere lebensnotwendige Tätigkeiten, wie es bei Zwangsstörungen oft der Fall ist, dann, aber auch nur dann, ist der Begriff der »Orthorexia nervosa« berechtigt.

Lassen Sie sich also nicht erzählen, ein intensives Gesundheitsbewusstsein hätte etwas mit krankhaftem Zwang zu tun. Das ist für diejenigen, die – aus welchen Gründen auch immer – keine Verantwortung für ihre Gesundheit übernehmen wollen, ein Totschlagargument, weil ihnen inhaltlich nichts einfällt. Wenn Sie auch zu denjenigen gehören, die der Meinung sind, dass Ernährung Einfluss auf unsere Gesundheit hat, dann ist es doch absolut positiv zu bewerten, wenn Sie Verantwortung für Ihr Leben übernehmen. So wie gesunde Lebensmittel uns gesund machen können, sind schädigende Lebensmittel dazu in der Lage, uns krank zu machen. Da ist es doch eher zwanghaft, die Erkenntnisse der Ernährungsmedizin zu ignorieren, um seinen schädigenden Gewohnheiten weiter frönen zu können. Wir lieben das Essen genauso wie Sie und sind ganz klar fürs Genießen – nur eben gesund!

IV.
Pflanzen oder Tiere – die verschiedenen Ernährungsformen und Diäten

1. Warum Diäten scheitern – wenn Sie abnehmen und gesund werden möchten

Ein gewohntes Bild. Immer im Frühjahr sind die Magazine voller neuer Versprechen, wie man mit der aktuellen »neuesten« Diät in nur wenigen Tagen mit so gut wie keinem Aufwand seine überschüssigen Kilos und damit Krankheitsrisiken verlieren kann.

Meist sind es bekannte Diäten in neuen Gewändern. Doch selbst die absurdesten Empfehlungen - beispielsweise nur hart gekochte Eier oder Spinat oder Ananas zu essen - werden hoffnungsvoll ausprobiert. Zwar geht es den Diätwilligen nach einem Tag schon schlecht, aber sie wollen doch unbedingt ihre überschüssigen Pfunde loswerden - am besten im Schlaf. Also quälen sie sich noch für einige Tage weiter, bevor sie der Heißhunger überfällt, und binnen kürzester Zeit sind nicht nur die verlorenen Kilos zurück, sondern auch noch neue dazukommen - auch bekannt als Jo-Jo-Effekt.

Der Vier-Punkte-Plan

Fallen Sie nicht mehr auf solche Versprechungen herein. Wenn Sie gesund abnehmen möchten, gilt es im Wesentlichen vier Punkte zu beherzigen.

1. Sie benötigen alle lebenswichtigen Nährstoffe in der optimalen Menge. Gemeint sind hier die Makronährstoffe Eiweiß, Fett und Kohlenhydrate, inklusive Ballaststoffe, sowie alle Mikronährstoffe wie Vitamine, Mineralstoffe und insbesondere die sekundären Pflanzenstoffe, damit Ihr Stoffwechsel seine reibungslose Arbeit verrichten kann. Das verhindert Heißhungerattacken.

2. Sie müssen weniger Kalorien zuführen, als Sie verbrauchen, indem Sie beispielsweise darauf verzichten, den Teller ein zweites Mal nachzufüllen.
3. Sie verbrauchen mehr Kalorien, als Sie zuführen. Das bedeutet, Sie bewegen sich.
4. Am besten, Sie essen nur zwei, höchstens dreimal täglich, damit Ihr System von möglichst langen Pausen profitieren kann.

Außerdem unterstützt ausgiebiges Kauen beim Abnehmen und hält ganz nebenbei Ihre Zähne fit. Auch diese haben nämlich einen Stoffwechsel, der von Bewegung und Nutzung abhängt. Kauen Sie jeden Bissen mindestens zwanzigmal. Dadurch wird Speichel produziert, der Enzyme enthält, die Kohlenhydrate vorverdauen.

Ihr Verdauungstrakt wird Sie es Ihnen danken. Zum einen werden dadurch früher Sättigungssignale ans Gehirn gesendet, zum anderen dankt Ihnen Ihr Mikrobiom, insbesondere wenn Sie zusätzlich viele pflanzliche Lebensmittel mit einem hohen Ballaststoffanteil zu sich nehmen. Ihr »Darmgehirn« kann dann mehr vom Glückshormon Serotonin aktivieren. Sind wir glücklich, lieben wir uns selbst mehr und müssen unsere Defizite nicht mit Essen ausgleichen.

Nebenbei verschwinden lästige Verdauungsprobleme, angefangen mit Verstopfung über Bauchschmerzen bis hin zu heftigen Blähungen.

Wenn Sie diese Hinweise dann noch mit Intervallfasten kombinieren, steht Ihrem Wunschgewicht und Ihrer Gesundheit nichts mehr im Wege. Intervallfasten nach der 16/8-Methode ist übrigens keine Diät, sondern die bestmögliche Dauerernährung für die meisten Menschen.

Intervallfasten ist perfekt für die Daueranwendung geeignet und erfüllt gleichzeitig den Anspruch der Gewichtsnormalisierung.

Selbstverständlich ist ein wenig Disziplin erforderlich, oder wie man heute gerne sagt: Sie müssen Ihre Komfortzone verlassen. Doch wenn Sie nur zehn Tage durchhalten, wird das Neue schön langsam zur Gewohnheit.

2. Derzeit populär: eiweißreich und kohlenhydratarm

Es gibt eine Vielzahl von Ernährungsformen und Diäten, um gesund zu sein und um abzunehmen. Seit einiger Zeit sind jene besonders populär, die auf dem Prinzip einer nahrungsinduzierten Ketose basieren. Dieser Zustand entsteht evolutionsbiologisch beim Fasten, wird aber heute hauptsächlich durch Vermeidung von Kohlenhydraten angestrebt. Bei der Ketose werden Fettreserven des Körpers abgebaut, und die daraus entstehenden Fettsäuren werden in der Leber in sogenannte Ketonkörper (oder Ketone) umgebaut.

Die Ketose ist ein Mechanismus, der in Hungerzeiten den Energiebedarf sichern soll.

Sie dienen insbesondere der Muskulatur, teilweise aber auch dem Gehirn, als Energieersatz für Glukose, die sonst von den Kohlenhydraten bereitgestellt wird. Dieser sinnvolle Mechanismus ist von Natur aus dafür gedacht, in Hungerzeiten den Energiebedarf des Körpers zu sichern. Es handelt sich also um einen vorübergehenden »Ersatzmechanismus« für Notzeiten.

Es gibt viele verschiedene Ernährungsformen und Diäten, die diesem Prinzip folgen. Den meisten ist gemein, dass die Kohlenhydratzufuhr reduziert wird. Das bedeutet: weniger Früchte und Produkte aus Getreide, wie z.B. Brot, Gebäck und Nudeln, weniger Kartoffeln, aber auch weniger Zucker jeglicher Art. Dafür wird der Anteil an Eiweiß und Fett erhöht, um die fehlenden Kohlenhydrate zu »ersetzen«, damit der Körper genügend Energie bekommt. Außerdem gewinnt der Organismus seine Energie durch Fettabbau aus den Fettpolstern. Dazu soll die benötigte Energie nur im geringen Umfang aus Kohlenhydraten, dafür aber bis zu 60 Prozent aus Fett und bis zu 30 Prozent aus Eiweiß bezogen werden. Mit der hohen Eiweißzufuhr soll eine verbesserte Sättigungswirkung erreicht, die Glukosebildung sichergestellt und der

Abbau von Muskelmasse vermieden werden. Somit sind Milchprodukte, Fleisch, Fisch und Eier neben Gemüse die Hauptbestandteile der Mahlzeiten.

Als alleinige dauerhafte Energielieferanten sind Ketonkörper genetisch allerdings nicht vorgesehen. Daher sind bei einer solchen Ernährungsweise Folgen für die Gesundheit zu erwarten. Somit ist keine dieser Diäten empfehlenswert, da unsere Biologie einfach nicht für diese hohen Anteile an tierischer Nahrung ausgelegt ist.[180]

So schätzen wir kohlenhydratarm und tiereiweißreich ein

Diese kohlenhydratarmen Diäten führen zu Gewichtsverlusten, wenn sie für eine begrenzte Zeit durchgeführt werden. Das Wort »Diät« bezeichnet eigentlich eine Ernährungsweise, die auf die Bedürfnisse eines kranken oder übergewichtigen Menschen abgestimmt und auf eine gewisse Zeit begrenzt ist. Mit weniger Kohlenhydraten verändert sich die Stoffwechsellage, ähnlich wie beim Fasten. Diese Stoffwechsellage hat anfangs einen beruhigenden Effekt auf alle chronischen Entzündungsvorgänge, wie sie bei Autoimmunerkrankungen (Rheuma, Allergien, Hashimoto, MS) und bei der Entstehung aller modernen Erkrankungen (Herzinfarkt, Bluthochdruck, Diabetes, Übergewicht) zu finden sind. Blutdruckwerte und Allergiesymptome sinken, und der Blutzucker normalisiert sich. Durch ein vorübergehendes Absinken des LDL-Cholesterinspiegels im Blut sollen sie zur Herzgesundheit beitragen. In der Krebstherapie werden kohlenhydratarme Diäten eingesetzt, um die Krebszellen verhungern zu lassen, da diese sich in erster Linie von Zucker ernähren.

Zu viele tierische Eiweiße: Schneller Gewichtsverlust auf Kosten der langfristigen Gesundheit.

Ob ein ketosebasierter Energiestoffwechsel auf Dauer gesundheitlich unbedenklich ist, wagen wir zu bezweifeln. Denn der Stoffwechsel kommt in der Ketose in einen sauren Bereich, was nicht nur ungünstig für Bindegewebe, Faszien und Gelenke ist. Die gesamte Gewebe-Übersäuerung, die in der heutigen Lebensweise sowieso schon eines der größten gesundheitlichen Probleme darstellt, wird durch die hohe Eiweißzufuhr aus Fleisch und Fisch, die bei diesen Diäten üblich ist, noch einmal verstärkt. Dabei ist zusätzlich eine unzureichende Vitaminversorgung wahrscheinlich, da Obst und Gemüse nur in geringen Mengen konsumiert werden. Damit fehlen nicht nur Vitamine, sondern auch Mineralstoffe, sekundäre Pflanzenstoffe und Ballaststoffe – Inhaltsstoffe unserer Lebensmittel –, die zur Gesunderhaltung erheblich beitragen. Alternativ müssen Supplemente eingesetzt werden. Weiterhin belastet diese sehr hohe Eiweißaufnahme die Nieren, die das überschüssige Eiweiß ausscheiden müssen. Dass unser Körper mit der Verwertung zu hoher tierischer Nahrungsanteile überfordert ist, zeigen auch die Forschungen von Prof. Wendt, der krankhafte Veränderungen der Gefäßinnenwände erforschte und diesen Zustand als eigenständiges Krankheitsbild, die Eiweißspeicherkrankheit, formulierte.

Prof. Lothar Wendt wies die Eiweißspeicherkrankheit als Folge des Konsums von zu viel tierischer Nahrung nach.

Auch unser Bewegungssystem leidet unter zu viel tierischem Eiweiß, da das überflüssige Eiweiß während der nächtlichen Ruhephase zur Bildung von Eiweißbrücken in den Muskeln führt. Dies erklärt zumindest einen Teil der morgendlichen Spannungszustände und Unbeweglichkeiten, die sich mit zunehmender Beweglichkeit reduzieren, da diese unphysiologischen Eiweißbrücken durch die Bewegung langsam wieder zerstört werden.

Ernährungsformen mit niedrigem Kohlenhydratgehalt, die aus tierischen Eiweiß- und Fettquellen wie Fleisch von Rind, Schwein und Huhn stammen, sind mit einer höheren Sterblichkeit verbunden. Der Verzehr von Eiweiß und Fett aus Gemüse weist eine niedrigere Sterblichkeit auf. Nüsse und Vollkornbrot sind mit einer geringeren Sterblichkeit verbunden und zeigen, dass pflanzliche Nahrung zu einem positiven Ergebnis führt.[169]

Klartext
Diäten sind keine Dauerlösung zur langfristigen Gewichtsabnahme. Keto-Diäten können zu kurzfristigen Gewichtsverlusten führen, nach Beendigung der Diät aber wieder rasch in einer Gewichtszunahme enden (sog. »Jo-Jo-Effekt«). Negative Auswirkungen auf den Gesundheitszustand sind nicht auszuschließen beziehungsweise zu erwarten. Eine vollwertige pflanzliche Ernährung enthält alle Inhaltsstoffe in ausreichender Menge und senkt das Risiko für Krankheiten. Sie ist nicht nur gesundheitsfördernd, sondern nachhaltig für unsere Umwelt, ja unseren ganzen Planeten und sie berücksichtigt ethische Anliegen.

3. Wie unsere Gesundheit unter tierischen Nahrungsmitteln leidet

Tiere sind meine Freunde,
und meine Freunde esse ich nicht.
Bernard Shaw, 1856–1950

Die »normale« Ernährung wird zunehmend infrage gestellt

Der verbreitete Glaube, eine ausreichende Eiweißversorgung sei nur durch tierische Nahrungsmittel zu erreichen, ist ein großer Irrtum.

Immer mehr Menschen entscheiden sich, den Verzehr tierischer Produkte einzuschränken oder sogar für eine vollständig tierfreie Ernährung. Persönlichkeiten aus Medien, Kultur, Wissenschaft und besonders berühmte Sportler wie der Formel-1-Sieger Lewis Hamilton und der Wimbledon-Sieger Novak Djokovic haben sich umgestellt. Der Irrglaube, dass Fleisch für eine ausreichende Eiweißversorgung unabdingbar sei, wird von den Spitzenathleten widerlegt. Im Gegenteil, ohne tierische Nahrungsmittel sinkt die Verletzungsanfälligkeit, die Erholungsphase nach Hochleistung geht wesentlich schneller vonstatten, und vor allem nimmt die Leistungsfähigkeit zu, besonders bei Ausdauersportlern. Nahrungsmittel tierischen Ursprungs enthalten zwar alle bekannten Nährstoffe, diese werden aber auch von pflanzlichen Lebensmitteln – ohne die negativen Nebenwirkungen – geliefert. Die einzige Ausnahme ist Vitamin B_{12}. Aber dafür gibt es eine gute Lösung.

Besonders wegen des Gehalts an Eiweiß und Eisen werden tierische Produkte immer noch als wertvolle Lebensmittel angesehen, zum regelmäßigen Verzehr empfohlen und stark beworben.

Doch tierische Produkte sind aus mehreren Gründen kritisch zu bewerten. Sie tragen zu unseren Zivilisationskrankheiten bei, enthalten eine Reihe von problematischen Substanzen, und ihnen fehlen die wichtigen Ballaststoffe sowie die Vielzahl an wertvollen sekundären Pflanzenstoffen.

Bei den verschiedenen tierischen Nahrungsmitteln gibt es große Unterschiede in ihren Nährstoffgehalten, abhängig von der jeweiligen Art des tierischen Nahrungsmittels, der Tierhaltung sowie dem Verarbeitungsgrad.

Die gesundheitlich problematischen Substanzen, die mit tierischen Produkten aufgenommen werden, sind in erster Linie bestimmte gesättigte Fettsäuren, Cholesterin und die Arachidonsäure. Außerdem befinden sich in tierischen Produkten gesundheitsgefährdende Stoffe, die durch Pökeln und Räuchern entstehen. Tierische Produkte können – genau wie pflanzliche – mit Schadstoffen aus der Umwelt belastet sein. Da Tiere in der Nahrungskette aber höher stehen als Pflanzen, sind tierische Produkte auch deutlich stärker belastet. Der Mensch steht am Ende der Nahrungskette und konzentriert diese Giftstoffe durch den Verzehr tierischer Produkte in seinen Organen und im Fettgewebe.

Tierische Nahrung kann krank machen – je höher der Anteil, umso mehr.

In tierischen Lebensmitteln finden sich überhaupt keine der für unsere Gesundheit so wichtigen Ballaststoffe. Auch die wertvollen sekundären Pflanzenstoffe fehlen, sie gelangen lediglich mit dem Futter in tierische Produkte oder als Zusätze zu Futtermitteln (wie Carotinoide ins Eigelb von Hühnern oder ins Fleisch von Lachsen aus Aquakulturen). Mineralstoffe und Vitamine werden oft als Nahrungsergänzungsmittel dem Futter beigemischt, damit sie sich im Fleisch wiederfinden. Der Gehalt an Hormonen in den Milchprodukten wird später vertieft (siehe »Milch«, Seite 220).

Bestimmte Innereien sind aufgrund der Schadstoffanreicherung sehr stark belastet. Dies trifft besonders auf die Entgiftungsorgane des Tierkörpers wie Leber und Niere zu, in denen sich Schwermetalle (Blei, Cadmium, Quecksilber) sowie Industriechemikalien oder Arzneimittelrückstände anreichern. Diese Innereien werden meist in Wurstprodukten verarbeitet. Der Anteil an Innereien kann dabei je nach Preis- und Güteklasse stark variieren. Wildtiere weisen teilweise erheblich höhere Rückstandswerte auf als Nutztiere.

Tierische Produkte enthalten oft Gifte, Rückstände, Antibiotika und andere »Schädlichkeiten«, die in Pflanzen nicht oder viel weniger vorkommen.

Tierische Produkte können mit weiteren Schadstoffen belastet sein, wie Mikroorganismen (z. B. Salmonellen und Parasiten wie Fadenwürmer). Schwermetalle und Pestizide aus der Umwelt (z.B. DDT, PCB, Dioxin, Blei, Cadmium, Quecksilber, Cäsium) reichern sich im Tiergewebe an. Außerdem finden sich Antibiotika oder deren Rückstände aus der Tierhaltung in tierischen Nahrungsmitteln. Hier ist die Form der Tierhaltung entscheidend. So ist in ökologischen Betrieben der Einsatz von Antibiotika zur Vorbeugung von Krankheiten oder zur Mastbeschleunigung verboten.

Massentierhaltung – eine der größten Belastungen für die Umwelt

Die Tierhaltung, insbesondere die Massentierhaltung (Rinder, Schweine, Geflügel) ist eine der größten Belastungen für die Umwelt. Die Wiederkäuer atmen Methan aus, das zwanzigmal so klimaschädlich ist wie das viel diskutierte CO_2. Mit rund 74 Milliarden geschlachteten Tieren jährlich (das ist fast das Zehnfache der Weltbevölkerung!) macht die Tierhaltung einen größeren Anteil an klimaschädlichen Emissionen aus als der gesamte Transport-Sektor. Die Produktion von Fleisch und Milch nimmt neben riesigen Weideflächen zusätzlich über die Hälfte der weltweiten Ackerflächen zur Produktion von Futtermitteln in Anspruch. So trägt die Tierhaltung nicht nur zum Klimawandel, sondern auch zum weltweiten Hunger bei. Eine bizarre Tragik.

Gülle und Exkremente von Rindern, Schweinen und Geflügel verursachen eine Nitratbelastung von Böden und Gewässern, die das Potential der Selbstreinigung der Natur teilweise überschreitet. Das Thema Fleischproduktion wird in der Klimadebatte noch viel zu selten diskutiert, obwohl es so ein großes Gewicht hat.

Ausschließlich Fleisch aus Ökobetrieben für jeden könnte nur für eine Minderheit bereitgestellt werden oder in begrenzter Menge für alle.

Tierische Produkte liefern nur 18 Prozent der Nahrungsenergie für die Menschheit, nehmen aber 83 Prozent der gesamten weltweiten Agrarfläche als Weide- oder Anbaufläche für Futtermittel wie Soja und Mais in Anspruch, d.h. insgesamt 26 Prozent der Landflächen unserer Erde.

Für Nahrungsmittel, die vom Menschen verzehrt werden, stehen lediglich fünf Prozent der Landfläche zur Verfügung. Pflanzliche Lebensmittel sind also – besonders in Anbetracht des Welthungers – wesentlich effizienter.

Pflanzliche Nahrung ist ungleich effizienter für unseren Planeten.

Immer mehr Menschen sind mit Haltung, Fütterung, Transport und Tötung von Tieren nicht einverstanden und haben sich auch aus ethischen Gründen für eine pflanzliche Ernährung entschieden.

Klartext
Tierische Produkte tragen maßgeblich zu vielen der gesundheitlichen Probleme bei. Die Umweltbelastung durch die Produktion tierischer Nahrungsmittel ist immens. Der überwiegende Umgang mit Nutztieren als Lebewesen (Massentierhaltung, Besamung, Fütterung, Transport, Tötung) ist ethisch unverantwortlich. Der Verzehr tierischer Produkte sollte aus gesundheitlichen Gründen, aus ökologischer Notwendigkeit und aus ethischem Anliegen sehr stark reduziert oder ganz eingestellt werden.

Fleisch *war* ein Stück Lebenskraft

Je weniger die Leute wissen,
wie Würste und Gesetze gemacht werden,
desto besser schlafen sie.
Otto von Bismarck, 1815–1895

Trotz aller negativen Nachrichten über Fleisch und die daraus hergestellten Produkte nimmt der Konsum weltweit stetig zu, und bei uns nimmt er nicht ab – sei es aus Gewohnheit, Bequemlichkeit oder Unsicherheit, ob Fleisch nicht doch »lebenswichtig« ist. Aber die Fakten sprechen eine andere Sprache und zeigen, dass besonders rotes Fleisch sowie Wurstwaren in größeren Mengen der Gesundheit schaden können.

Richtig ist, dass Fleisch und Wurstwaren alle wichtigen Nährstoffe enthalten, die aber mit Ausnahme von Vitamin B_{12} auch von pflanzlichen Lebensmitteln geliefert werden können.

Rotes Fleisch stammt von Säugetieren (Schwein, Rind, Büffel, Schaf, Ziege, Kamel) und unterscheidet sich vom weißen Fleisch (Geflügel, Fisch) besonders durch seinen deutlich höheren Gehalt an Eisen. Rotes Fleisch hat einen hohen Gehalt an Eiweiß und den Vitaminen B_1, B_6 und B_{12} sowie an Eisen, Zink und Selen. Aus diesen Gründen werden Fleisch und Wurstwaren herkömmlich als wertvolle Lebensmittel angesehen.

Eisen aus Fleisch wird auch bei geringem Bedarf besonders gut resorbiert und wird nicht schnell ausgeschieden, wenn es überdosiert ist.

Trotz dieser positiven Aspekte sind Fleisch und Wurstwaren aus mehreren Gründen nicht empfehlenswert. So besteht das Fett in rotem Fleisch zu 40 bis 50 Prozent aus gesättigten Fettsäuren, von denen einige problematisch sind (siehe »Fett«, Seite 421). Außerdem wird der hohe Eisenanteil in rotem Fleisch mit einem erhöhten Herzinfarktrisiko und Krebs in Verbindung gebracht. Eisen aus Fleisch wird vom Körper schneller und in höheren Anteilen aufgenommen als Eisen aus Pflanzen, auch wenn kein Eisenbedarf besteht. Dieser Überschuss bleibt als freies Eisen im Körper, und da es oxidationsanfällig ist, entstehen sogenannte freie Radikale, reaktionsfreudige Verbindungen, die die Gefäßwände schädigen können.

Die Verarbeitung von Fleisch spielt hinsichtlich des Krebsrisikos eine wesentliche Rolle. Beim Pökeln von Fleisch und Wurst entstehen durch die Verbindung von Nitrit und Aminen Nitrosamine, die Krebs auslösen können. Viele Bio-Betriebe setzen bewusst kein Pökelsalz bei der Verarbeitung von Fleischwaren ein. Beim Grillen und Braten entstehen Stoffe (heterozyklische Amine und polyzyklische aromatische Kohlenwasserstoffe), die die Krebsentstehung begünstigen. Gleiches gilt für geräucherte Fleischwaren sowie für stark verarbeitete Fleischwaren, deren Verzehr mit höchstem Risiko für Darmkrebs verbunden ist (siehe »Krebs«, Seite 144).

Der Verzehr von rotem Fleisch führt zu einer deutlich höheren Bildung von krebserregenden Nitrosaminen im Magen-Darm-Trakt. Dadurch steigt die Gefahr für Dickdarmkrebs. Ein erhöhtes Risiko für Dickdarmkrebs durch den Verzehr von rotem Fleisch wird von der WHO – wie das Rauchen für die Entstehung von Lungenkrebs – als wahrscheinlich krebserregend eingestuft.

Rotes Fleisch wird von der WHO als krebserregend eingestuft, umso mehr, je mehr es verarbeitet ist.

Für den Verzehr von verarbeiteten Fleischwaren (Salzen, Fermentieren, Räuchern oder Pökeln, wie Schinken oder Würstchen) gilt dieser Zusammenhang sogar als wahrscheinlich.

Wegen dieser Erkenntnisse wird offiziell ein zurückhaltender Verzehr von rotem Fleisch empfohlen. Verarbeitetes Fleisch sollte möglichst ganz gemieden werden; hierzu zählen insbesondere geräucherte, gepökelte und durch Zugabe von chemischen Konservierungsmitteln haltbar gemachte Fleischprodukte, zu denen alle Wurstwaren zählen. Die Gesamtaufnahme von rotem und verarbeitetem Fleisch erhöht das Risiko für Darmkrebs, Brustkrebs und Prostatakrebs. Die Zufuhr von Geflügelfleisch erhöht das Risiko für Krebserkrankungen von Lymphe und Blut.[93]

Innereien sind noch stärker belastet als Fleisch.

Innereien von Säugetieren sind deutlich stärker belastet als Fleisch, sie enthalten mehr Purine und mehr Cholesterin. Zu den Innereien zählen Zunge, Herz, Leber, Nieren, Milz, Kutteln, Hirn, Euter und Lunge.

Neben riesigen Weideflächen nimmt die Tierhaltung mehr Ackerfläche in Anspruch als die Erzeugung von Nahrungsmitteln für die Menschheit und trägt nur ein Fünftel zur Versorgung mit Nahrungsenergie bei. Die Tierfütterung mit Pflanzen führt zu dramatischen Verlusten an Nahrungsenergie und Eiweiß. Diese Verschwendung von Ressourcen trägt zum Hunger in der Welt bei, das kann sich eine zunehmende Weltbevölkerung nicht länger leisten. Außerdem ist bekannt, dass die Tierhaltung etwa ein Viertel der klimaschädigenden Gase verursacht. Der effektivste Beitrag des Einzelnen zum Klimaschutz ist eine pflanzenbasierte Ernährung.

Veredelungsverluste

Von der weltweit vorhandenen Ackerfläche könnten sehr viel mehr Menschen ernährt werden, wenn die darauf angebauten Pflanzen nicht für die Tierfütterung zur Erzeugung tierischer Produkte ver(sch)wendet würden. Diese ineffektive Nutzung der weltweit knappen Ackerböden ist besonders gegenüber den vielen hungernden Menschen in Entwicklungsländern nicht zu verantworten. Gleichzeitig stammt ein großer Teil der in die EU importierten Futtermittel aus diesen Ländern und verschlechtert deren Ernährungssicherheit.

Fleisch liefert nur 10 bis 35 Prozent der Nahrungsenergie der Pflanzen, die verfüttert werden.

Bei der Umwandlung von pflanzlichem Futter in tierische Produkte gehen 65–90 Prozent der Nahrungsenergie und des Eiweißes verloren, das heißt, nur etwa 10–35 Prozent der eingesetzten Futtermittel bleiben in Form tierischer Erzeugnisse »erhalten«. Das Tier benötigt den größten Teil der Nahrungsenergie für die Körperwärme und die Nährstoffe für den eigenen Stoffwechsel sowie für den Aufbau von Knochen, Haut und Haaren sowie Organen, die nicht der Ernährung dienen (Tabelle 7).

Tabelle 7: *Einsatz von Pflanzen zur Erzeugung tierischer Produkte*[96]

	Nahrungsenergie	**Nahrungseiweiß**
Schweinefleisch	3:1	–
Rindfleisch	10:1	17:1
Hühnerfleisch	4:1	–
Eier	4:1	4:1
Milch	5:1	3:1
Durchschnitt	7:1	7:1

Input im Futter : Output im tierischen Produkt

Viele Menschen haben sich für eine pflanzliche Ernährung entschieden, da Haltung, Fütterung, Transport und Tötung von Tieren nicht mit ihren ethischen Anliegen vereinbar sind. Der seit Jahrzehnten anhaltende Hunger auf der Erde ist ein Armutszeugnis für die Menschheit. Die Bereitstellung von Ackerflächen für den lokalen Markt, die jetzt für Viehfutter unserer Masttiere genutzt werden, ist eine der vielen Möglichkeiten, um den Hunger in den betreffenden Regionen zu beenden.

Klartext
Fleisch und besonders Wurstwaren sowie Innereien sind als sehr problematisch einzustufen, da sie mit gesundheitlichen Nachteilen verbunden sind. Der Verzehr von Fleisch und Wurstwaren sollte aus gesundheitlichen Gründen, aus ökologischer Dringlichkeit und aus ethischem Anliegen stark reduziert oder besser noch ganz eingestellt werden.

Fisch – stinkt vom Kopf her

Es gibt viele Heilpflanzen, aber keine Heiltiere - selbst der Heilbutt ist belastet.

Der hemmungslose Verzehr von Fisch ist nicht gut für das Meeresgleichgewicht und aus mehreren Gründen auch nicht für unsere Gesundheit. Die Weltmeere werden immer leerer gefischt, die Fische sind mit Schwermetallen und Plastik hoch belastet. Die Aquakultur ist auch keine Lösung, denn es ist eine Massentierhaltung im Wasser, mit den gleichen schlimmen Nebenerscheinungen wie auf dem Land. Es ist unverantwortlich, so weiterzumachen wie bisher.

Fische enthalten viel Eiweiß, Jod und Selen sowie Omega-3-Fettsäuren. Im Vergleich zu rotem Fleisch weisen Fische wenig gesättigte Fettsäuren auf. Fettfische zeichnen sich durch einen hohen Gehalt an Vitamin A und D aus. Aus diesen Gründen werden Fische als wertvolle Lebensmittel angesehen, und es wird empfohlen, sie regelmäßig zu essen.

Fisch enthält oft Quecksilber, Würmer und andere Parasiten, Antibiotika, Chemikalien und Mikroplastik.

Trotz dieser an sich positiven Aspekte ist Fisch aus verschiedenen Gründen ernährungstechnisch abzulehnen. Zu den wichtigsten Gesundheitsgefahren durch Fischverzehr zählen unter anderem Quecksilber, Würmer, Antibiotika und Mikroplastik.

Thunfisch enthält besonders viel Quecksilber, das zu Nervenschädigungen und neurologischen Erkrankungen führen kann. Heringe sind oft von Fadenwürmern befallen – sehr problematisch, wenn sie roh verzehrt werden. Aale aus verschmutzten Gewässern können stark mit Umweltchemikalien belastet sein. Im Sushi werden regelmäßig Parasiten gefunden. Der Anisakis-Wurm infiziert Menschen über den Verzehr von larvenhaltigen Meeresfischen, die nicht oder nur ungenügend erhitzt, nur schwach mariniert oder ungenügend geräuchert sind. Seefische wie Heringe und Makrelen sind weltweit von Anisakis befallen. Neben Schwindel und Übelkeit kann ein Befall von Anisakis im Extremfall zum Darmdurchbruch führen.

Lachse stammen inzwischen etwa zur Hälfte aus Aquakulturen, die, ebenso wie die Massentierhaltung von Landtieren, ethisch unhaltbar sind. Nicht nur die Enge in der Käfighaltung, sondern auch die Art der Futtermittel und der Einsatz von Antibiotika sind bedenklich. Außerdem ist tierisches Eiweiß, ob vom Fisch oder von Fleisch, in die Kritik geraten, weil es zu Belastungen der Niere und des Säure-Basen-Haushalts beitragen kann (siehe »Eiweiß«, Seite 415).

Fische aus Aquakulturen sind den Land-Tieren aus der Massentierhaltung gleichzusetzen.

Schließlich sind viele Salzwasserfischarten durch extreme Überfischung so stark im Bestand reduziert, dass der industrielle Fischfang sofort eingestellt werden müsste, damit sich die Fischbestände noch erholen können. Die Menschen, die in den armen Ländern der Welt in Wassernähe wohnen und auf Fisch angewiesen sind, gefährden die Fischbestände nicht – es sind die Riesenfangschiffe aus den reichen Ländern. Diese rauben nicht nur die Einwohner dieser Länder ihre Nahrungsgrundlage, sondern fangen auch viele Meerestiere, die nicht verzehrt, aber als Beifang getötet und weggeworfen werden. Ein schreckliches Beispiel ist der Verzehr von Haifischflossen, die den Tieren abgeschnitten werden, bevor sie einfach wieder ins Meer geworfen werden.

Klartext
Der Verzehr von Fischen ist wegen ihrer zunehmenden Schadstoffbelastung, insbesondere Quecksilber, problematisch. Die Überfischung der Meere gefährdet Fischbestände und zerstört bereits die Balance der Meeresökologie. Aquakulturen sind genauso problematisch wie die Massentierhaltung von Landtieren. Der Verzehr von Fisch sollte stark eingeschränkt oder ganz eingestellt werden.

Milch – macht muntere Männer müde

Milch ist für einen großen Teil der Menschheit erst seit einigen Jahrtausenden ein Nahrungsmittel. In vielen Ländern existiert bis heute keine Milchwirtschaft. Allein daran ist erkennbar, dass der Mensch keine Milchprodukte benötigt. Aber aufgrund ihres hohen Nährwerts haben Milch und Milchprodukte von Kühen, Ziegen, Schafen, Kamelen, Pferden und anderen Säugetieren in vielen Kulturkreisen einen hohen Stellenwert.

In den meisten asiatischen Regionen, mit Ausnahme Indiens, spielte Milch bis vor kurzem kaum eine Rolle. In China wurde sie sogar als ekelerregend abgelehnt. Die Gründe hierfür liegen in den jeweiligen geologischen Besonderheiten oder an der Kultur des Landes; in vielen Regionen war die Milchwirtschaft einfach nie vorhanden.

Ernährungsphysiologisch ist der erwachsene Mensch nur schlecht für den Verzehr von Milchprodukten gerüstet. Denn das für den Abbau des Milchzuckers (Laktose) benötigte Enzym Laktase wird bei einem Großteil der Menschheit nach dem Säuglingsalter nicht mehr gebildet. Bei 75 bis 80 Prozent der Weltbevölkerung stellt sich nach dem Säuglingsalter eine Milchzucker-Unverträglichkeit (Laktose-Unverträglichkeit) ein. Lediglich bei Menschen kaukasischer Abstammung (meist hellhäutige Menschen) hat sich eine Genveränderung durchgesetzt, die es dem größten Teil der erwachsenen Menschen ermöglicht, den Milchzucker aufzuspalten. Die Anzahl der bestätigten Ausnahmen liegt deutlich unter 10 Prozent, die Anzahl der gefühlten Ausnahmen bei bis zu 30 Prozent.

Milch ist ein komplettes Lebensmittel, denn sie enthält alle lebenswichtigen Nährstoffe in einer optimalen Menge und Qualität – aber für einen Säugling. Die Milch verschiedener Säugetiere ist an die jeweiligen Bedürfnisse der Säuglinge ihrer Art bestens angepasst, um ein optimales Wachstum des Nachwuchses zu gewährleisten. Die Milch einer Kuh ist für ihr Kälbchen perfekt zusammengesetzt, nicht aber für ein Baby, geschweige denn einen erwachsenen Menschen.

Milch ist für Babys der jeweiligen Art optimiert – aber nicht für Erwachsene anderer Arten geeignet.

So enthält Kuhmilch zwar etwa die gleiche Fettmenge wie Muttermilch, aber sowohl der Anteil an Eiweiß als auch an Mineralstoffen ist um etwa das Dreifache höher. Außerdem ist die Zusammensetzung der Eiweißfraktionen und der Kohlenhydrate deutlich anders (Tabelle 8).

Tabelle 8: *Nährstoffgehalte von Kuhmilch und Muttermilch*

Nährstoff g/100g	**Kuhmilch**	**Muttermilch**
Eiweiß	3,3	1,2
Kasein	2,7	0,6
Fette	3,8	3,7
mehrfach ungesättigte Fettsäuren	0,1	0,4
Kohlenhydrate, Laktose	4,8	7,2
Mineralstoffe mg/100 g	7000	2000
Kalium	141	47
Natrium	45	15
Kalzium	116	33
Magnesium	12	3
Phosphor	92	15

Ungeachtet dessen wurde und wird Milch auch für Erwachsene als wertvolle Nährstoffquelle unablässig empfohlen. Der Werbeslogan »Milch macht müde Männer munter« ist nie wissenschaftlich bewiesen worden, weder für Männer noch für Frauen. Welche wirtschaftlichen und politischen Interessen der Milchwirtschaft sich hinter dieser Werbung verbergen, soll hier nicht weiter besprochen werden. Zählen Sie einfach eins plus eins zusammen.

Die in der Milch enthaltenen Mineralstoffe Kalzium, Magnesium, Jod und Zink sowie die Vitamine B_2, B_{12} und D können ohne Probleme durch andere Nahrungsmittel in optimaler Menge zugeführt werden, sodass eine normale oder gar optimale Ernährung ohne Milch gut möglich ist. Beispiele dafür sind Menschen, die keine Milch konsumieren, entweder mit Laktose-Intoleranz und deshalb den Milchzucker nicht vertragen oder allergisch auf Milcheiweiß reagieren. Oder aber Veganer. Sie können sich ohne Milch und Milchprodukte gut und bedarfsgerecht ernähren.

Dies trifft besonders für das Eiweiß zu. Die empfohlene Menge an Eiweiß von täglich 0,8 g/kg Körpergewicht, also 40 bis 50 g für Frauen und 50 bis 60 g für Männer, kann problemlos ohne Milchprodukte erreicht werden. Auch eine vegetarische oder vegane Ernährung liefert ausreichend Eiweiß, da es in allen pflanzlichen Lebensmitteln enthalten ist, besonders in Hülsenfrüchten, Nüssen und Getreide.

Käse macht süchtig

Käse, eine Lieblingsnahrung der Deutschen, besteht zu 10 bis 70 Prozent aus Fett, enthält sehr viel Salz, Cholesterin und artfremde Hormone – und er macht in einem äußerst hohen Maße süchtig..

Viele Menschen mögen zwar keine Milch, lieben aber Käse. Warum das so ist, ist schon lange bekannt: Die Aminosäuren aus dem Eiweiß der Nahrung werden zu Casomorphinen umgewandelt, die zu den Opiaten und Heroinen zählen und süchtig machen.
Ihre Wirkung ist in der berauschenden Intensität nicht mit der von Drogen zu vergleichen, aber eine subtile Abhängigkeit wird bereits durch kleine Mengen erzeugt und ist gewollt. Denn die geniale Natur überlässt nichts dem Zufall. Deshalb enthält Muttermilch viele Bestandteile, die zum Wohlgefühl beitragen.
Die Laktose, also der Milchzucker, erzeugt die besondere Süße. Hormone, Fette und Mineralien aktivieren den Stoffwechsel. Und die Casomorphine machen immer wieder Lust auf mehr Muttermilch. Dadurch werden Säuglinge ein bisschen süchtig nach ihrer Nahrung. Die Menge der »Drogen« ist genau auf die Spezies ausgerichtet, deshalb enthält Kuhmilch entsprechend höhere Mengen an Casomorphinen als Muttermilch. Und damit zurück zum beliebten Käse: Für die Herstellung von 1 kg Hartkäse sind 13 l Milch erforderlich. Das heißt: Im Käse befindet sich eine 13-mal so hohe Konzentration dieser süchtig machenden Casomorphine als in der Kuhmilch.

Auf Käse können viele anfangs nur schwer verzichten – er macht süchtig.

Studien belegen, dass Milchkonsum das Risiko für Akne und Prostatakrebs, wahrscheinlich auch für Brust- und Eierstockkrebs erhöht. Milch wird häufig als wertvoller Kalziumlieferant gepriesen. Allerdings ist bekannt, dass in Ländern mit hohem Milchkonsum die Osteoporose am häufigsten vorkommt. Bei dieser Krankheit kommt es zu einem Verlust der Knochenmasse und somit zu häufigen Knochenbrüchen – und dafür wird ein Mangel an Kalzium verantwortlich gemacht, der als ein Baustein für den Knochenbau benötigt wird.

In Asien, wo meist keine Milch verzehrt wurde, war Osteoporose unbekannt.

In asiatischen Ländern, in denen es keine Tiermilch oder Milchprodukte gab, war Osteoporose unbekannt. Somit muss die These, dass Milch erforderlich ist, um uns mit Kalzium zu versorgen, infrage gestellt werden. Ganz am Gegenteil, Milchkonsum kann die Frakturhäufigkeit erhöhen.

Der Kalziumbedarf kann mit kalziumreichen Pflanzen wie Grünkohl, Brokkoli, Fenchel und Sesamsamen gedeckt werden. Auch entsprechende Mineralwässer sind gute Quellen für Kalzium. Problematische Bestandteile der Milch sind Cholesterin und gesättigte Fettsäuren wie Myristinsäure (zwölf Prozent der gesättigten Fettsäuren) und Palmitinsäure (30 Prozent), die Herz-Kreislauf-Erkrankungen fördern können (siehe »Fette«, Seite 415).

Milch ist auch nicht zum Durstlöschen geeignet, dafür gibt es Wasser. Joghurt, Dickmilch, Kefir, Molke und Buttermilch sind auch keine besseren Alternativen, nur weil die Milchsäurebakterien in diesen fermentierten Produkten einen positiven Einfluss auf die Darmflora und damit auf die Immunabwehr des Körpers haben. Denn auch in diesen Produkten bleiben die Milcheiweiße und Reste des Milchzuckers erhalten, die nicht für alle Erwachsenen verträglich sind.

Auch fermentierte Milchprodukte enthalten die problematischen Anteile Milcheiweiß und Milchzucker.

Die Fermentation ändert ebenfalls nichts an den weiteren problematischen Bestandteilen wie gesättigte Fettsäuren und Cholesterin. Milchsäurebakterien finden sich eben nicht nur in Tiermilchprodukten, wie viele Menschen aufgrund des Namens »Milchsäure« annehmen, sondern sie sind auch in anderen Produkten, die mit diesen Milchsäure bildenden Bakterien fermentiert werden zu finden, wie Sojabohnen, aber auch viele Gemüsesorten, beispielsweise das Sauerkraut.

Wenn überhaupt Milchprodukte verzehrt werden, sollten sie aus regionaler und ökologischer Tierhaltung stammen.

Klartext
Das Konsumieren von Milchprodukten - vor allem in den heute üblichen großen Mengen - ist gesundheitlich bedenklich. Auch aus ökologischen (Klimawandel) und ethischen (Massentierhaltung) Gründen sollte der Verzehr von Milch und Milchprodukten stark reduziert oder ganz eingestellt werden. Eine optimale Ernährung ist auch ohne Milch und Milchprodukte möglich.

Eier – viel Cholesterin, viel Leid

Bei den Eiern ist sich die Wissenschaft noch nicht wirklich einig. Es geht ständig hin und her, mit einer Tendenz zu »eher nicht«. Eier sind kein Grundnahrungsmittel, sondern die Keimzelle für das Entstehen von Leben. Inzwischen wird Eierkonsum mit Prostatakrebs, Herzkranzgefäßerkrankungen und generell mit Entzündungsprozessen in Verbindung gebracht.

Eier von Vögeln waren seit Beginn der Menschheitsgeschichte ein wichtiges Nahrungsmittel, da sie leichter zu erbeuten waren als Tiere. Heute werden meist Hühnereier gegessen, aber auch Eier von Enten, Gänsen, Wachteln, Strauß und Emu. Eier sind ein nährstoffreiches Nahrungsmittel, das sich durch einen hohen Gehalt an essentiellen Aminosäuren und den Vitaminen A, B_2 und B_{12} sowie Eisen und Kalium auszeichnet. Deswegen werden Eier als wertvolle Lebensmittel eingeordnet.

Eier – ein wertvolles Lebensmittel? Cholesterin, Salmonellen, Antibiotika und Prostatakrebs-Risiko sprechen dagegen.

Sie sind aber aus verschiedenen Gründen immer wieder in die Kritik geraten. Eigelb enthält viel Cholesterin. Es war lange umstritten, ob Cholesterin aus Eiern schädlich ist. Eine aktuelle Studie mit 29615 Teilnehmern über 17,5 Jahren zeigt, dass ein erhöhter Verzehr von Eiern oder anderen cholesterinhaltigen Nahrungsmitteln (wie rotes Fleisch) signifikant mit einem erhöhten Risiko einer Herz-Kreislauf-Erkrankung und Mortalität verbunden ist. Je höher die Zufuhr an Cholesterin, desto höher das Risiko. Dagegen führt eine Ernährung ohne Eier zu einer Senkung des Cholesterinspiegels.[225]

Obwohl das Eiweiß der Eier hochwertig ist, sind tierische Eiweiße insgesamt problematisch (siehe »Eiweiß«, Seite 415).

Einer der häufigsten Lebensmittelskandale ist der Befall von Eiern mit Salmonellen. Hühner nehmen Salmonellen über das Futter und Trinkwasser auf, die dann über die Eierstöcke auf das Ei übertragen werden. Auch der Kot eines infizierten Tieres, der auf der Schale haften bleibt, kann Salmonellen auf das Ei übertragen. Bei den engen Verhältnissen in der Massenhaltung dieser Tiere ist dieses Szenario ziemlich wahrscheinlich. Der Mensch steckt sich über den Kontakt mit der kontaminierten Eierschale oder über den Verzehr von rohen Eiern an, wie sie in Desserts oder Mayonnaise vorkommen. Bei Eiern, die länger bei Raumtemperatur gelagert wurden, steigt das Risiko für Salmonellenbefall. Unter solchen Bedingungen können sich die Salmonellen explosionsartig vermehren und zu einer schweren Durchfallerkrankung führen.

Hühnerfutter wird mit Medikamenten und anderen Zusätzen versehen, damit die Hühner mehr Eier legen. So entstehen antibiotikaresistente Bakterien, die man im Krankheitsfall nicht erfolgreich behandeln kann. Eventuelle Rückstände wie Antibiotika in den Eiern können nicht ausgeschlossen werden.

Die Massentierhaltung von Hühnern ist ebenso grauenhaft unmenschlich wie die der anderen Tiere.

Weil sie keine Eier legen können, werden männliche Küken vergast oder geschreddert. Und zwar in großer Anzahl: Alleine in Deutschland sind es jährlich 45 Millionen! Das Stutzen des Schnabels ohne Betäubung bei den Küken ist Routine in der Hühnerhaltung, damit sich die Tiere nicht gegenseitig verletzen, da ihnen das natürliche Picken verwehrt ist. Ob das für die Tiere schmerzhaft ist, bleibt umstritten. Die Haltebedingungen für Hühner sind auch bei Bodenhaltung oder Freilandhaltung nicht artgerecht, weil sie meist viel zu wenig Platz und Auslauf haben. Schließlich verbreiten Hühnerfarmen einen besonders intensiven Geruch, der für Anwohner eine massive Belastung darstellt.

Klartext
Eier sind nicht nur aus Massentierhaltung problematisch. Aus gesundheitlicher und ethischer Sicht sollte der Verzehr von Eiern stark reduziert oder ganz eingestellt werden. Wenn überhaupt Eier konsumiert werden, dann von ökologisch geführten Höfen mit Freilandhaltung.

Tierische Nahrungsmittel – problematisch für uns, die Tiere und die Erde

Neben der Gesundheit gibt es weitere Aspekte, die bei der Ernährung bedeutsam sind, wie eine dringend erforderliche ganzheitliche Bewertung des Ernährungssystems zeigt. Denn jede Ernährungsweise hat neben gesundheitlichen Folgen auch direkte und indirekte Auswirkungen auf ökologische, soziale, ökonomische und damit politische sowie ethische Aspekte. Dabei geht es unter anderem um die weltweiten Auswirkungen des Ernährungssystems auf die Erhaltung der natürlichen Lebensgrundlagen.

Jede Ernährung hat Auswirkungen auf ökologische, soziale, politische und ethische Aspekte.

Bei Berücksichtigung der Nachhaltigkeit (Ressourcenverbrauch, Klimaneutralität) gibt es einen gravierenden Unterschied in der Erzeugung einer überwiegend auf Pflanzen basierenden Kost (Getreide, Kartoffeln, Gemüse, Obst, Hülsenfrüchte, Nüsse, Kräuter) und der einer überwiegend auf tierischen Produkten basierenden Kost (Fleischwaren, Fisch, Milchprodukte, Eier). Der Unterschied besteht darin, dass die Produktion tierischer Nahrungsmittel überdurchschnittlich stark zur Schädigung der Umwelt und somit zum Klimawandel beiträgt. Unter anderem durch Nitratbelastung von Gewässern (Gülle), Inanspruchnahme von Ackerfläche zur Tiermast, Abholzung des Regenwaldes zum Futtermittelanbau sowie den Ausstoß von CO_2 und Methan durch Rinder. Durch eine Verringerung des Verzehrs tierischer zugunsten pflanzlicher Lebensmittel lassen sich diese negativen Umweltauswirkungen durch Nutztiere am effektivsten reduzieren. Zusätzlich wird eine pflanzliche Ernährung ethischen Anliegen am ehesten gerecht.[97]

Pflanzliche Ernährung hat keine negativen gesundheitlichen, gesellschaftlichen sowie klimatischen Nebenwirkungen.

Wem nicht bewusst ist, wie Massentierhaltung abläuft, der sollte die Augen nicht länger verschließen und sich entsprechende Dokumentationen anschauen. Das öfters von Tieressern vorgebrachte Argument, sie würden sich von gut gehaltenen Weidetieren ernähren, die ohne Qual getötet werden, ist ambivalent. Sie sollten darüber nachdenken, für wie viele Menschen der über 7,7 Milliarden auf unserer Erde das überhaupt möglich ist.[181 169 97]

4. Alternative Ernährungsformen – ein Überblick

Alternative Ernährungsformen unterscheiden sich von kurzfristigen Ernährungskuren oder Reduktionsdiäten, denn es sind langfristig praktizierbare Kostformen. Sie folgen einem bestimmten Konzept und weichen von der bei uns heute üblichen Ernährungsweise teilweise erheblich ab.

Diese Kostformen bestehen überwiegend aus pflanzlichen Lebensmitteln und weisen eine Reihe weiterer Gemeinsamkeiten auf. So ist die Qualität der Lebensmittel wichtig, die maßgeblich durch ökologischen Anbau, regionale und saisonale Herkunft, werterhaltende Verarbeitung sowie durch eine möglichst schonende Zubereitung bestimmt wird. Ein weiteres Merkmal alternativer Kostformen ist ihre ganzheitliche Orientierung. Sie verfolgen nicht nur gesundheitliche Ziele, sondern berücksichtigen auch weitergehende Aspekte wie soziale Gerechtigkeit, die Erhaltung der Umwelt sowie ethische Anliegen.

Früher wurde Menschen, die sich »alternativ« ernährten, mit allerlei Vorurteilen begegnet. Heute werden sie gesellschaftlich immer mehr akzeptiert. Höchstens einfallslose Komiker machen sich noch über sie lustig. Inzwischen belegen langjährige Erfahrungen und wissenschaftliche Untersuchungen überzeugend, dass alternative Ernährungsformen nicht nur zahlreiche gesundheitliche Vorteile für die Menschen bieten, sondern auch gleichzeitig für die Umwelt haben.

Als Ursache des zunehmenden Interesses an alternativen Ernährungsformen gilt ein steigendes Gesundheitsbewusstsein in der Bevölkerung, das durch Lebensmittelskandale zusätzlich befördert wird. Aber auch die Suche nach anderen Wegen in der Prävention und Behandlung von Krankheiten sowie eine neue Sichtweise der Beziehung zwischen Mensch, Tier, Natur und Umwelt tragen zu dieser Entwicklung bei.

Früher waren alternative Ernährungsformen in der Regel nur Gegenstand wissenschaftlicher Forschungen, wenn sich durch eine falsche Anwendung der Kostform eine Mangelernährung ergab, inzwischen gibt es eine Reihe von Studien, welche die positiven Wirkungen dieser Kostformen dokumentieren. Es gibt Dutzende alternative Ernährungsformen.

5. Pflanzenbasiert essen – vegan und vegetarisch

Die heute aktuellsten und bekanntesten alternativen Ernährungsformen sind die pflanzlichen. Sie haben in den letzten Jahren stark an Beliebtheit gewonnen. Sie werden besonders von eher jüngeren, meist gebildeten, urbanen Frauen praktiziert. Die Zahl der Vegetarier und Veganer in Deutschland liegt nach verschiedenen Befragungen zwischen fünf und acht Millionen Menschen, von denen gut eine Million vegan lebt.

Die Zeiten, in denen eine Ernährung ohne tierisches Eiweiß als Mangelernährung bezeichnet wurde, sind längst vorbei. Inzwischen hat sich auch die Einstellung zum Vegetarismus und Veganismus deutlich geändert, besonders durch die vielen wissenschaftlichen Veröffentlichungen, die in fast allen Fällen das Gegenteil von dem zeigen, was zunächst angenommen oder befürchtet wurde.

Da die Beweggründe, Anliegen und Einstellungen der Vegetarier und Veganer sehr ähnlich sind, treffen viele Aussagen für die Anhänger dieser beiden Kostformen gleichermaßen zu. Beide Kostformen sind Teil eines Lebensstilkonzeptes. Vegetarier essen kein Fleisch, aber Milchprodukte und Eier (daher Ovo-Lakto-Vegetarier), Veganer meiden sämtliche Produkte tierischer Herkunft, überwiegend einschließlich Honig und Gelatine.

Pflanzenkost ist sehr wasserhaltig, energiearm, aber reich an Mikronährstoffen – genau richtig für unsere bewegungsarme Wohlstandsgesellschaft.

Die Vielzahl an wissenschaftlichen Veröffentlichungen zur vegetarischen und veganen Ernährung geben klare Auskunft über ihren Einfluss auf Gesundheit, Gesellschaft und Umwelt. Dabei erweist sich eine überwiegend oder völlig pflanzliche Ernährung unter den heutigen Lebensbedingungen besonders für uns als eine Gesellschaft körperlich bewegungsarmer Wohlstandsbürger als vorteilhaft. Denn pflanzliche Kost enthält viel Wasser und ist dadurch energiearm, aber trotzdem reich an Mikronährstoffen, sodass der Nährstoffbedarf gedeckt werden kann, besonders wenn die Pflanzen aus kontrolliert biologischem Anbau stammen, nicht zu lange Transportwege zurücklegen müssen und wenn der Lebensstil der Betroffenen nicht zu stressig ist beziehungsweise keine anderen Umweltbelastungen zu überhöhtem Nährstoffverbrauch führen. Deswegen empfehlen wir immer den sicheren Weg, den Vitaminstatus bei einem dafür ausgebildeten Arzt untersuchen zu lassen.

Durch ihr größeres Volumen und ihre Sättigungswirkung bieten pflanzliche Lebensmittel einen gewissen Schutz gegen Völlerei. Die nur in pflanzlichen Lebensmitteln vorkommenden Ballaststoffe und sekundären Pflanzenstoffe leisten einen bedeutenden Beitrag zur Erhaltung und Förderung sowie zur Wiederherstellung der Gesundheit. Um die natürlicherweise in Pflanzen enthaltenen Nährstoffe voll zu nutzen, sollte ein Teil der pflanzlichen Lebensmittel roh oder fermentiert verzehrt werden.

Die Eiweißversorgung bei pflanzlicher Kost

Die Eiweißzufuhr der Ovo-Lakto-Vegetarier (sie essen Tiermilchprodukte und Eier) liegt meist niedriger als bei Mischköstlern, jedoch überschreiten beide Gruppen die Empfehlungen. Herkömmlich betrachtet ist die Eiweißzufuhr von Ovo-Lakto-Vegetariern somit mehr als ausreichend und Eiweißmangelerscheinungen kaum zu finden. Weiter vorne haben wir ausgeführt, dass dabei natürlich die negativen Effekte der Eiweißspeicherung beachtet werden müssen. Die Gefahr liegt bei ihnen also im Gegenteil darin, dass sie, was die

Quantität, also die Eiweißmenge, angeht, unter den Effekten der Eiweißspeicherkrankheit leiden können. Zusätzlich äußerst kritisch einzuschätzen sind die gesundheitsschädlichen Effekte der Tiermilch und der Eier (Übersäuerung, hormonelle Stoffwechselverzerrungen usw.), die für die Gesundheit so negativ sind, dass schon allein deswegen eine größtenteils oder sogar vollständige vegane Ernährung vorzuziehen ist. Natürlich macht wie immer auch hierbei die Dosis das Gift. Sogenannte »Pudding-Vegetarier«, die zu große Mengen an Milch, Käse, Quark, Eiern und Weißmehl verzehren, essen sich krank. Wahrscheinlich sogar noch mehr als bewusste Fleischesser, die neben großen Anteilen pflanzlicher Nahrung nur ab und zu ausgesuchtes Fleisch von Weidetieren essen.

Bei Veganern zeigt sich also sogar nach herkömmlicher Auffassung eine durchschnittlich bedarfsdeckende Eiweißzufuhr. Damit ist sie optimal. Nur bei einem Teil der Veganer, die beispielsweise zu wenig Hülsenfrüchte verzehren, kann die Eiweißzufuhr auch unter den Zufuhrempfehlungen liegen. Der Eiweißbedarf der Veganer kann aber leicht dadurch vollständig gedeckt werden, dass eine breite Auswahl pflanzlicher Lebensmittel verzehrt wird und die Energiezufuhr ausreichend ist. Da die Eiweißqualität von einzelnen pflanzlichen Eiweißen (Ausnahme: Sojaeiweiß) nicht so hoch ist wie die von einzelnen tierischen Eiweißen, können Veganer durch die gezielte Kombination verschiedener pflanzlicher Eiweißquellen die Zufuhr mit allen unentbehrlichen Aminosäuren optimieren und dadurch eine ähnliche Eiweißqualität erreichen, wie dies bei Fleisch möglich ist.

So kann beispielsweise der geringe Lysingehalt von Getreide durch den Verzehr von Hülsenfrüchten, Sojaprodukten und/oder Ölsamen ausgeglichen werden, die reich an Lysin sind. Dabei ist es sogar ausreichend, wenn die unterschiedlichen pflanzlichen Eiweißlieferanten über den Tag verteilt verzehrt werden.

Durch die richtige Kombination pflanzlicher Eiweiße erreicht man die Eiweißqualität von Fleisch und Milch – ohne deren negative Nebenwirkungen.

Überwiegend pflanzliche Ernährungsweisen ermöglichen also eine bedarfsgerechte Eiweißzufuhr durch den Verzehr von Hülsenfrüchten, Getreide und Nüssen. Bei Menschen mit erhöhtem Eiweißbedarf, wie Schwangeren, Stillenden, Kindern und Jugendlichen, wird bei veganer Ernährung durch den Verzehr verschiedener Eiweißquellen eine adäquate Eiweißzufuhr erreicht. Wird vollständig auch auf kleine Mengen von Milchprodukten und Eiern verzichtet, muss dauerhaft das Vitamin B_{12} durch Nahrungsergänzung zugeführt werden.

Für die meisten Vegetarier und Veganer spielen neben gesundheitlichen auch ökologische und ethische Motive eine Rolle. In einem ganzheitlichen und nachhaltigen Konzept der pflanzenbasierten Ernährung werden Erzeugnisse aus ökologischer Landwirtschaft und fairem Handel sowie möglichst gering verarbeitete, saisonale Lebensmittel aus der Region bevorzugt. Eine gut zusammengestellte vegane oder vegetarische Ernährung – letztere mit nur kleinen Anteilen an Milchprodukten und Eiern – kann somit einen wirkungsvollen Beitrag zur Lösung der drängenden gesundheitlichen und besonders der ökologischen Probleme des 21. Jahrhunderts leisten.

Ideelle oder pragmatische Entscheidungen für eine pflanzenbasierte Ernährung führen nur dann zu einer dauerhaften Umstellung und somit zum Erfolg, wenn Genuss und Freude am Essen erhalten bleiben oder gar gesteigert werden. Vielfältige Erfahrungen aus der Praxis zeigen: Mit etwas Kreativität kann leckeres und interessantes pflanzenbasiertes Essen ganz einfach zubereitet werden. Durch die große Vielfalt an Lebensmitteln und Gerichten steigt die Lebensqualität. Nach allem, was heute bekannt ist, hat die pflanzliche Ernährung beste Chancen, die Ernährungsform der Zukunft zu werden.

Klartext
Pflanzliche Lebensmittel leisten einen entscheidenden Beitrag zu Erhalt und Förderung sowie Wiederherstellung der Gesundheit. Veganer und Vegetarier mit nur kleinen Mengen an Milchprodukten und Eiern weisen ein geringeres Risiko für fast alle der chronischen, ernährungsassoziierten Krankheiten auf. Pflanzenbasierte Ernährung ist umwelt- und klimaverträglich und daher nachhaltig. Veganer müssen auf Dauer Vitamin B_{12} supplementieren.[117]

Die China-Study – ein Plädoyer für eine pflanzliche Ernährung

Das Buch von Colin Campbell gilt bei Vegetariern und besonders bei Veganern als die wissenschaftliche Begründung für eine vegane Ernährung. Aber von Anfang an: In den 1960er Jahren konnte Campbell in Untersuchungen mit Ratten feststellen, dass bei gleicher Aflatoxinbelastung kein Tier erkrankte, das nur 5 Prozent seiner Nahrungsenergie als Eiweiß (Kasein) erhielt, dagegen erkrankten alle Tiere, die 20 Prozent ihrer Kalorien aus Eiweiß bezogen. Dieser Effekt konnte nur mit Milcheiweiß (Kasein, das 87 Prozent des Milcheiweißes ausmacht) ausgelöst werden, nicht aber mit Eiweiß aus Weizen oder Soja. Diese Ergebnisse stellten das wissenschaftliche Schlüsselerlebnis im Leben von Campbell dar und führten dazu, dass er generell die Bedeutung von Nahrungsmitteln tierischen Ursprungs und speziell die offiziell empfohlene hohe Zufuhr von Eiweiß infrage stellte.
In den 1970er Jahren fand die erste China Study statt. Es war wohl die umfassendste Studie über Ernährung, Lebensweise

und Krankheiten, die je durchgeführt wurde. Dabei wurden Sterblichkeitsraten von zwölf unterschiedlichen Krebsarten in mehr als 2400 Landkreisen mit 880 Millionen Einwohnern (entsprach 96 Prozent der Gesamtbevölkerung des damaligen Chinas) von 650000 Mitarbeitern erhoben. Das wichtigste Ergebnis dieser Studie war der sehr große Unterschied sowohl der verschiedenen Krebsarten als auch der Krebshäufigkeit in den verschiedenen Regionen Chinas.

In den 1980er Jahren wurde die zweite China Study unter der Leitung von Campbell durchgeführt. Dabei wurden medizinische Daten von 6500 Menschen aus 24 Provinzen in China ermittelt. Die Auswertungen zeigten unter anderem Zusammenhänge zwischen dem Verzehr von tierischem Eiweiß und zahlreichen Zivilisationskrankheiten.

Besonders auffallend war, dass die Menschen, die am meisten Nahrungsmittel tierischen Ursprungs zu sich nahmen, am häufigsten unter chronischen Krankheiten litten. Diejenigen, die den größten Nahrungsmittelanteil pflanzlichen Ursprungs zu sich nahmen, waren am gesündesten und tendierten dazu, keinerlei chronische Erkrankungen zu haben.

Aus diesen und eigenen Forschungsergebnissen leitet Campbell ab, dass die Ernährung die mächtigste Waffe gegen Erkrankungen sei und dass das Verständnis dieser wissenschaftlichen Belege nicht nur zur Förderung unserer Gesundheit erforderlich sei, sondern auch tiefgreifende Auswirkungen auf unsere Gesellschaft habe. Campbell empfiehlt, den Konsum von tierischem Eiweiß zu verringern oder ganz zu meiden, sagt aber, dass ein geringer Verzehr nicht problematisch ist.

Neben den gesundheitlichen Aspekten gewährt das Buch interessante Einblicke in die Schattenseiten und Verflechtungen der US-amerikanischen Lebensmittelwirtschaft, Wissenschaft und Politik. Bei uns sind die Verhältnisse in bestimmten Bereichen vermutlich ähnlich, in anderen wohl nicht vergleichbar. Das Buch lässt seine Leser nicht unberührt, auch wenn die

Lektüre nicht unmittelbar zu 100-prozentigem Veganismus führt. Aber der Weg ist das Ziel – und auf diesem Weg befinden sich derzeit immer mehr Menschen.

6. Fasten – nichts essen, um gesund zu bleiben und zu heilen

Viel zu lange hat es ein Nischendasein in der Ecke alternativer Heilverfahren gefristet. Erst mit dem Trend des Intervallfastens scheint dieses so kraftvolle Heilverfahren aus seinem Dornröschenschlaf erwacht zu sein – und erlebt derzeit eine Renaissance, wie es sie noch nie zuvor gab. Das ist schwer verständlich, denn Fasten gibt es schon so lange, wie es Menschen gibt. Aber Achtung: Fasten ist nicht zu verwechseln mit Hungern, denn Ersteres wird mit Bedacht durchgeführt, Letzteres ist unfreiwillig. Möglicherweise ist dieses Missverständnis sogar für die jahrelang eher negative Haltung gegenüber der heilenden Praxis des Fastens verantwortlich.

Auch wenn Hippokrates, dessen Eides ja alle Ärzte bekannt sein sollten, bereits vor mehr als 2 400 Jahren in seinen Schriften die Heilwirkung des Fastens bei den unterschiedlichsten Krankheiten beschrieben hat, kommt dennoch erschwerend hinzu, dass Mediziner während ihrer gesamten Ausbildungszeit nichts darüber lernen. Überraschend ist das nicht: Wenn schon nichts über Ernährung gelehrt wird, dann erst recht nicht über den bewussten Verzicht darauf: das Fasten.

Für Petra ist es immer wieder beeindruckend, dass eine Fastenzeit von nur einigen Tagen bei ihren Patienten zum einen unglaubliche Veränderungen bei bereits vorhandenen Krankheiten bewirkt und zum anderen die perfekte Gelegenheit ist, um den alten Lebensstil durch einen neuen zu ersetzen. Es ist wie ein »Kick-off«-Moment; als hätte der Körper nur darauf gewartet, endlich zeigen zu können, was er zu leisten im Stande ist.

Seit etwa 15 Jahren beschäftigt sich die Wissenschaft nun endlich auch mit diesem Thema und fördert unglaubliche Erkenntnisse zutage. Besonders der Altersforschung von Valter Longo und Mark Madeo, dem Neurowissenschaftler Mark Mattson und dem Naturheilkundler Andreas Michalsen haben wir es zu verdanken, dass die moderne Medizin dieses Thema nicht mehr ignorieren darf. Denn die neu gewonnenen wissenschaftlichen Fakten übertreffen häufig deutlich die Wirkungen von medikamentösen Therapien.

Intervallfasten – die Selbstheilungskräfte bestmöglich aktivieren

Das jetzt in der Forschung bestätigte Wissen über Fasten und seine unglaubliche Wirksamkeit, das ich seit Jahrzehnten für meine Patienten nutze, hat mich motiviert, ein kleines anwendungsbetontes Buch über das Intervallfasten zu schreiben. Diese Art des Fastens fällt den meisten Menschen am leichtesten, entfaltet nahezu die Wirkungen mehrtägigen Fastens und eignet sich hervorragend als Dauerernährungsform, da es genetisch hinterlegt ist.

Damit Sie nachvollziehen können, wie mächtig Fasten in all seinen Facetten ist, stellen wir Ihnen einige wesentliche der jetzt auch wissenschaftlich bestätigten Erkenntnisse aus der Fastenforschung vor.

Das gesamte Immunsystem, von dem wir wissen, dass es zu über 80 Prozent in unserem Verdauungstrakt beheimatet ist, wird durch Fasten gestärkt. Und zwar über einen Mechanismus, der noch vor einigen Jahren als inkompetenter Unsinn

Fasten löst eine Generalüberholung und -erneuerung unserer Darmflora aus und kann den Darm »reparieren«.

der Naturheilkundler abgetan wurde, sich jetzt aber durch die Wissenschaft bestätigt hat. Während des Fastens erneuert sich unser Mikrobiom und mit ihm die gesamte Darmschleimhaut auf eine elegante Art und Weise, indem sie sich einmal zu einem großen Teil abbaut, um nach der Fastenzeit wieder völlig neu aufgebaut zu werden.

Das ist für uns die Chance, eine gesunde Darmflora mit einer hohen Zahl an unterschiedlichsten Bakterienstämmen neu zu etablieren. Natürlich auch abhängig von der Nahrungsaufnahme während des Fastens, des Fastenbrechens und danach. Und hier gilt die Devise, je mehr und vielfältiger die Pflanzenkost, umso effektiver und stärker das neue Mikrobiom. Gab es zuvor einen zu offenporigen Darm (siehe »Leaky-gut-Syndrom«, Seite 187), wird dieser jetzt wieder in seiner gesunden Funktion aufgebaut und damit die Voraussetzung für eine Heilung der unterschiedlichsten Krankheiten geschaffen.

Fasten aktiviert Wachstumsfaktoren für unser Gehirn und die Nervenzellen.

Natürlich kommt auch unser Gehirn nicht zu kurz. So verdankt der fastende Körper dies auch der vermehrten Produktion von BDNF, einem Wachstumsfaktor für Nerven und Gehirnzellen, der für deren Neubildung, insbesondere im Hippocampus, sehr wichtig ist. Diese Hirnregion ist die Schaltstelle zwischen Kurz- und Langzeitgedächtnis und somit verantwortlich für unsere Gedächtnisleistung und Orientierung. Ebenso wird die Neubildung von Hirnstammzellen ausgelöst. Jetzt müssen nur noch eins und eins zusammengezählt werden. Denn in vielen Versuchen wurde bestätigt, dass Fasten eine der probatesten Maßnahmen zur Risikosenkung von Demenzerkrankungen, multipler Sklerose, Parkinson und Epilepsien ist. Die positive Wirkung bei psychischen Krankheiten bis hin zur mittelschweren Depression ist ebenso belegt. Bleibt noch abzuwarten, welcher Einfluss dem Fasten bei der Heilung neurologischer Erkrankungen zugesprochen wird. Wahrscheinlich ein sehr großer.

Besonders beeindruckend ist die Möglichkeit, durch Fasten den Negativkreislauf beim Alterszucker zu unterbrechen, vor allem, weil die Wirkung hier so nachvollziehbar und verständlich ist: Ein zu hoher Insulinspiegel, wie er bei dieser Krankheit fast dauerhaft im Körper zu finden ist, hemmt den Fettabbau, macht gleichzeitig hungrig und führt dadurch zwangsläufig zu einer chronischen Gewichtszunahme. Die verzweifelten Versuche, durch Entzündungsprozesse die Schäden zu reparieren, laufen ins Leere und lassen die Zellen schneller altern. Mehr Insulin in Form von Spritzen wird zwar immer noch von den betroffenen Patienten als Gegenmaßnahme angewendet, aber ändert, wie wir gesehen haben, nichts an der Reaktion im Körper; viel eher verschlechtert sich dieser »Teufelskreis« dadurch weiter.

Fasten führt hier zu einem Durchbrechen dieser gefährlichen Vorgänge. Denn jetzt können sich die Zellen wieder erholen, das Insulin wird wieder besser erkannt und Fett zur Energieherstellung verbrannt. Der Heilungsvorgang, wo immer er nötig geworden ist, kann beginnen.

Einen Großteil dieser Fähigkeiten haben wir der Autophagie zu verdanken, einem Selbstreparaturprozess, der durch Nahrungskarenz eingeläutet wird. Bereits nach wenigen Stunden beginnt dieses grandiose Phänomen zu wirken; bei Frauen nach frühestens 12–14 Stunden, bei Männern eher nach 14–16 Stunden – abhängig vom Gesamtzustand des Körpers.

Diesem neuen Wissen, welches 2016 mit dem Medizinnobelpreis ausgezeichnet wurde, ist es zu verdanken, dass Intervallfasten (auch intermittierendes Fasten genannt), also Teilzeitfasten, schon lange nicht mehr nur als Hype, sondern als eine der besten Ernährungsweisen für ein langes, gesundes und schlankes Leben gilt.

Fasten kann nicht nur der Neustart in eine bessere Ernährung sein. Es mildert Allergien und kann diese sogar heilen, verbessert Hauterkrankungen wie Neurodermitis und Schuppenflechte, setzt den modernen Zivilisationserkrankungen generell das Stoppschild vor und macht auch vor den häufigsten Krebserkrankungen nicht Halt. Ganz nebenbei sei erwähnt, dass auch die Lust auf Sexualität zurück- und die Fruchtbarkeit bei zuvor kinderlosen Paaren einkehrt. Auch eine Verbesserung des Schlafs und damit der Leistungsfähigkeit am folgenden Tag wird zur Normalität. Beeindruckende Verbesserungen lassen sich auch bei schwersten rheumatischen Erkrankungen, die zu den Autoimmunkrankheiten zählen, beobachten. Außerdem führt Fasten zu einer Gewichtsregulierung.

Es bleibt spannend, die Forschung in den nächsten Jahren weiter zu verfolgen, und wir ahnen bereits jetzt, dass Fasten gesundheitlich oft mehr bewegen kann als viele verordnete medikamentöse Therapien.

Wegen all des bereits gesicherten und erforschten Wissens und der Erkenntnisse, die noch folgen werden, lohnt es sich für jeden von uns, die positiven Auswirkungen am eigenen Körper zu spüren. Dazu bietet sich das Heilfasten nach Buchinger an, auch als Saftfasten bekannt.

Und so geht's:

Modifiziertes Heilfasten nach Buchinger

Petra hat diese Methode ein klein wenig verändert, daher das Wort »modifiziert«. Es geht ganz einfach: Stellen Sie zwei verdünnte frisch hergestellte Säfte von etwa 200 ml aus viel Gemüse und etwas Obst her. Am besten nehmen Sie diese innerhalb eines Zeitfensters von acht Stunden zu sich. Die erste Mahlzeit beispielsweise um 10 Uhr und die zweite um 14 Uhr. Somit gewöhnen Sie sich bereits an das Intervallfasten, mit welchem Sie idealerweise gleich im Anschluss an das Heilfasten beginnen. Nehmen Sie die Säfte langsam zu sich, am besten mit einem kleinen Löffel, sodass selbst der schon flüssige Saft gut eingespeichelt wird, bevor man ihn herunterschluckt. Um 17.30 Uhr gibt es die abendliche klare Gemüsebrühe. Ein Tipp: Je mehr Gemüse Sie verwenden und je länger die Brühe köchelt, umso intensiver und köstlicher schmeckt sie. Insgesamt werden dem Körper dadurch etwa 200 bis maximal 500 kcal/Tag zur Verfügung gestellt, abhängig von dem gewählten Obst und dem Verdünnungsgrad des Saftes. Zusätzlich sollten bis zu drei Liter stilles Wasser, gerne auch in Form verschiedener Kräutertees, getrunken werden.

Nach der Fastenzeit ist vor der Ernährungsumstellung. Und damit kommen wir zur Königsdisziplin: dem Abfasten. Denn schwindet das Hungergefühl während des Fastens nach spätestens zwei bis drei Tagen, und wird es gar abgelöst durch das sogenannte Fastenhoch, ist das Fastenbrechen der wahre Stolperstein.

Hier sollten Sie sich genau an die Vorgaben halten und am besten jetzt den Weg in die vollwertige pflanzenbasierte Kost beginnen, wobei Sie die Regeln des Intervallfastens ebenfalls einhalten sollten. Es sind auch hier meist nur zwei Tage, die Kontrolle und Disziplin erfordern, danach wird man reich durch Gesundheit und mehr Lebensqualität belohnt.

Intervallfasten – täglich von den Heilwirkungen des Fastens profitieren

Erstaunlich, wie viele Menschen automatisch Intervallfasten praktizieren, man könnte auch sagen Intervallessen, ohne es zu wissen. Einfach weil sie nie frühstücken mochten, obwohl das doch so gesund sein soll. Petra lebt seit über 30 Jahren nach den Prinzipien der Natural-Hygiene und fastet dadurch mindestens 16, meist sogar 20 Stunden pro Tag. Auch für Claus und seine Frau ist es normal, in einem Zeitraum von acht bis maximal zehn Stunden ihre drei Mahlzeiten einzunehmen. Weil es den Patienten meist viel leichter fällt, als tagelang zu fasten, empfehlen wir die 16:8-Methode. Täglich essen zu können und trotzdem von all den Fastenvorzügen zu profitieren überzeugt einfach. Ein anderes Konzept, die sogenannte 5:2 Methode, bei der 2 Tage in der Woche gefastet wird, ist für die meisten Menschen viel schwieriger durchzuhalten. Viele wollen dann lieber gleich ein- bis zweimal pro Jahr eine Heilfastenwoche einlegen.

Natural Hygiene

Diese Bewegung kommt aus den USA und wurde bereits 1822 von einigen Ärzten begründet, die in der herkömmlichen Medizin, welche zunehmend von Arzneimitteln geprägt wurde, keine echte Heilung mehr sahen. Sie entwickelten ein neues Lebensstilkonzept, das neben einer gesunden, Frischkost betonten Pflanzenkost noch weitere Aspekte eines gesunden Lebens miteinbezieht. So spielen frische Luft, ausreichend Sonne, tägliche Bewegung, ein liebevoller Umgang mit sich selbst sowie ausreichend Ruhephasen eine wichtige Rolle. Einer der bekanntesten Verfechter dieser Lebensweise ist der Coach und Bestsellerautor Anthony Robbins.

Endlich gesund abnehmen zu können, ohne länger zu hungern, sprach sich natürlich unter den Abnehmwilligen schnell herum. Dass es sich beim Intervallfasten allerdings keineswegs nur um eine neue Kurzzeitdiät zur Gewichtsreduktion handelt, bemerken derzeit immer mehr Menschen. Denn diese Ernährungsweise bietet offensichtlich nur Vorteile und ist für eine lebenslange Anwendung prädestiniert.

Warum Intervallfasten immer angesagt bleiben wird

Ganz einfach: Es ist die Ernährungsweise, mit der sich unser Körper am wohlsten fühlt, weil die Abwechslung von Hunger- und Essenszeiten in seinem genetischen Programm fest verankert ist. Auf genau diese Situationen hat er sich eingestellt, an diesen Rhythmus hat er sich angepasst. So sind wir zu dem geworden, was wir heute sind. Und vor allem dürfen wir nicht vergessen, dass unser Körper genau dadurch den Fortbestand seiner eigenen Art optimal gesichert hat.

In den Zeiten mit ausreichender Ernährung stand er in voller Blüte und hat für Nachwuchs gesorgt. In den Zeiten des Hungers hat der Körper sein Selbstheilungsprogramm angeworfen, sich also in einen optimalen Gesundheitszustand gebracht, um dann bei den Intervallen von ausreichender Nahrung für den Nachwuchs zu sorgen. Ein optimal ausgeklügeltes System der Natur, das heute noch genau so funktioniert. Nur mit dem zusätzlichen erforschten Wissen, dass dieser Mechanismus auch für ein längeres und gesünderes Leben sorgt.

Warum es beim Intervallfasten keinen Jo-Jo-Effekt gibt

Wenn unser Körper täglich vom Kohlenhydratstoffwechsel in den Fettstoffwechsel kommt, verwertet er sein Essen optimal. Unser Körper verbrennt die aufgenommene Nahrungsenergie. So muss er sie weder horten noch in Fett umwandeln, denn er weiß, dass er wieder Nahrung bekommt. Er hat somit keine Angst davor, in eine längere Hungerphase zu kommen, und fährt daher auch seinen Stoffwechsel nicht herunter. Außerdem lernt der Körper durch Intervallfasten wieder das gesunde Gefühl von Sättigung und Hunger kennen und spürt, dass mit ihm etwas Gutes geschieht. Die Klarheit der

Gedanken, die Kraft der Muskulatur und die vermehrte Leistungsfähigkeit sind für jeden spürbar, der sich auf diese Art des Essens einlässt.

Was im Körper beim Intervallfasten vor sich geht

Die Haupteffekte sind die Abwechslung von Aktivität und Ruhephasen. An diese Abwechslung ist er gewöhnt. Nicht aber an die ständige Völlerei, bei der manch einer noch nachts an den Kühlschrank geht. Unsere Verdauungsorgane inklusive Bauchspeicheldrüse benötigen Ruhephasen. So wie wir täglich unseren Schlaf brauchen.

Der Körper kommt durch diese langen Fastenphasen auch täglich in einen Fettstoffwechsel, bei dem die wertvollen Ketonkörper gebildet werden, die als Erstes das gefährliche Bauchfett angreifen und abbauen. Bauchfett ist für die Entstehung von chronischen Entzündungen verantwortlich, weil der Körper aus dem Reparaturmodus gar nicht mehr herauskommt. Das ist die Basis für fast alle unsere heutigen Zivilisationskrankheiten: Diabetes, Herz-Kreislauf-Erkrankungen, Demenzkrankheiten, Autoimmunkrankheiten und Krebs.

Die Ketone aktivieren die Bildung von Stammzellen, weshalb sie auch für die Entstehung neuer Hirnzellen verantwortlich sind und zusätzlich Botenstoffe wie Serotonin bilden, um in der Hungerszeit glücklich und zufrieden zu sein. So entsteht das Fastenhoch, welches wir bereits aus dem Langzeitfasten kennen, also täglich. Das tägliche Selbstheilungsprogramm wird angeworfen, insbesondere durch die Aktivierung der Sirtuine, auch bekannt als Anti-Aging-Enzyme.

Sirtuine reparieren unsere Zellen bis in die Erbinformation, aber nur wenn der Magen leer ist – Ausnahme: Pflanzen.

Sirtuine reparieren Zellschäden bis in die Erbinformation hinein und arbeiten genau dann perfekt, wenn der Mensch sich in den schwierigsten Umständen befindet, wie es bei Wasser-

und Nahrungsmangel der Fall ist. Und all das unabhängig vom Alter. Aber es funktioniert am besten, wenn der Magen leer ist. Bei den meisten Menschen in den Industrienationen also fast nie! Möchten Sie also ein in Gesundheit hohes Alter erreichen, wissen Sie jetzt, was zu tun ist. Seit neuestem wissen wir, dass die Sirtuine auch dann noch ihre Arbeit tun, wenn ausgewählte Lebensmittel im Magen sind – es muss aber vollwertige Pflanzennahrung sein.

Weiter geht es mit der Autophagie, die während der Fastenphasen auf Hochtouren läuft. Ein Stoffwechselvorgang, der klüger nicht sein könnte. Es handelt sich hierbei um einen körpereigenen Recyclingprozess, der in all unseren Zellen stattfindet und verbrauchte einzelne Moleküle bis hin zu vollständigen Zellorganellen in die einzelnen Bestandteile zerlegt, um sie später wieder zum Aufbau neuer Moleküle zu verwenden. Dieser Vorgang wurde durch den japanischen Biologen Yoshinori Oshumi erforscht, der dafür 2016 den Medizinnobelpreis erhielt.

Auch der Körper kann recyceln, er braucht nur Ruhephasen, um sich darum kümmern zu können.

Endlich eine Ernährungsweise, mit der man erfolgreich abnehmen und dauerhaft das Wunschgewicht halten kann – ganz ohne den unsäglichen Jo-Jo-Effekt. Schließlich wurde nachgewiesen, dass eine Gewichtsreduktion erzielt wird, wenn man die gleiche Menge an Nahrung innerhalb von acht anstatt von zwölf Stunden verzehrt. Dies lässt sich unter anderem damit erklären, dass der Intervallfastende schneller in die Fettverbrennung kommt.

Und wieder war es Valter Longo, der Altersforscher, der nachweisen konnte, dass Krebswachstum durch Intervallfasten gebremst wurde. Auf dem Gebiet der Krebsforschung tut sich gerade sehr viel. Wir dürfen gespannt sein, was Fasten und Intervallfasten zur Risikosenkung von Krebs, aber auch bei bereits bestehender Krebserkrankung bewirken können. Zumindest wird dieses Heilverfahren nicht mehr hochnäsig vom Tisch gewischt oder gar als gefährlich eingestuft, wie Petra es über lange Jahre hinweg allzu oft erlebt hat.

Fasten vor und während der Chemotherapie senkt deren Nebenwirkungen und verbessert die Wirkung.

Natürlich ist das für den hilfesuchenden Patienten ein Entscheidungs-Desaster. Wem soll er jetzt vertrauen? Derzeit werden schulmedizinische Krebstherapie und Fastentherapie als sich ergänzende Methoden angeboten. Auch hier bleibt abzuwarten, wie lange es dauert, bis dieses Wissen endlich Eingang in die sogenannte »Goldstandard-Therapie« findet.

Auch dass durch Intervallfasten Cholesterinwerte in Normbereiche sinken, der Blutdruck sich ohne Medikamente normalisiert, Schmerzen weniger werden und der Energielevel steigt, hat Petra in all den Jahren immer wieder festgestellt.

Mit Intervallfasten hat sie viele als »Wunderheilungen« wahrgenommene Gesundheitsverbesserungen bei ihren Patienten miterlebt. Natürlich lag neben dem Intervallfasten ein weiterer Fokus auf der vollwertigen veganen Kost. Dies ist ein nahezu unschlagbares Gesundheits- und Heilungsteam.

Fallbeispiel aus Petras Praxis

Manche Momente in ihrem Leben als Ärztin wird Petra nie vergessen: Als zum Beispiel vor mehr als 20 Jahren eine junge Frau Mitte 20 zu ihr kam, die einfach nur unter Anleitung fasten wollte. Sie war weder krank noch zu dick – außer den obligatorischen zwei Kilos, die Frauen immer beklagen, auch wenn sie gertenschlank sind. Auffällig war hingegen ihr für ihr Alter etwas zu konservatives Erscheinungsbild: Handtasche, Handschuhe, weiße Bluse, Faltenrock, Pumps und eine Haarfrisur, als wäre sie gerade vom Friseur gekommen. Was natürlich sein konnte, aber ich denke, diese Frau sah jeden Tag so überaus korrekt aus.

Da Petra selbst eine überzeugte Fastenanhängerin ist und regelmäßig einige Tage im Jahr fastet, konnte sie den

Wunsch der jungen Frau gut verstehen und wies sie in die Fastentechnik ein. Alles verlief sehr unkompliziert. Einen neuen Termin vereinbarten sie erst sechs Wochen später, da eine Urlaubszeit dazwischenlag.

Als die beiden sich wiedersahen, konnte Petra erst gar nicht glauben, dass dieselbe Frau vor ihr saß. Sie hatte nicht sonderlich viel abgenommen, vielleicht drei oder vier Kilo. Aber sie war völlig verändert. Sie trug ein Holzfällerhemd, Jeans, Turnschuhe und einen Rucksack. Ihre Haare waren glatt und frisch geschnitten. Nichts erinnerte mehr an die Frau, die sie vor sechs Wochen war.

Natürlich wollte Petra wissen, wie es ihr ging und was das Fasten bei ihr ausgelöst hatte. Mit einem Strahlen in ihrem Gesicht erzählte sie von ihrer Fastenerfahrung. Sie hatte sich in der Zwischenzeit von ihrem Mann getrennt, war aus einer sehr strengen Religionsgemeinschaft ausgetreten und hatte zu guter Letzt ihre Arbeitsstelle gekündigt.

Damals musste Petra erst einmal tief durchatmen. Aber aus diesen Erzählungen wurde ihr klar, weshalb die junge Frau fasten wollte. Sie hatte sich gefühlt wie in einem Hamsterrad und suchte einen Weg herauszukommen. Das war ihr gelungen.

Als dieselbe Frau ein paar Jahre später wieder Fasten wollte, scherzten Petra und sie, dass es diesmal hoffentlich nicht denselben Effekt habe. Denn die junge Frau war mittlerweile glücklich verheiratet, Mutter zweier Kinder und machte eine großartige Karriere in ihrem neuen Job. Das erneute Fasten bewirkte dieses Mal nur den Verlust einiger weniger Kilos und erleichterte ihr den Weg, ihre Familie und sich endlich besser und vollwertiger zu ernähren.

Was lange währt, wird endlich gut

All diese Beobachtungen jetzt wissenschaftlich erklären zu können erleichtert Petras Arbeit ungemein. Die langen Diskussionen mit Kollegen, ob ihre Erfahrungen denn wissenschaftlich gesichert seien, verstummen zunehmend. Und was noch viel wichtiger ist: Die Patienten sitzen wesentlich weniger zwischen den Stühlen. Denn Unsicherheit können sie im Krankheitsfall nicht gebrauchen. Vertrauen zum behandelnden Arzt ist für den Heilungsprozess ebenso wichtig wie die eigentliche Therapie.

Die immense Erfahrung, die Petra in den letzten 30 Jahren mit ihren Patienten gesammelt hat, hat sie immer wieder bestätigt. Sie wusste: Eine neue Idee muss sich erst als erfolgreich erweisen und ihren Erfolg immer wiederholen können, bevor die Wissenschaft aufmerksam wird. Insofern hat sich ihre Arbeit, bei der sie die Heilungsverläufe ihrer Patienten begleiten konnte, gelohnt.

Jetzt können Sie als Leser dieses Buches all das belegte und gelebte Wissen einfach für sich in Anspruch nehmen und erfahren, was Ihr eigener »innerer Arzt« Ihnen alles zu bieten hat.

Die Energiequelle Ketone – es geht besser ohne Fleisch

Für die Gesundheit ist es langfristig optimal sowie genetisch vorgesehen, Ketone in Fastenphasen oder auch in der langen Essenspause beim Intervallfasten zu bilden und während der Essenszeiten die gesunden Kohlenhydrate aufzunehmen. So können alle Vorteile dieser Gesundheitsbringer genutzt werden und zusätzlich überflüssiges Fett ohne Verzicht auf Kohlenhydrate abgebaut werden. Durch Intervallfasten ist der Körper weniger krankheitsanfällig, und neurologische Erkrankungen wie Depressionen, Angstzustände, Parkinson sowie Demenzerkrankungen treten seltener auf. Das ist spannend für alle diejenigen, die denken, der Ketonstoffwechsel ließe sich nur dadurch erzeugen, dass Fleisch gegessen und Kohlenhydrate reduziert werden. Die Gefahren solcher Ernährungsweisen für die Gesundheit wurden schon besprochen. Mit Intervallfasten können Sie von den positiven Auswirkungen dieses Stoffwechsels profitieren, ohne die krank machenden Nebenwirkungen erleiden zu müssen.

Klartext

Fasten ist ein Gesundheitsgeschenk. Autophagie macht aus Altem und Verbrauchtem in einem Recyclingprozess neue Nahrung für den Körper. Sirtuine reparieren Zellen bis in die Erbsubstanz hinein, sobald der Magen leer oder mit Pflanzennahrung gefüllt ist. Entzündungen, die Ursachen der meisten Zivilisationskrankheiten, klingen überall im Körper ab, weil die Reparaturen beendet werden können. Krebszellen werden von der Immunabwehr vermehrt vernichtet. Die Laune und mentale Kraft steigen an. Das Überleben wird in Hungerzeiten gesichert. Die Lebensqualität verbessert sich, egal in welchem Alter. Und das Wunschgewicht bleibt ein ständiger Begleiter.

7. Die Vor- und Nachteile der Diäten und Ernährungsformen – der Vergleich

In diesem Kapitel möchten wir zunächst noch näher auf die verschiedenen Diäten und alternativen Ernährungsformen eingehen, die noch nicht im Detail vorgestellt wurden, um dann alle bisherigen Informationen zum gesundheitlichen Wert in einem abschließenden Gesamtvergleich zusammenzuführen. Unser Ziel ist, dass Sie möglichst auf einen Blick erkennen, welche Ernährung am besten zu Ihren eigenen Erwartungen passt.

Einige der bekanntesten Diäten

Atkins-Diät

Die Atkins-Diät ist nach ihrem Erfinder Robert Atkins benannt und stammt aus den 1970er Jahren. Hierbei sind die Kohlenhydrate auf 20 g/Tag (das entspricht etwa einer halben Scheibe Brot) reduziert. Fett ist der Hauptenergielieferant. Die bei dieser Diät fehlenden Vitamine und Mineralstoffe werden durch Supplemente aufgenommen.

Low-Carb-Diät

Low-Carb bedeutet Minimierung der Kohlenhydratzufuhr wie oben beschrieben, d.h., es dürfen nicht mehr als 50–120 g Kohlenhydrate/Tag gegessen werden. Das entspricht durchschnittlich 300 g Pellkartoffeln oder 100 g weißem Reis oder etwa zwei Scheiben Brot. Hauptbestandteile des Essens sind Fleisch, Fisch, Eier, Milchprodukte und Gemüse.

Keto-Diät, auch No-Carb-Diät

Die Keto-Diät erlaubt so gut wie keine Kohlenhydrate, es sollen weniger als 50 g/Tag sein (das entspricht etwa zwei Scheiben Brot). Energielieferanten sind daher hauptsächlich Fett und Eiweiß. Profitierten sollen übergewichtige Personen mit erhöhten Blutzucker- und Blutfettwerten bzw. Personen, die am metabolischen Syndrom leiden. Ernährungsmedizinisch genutzt werden Keto-Diäten bei Kindern mit bestimmten Epilepsien und angeborenen Stoffwechselstörungen.

Steinzeit-Diät, auch Paläo-Diät

Die Steinzeit-Diät besteht aus der Nahrung, die in der Steinzeit (vor 1,2 Millionen Jahren bis 2200 v. Chr.) zur Verfügung stand. Der Mensch sammelte, pflückte, jagte oder fischte seine Nahrung, von den Anhängern wird der pflanzliche Anteil meist unterschätzt. An diese Ernährungsweise hat sich unser Verdauungssystem angepasst. Getreideprodukte, Hülsenfrüchte, Milch und Milchprodukte, Soja, Zucker, Fleisch von Zuchtfischen und zum Verzehr hochgezüchteten Tieren waren damals nicht vorhanden; Alkohol, Softdrinks, Kaffee oder Wurstwaren waren unbekannt.

South-Beach-Diät

Diese Diät empfiehlt die Kombination von kohlenhydratarm und fettarm. Zu jeder Mahlzeit wird Eiweiß in Form von Fisch, Soja oder Eiern gegessen.

In den ersten 14 Tagen ist der Konsum von Kohlenhydraten komplett eingeschränkt, Gemüse und Fisch sollen ausreichend verzehrt werden.

In der zweiten Phase werden Kohlenhydrate mit einem niedrigen glykämischen Index – wie Vollkornprodukte, Gemüse und Früchte – in den Diätplan aufgenommen, bis das Wunschgewicht erreicht ist. Danach dürfen fast alle Kohlenhydrate verzehrt werden, bis das Gewicht wieder zunimmt.

Schlank im Schlaf, auch Insulintrennkost

Diese Diät beruht auf dem Prinzip der Trennkost, bei der die Aufnahme von Eiweiß und Kohlenhydraten getrennt werden. Morgens werden sehr viele Kohlenhydrate zugeführt (Brötchen, Marmelade, Müsli), aber kein Eiweiß (keine Milchprodukte oder Wurst). Mittags gibt es normale Mischkost. Abends dürfen keine Kohlenhydrate (Kartoffeln, Nudeln, Brot) zugeführt werden. Stattdessen Salat mit Fleisch oder Gemüse mit Fisch. Zwischen den Mahlzeiten liegen jeweils 5 Stunden Pause. Zwischenmahlzeiten gibt es nicht.

Eiweiß-Diät

Die Eiweiß-Diät empfiehlt sehr viel Eiweiß, das länger satt machen soll, sodass dadurch weniger gegessen wird. Fette sind begrenzt, Kohlenhydrate werden weitestgehend gemieden, maximal 100–120 g/Tag. Zwischendurch gibt es Protein-Shakes, sodass es bis zu zwölf Mahlzeiten/Tag gibt.

Es gibt zudem auch eine Reihe von Diäten, die nicht dem Low-Carb-Prinzip folgen, sondern andere Schwerpunkte setzen. Einige der bekanntesten Diäten werden kurz dargestellt.

Mittelmeer-Diät, auch Kreta-Diät

Diese Ernährungsform entspricht dem traditionellen Essen der körperlich arbeitenden Landbevölkerung auf Kreta im letzten Jahrhundert. Sie ist bekannt geworden, weil hier weniger Herz-Kreislauf-Erkrankungen auftreten und speziell auf der Insel Kreta die Menschen eine höhere Lebenserwartung haben als in anderen Regionen Europas.

Das Essen entspricht einer Mischkost mit hohem Pflanzenanteil, dabei wird die Aufnahme von Zucker und Fett stark reduziert. Die Haupt-Lebensmittel sind Gemüse, Früchte, Hülsenfrüchte, Olivenöl, Knoblauch, Brot, Fisch, wenig Fleisch (meist Kaninchen oder Geflügel) und wenig Rotwein. Kaum Butter und Zucker. Milchprodukte sind in erster Linie Ziegen- und Schafskäse sowie Joghurt.

Dash-Diät

Die Dash Diät (Dietary Approaches to Stop Hypertension: Ernährung gegen Bluthochdruck) wurde in den USA entwickelt mit dem Ziel, den Bluthochdruck positiv zu beeinflussen. Die Diät ist reich an Obst, Gemüse, Vollkornprodukten und fettarmen Milchprodukten, auch geringe Mengen an Fleisch und Fisch gehören dazu sowie Nüsse und Bohnen. Sehr eingeschränkt sind zuckerhaltige Lebensmittel und Getränke sowie rotes Fleisch. Diese Ernährung hat eine blutdrucksenkende Wirkung und senkt das Risiko für koronare Herzkrankheiten. Eine Gewichtsabnahme wird nicht erzielt, weil die Energiezufuhr ausreichend ist (1 600–3 100 Kalorien/Tag). Daher kann sie auch langfristig praktiziert werden, allerdings kommen mit zunehmender Dauer die Nachteile der Milchprodukte immer mehr zum Tragen.

80/10/10-Diät

Diese Diät wurde 2006 von dem Ernährungsberater Douglas Graham als eine vegane Rohkost propagiert. Bei dieser Kost sollen 80 Prozent der Kost aus Kohlenhydraten bestehen, 10 Prozent aus Eiweiß und 10 Prozent aus Fett. Die Kohlenhydrate kommen dabei ausschließlich aus Früchten und rohem Gemüse. Alle industriell verarbeiteten Lebensmittel sind tabu.

Der Nachteil dieser Diät liegt in ihrer Einseitigkeit. Das Verhältnis von Kohlenhydraten, Fett und Eiweiß sollte ausgewogen sein (Verhältnis 60 zu 25 zu 15 Prozent). Wichtige Lebensmittel wie Hülsenfrüchte, Getreide oder Kartoffeln fehlen, weil sie nur in gekochter Form essbar sind. Viele Nährstoffe, insbesondere Vitamin B_{12} und Jod, und essentielle Fettsäuren werden mit dieser Diät nicht abgedeckt. Dauerhaft fehlt vielen Menschen mit dieser Diät eine warme Mahlzeit.

Formula-Diät

Bei Formula-Diäten werden die Mahlzeiten durch flüssige Nahrung in Form von Fertiggetränken, Suppen oder Getränken aus Nährstoffpulver ersetzt. Durch Zusatz von Vitaminen und Mineralstoffen enthalten sie alle Nährstoffe entsprechend den offiziellen Empfehlungen. Die Kalorienzahl liegt bei maximal 1200 kcal/Tag, sodass auf diese Weise bei extremem Übergewicht ein schneller Gewichtsverlust erzielt werden kann. Die Formula-Diäten unterliegen der Diätverordnung und dürfen ohne ärztlichen Rat nicht länger als drei Wochen genommen werden. Natürlich vereinigen sie alle gesundheitlichen Nachteile der industriellen Nahrungsmittel.

Weight-Watcher-Diät

Das Konzept der Weight Watcher ist das Zählen von Punkten, um eine Gewichtsabnahme von etwa 1 kg/Woche zu erreichen. Jedes Lebensmittel bekommt dazu einen Punktewert, der sich aus dem Gehalt an Energie (jeweils Eiweiß, Fettsäuren und Zucker) zusammensetzt. Eiweißreiche Lebensmittel haben einen niedrigen Punktewert, Zucker und Fett bekommen sehr viele Punkte. Daraus ergibt sich täglich eine Punktebilanz. Somit kann mit dieser Diät ein Speiseplan nach eigenen Wünschen zusammengestellt werden. Ein Coach stimmt dieses Punktesystem individuell ab, abhängig von Alter, Geschlecht, Größe und Gewicht der Person. Hauptsächlich werden ballaststoffreiche und eiweißreiche Lebensmittel empfohlen, die wenig Energie enthalten, aber sättigen. Dieses

Programm betont auch die Wichtigkeit von Sport, mit dem auch Punkte gesammelt werden können. In wöchentlichen Gruppentreffen mit dem Coach können sich die Teilnehmer austauschen.

Clean Eating

Clean Eating bedeutet nichts anderes als »sauberes Essen«. Ein neuer Begriff für eine alte Idee aus der Bio-Bewegung, nämlich eine gesunde und vollwertige Ernährung. In erster Linie werden natürliche Lebensmittel und vollwertige Produkte gegessen, zu vermeiden sind industriell verarbeitete Nahrungsmittel. Idealerweise wird alles selbst zubereitet. Empfohlen werden frisches Obst und Gemüse, Nüsse, Hülsenfrüchte, nur wenig Fleisch und Fisch. Künstliche Zutaten wie Geschmacksverstärker, Konservierungsmittel, Farbstoffe und raffinierte Zucker werden gemieden. Die Nahrungsmittel stammen aus biologischem und regionalem Anbau und sind ohne Gentechnik produziert. Clean Eating ist damit umweltverträglich und nachhaltig. Diese Ernährungsform entspricht weitgehend der Vollwert-Ernährung.

Die alternativen Ernährungsformen

Die alternativen Ernährungsformen werden nach den Anfängen ihrer Entstehung in drei Gruppen eingeteilt. Die drei wichtigsten jeder Gruppe werden kurz vorgestellt.

Altes Asien und Antike

Vor mehreren Jahrtausenden entstanden Kostformen in altasiatischen Kulturen und der Antike, meist als Bestandteil ganzheitlicher Heil- und Gesundheitssysteme. Sie sind oft mit einer religiösen Philosophie verbunden und berufen sich auf Erfahrungen aus der Natur. Diese Kostformen spiegeln den Einfluss eines kontinuierlichen Bewusstseinswandels wider: die Suche nach Sinn, Verantwortung und Lebensqualität, die nicht in ökonomischen Kategorien gemessen werden kann. Auch die Rückbesinnung auf Spiritualität und Religion spielen eine Rolle.

Die Ernährung im Ayurveda

Die aus Indien stammende Ernährungsform ist eine Kombination aus Erfahrungswerten und Philosophie, die sich auf die für menschliche Gesundheit und Krankheit wichtigen physischen, mentalen, emotionalen und spirituellen Aspekte konzentriert. Dadurch hat Ayurveda einen ganzheitlichen Anspruch. Die allgemeinen Empfehlungen zur Ernährung gelten für alle Menschen:

- nur bei Hunger essen
- erst wieder essen, nachdem die letzte Mahlzeit verdaut wurde
- die Hauptmahlzeit mittags einnehmen, wenn die Verdauung am stärksten funktioniert
- nie in unruhiger Gemütsverfassung essen, nicht im Stehen oder in Eile
- sich nicht völlig satt essen: »nur zwei Hände voll«
- frische, der eigenen Konstitution, der Jahreszeit und den örtlichen Gegebenheiten angepasste Lebensmittel essen
- Wasser und Kräutertee trinken, aber nur, wenn man durstig ist
- alle sechs ayurvedischen Geschmacksrichtungen in jeder Mahlzeit zu sich nehmen: süß, sauer, salzig, scharf, bitter und herb
- keine natürlichen Bedürfnisse unterdrücken (Stuhlgang, Wasserlassen, Winde, Aufstoßen, Gähnen, Weinen etc.).

Die Ernährung in der Traditionellen Chinesischen Medizin (TCM)

Die TCM soll die Ausgewogenheit fördern, erhalten oder wiederherstellen. Dabei gibt es keine starren Regeln, sondern lediglich allgemeine Empfehlungen:

- Essen mit Freude und in angenehmer, entspannter Atmosphäre
- die individuelle Konstitution beachten
- regelmäßig essen (drei- bis fünfmal pro Tag)
- die Mahlzeiten sollten im Laufe des Tages kleiner werden
- wenig trinken zu den Mahlzeiten
- bei vegetarischer Ernährung genügend wärmende Nahrungsmittel essen

Die Makrobiotik

Die Makrobiotik enstand in der Antike. Sie basiert auf der Lehre von Yin und Yang und bezeichnet eine Lebensweise, die zu einem gesunden, langen Leben führen soll. Die neuzeitliche Makrobiotik als »Lehre von einem langen Leben« wurde im Wesentlichen im Jahr 1797 durch das Werk von Christoph Wilhelm Hufeland geprägt. Die Makrobiotik nach Sagen Ishizuka (1850–1910) und Georges Ohsawa (1893–1966) ist wegen der sehr beschränkten Lebensmittelauswahl abzulehnen. Auch die Makrobiotik nach Michio Kushi (1926–2014) führt besonders bei Kindern zur Unterernährung. In Europa wird heute die Makrobiotik nach Steven Acuff (*1945) praktiziert, mit folgenden Empfehlungen:

- auf die Signale des Körpers achten, ist ein wichtige Maßnahme
- das Verhältnis von rohem zu erhitztem Gemüse individuell festlegen

- die Flüssigkeitszufuhr richtet sich nach den individuellen Bedürfnissen
- Obst nur mäßig als Kompott, Trockenobst oder frisches Obst
- Milch und Milchprodukte als Sauermilchprodukte
- Eier und fettreiche Fische ein- bis dreimal pro Woche
- nicht erlaubt: Kaffee, schwarzer Tee, anregende Kräutertees, scharfe Gewürze, Alkohol, Süßstoff, Zusatzstoffe, Konserven, Tiefkühlkost.

Die erste Hälfte des 20. Jahrhunderts

Anfang des 20. Jahrhunderts entstanden in Mitteleuropa und den USA Ernährungsformen, die noch von der Lebensreform-Bewegung inspiriert waren. Mit der Devise »Zurück zur Natur« sollte ein Gegengewicht zur Industrialisierung geschaffen und die Menschen dadurch zum Umdenken bewegt werden.

Die Waerland-Kost

Die Waerland-Kost ist eine vegetarische Ernährungsform, die von dem schwedischen Ernährungsreformer Are Waerland (1876–1955) Anfang des 20. Jahrhunderts entwickelt wurde. Basis dieser Nahrung sind Rohkost und ein von Waerland erdachter Getreidebrei namens Kruska (bestehend aus verschiedenen geschroteten Getreidearten, Rosinen und Wasser). Diese Ernährung berücksichtigt das Säure-Basen-Gleichgewicht und soll die Gesundheit und vor allem das Immunsystem fördern, aber auch Krankheiten heilen können.

Die Trennkost

William Howard Hay (1866–1940) entwickelte diese Ernährungsform ab 1907. Hay glaubte, dass durch den gleichzeitigen Verzehr von überwiegend eiweißhaltigen und überwiegend kohlenhydrathaltigen Lebensmittel alle Zivilisationskrankheiten durch eine Übersäuerung des Körpers entstehen. Daher teilte er Lebensmittel in drei Gruppen ein: säurebildende Lebensmittel (eiweißreich), basenbildende Lebensmittel (kohlenhydratreich) sowie neutrale Lebensmittel. Die eiweißreichen und die kohlenhydratreichen Nahrungsmittel sollen jeweils in getrennten Mahlzeiten verzehrt werden. Da aber nahezu alle Lebensmittel sowohl Eiweiß als auch Kohlenhydrate enthalten und eine gleichzeitige Verdauung problemlos möglich ist, sind Hays Ansichten umstritten. Es darf fast alles gegessen werden, ausgenommen sind nur wenige Lebensmittel, wie Hülsenfrüchte. Weder die Mengen noch die zugeführte Nahrungsenergie sind vorgeschrieben. In Deutschland wurde die Trennkost vor allem durch den Arzt Heinrich Ludwig Walb (1907–1992) bekannt gemacht.

Die anthroposophisch orientierte Ernährung

Diese Ernährungsform wurde im Jahre 1924 ins Leben gerufen. Sie geht auf den Natur- und Geisteswissenschaftler Rudolf Steiner (1861–1925) zurück, den Begründer der Anthroposophie. Seine Ernährungsform steht für frische und qualitativ hochwertige Nahrung aus biologischem Anbau. Es ist eine vorwiegend vegetarische Ernährung, die auch Milch und Eier befürwortet.

Die zweite Hälfte des 20. Jahrhunderts

Nach dem Zweiten Weltkrieg entstanden Kostformen, die überwiegend von der Naturheilkunde beeinflusst waren. Ein gemeinsames Merkmal ist der hohe Anteil unerhitzter Frischkost, wobei dieser sich je nach Ausrichtung zwischen der Hälfte der Nahrungsmittel und einer ausschließlichen Ernährung mit rohen Lebensmitteln bewegt. Zudem ist oft das Fasten ergänzender Bestandteil dieser Kostformen.

Die Rohkost-Ernährung

umfasst in einem weiteren Sinne jede frische, unerhitzte Nahrung sowohl pflanzlicher als auch tierischer Herkunft. Im engeren, allerdings sprachlich dominierenden Sinne steht der Begriff nur für unerhitzte oder sogar gänzlich unverarbeitete Nahrungsmittel pflanzlicher Herkunft. Rohkost ist meist wegen der Vermeidung tierischer Nahrungsmittel vegan ausgerichtet. Die Vorzüge der Rohkost sind vielfaltig:

- keine Abtrennung oder Zerstörung von Inhaltsstoffen
- erfordert intensives Kauen
- regt die Speichelbildung an
- reinigt die Zähne
- verstärkt das Sättigungsgefühl
- unterstützt die Verdauung
- normalisiert die Transitzeit
- verhindert Völlerei

Inzwischen hat sich eine Vielzahl an Varianten der Rohkost herausgebildet, die oft nach ihrem Erfinder benannt sind. Die Erfinder waren in der Regel keine Mediziner, sondern Menschen, die an bestimmten Gesundheitsstörungen litten und sich mittels einer bestimmten Form von Rohkost heilen konnten. Die jeweilige Zahl der Anhänger war und ist großen Schwankungen unterworfen.

Klartext
Alternative Ernährungsformen haben eine ganzheitliche Orientierung und sind überwiegend pflanzlich basiert. Langjährige Erfahrungen und wissenschaftliche Untersuchungen belegen überzeugend, dass sie zahlreiche gesundheitliche Vorteile bieten. Bewährte alternative Er-

nährungsformen sind im Vergleich zu moderner Fleischkost gesund und nachhaltig. [106 181]

Kriterien zur Beurteilung der Gesundheit von Diäten und Ernährungsformen

Mit diesen Kriterien sind Sie in der Lage, den gesundheitlichen Wert von dem, was Sie essen und trinken, mit der Zeit immer sicherer zu erkennen. So können Sie frei und eigenverantwortlich entscheiden, was das Beste für Sie ganz persönlich ist, ohne zu viel Fachwissen zu benötigen. Die Empfehlungen umfassen neben der Auswahl der Diäten und Ernährungsformen auch die jeweilige Verarbeitung und Zubereitung der Lebensmittel (Tabelle 9).

Nähere Erläuterungen zu den verschiedenen Kriterien

Bei der Anwendung dieser Kriterien handelt es sich nicht um Berechnungen nach mathematischen Formeln. Wir möchten Ihnen eher die Grundlagen dazu liefern, um ein Gefühl zu entwickeln, damit Sie Lebensmittel, Diäten und Ernährungsformen immer besser einschätzen können. Die meisten Menschen entscheiden sich nach Aussehen, Geruch und Geschmack, was sie essen. Diese über die Sinne getroffenen Entscheidungen sind aber nicht mehr zuverlässig, da unsere genetisch angelegten Instinkte durch industrielle Verarbeitung, Erhitzung, Gewürze und eine Vielzahl von Hilfsmitteln getäuscht werden. So sollte beispielsweise unsere Lust auf Süßes eher die Ananas oder den Pfirsich als die Vollmilchschokolade oder das Zuckergebäck »meinen«.

Tabelle 9: *Kriterien für eine umfassende Bewertung der Qualität von Lebensmittel*

Kriterien für den Gesundheitswert		
Kriterium	**günstig**	**ungünstig**
Ursprung	pflanzlich	tierisch
Genmanipulation	nein	ja
Anbau	biologisch	konventionell
Herkunft	regional	importiert
Reife	ausgereift	grün
Frische	ja	nein
Eiweißmenge	normal	viel
Fettmenge	wenig	viel
Fettsäuren	ungesättigt	gesättigt
Kohlenhydrate	komplexe	Zucker
Ballaststoffe	viel	wenig
Wassergehalt	viel	wenig
Zuckermenge	wenig	viel
Salzmenge	wenig	viel
Zusatzstoffe	wenig	viel
Verarbeitung	wenig	übertrieben
Hitzebehandlung	roh	erhitzt
pH-Wirkung	basisch	sauer
Sättigungswirkung	ja	nein
Bekömmlichkeit	gut	schlecht
Verdaulichkeit	gut	schlecht
Genuss	lecker	fad

Dieser Art von Täuschungen wollen wir mit diesen Kriterien eine Art Objektivierung entgegensetzen, damit das, was Sie mit Ihren Sinnen nicht wahrnehmen können, trotzdem in

Ihre Ernährungsweise einfließen kann. Unsere Einschätzungen sollen – vermittelt über die Kriterien – dazu beitragen, dass Sie immer günstigere Ernährungsentscheidungen treffen können.

Ursprung: pflanzlich-tierisch

Dieses Kriterium ist bei den einzelnen Lebensmitteln sehr einfach anzuwenden: Je pflanzlicher, desto günstiger. Wobei Sie beachten sollten, dass wir Tiermilch und deren Produkte für genauso gesundheitsbedenklich halten wie Fleisch, Fisch und Eier. Alles in allem halten wir einen Anteil von höchstens fünf Prozent tierisch für tolerierbar. Aber wenn es ab und zu etwas Tierisches sein muss, dann unbedingt aus artgerechter Tierhaltung.

Genmanipulation: nein-ja

Momentan ist die Gesetzeslage so, dass es in der EU nicht erlaubt ist, gentechnisch veränderte Lebensmittel in den Verkehr zu bringen. Es ist zu hoffen, dass die Deklarationspflichten diesbezüglich nicht aufgeweicht werden. Gentechnisch veränderte Futtermittel wirken sich nach dem heutigen Stand der Forschung nicht auf tierische Produkte aus, da sie bereits im Verdauungstrakt abgebaut werden. Da wir aber genetisch nicht an genmanipulierte Pflanzen oder Tiere, die sich davon ernährt haben, angepasst sind, kann niemand sicher einschätzen, wie unser Körper – vor allem über lange Zeiträume – darauf reagiert, deshalb sollten wir auch außerhalb der EU keine genveränderten Nahrungsmittel konsumieren.

Anbau: biologisch – konventionell

Wir empfehlen nicht nur biologisch, sondern kontrolliert biologisch angebaute Lebensmittel (Bioland, Ecoland, Demeter, Biokreis, Naturland, GÄA e.V., EU-Bio-Siegel, Deutsches Biosiegel). Bei Ware, die von entsprechenden Prüfsiegeln als kontrolliert biologisch ausgezeichnet wurde, sind Betrügereien wie Etikettenschwindel wesentlich schwerer durchzuführen. Sie als Verbraucher sind also sehr viel eher geschützt. Es mag als Bio-Ware ausgezeichnete Produkte geben, die ähnliche Normen erfüllen, aber wie wollen Sie das nachprüfen? Für uns gilt hier: Vertrauen ist gut, Kontrolle ist besser. Übrigens: Die preislich deutlich günstigere Alternative ist der Kauf bei Bauern oder anderen Erzeugern in der Region, die biologisch anbauen, aber die Kosten der Gütesiegel vermeiden wollen. Nehmen Sie Kontakt auf, um Vertrauen und Sicherheit durch persönliches Kennenlernen zu erlangen.

Herkunft: regional – importiert

Der Kauf regionaler Ware hat neben der viel höheren Umweltverträglichkeit den positiven Effekt, bei einem Erzeuger kaufen zu können, dessen Produkte auch ohne Kontrollsiegel biologisch angebaut werden. Achten Sie ansonsten beim Kauf auf die entsprechenden Informationen. Gute Informationen gibt es im Internet unter den Verbänden des biologischen Anbaus.

Reife: ausgereift – grün

Bevorzugen Sie immer die natürlich gereiften Produkte, sofern das möglich ist. Lassen Sie sich nicht durch »künstliche Schönheit« blenden. Wie auch bei uns Menschen sind die wahren Werte innen. Bioprodukte kommen oft nicht in

Hochglanz daher, sind aber viel wertvoller als noch unreife, makellose Produkte. Früchte entwickeln bestimmte Geschmacks- und Farbstoffe erst kurz vor der Reife, um Tiere zum Fressen der Früchte zu motivieren, damit die in Früchten enthaltenen Samen verbreitet werden. Diese sekundären Pflanzenstoffe haben eine Vielzahl von gesundheitlichen Wirkungen für uns (siehe »Sekundäre Pflanzenstoffe«, Seite 444).

Frische: ja – nein

Am besten verzehren Sie Pflanzen so frisch wie möglich. Da wir es gewohnt sind, das zu kaufen, was wir auf dem Einkaufszettel notiert haben, sollten wir diese Entscheidung eigentlich erst treffen, wenn wir vor der Obst- und Gemüsetheke stehen und schauen, was gerade angeboten wird. Dadurch profitieren Sie von der größeren Frische. Achtung: Wir empfehlen Ihnen, die frische Variante der Tiefkühlkost immer vorzuziehen (siehe »Lebensmittelverarbeitung, Seite 462).

Energiegehalt: niedrig – hoch

Der Energiegehalt der Kost oder der Lebensmittel gibt die Menge an Kalorien an, die bei der Verbrennung von Nährstoffen im Organismus frei wird. Für den Gesundheitswert von Diäten und Ernährungsformen, aber auch Lebensmittel, ist der Energiegehalt allein nicht aussagekräftig, da der Gesundheitswert zunächst weder durch einen hohen noch durch einen niedrigen Energiegehalt bestimmt wird. Auf dem zweiten Blick spielt er aber in einer bewegungsarmen Wohlstandsgesellschaft doch eine Rolle, da Übergewicht und seine Folgekrankheiten durch energiedichte Kost und Lebensmittel gefördert werden.

Nährstoffdichte: hoch – niedrig

Die Nährstoffdichte eines Gerichts oder Lebensmittels ist das Verhältnis von essenziellen Inhaltsstoffen zu energieliefernden Nährstoffen. Dabei schneiden alle pflanzlichen Lebensmittel wesentlich besser ab als die tierischen Produkte. Bei den pflanzlichen Lebensmitteln bestehen deutliche Unterschiede zwischen Gemüse, Obst und Vollkornprodukten im Vergleich zu isolierten Zuckern, Pommes frites und Weißmehlprodukten. Das heißt, vollwertige pflanzliche Lebensmittel sind am günstigsten.

Eiweißmenge: normal – viel

Die empfohlene Menge an Eiweiß für einen Erwachsenen beträgt 0,80 g Eiweiß/kg Körpergewicht/Tag. Das entspricht einer Eiweißmenge von täglich etwa 50 g für Frauen und 60 g für Männer oder um die 10 Prozent der Gesamtenergiezufuhr. Mit der üblichen Mischkost werden aber etwa 15 Prozent in Form von Eiweiß aufgenommen. Bei den derzeit populären Low-Carb-Diäten liegt die Eiweißzufuhr deutlich höher, typischerweise zwischen 20 und 25 Prozent, langfristig mit ungünstigen gesundheitlichen Folgen (siehe »Eiweiß«, Seite 415). Eiweiß aus Pflanzen hat sich als gesünder erwiesen als tierisches Eiweiß.

Fettmenge: wenig – viel

Die empfohlene Fettmenge liegt zwischen 25–30 Prozent der Energiezufuhr. Im Durchschnitt werden aber um die 40 Prozent aufgenommen, und die Low-Carb-Diäten gehen bis zu 60 Prozent.

Langfristig hat sich eine moderate Fettzufuhr von 20 bis 30 Prozent als die günstigste erwiesen, denn eine relativ fettarme Kost senkt das Risiko für fast alle Zivilisationskrankheiten (siehe »Wir essen uns krank«, Seite 79). Mit pflanzenbasierter Ernährung liegen Sie genau richtig. Natürlich spielt die Fettqualität eine entscheidende Rolle, wie im folgenden Absatz erläutert wird.

Fettsäuren: ungesättigt – gesättigt

Für Fettsäuren gilt die sehr vereinfachte Regel, dass ungesättigte günstiger sind als gesättigte Fettsäuren. Dabei gilt es aber zu differenzieren, denn von den ungesättigten sind die Omega-3-Fettsäuren günstiger (Leinöl, Rapsöl) als die Omega-6-Fettsäuren (Sonnenblumenöl, Distelöl). Bei den gesättigten Fettsäuren sind die kurz- und mittelkettigen Fettsäuren günstiger als die langkettigen (siehe »Fett«, Seite 421). Außerdem gilt die allgemeine Regel, dass Fettsäuren aus Pflanzen günstiger sind als von Tieren (Ausnahme: Fische).

Kohlenhydrate: komplexe – Zucker

Die Verwirrung bei den Kohlenhydraten kommt primär daher, dass die komplexen (günstigen) Kohlenhydrate (Stärke, Ballaststoffe) aus verschiedenen (ungünstigen) Zuckern bestehen. Da Stärke aber langsamer als Zucker aufgeschlossen wird und die Ballaststoffe erst im Dickdarm abgebaut werden, wirken sie deutlich günstiger auf den Stoffwechsel. Deshalb sollten Kohlenhydrate in Form von isolierten Zuckern weitgehend gemieden werden. Diese Regel trifft nicht für Zucker in Früchten zu (siehe »Zucker«, Seite 326).

Ballaststoffe: viel – wenig

Ballaststoffe sind neben den sekundären Pflanzenstoffen der eigentliche Schatz der pflanzlichen Lebensmittel. Die empfohlenen Menge von 30 g/Tag wird mit der üblichen Mischkost deutlich unterschritten, mit einer vegetarischen Kostform leicht erreicht und mit einer veganen Kostform deutlich überschritten. Wieder erweist sich pflanzlich als mit Abstand am günstigsten. Die günstigen Wirkungen der Ballaststoffe sind zahlreich (siehe »Ballaststoffe, Seite 432).

Wassergehalt: hoch – niedrig

Der Wassergehalt einer Mahlzeit oder eines Lebensmittels bestimmt maßgeblich die Energiemenge, die damit aufgenommen wird. Bei vielen pflanzlichen Lebensmitteln beträgt der Wassergehalt zwischen 85 und 97 Prozent, bei tierischen Produkten schwanken die Werte um 50 Prozent. Daran ist erkennbar, dass mit den wasserhaltigen Pflanzen deutlich weniger Kalorien aufgenommen werden als mit tierischen Produkten. Dadurch wird das Risiko von Übergewicht und vielerlei Folgekrankheiten verringert. Pflanzenbasierte Ernährung bedeutet auch Schutz vor »Austrocknung«.

Zuckermenge: wenig – viel

Die offiziellen Empfehlungen für die Aufnahme von Zucker liegen bereits über der für die Gesundheit zuträglichen Menge. Die tatsächlich mit einer Mischkost üblicherweise durchschnittlich verzehrte Menge liegt aber noch höher und stellt eine Gefahr für die Gesundheit dar. Außerdem ist Zucker praktisch frei von essenziellen Nährstoffen, deshalb wird beim Zucker auch von leeren Kalorien gesprochen. Daher die Devise: Je weniger Zucker, desto besser. Dabei sind die Wirkungen von Zucker in Früchten anders zu bewerten als isolierter Zucker in gezuckerten Getränken und Gebäck.

Salzmenge: wenig – viel

Salz ist eine wichtige Substanz für unseren Körper, da ihre Bestandteile, Natrium und Chlorid, lebenswichtig sind. Aber die offizielle Empfehlung von etwa 5 g/Tag wird um fast das Doppelte überschritten und stellt eine gesundheitliche Gefahr dar, besonders für Bluthochdruck. Bei Salz gilt auch die Devise: Je weniger, desto besser, auch weil unsere Lebensmittel und besonders die verarbeiteten Produkte ausreichend Salz liefern. Zusätzliches Salzen sollte daher unterbleiben.

Zusatzstoffe: wenig – viel

Lebensmittelzusatzstoffe werden den Lebensmitteln oder der Kost bei der Verarbeitung oder Zubereitung zugesetzt, um ihre Beschaffenheit zu beeinflussen oder besondere Wirkungen zu erzielen. Dazu zählen Antioxidantien, Dickungsmittel, Emulgatoren, Farbstoffe, Konservierungsstoffe sowie Geschmacks- und Geruchsstoffe. Obwohl alle Zusätze rechtlich erlaubt sind, weiß keiner genau, wie die vielen Substanzen und deren Abbauprodukte miteinander und mit den Körperzellen interagieren. Daher Vorsicht bei Ware mit vielen Zusatzstoffen, je weniger, desto sicherer bleiben oder werden Sie gesund.

Verarbeitung: wenig – übertrieben

Lebensmittelverarbeitung findet in der Lebensmittelindustrie, im Lebensmittelhandwerk sowie im Haushalt statt. Durch Mahlen, Waschen, Schälen und Erhitzen entstehen Verluste an Vitaminen, Mineralstoffen, Ballaststoffen und sekundären Pflanzenstoffen. Lediglich das Fermentieren findet ohne nennenswerte Verluste statt. Um diese Verluste zu vermeiden oder zu minimieren, sollten Lebensmittel so wenig wie möglich verarbeitet sein und zumindest teilweise als Rohkost verzehrt werden. Hier gilt die Devise: Weniger ist mehr.

Hitzebehandlung: roh – erhitzt

Das Erhitzen der Nahrung erfolgt durch Kochen, Braten, Schmoren oder Grillen. Es führt aber abhängig von der Dauer und Intensität der Erhitzung zu erheblichen Verlusten besonders an Vitaminen. Bei schonenden Verfahren des Erhitzens wie Dämpfen, Dünsten oder Blanchieren sind die Vitaminverluste geringer. Erhitzen ist für Kartoffeln und Hülsenfrüchte wichtig, aber viele Lebensmittel können und sollten roh oder fermentiert verzehrt werden.

Wirkung: basisch – sauer

Das Säure-Basen-Gleichgewicht im Körper ist von zentraler Bedeutung. Die derzeit übliche Kost ist aufgrund des hohen Anteils an tierischen Produkten im Körper säurebildend und wirkt sich schädlich aus. Pflanzliche Lebensmittel wie Gemüse und Obst haben eine basische Wirkung im Stoffwechsel. Je höher der Anteil an Pflanzen in der Kost ist, desto günstiger ist das Säure-Basen-Gleichgewicht. Damit gibt es einen weiteren Grund, den Verzehr von tierischen Produkten zu reduzieren und den von pflanzlichen Lebensmitteln zu erhöhen.

Sättigungswirkung: ja – nein

Die Sättigungswirkung wird durch ein komplexes System von neuralen und hormonellen Mechanismen gesteuert. Außerdem spielen physikalische Mechanismen eine Rolle. So wird durch intensives Kauen unerhitzter oder wenig verarbeiteter Kost vermehrt Speichel abgesondert, der zusammen mit Ballaststoffen zur Magenfüllung und somit zur Sättigung beiträgt. Die heute übliche Kost ist meist bereits zerkleinert, raffiniert, konzentriert oder gekocht, sodass in kürzerer Zeit mit weniger Kauaufwand der Verzehr größerer Nahrungsmengen erfolgt. So wird bereits zu viel Nahrungsenergie aufgenommen, bevor die natürlichen Regulationsmechanismen aktiv werden können. Wenig verarbeitete Kost, die gründlich gekaut wird, schützt vor Völlerei.

Bekömmlichkeit: gut – schlecht

Die Bekömmlichkeit oder Verträglichkeit einer Kost oder eines Lebensmittels hängt auch von der Zusammensetzung der Gesamtnahrung ab. So können isolierte Zucker oder gekochtes Obst und Säfte Unverträglichkeiten bei Vollkornerzeugnissen und Frischkost bewirken. Wegen der individuellen Unterschiede bei der Bekömmlichkeit sollte und kann jeder selbst ausprobieren, ob eine Kost oder ein Lebensmittel in einer bestimmten Menge und Zubereitung bekömmlich ist oder nicht.

Verdaulichkeit: gut – schlecht

Verdaulichkeit ist ein Maß für den Anteil der Nährstoffe, die während der Verdauung im Darm aus der Nahrung freigesetzt werden. Hülsenfrüchte oder Vollkornbrot werden oft als schwer verdauliche Kost angesehen, da hier eine langsame

Verdauung stattfindet. Eine langsame Verdauung führt zu einer allmählichen Resorption der Nährstoffe und folglich zu niedrigeren Blutzuckerspiegeln. Die unverdaulichen Ballaststoffe sind wegen ihrer Unverdaulichkeit nicht nachteilig, sondern für eine normale Darmfunktion und als Nahrungsquelle der Darmflora für die Gesundheit des Darms und des Immunsystems entscheidend.

Genuss: lecker – fad

Der sensorische Genusswert eines Lebensmittels oder einer Mahlzeit ist von besonderer Bedeutung. Allgemein werden diejenigen Gerichte oder Lebensmittel bevorzugt, die der individuellen Genusserwartung am meisten entsprechen. Der Genusswert umfasst alle Eigenschaften, die ein Mensch bei der Aufnahme eines Lebensmittels mit seinen Sinnen direkt wahrnehmen kann. Dazu zählen Aussehen, Geruch, Geschmack, Konsistenz und Temperatur. Insgesamt bestimmt der Genusswert auch die Freude am Essen, und die sollte bei der vollwertigen, biologisch angebauten Pflanzenkost nicht fehlen.

Fragen Sie Ihren eigenen Körper – Pulstest nach Coca

Bereits 1958 veröffentlichte der damals bekannte Immunologe Dr. Arthur Coca, Gründer der hochkarätigen Fachzeitschrift »Journal of Immunology«, kurz vor seinem Tod ein Buch über seine spannende Entdeckung. In dieser Zeit begann die Pharmaindustrie ihren Siegeszug in der modernen Medizin. An natürlichen, leicht erlernbaren Heilweisen, die Patienten unabhängig machen, gab es wenig Interesse.

So auch für den von ihm entwickelten Pulstest. Coca fand im Laufe seines Berufslebens als Arzt für Immunologie heraus, dass Menschen auf jegliche Art von Stress mit einer Pulserhöhung reagieren. Das ist zunächst nichts Neues. Was aber, wenn sich solch eine Reaktion auch darauf bezieht, dass sich »stressende« Nahrungsmittel, Genussmittel wie Nikotin und Umweltbelastungen so leicht messbar nachweisen ließen?

Coca hat sich im Wesentlichen auf Nahrungsmittelreaktionen konzentriert. Er beobachtete, dass beispielsweise Migränepatienten nach der Aufnahme von Milchprodukten einen starken Pulsanstieg verzeichneten. Nachdem sie Tiermilch weggelassen hatten, verschwand die Migräne. Ähnliche Erfahrungen machte er bei den unterschiedlichsten Krankheitsbildern, egal ob leichtere oder sehr schwere: Wenn die Betroffenen die durch den Test »enttarnten« Nahrungsmittel mieden, verschwanden auch die Beschwerden und Krankheiten. Das ist exakt der Effekt, den Petra als Ernährungsmedizinerin seit Jahrzehnten bei ihren Patienten beobachtet.

Doch warum steigt der Puls nach dem Verzehr bestimmter Nahrungsmittel? Coca ging von einer allergischen Reaktion aus. In der Ernährungswissenschaft und Alternativmedizin weiß man, dass die weißen Blutkörperchen — die Körperpolizei — nach dem Essen ausschwärmen. Je größer die Gefahr, desto mehr Blutkörperchen greifen ein, um uns zu schützen. Gleichzeitig steigt unser Muskeltonus, wenn wir in Alarmbereitschaft sind. Das ist der bekannte Kampf- beziehungsweise Fluchtreflex. Dieser greift bei kleinsten Angreifern wie Bakterien, Viren oder Allergenen — und eben bei Nahrungsmittelbestandteilen, die Stress erzeugen, weil der Körper sie als bedrohlich empfindet.

Das erklärt übrigens auch, warum schädliche Nahrung, Stress und Umweltgifte Schmerzen verstärken können. Denn wie bereits beschrieben wissen wir, dass die meisten Schmerzen heute aufgrund zu hoher Spannungen der Muskeln und Faszien entstehen (siehe »Immer mehr Schmerzen«, Seite 172).

Die Zusammenhänge zwischen Nahrungsmitteln, die unser Körper als bedrohlich empfindet, und der körperlichen

Reaktion des Pulsanstieges können jedem von uns individuell zeigen, auf welche Lebensmittel unser Körper positiv oder negativ reagiert. So könnten wir auf der einen Seite diejenigen Lebensmittel aus unserer Ernährung streichen, die uns schaden, langfristig überfordern und krank machen. Auf der anderen Seite könnten wir diejenigen mehr integrieren, die uns guttun. Aber weder der Anstieg der weißen Blutkörperchen noch die Erhöhung der Muskelspannung sind ohne aufwendige Messungen nachzuvollziehen.

Und nun kommt der geniale, von Dr. Coca entwickelte Pulstest ins Spiel. Denn mit ihm können wir zweifelsfrei beobachten, wie wir auf verschiedenste Lebensmittel reagieren. Dies macht uns eigentlich völlig unabhängig vom Chaos der unterschiedlichen Meinungen über gesunde Ernährung beziehungsweise eignet sich dazu, unsere in diesem Buch erarbeiteten Vorschläge für gesunde Ernährung für sich persönlich zu überprüfen und noch individueller zu gestalten.

So setzen Sie den Pulstest nach Coca praktisch um

Messen Sie Ihren Puls und beobachten Sie, wie er sich beim Verzehr der unterschiedlichen Nahrungsmittel erhöht. Je niedriger er bleibt, umso besser. Das geht heute mit optischen Pulsmessern am Handgelenk wesentlich leichter als im Jahr 1958 und könnte eines der spannendsten Experimente Ihres Lebens werden.

Die Durchführung: Verschaffen Sie sich zunächst einen Überblick über Ihren Ruhepuls bei sitzender Tätigkeit wie Schreiben, Lesen oder Am-Computer-Arbeiten, während Sie am Tisch sitzen. Sie werden feststellen, dass Ihr Puls höchstens einen oder zwei Schläge abweicht, etwa wenn Sie mit Ihren Armen gestikulieren.

Planen Sie am besten einen Tag, an dem Sie sowieso lange sitzen würden. Beispielsweise zum Arbeiten am Schreibtisch. Rechnen Sie pro Test mit einer Stunde. Wählen Sie so viele Nahrungsmittel aus, wie Sie sich Zeit nehmen möchten. Testen Sie die Lebensmittel, die Sie oft verzehren. Denn diese entfalten ja wahrscheinlich die deutlichsten Wirkungen.

Wenn Sie beispielsweise um 9:00 Uhr am Morgen beginnen, dann messen Sie Ihren Puls und essen (oder auch trinken) anschließend Ihre erste Portion. Diese sollte nicht so groß sein, dass Ihr Magen zu gefüllt ist, aber auch nicht so klein, dass die Dosis zu gering ist. Vorteilhaft ist es, wenn Sie mit den Nahrungsmitteln beginnen, deren Verweildauer im Magen am geringsten ist (siehe Seite 392).

Das Messen des Pulses kann mittels einer Pulsuhr erfolgen, die aber nicht mit einem Sender im Brustgurt erfolgen sollte, der direkt in Herznähe Elektrosmog erzeugt. Wir empfehlen dafür Fitnessuhren, die Ihren Puls optisch messen. Da diese ihre Messdaten aber auch über Bluetooth übertragen, sollten Sie ein Modell benutzen, bei dem Sie die Übertragung immer nur kurzzeitig zur Datenaktualisierung aktivieren, beispielsweise einmal täglich. Oder Sie messen auf die gute alte Art, indem Sie zwei Finger leicht auf eine Halsschlagader legen – dort wo Sie den Herzschlag gut spüren können – und 60 Sekunden zählen beziehungsweise 30 Sekunden und das Ergebnis verdoppeln.

Nach 30 Minuten – also um 9:30 – messen Sie wieder und notieren das Ergebnis. So fahren Sie beliebig lange fort. Sie werden interessante Beobachtungen machen. Zur Sicherheit empfiehlt es sich, solche Messreihen einige Tage später, vielleicht auch in einer anderen Abfolge der Nahrungsmittel, zu wiederholen. Später können Sie auch dazu übergehen, ganze Mahlzeiten – also Kombinationen von Nahrungsmitteln – zu testen. Auch dabei sollten Sie beachten, dass Ihr Magen nicht zu voll wird.

Wenn Sie einige Messreihen gemacht haben, werden Sie bemerken, dass sich Ihr Puls unterschiedlich verhält. Die Nahrungsmittel, die den höchsten Anstieg erzeugen, sollten Sie zunächst für eine bestimmte Zeit streichen und eventuelle Änderungen Ihres Zustandes beobachten und schriftlich festhalten. Dies können sein: ein Abklingen krankhafter Zustände, ein Abklingen von Befindlichkeitsstörungen, mehr Lebensenergie, bessere Laune, bessere Schlafqualität, weniger Schlafbedürfnis, bessere Regeneration nach Anstrengungen, bessere Konzentration usw. Erstellen Sie eine Liste Ihrer persönlicher Kriterien, die Sie beobachten möchten, und geben Sie sich eine bestimmte Punktzahl beispielsweise von 0 bis 10. 10 bedeutet den angestrebten Bestzustand, 0 den allerschlechtesten Zustand. Beurteilen Sie diese Kriterien schon einige Tage vor den ersten Tests, damit Sie Durchschnittswerte Ihres Gesundheitszustandes ermitteln können.

Nachdem Sie wissen, worauf Sie mit heftigen Reaktionen reagieren, können Sie entscheiden ob Sie sich von dieser Nahrung endgültig verabschieden oder ob Sie nach einigen Monaten den Versuch wiederholen möchten. Eventuell reagiert Ihr Körper dann schon viel entspannter, und Sie können dieses Nahrungsmittel – wenn es Ihnen zu schwer fällt, es dauerhaft zu streichen – zumindest von Zeit zu Zeit genießen. Mit diesem Test lernen Sie immer besser wahrzunehmen, was Ihr Körper entspannt genießen kann und was ihn mehr oder weniger alarmiert.

8. So setzen Sie Ihr neu gewonnenes Wissen um

Mahlzeiten und was es sonst noch zu beachten gibt

Jetzt kommt nur noch »leichte Kost«. Und zwar Tipps, wie Sie all Ihr neues Wissen besser verdauen können.

Was essen? Das wissen Sie schon. Am besten vollwertige, abwechslungsreiche, biologisch angebaute pflanzliche Lebensmittel.

Was ist vollwertige, biologisch angebaute Pflanzenkost?

Der Begriff »vollwertig« wird unterschiedlich ausgelegt. Bei uns bedeutet er, dass die möglichst geringfügig verarbeiteten Lebensmittel noch den »vollen Wert« der natürlichen Inhaltsstoffe aufweisen und biologisch angebaut werden.
Die hauptsächlich verzehrten Lebensmittel sind Gemüse und Obst, Vollkornprodukte, Kartoffeln, Hülsenfrüchte, Nüsse und Kräuter. Diese gesundheitlich wertvollen, frischen Lebensmittel, werden zu genussvollen und bekömmlichen Speisen zubereitet. Tierische Produkte, wenn überhaupt, sollten höchstens fünf Prozent oder weniger ausmachen. Wir raten zu einem reichlichen Verzehr von Rohkost, Sprossen und Keimlingen sowie zu regelmäßigem Konsum von fermentierten Lebensmitteln.
Im Einzelnen bedeutet »vollwertig«, dass alle Getreidearten nur als Vollkornprodukte verzehrt werden. Isolierter Zucker und Süßstoffe werden gemieden, Salz wird sehr sparsam ein-

gesetzt und wenn möglich durch Kräuter ersetzt. Zusatzstoffe in Lebensmitteln werden abgelehnt, da gesundheitliche Risiken nicht völlig auszuschließen sind.
Unerwünscht sind gentechnisch veränderte Lebensmittel, Pommes frites, gehärtete Margarinen, gesüßte Limonaden, Süßwaren und Aromastoffe. Regionale und saisonale Erzeugnisse werden bevorzugt.
Die Bezeichnung »biologisch angebaut« ist in der EU gesetzlich definiert. Diese Produkte müssen aus ökologisch kontrolliertem Anbau stammen, dürfen nicht gentechnisch verändert sein und werden ohne Einsatz von chemisch-synthetischen Pflanzenschutzmitteln, Kunstdüngern oder Klärschlamm angebaut. Auf die Bezeichnung »Bio« trifft das nicht zu.
Dies sind für uns die wichtigsten Kriterien, die Lebensmittel erfüllen sollten. Bitte versuchen Sie, wann immer es möglich ist, diese Maßstäbe auf Ihre Ernährung anzulegen. Nichts ist wertvoller für Ihre Gesundheit.
Der ökologische Landbau ist ein umfassendes System landwirtschaftlicher Produktion (Pflanzen und Tiere), das einem innerbetrieblichen Kreislauf den Vorzug gibt vor dem Einsatz von externen Produktionsfaktoren. Dabei setzt der Landwirt keine Hilfsmittel von außen (z. B. chemisch-synthetische Düngemittel) ein, sondern verwendet stattdessen Kompost und anderen organischen Dünger. Auch konventionelle Pflanzenschutzmittel dürfen nicht eingesetzt werden.
Der Einsatz von gentechnisch veränderten Organismen ist verboten. »Biologisch angebaute« Lebensmittel dürfen – wie konventionelle Erzeugnisse auch – nicht bestrahlt werden. Bei der Verarbeitung ist die Verwendung von Zusatzstoffen limitiert, künstlich hergestellte Farb- und Konservierungsstoffe oder Geschmacksverstärker sind nicht erlaubt.
Biologisch erzeugte Lebensmittel erkennt man am jeweiligen Logo. Die wichtigsten sind mit zunehmender Sicherheit bzw. Qualität die der Europäischen Union für ökologische/biologi-

sche Produktion (kurz EU-Bio-Logo), das 2001 in Deutschland eingeführte Bio-Siegel sowie die Logos der verschiedenen Anbauverbände.
Die Logos finden Sie im Internet unter: https://www.bund.net/themen/massentierhaltung/haltungskennzeichnung/bio-siegel/

Außerdem täglich:

- Mindestens 250 g frisches Obst
- 1 bis 2 Portionen Vollkorngetreide
- Frischen Salat oder Rohkost
- Frisches Gemüse, mindestens 400g
- Hülsenfrüchte in allen Varianten
- Etwa 50 g Nüsse
- Reichlich Gewürze und Kräuter
- Sprossen und Keime
- Zuckerhaltige Produkte oder gesüßte Getränke meiden

Wie oft essen? Zwei- bis dreimal täglich innerhalb von acht Stunden des Tages. Snacks sind somit out. Die restlichen 16 Stunden des Tages sind Fastenzeit.

Wann essen? Generell sollten drei Mahlzeiten am Tag ausreichen. Keine Snacks zwischendurch. Wir empfehlen Intervallfasten in der 16/8-Methode als ideale Ernährungsweise. Hier wird innerhalb von maximal acht Stunden gegessen. Wollen Sie mehr, dann reduzieren Sie diese acht Stunden nach Bedarf. Entscheiden Sie, wann Sie mit dem Essen beginnen wollen, denn die Menschen sind verschieden. Frühstücksliebhabern fällt es leicht, wenn sie abends nichts mehr essen, Frühstücksmuffel lassen das Frühstück gerne aus.

Frühstücken wie ein Kaiser ist eine individuelle Entscheidung, hören Sie auf Ihren Körper.

Wenn Sie gerne frühstücken, dann beginnen Sie morgens nach Ihrem Zeitplan und beenden die letzte Mahlzeit acht Stunden später. Es gibt eine Vielzahl von Studien, die eine alte Volksweisheit bestätigen, dass das Frühstück die wichtigste Mahlzeit des Tages ist und zur Gesundheit beiträgt.[13]

Wenn Sie eher ein Frühstücksmuffel sind, dann beginnen Sie mit dem Essen später und beenden Ihre letzte Mahlzeit acht Stunden danach. Wie zu erwarten gibt es auch Studien, die zeigen, dass Frühstücken nicht sein muss. Dadurch nehmen Sie im Laufe des Tages sogar weniger Kalorien zu sich. Sie verspüren auch am Nachmittag keinen größeren Appetit oder Heißhunger.[173]

Vor dem Zu-Bett-gehen sollten Sie kein »Betthupferl« zu sich nehmen. Mit einem leeren Magen schläft man besser.

Essen Sie nicht im Stress und kauen Sie, bis es nichts mehr zu kauen gibt.

Wie essen? Immer in Ruhe. Nehmen Sie sich zumindest bei den großen Mahlzeiten ausreichend Zeit, ihr gesundes Essen bewusst zu genießen. Dazu gehört nun einmal intensives Kauen. Etwa 20- bis 30-mal sollte jeder Bissen eingespeichelt und erst dann heruntergeschluckt werden, wenn der Speisebrei ganz flüssig geworden ist. Sie erleichtern Ihre Verdauungsarbeit immens, Ihr Magen hat schließlich keine Zähne. Perfekt wäre ein anschließender kleiner Verdauungsspaziergang, denn nach dem Essen voller Geisteskraft an die Arbeit zurückzukehren ist schwer. Arbeitsunfälle und Fehlentscheidungen passieren häufig in der Zeit nach dem Mittagessen. Kein Wunder: Der größte Teil der Energie befindet sich nicht mehr im Kopf, sondern im Verdauungssystem. Allerdings verschiebt sich dieser Energielevel, wenn Sie gewissenhaft kauen, denn dann haben Sie einen wesentlichen Anteil der Verdauung bereits geleistet. Je weniger tierische Anteile Ihre Nahrung enthält, desto weniger müde werden Sie nach dem Essen.

Fletschern

Fletschern – ein alter Begriff, der neu entdeckt wird. Er geht zurück auf Horace Fletscher, einem erfolgreichen amerikanischen Geschäftsmann, der 1849 geboren wurde. Wie so oft sind es die eigenen Erfahrungen, die wesentliche Veränderungen im Leben hervorrufen. Bei Fletscher war es sein starkes Übergewicht mit all den dazugehörenden gesundheitlichen Problemen. Aber anstatt sich damit abzufinden, folgte er dem Rat eines Freundes, jeden Bissen so lange zu kauen, bis dieser so flüssig war, dass nur noch das Schlucken übrigblieb. Zusätzlich beschränkte er sich auf eine Mahlzeit am Tag (wie es auch Petra im Sinne des Intervallfastens sehr oft macht) und verlor in kurzer Zeit sein Übergewicht. Diese Erfolgsgeschichte machte die Runde und erreichte so auch den österreichischen Ernährungsarzt Franz Xaver Mayr, den er mit dieser Geschichte sehr beeinflusst hat und der diese Fastenmethode mit einem Kautraining verband.

Wann sollten Sie trinken? Nicht zum Essen, sondern zwei Stunden danach zwischen den Mahlzeiten, insgesamt etwa zwei Liter/Tag, und zwar Wasser oder ungesüßten Tee. Trinken Sie alle 3-5 Minuten 3-5 Schluck, damit das Wasser genug Zeit hat, aus dem Dünndarm ins Gewebe zu diffundieren. 30 Minuten vor der Mahlzeit noch einmal ein großes Glas stilles Wasser, gerne mit einem kleinen Stück Orangen- oder Zitronenschale verfeinert. Das schmeckt nicht nur köstlich, sondern hat außerdem den Vorteil, dass bereits vor dem Essen ein leichtes Sättigungsgefühl eintritt. Das ist ein kleiner Trick, um nicht übermäßig viel zu essen. Wenn Sie hingegen während des Essens größere Mengen an Flüssigkeit zu sich nehmen, verdünnen Sie die Verdauungssäfte. Das Essen liegt somit länger im Magen und benötigt daher auch mehr Verdauungsenergie.

Hören Sie auf zu essen, bevor Sie satt sind.

Wann sollten Sie aufhören zu essen? Erinnern Sie sich noch an den Beginn des Buches, als wir von den Menschen in den Blue Zones berichtet haben? Das sind die Gebiete, in denen die meisten Hundertjährigen dieser Welt leben. So lernen beispielsweise die Japaner aus Okinawa bereits von klein an, dass sie mit dem Essen aufhören sollen, bevor sie satt sind. Sie haben eigens dafür einen Spruch, der den Kindern bereits mit in die Wiege gelegt wird: »Hara hachi bu.« Das bedeutet so viel wie »Hör auf zu essen, wenn dein Magen zu 80 Prozent voll ist«. Ehrlich gesagt ist das gar nicht so einfach. Sind wir doch eher mit dem Satz »Iss dich nur satt, mein Kind« groß geworden. Aber Übung macht den Meister, und ich weiß, dass wir alle das gute Gefühl kennen, wenn wir uns nach dem Essen immer noch leicht und leistungsfähig fühlen.

Kaufen Sie nicht hungrig mit leerem Magen ein.

Wann einkaufen? Niemals mit leerem Magen und am besten immer mit einem Einkaufszettel. Dann ist die Verführung im Supermarkt – auch im Bio-Supermarkt – nicht zu groß. Bewusst einkaufen ist hier die Devise. Natürlich sind Märkte mit ihren üppigen Bioständen eine sehr schöne Alternative. Aber nicht jeder hat solch einen Markt vor der Haustür oder kann sich das leisten. Holen Sie sich die Ideen für Ihren Speiseplan am besten zuvor durch ein Kochbuch oder im Internet und planen Sie für ein paar Tage im Voraus.

Wie zubereiten? Bei den frischen Lebensmitteln bitte so schonend wie möglich. Dadurch gewährleisten Sie, dass alle empfindlichen Stoffe erhalten bleiben. Bereiten Sie beispielsweise zuerst die Salatsoße zu und waschen Sie den Salat erst kurz vor dem Essen. Auch sollten Sie ihn nicht stundenlang wässern. Das tut man heute noch gerne bei Salaten, die etwas bitter schmecken, wie dem Endiviensalat. Aber gerade die Bitterstoffe sind wertvoll für die Gesundheit. Außerdem:

- Möglichst alles täglich frisch zubereiten.
- Gemüse besser dünsten, als in viel Wasser kochen.

- Essen nicht zu lange warmhalten, sondern gleich verzehren.[13 173]

Ihre Umstellung auf vollwertige pflanzliche Kost

Jede Nahrungsaufnahme ist eine Aufgabe für die Verdauung und das Abwehrsystem des Körpers. Die für die Verarbeitung der Kost zuständigen physiologischen Mechanismen sollten weder unter- noch überfordert, sondern gestärkt werden. Eine physiologische Schonung über längere Zeiträume schwächt den Organismus. So unterfordert eine ballaststoffarme Schonkost bei gesunden Menschen das Gebiss und die Darmmuskulatur, aber auch die Darmbakterien. Eine physiologische Überforderung, wie eine plötzliche Umstellung auf unerhitzte Frischkost (Rohkost), kann den Organismus belasten. Unerhitzte Frischkost und Ballaststoffe können in Folge zu Blähungen und damit verbundenen Unannehmlichkeiten führen (siehe »Ballaststoffe«, Seite 432), die sich allerdings nach einigen Wochen legen.

Theoretisch sollte eine Umstellung auf vollwertige pflanzliche Kost keine Probleme verursachen, denn wir sind seit über Millionen von Jahren weitaus überwiegend als Pflanzenesser ausgestattet. Deshalb haben viele Menschen keine Probleme, ihre Ernährung sofort umzustellen. Andere Menschen, die ihr Leben lang überwiegend ballaststoffarme Kost verzehrt haben, reagieren empfindlich auf ballaststoffreiche oder rohe Lebensmittel. Sie sollten sich für eine Ernährungsumstellung so lange Zeit nehmen, bis die neue Kost problemlos vertragen wird.

Jüngere Menschen haben bei kurzfristiger Ernährungsumstellung meist weniger Probleme als ältere. Menschen, die Medikamente nehmen und eine Ernährungsumstellung planen, sollten einen ernährungskundigen Arzt zu Rate ziehen. Menschen mit Kauproblemen können die Vorteile der unerhitzten Frischkost nutzen, indem die frischen Lebensmittel fein gerieben oder püriert werden, oder in Form von Smoothies.

Vorschläge, die der Orientierung dienen, können je nach Bekömmlichkeit und Wohlbefinden individuell abgewandelt und im eigenen Tempo vollzogen werden. Folgende zeitliche Vorgehensweise hat sich in der Praxis bewährt:

1. Mehr Gemüse und Obst, erhitzt, unerhitzt und fermentiert.
2. Weniger bis gar kein Fleisch und Eier.
3. Weniger Fett.
4. Vermeidung von Zucker und Süßprodukten.
5. Mehr Vollkornprodukte.
6. Mehr Rohkost.
7. Vermeidung aller tierischen Produkte.

Fasten vor der Ernährungsoptimierung erleichtert diese.

Die Umstellung auf eine vollwertige pflanzliche Kost wird erleichtert, wenn vorher eine Fastenphase durchgeführt wird (siehe »Fasten«, Seite 238). Erfahrungsgemäß treten danach weniger Bekömmlichkeitsstörungen bei der Ernährungsumstellung auf, und der Einstieg in die vollwertige pflanzliche Ernährung gelingt.

Weitere unterstützende Maßnahmen bei einer Ernährungsumstellung sind das Intervallfasten (siehe »Fasten«, Seite 238) sowie Entlastungstage, an denen nur oder überwiegend Obst, Rohkost oder Reis gegessen wird. Auch Ausdauersportarten und Funktionsgymnastik wie unsere Engpassdehnungen führen zu einer deutlichen Erleichterung der Ernährungsumstellung.

Klartext
Eine Umstellung auf pflanzliche Kost kann je nach Alter, Empfindlichkeit und Gesundheitszustand sofort oder über einen längeren Zeitraum erfolgen. Eine kurze Fastenzeit erleichtert den Einstieg.[96]

BUCH II

WERTVOLLES GRUNDLAGEN-WISSEN ZUR ERNÄHRUNG DES MENSCHEN

V.
Lebensmittel – Mittel zum Leben und Genießen

I. Das Gesundheitspotential pflanzlicher Lebensmittel

Pflanzliche Lebensmittel besitzen ein großes Potential, die Gesundheit zu erhalten und Krankheiten vorzubeugen, zu lindern oder gar zu heilen. So sind Menschen, die überwiegend oder ausschließlich Pflanzen essen, wie Veganer und Vegetarier mit niedrigem Milchkonsum, im Durchschnitt schlanker und haben wesentlich seltener Übergewicht als die Allgemeinbevölkerung. Weit verbreitete Krankheiten wie Diabetes, Bluthochdruck, Herz-Kreislauf-Erkrankungen, Krebs und viele andere treten bei Pflanzenessern seltener auf als bei Fleischessern.

Der hohe Wassergehalt pflanzlicher Lebensmittel macht satt und reichert die Gewebe mit Wasser an.

Die besonderen Eigenschaften der pflanzlichen Lebensmittel liegen in ihrer niedrigen Energiedichte, denn Pflanzen enthalten viel Wasser. So bestehen Gurken, Tomaten und Apfelsinen zu 95 Prozent aus Wasser, und gekochte Kartoffeln enthalten immer noch 80 Prozent Flüssigkeit. Deshalb wird mit diesen Lebensmitteln bei gleichem Volumen der Nahrung deutlich weniger Energie aufgenommen als mit tierischen Produkten. Gleichzeitig trocknen die Körpergewebe weniger aus als bei einer viel weniger wasserhaltigen Ernährung. Außerdem enthält pflanzliche Kost meist deutlich weniger Fett und auch weniger Eiweiß. Doch das größte Potential für unsere Gesundheit sind die Ballaststoffe und die sekundären Pflanzenstoffe, die nur in Pflanzen vorkommen.

Wir alle sollten den Beitrag zum Klimaschutz, den pflanzliche Nahrung mit sich bringt, immer mehr beachten.

Darüber hinaus hat eine pflanzliche Kost weitere entscheidende Effekte, die über die Gesundheit hinausgehen. Insbesondere stellt die Bevorzugung pflanzlicher Lebensmittel innerhalb der Ernährung den größten Beitrag zum Klimaschutz dar. Und der Verzehr von Pflanzen trägt im erheblichen Maße zur Sicherung der Welternährung bei. So kann jeder täglich einen Beitrag leisten.

Schließlich wird eine pflanzliche Kost ethischen Anliegen gerecht, da Tiere nicht zu Nahrungszwecken unter bedenklichen Umständen gehalten, transportiert und getötet werden müssen.

Klartext
Aufgrund ihrer positiven Eigenschaften bietet eine überwiegend oder ausschließlich pflanzliche Ernährung eindeutige gesundheitliche, gesellschaftliche, ökologische und ethische Vorteile gegenüber einer Ernährung mit tierischen Produkten.

Gemüse – Primus unter den Lebensmitteln

Gemüse ist seit Millionen von Jahren ein wichtiger Teil der menschlichen Ernährung. Ein reichlicher Verzehr verschiedener Gemüse senkt das Risiko für Krankheiten und Gesundheitsstörungen, darunter Herz-Kreislauf-Erkrankungen, Bluthochdruck, Schlaganfall und Krebs. Die positiven Wirkungen beruhen nicht auf einzelnen Nährstoffen, sondern auf dem Zusammenwirken aller Inhaltsstoffe.

Gemüse – je nach Art unterschiedlich aber immer voller Gesundheit.

Neben Vitaminen und Mineralstoffen enthalten alle Gemüsearten Ballaststoffe und sekundären Pflanzenstoffe.

Die temperaturempfindlichen Vitamine und sekundären Pflanzenstoffe bleiben am besten in Salaten und unerhitzten Gemüsen erhalten. Deshalb ist es ratsam, stets einen Teil des Gemüses als Rohkost zu verzehren und es gründlich zu kauen. Wenn Rohkost lange gelagert wird, verlieren die Vitamine ihre Aktivität, deshalb sollte Rohkost immer so frisch wie möglich verzehrt werden.

Rohkost

Zur Rohkost zählt nicht nur Gemüse und Obst (einschließlich milchsauer vergorenem Gemüse), sondern auch unerhitztes, eingeweichtes oder gekeimtes Getreide, Nüsse, Ölsamen, Ölfrüchte, kalt gepresste unraffinierte Öle, Keimlinge und Kräuter. In Rohkost haben die Ballaststoffe eine höhere Bindungsfähigkeit für Wasser und schädliche Substanzen. Die vollständig erhaltenen sekundären Pflanzenstoffe mit ihren Farb-, Geruchs- und Geschmacksstoffen erhöhen den Genuss. Durch längeres Kauen und ihr größeres Volumen wird mit Rohkost eine höhere Sättigung erreicht als beim Verzehr der gleichen Lebensmittel in erhitzter Form. Daher kann ihr regelmäßiger Verzehr zur Regulation des Körpergewichts beitragen. Aufgrund empfindlicher Inhaltsstoffe ist es ratsam, rohes Gemüse erst kurz vor dem Essen zuzubereiten und als ersten Gang einer Mahlzeit zu verzehren.

Sprossen & Keimlinge – hochgradig gesund, lecker, preiswert

Sprossen sind gekeimte Samen, die vor der Bildung vollständiger Blätter geerntet und mit dem Samen verzehrt werden. Zu den Keimlingen zählen auch Kresse und Schösslinge, die ohne Samen und Wurzeln verzehrt werden.

Mit Ausnahme der Nachtschattengewächse sind fast alle Sämlinge von Nahrungspflanzen verzehrbar. Sie können zu Hause in Glas- oder Keimgefäßen ganz einfach selbst gezogen werden. Sprossen sollten gründlich gewaschen, Hülsenfruchtsprossen blanchiert oder kurz erhitzt werden. Sprossen sind vitaminreich, enthalten Ballaststoffe, Eiweiße und sekundäre

Pflanzenstoffe. Durch den hohen Wasseranteil haben sie einen niedrigen Energiegehalt. Während der Keimung nehmen die Antioxidantien vieler Samenkörner deutlich zu.
Sprossen können unter Salate gemischt, über erhitzte Speisen gestreut oder als Garnierung verwendet werden. Auch in Butterbroten und Sandwiches sind sie beliebt. Der Vorzug von Sprossen liegt in ihrem vielfältigen Geschmack, von mild und nussig bei Hülsenfrüchten bis pikant-scharf bei Rettich, Senf und Zwiebeln. Großer Beliebtheit erfreuen sich Alfalfasprossen, da sie ganz einfach gezogen werden können, immer gelingen und auch von Kindern sehr gerne gegessen werden. Die Auswahl an Samen ist sehr groß (Tabelle 11).

Sprossen – viel Gesundheit auf kleinstem Raum.

Tabelle 11: *Samen und Saaten, die sich für die Anzucht von Sprossen und Keimlingen eignen*

Kreuzblütler	**Hülsenfrüchte**	**Getreide**	**Sonstige**
Broccoli	Azukibohnen	Amarant	Alfalfa
Kohlrabi	Erbsen	Buchweizen	Bockshornklee
Kresse	Kichererbsen	Gerste	Kürbis
Radieschen	Linsen	Hafer	Rote Bete
Rettich	Mungbohnen	Quinoa	Rotklee
Rotkohl	Sojabohnen	Roggen	Sesam
Rucola		Weizen	Sonnenblume
Senf			

Erhitztes Gemüse hat den Vorteil, dass durch das Aufbrechen der Zellwände einige Nährstoffe besser verfügbar sind. So werden aus roh verzehrten Karotten bis zu fünf Prozent des Beta-Carotins (Provitamin A) aufgenommen, aus erhitzten Karotten sind es bis zu 30 Prozent. Bei der Zubereitung ist das Dünsten mit wenig Wasser die beste Methode zur Nährstofferhaltung.

Die Mikrowelle besser nicht benutzen, wenn Sie auf der sicheren Seite sein möchten.

Der Dampfdrucktopf bietet diesbezüglich keine Vorteile, denn durch den Druck ergeben sich höhere Temperaturen. Auch das Garen im Mikrowellenherd ist bezüglich des Nährstofferhalts nicht günstiger als Dünsten oder konventionelles Kochen.

Wobei Sie eine Mikrowelle möglichst nicht benutzen sollten, da die Struktur der Nährstoffe verändert werden könnte und die Gefahr besteht, dass sie genetisch vom Körper weniger gut »erkannt« werden.

Tiefgefrorenes als Ausnahme, besser Frisches essen.

Am besten sind Erzeugnisse aus regionaler und ökologischer Landwirtschaft. Weniger empfehlenswert sind Gemüse- und Obstkonserven in Dosen oder Gläsern, Trockengemüse sowie Gemüsenektare. Tiefkühlgemüse sollte wegen des Energieaufwandes für die Kühlkette nur gelegentlich verwendet werden. Säfte aus Gemüse sind für Menschen mit Kauproblemen gut geeignet.

Die große Vielfalt an Gemüse und die vielen Zubereitungsmöglichkeiten führen dazu, dass Gemüse nie langweilig wird und ganz nach individuellen Vorlieben ausgewählt und zubereitet werden kann. So können mit den unterschiedlichsten Gewürzen die verschiedensten Geschmacksrichtungen erreicht werden, wie es in der asiatischen Küche praktiziert wird. Die verschiedenen Gemüsearten unterscheiden sich durch Herkunft, Züchtung, Anbau und Lagerfähigkeit.

Klartext
Gemüse ist die wichtigste Lebensmittelgruppe für unsere Gesundheit. Täglich sollten mindestens 400 g Gemüse verzehrt werden, sowohl in erhitzter als auch in roher und fermentierter Form. Regionales Gemüse aus ökologischem Anbau ist besonders empfehlenswert, da es frischer ist und keine langen Transporte erfordert. Außerdem ist Bioware in aller Regel frei von Rückständen an Pflanzenschutzmitteln (Pestiziden).

Fermentierte Lebensmittel – ein Mehrwert

Die Vergärung (Fermentation) zählt zu den ältesten Konservierungsverfahren von Lebensmitteln. Ihre konservierende Wirkung beruht auf der Reduktion des pH-Wertes sowie auf dem Abbau leicht verfügbarer Kohlenhydrate durch Milchsäurebakterien. Dabei entsteht Milchsäure. Durch die Säureproduktion sind fermentierte Lebensmittel länger haltbar als die Ausgangsprodukte und dadurch saisonunabhängig verfügbar.

Weltweit werden besonders Milch, Gemüse, Hülsenfrüchte und Getreide sowie Fleisch und Fisch fermentiert. Bei uns spielen in erster Linie fermentierte Milchprodukte eine Rolle. Gerade bei jüngeren Menschen ist das Fermentieren jetzt in Mode gekommen. Nicht nur das Sauerkraut, sondern vielerlei Gemüse wie Karotten, Paprika, Zwiebeln und Gurken werden fermentiert.

Das Fermentieren kann Gemüse noch gesünder machen.

Das aus Korea stammende und beliebte Kimchi besteht meist aus Chinakohl, Karotten, Rettich, Knoblauch, Ingwer und Chili, verfeinert mit verschiedenen Gewürzen. Es lohnt sich, hier ein wenig zu experimentieren, denn der regelmäßige Verzehr von fermentierten Produkten fördert eine günstige Zusammensetzung unseres Mikrobioms, also eine gesunde Darmflora. Des Weiteren kann der Fermentationsprozess eine Laktose-Intoleranz mildern und den Blutcholesterinspiegel senken. Er reduziert das Risiko, an Krebs zu erkranken, und schützt vor krankmachenden Mikroorganismen.

Obst – der Gesundmacher

Einer der Hauptgründe für die Entstehung von Krankheiten ist die unzureichende Versorgung mit Obst. Wer regelmäßig frisches Obst isst, senkt das Risiko für vielerlei Krankheiten.

Ein Stück Obst ist das beste »Fertiggericht«, denn es macht keine Arbeit, enthält alle Nährstoffe (bis auf Vitamin B_{12}), und es gibt viele verschiedene Geschmacksvarianten zur Auswahl. Auf diese Weise sind hoher Genuss, Gesundheit und Convenience (Bequemlichkeit) in idealer Weise verbunden.

Kein Tag ohne Obst – das hält den Arzt fern.

Obst ist ein Sammelbegriff für roh genießbare, meist wasserhaltige Früchte. Wir haben in Europa den Luxus, dass frisches Obst für uns das ganze Jahr verfügbar ist, häufig importiert aus tropischen Ländern.

Durch ihren hohen Ballaststoffgehalt, besonders den Zellwandbestandteil Cellulose, fördern Früchte die Verdauung. Cellulose ist wasserunlöslich und wird von den Enzymen des Magen-Darm-Traktes nicht aufgespalten, vergrößert deshalb den Darminhalt und verbessert die Darmperistaltik. Pektin dagegen ist ein wasserlöslicher Ballaststoff. Es wirkt als Quellstoff, bindet im Darm Wasser, Gallensäure und andere Abbauprodukte und hilft, den Darm zu »entgiften«. Pektin hat auch einen positiven Einfluss auf den Blutfettspiegel. Eine besondere Rolle spielen der hohe Kaliumgehalt und zugleich der niedrige Natriumgehalt der meisten Obstarten. Kalium regt die Tätigkeit der Nieren an und verbessert die Wasserausscheidung.

Je intensiver die Farben, desto gesünder und wertvoller die Früchte.

Die Vielfalt der sekundären Pflanzenstoffe gibt den Früchten ihre bunten Farben, sie fördern die Gesundheit und können das Risiko für viele Krankheiten reduzieren.

Aber Achtung: Das Schälen von Obst bewirkt ein teilweises bis fast vollständiges Entfernen von Vitaminen und Mineralstoffen. So enthalten die Schalen von Äpfeln und Birnen im Vergleich zum Fruchtfleisch eine signifikant höhere Menge an allen untersuchten Nährstoffen, insbesondere an Vitamin C. Bestimmte sekundäre Pflanzenstoffe wie Quercetin kommen im Apfel fast ausschließlich in der Schale vor. Durch Schälen geht außerdem ein Großteil der wertvollen Ballaststoffe verloren. Zur optimalen Erhaltung der Inhaltsstoffe sollten deshalb nur die nicht zum Verzehr geeigneten Bestandteile abgetrennt werden.

Durch gründliches Waschen von Obst wird der größte Teil der außen haftenden Schadstoffe entfernt. Die Stängel- und Blütenbereiche sollten ausgeschnitten werden, da hier auch nach dem Waschen Schadstoffe verbleiben. Wässern von Obst kann zu beträchtlichen Verlusten an wasserlöslichen Vitaminen und Mineralstoffen führen. Obst aus ökologischer Landwirtschaft ist sehr viel weniger mit Pestiziden belastet als aus konventionellem Anbau.

Klartext
Alle Obstarten sind wertvolle Lebensmittel, denn sie enthalten besonders reichlich Vitamine, sekundäre Pflanzenstoffe, Ballaststoffe und Wasser. Von der angebotenen Vielfalt sollten täglich mindestens 250 g Obst roh gegessen werden, in erhitzter Form oder als stark verdünnter Saft sollte es nur gelegentlich verzehrt werden. In Smoothies bleiben die Vitamine, sekundären Pflanzenstoffe und Ballaststoffe des Obstes erhalten. Smoothies sollten gelöffelt werden, damit die Kohlenhydrate lange genug im Mund verbleiben, um vorverdaut zu werden.

Smoothies immer besser langsam löffeln.

Regionale Erzeugnisse aus ökologischem Anbau sollten bevorzugt werden. Trockenobst ist in den Wintermonaten eine Bereicherung. Gefrorenes Obst ist wegen des hohen Energieaufwands der Kühlkette ökologisch weniger empfehlenswert. Dosenobst ist nicht nur wegen des reduzierten Nährstoffgehalts, sondern auch wegen des zugesetzten Zuckers überhaupt nicht zu empfehlen.

Beeren – die heimischen und tropischen Superfoods

Beeren sind die Superfoods schlechthin. Der Grund sind ihre Nährstoffdichte im Allgemeinen und die sekundären Pflanzenstoffe im Besonderen mit ihren positiven Auswirkungen auf das Immunsystem, den Schutz der Leber, des Gehirns und anderer Organe. Ganz besondere Aufgaben erfüllen sekundäre Pflanzenstoffe bei Krebserkrankungen mit ihrer potenten krebshemmenden Wirkung. Sie helfen Krankheiten vorzubeugen, zu lindern und zu heilen.

Beeren gehören botanisch verschiedenen Ordnungen, Gattungen und Familien von Pflanzen an. Wegen ihrer Eigenschaften – klein, oft rundlich, kräftig gefärbt, meist weich – werden sie traditionell und umgangssprachlich als Beeren zusammengefasst. Erdbeeren etwa sind botanisch keine Beeren, sondern Sammelnussfrüchte. Demgegenüber gibt es eine ganze Reihe von Früchten, die botanisch zu den Beeren zählen, von denen man es aber nicht erwartet, wie Auberginen, Avocados, Bananen, Datteln, Kiwis, Melonen, Orangen, Papayas, Paprika, Tomaten und Zitronen. Im Folgenden geht es um die Früchte, die wegen ihrer äußeren Form als Beeren bezeichnet werden.

Essen Sie jeden Tag Beeren der unterschiedlichsten Farben.

Alle Beeren weisen neben einem hohen Gehalt an Vitaminen, Mineralstoffen und Ballaststoffen (Pektin, Cellulose) eine Fülle an sekundären Pflanzenstoffen auf. Diese sind für die Farben und Aromen der Beeren verantwortlich. Im Laufe der Evolution haben sie sich in den Pflanzen entwickelt, um beispielsweise Fruchtesser anzulocken, die ihre Samen verteilen. Viele Beeren fungieren als Antioxidantien, die für ein funktionierendes Immunsystem sorgen und unsere 90 Billionen Zellen vor freien Radikalen schützen. Außerdem sollen Antioxidantien das Wachstum von Krebszellen hemmen. Nicht umsonst wird gesagt, dass Krebszellen keine (Him-) Beeren mögen.

Der hohe Gehalt an Vitaminen, Mineralstoffen und sekundären Pflanzenstoffen bringt den gesamten Stoffwechsel in ein besseres Gleichgewicht. Die Kombination all dieser Wirkstoffe und die daraus entstehenden Synergien erklären die einzigartigen Eigenschaften der Beeren als wahres Gesundheitselixier. Die Inhaltsstoffe haben sowohl präventive als auch therapeutische Wirkungen. Beeren-Diäten werden bei fiebrigen Krankheiten, Gelenkbeschwerden, Blasen- und Nierenerkrankungen eingesetzt.

Je dunkler die Beeren, desto mehr der wirksamen Stoffe sind enthalten. Diese Regel gilt übrigens für alle Obst- und Gemüsearten. Je intensiver die Farben, desto ausgeprägter sind die Eigenschaften, Krebs zu bekämpfen und den Alterungs- und Krankheitsprozess zu verzögern.

Beeren – echte Superfoods.

Zu Recht werden Beeren zu den sogenannten Superfoods gezählt. Denn im Vergleich zu anderen Lebensmittelgruppen haben sie eine sehr hohe Nährstoffdichte.

Die kleinen Früchte sind die gesündeste Nahrung, schmecken köstlich und enthalten zudem wenig Zucker. Viele Beeren können nach gründlichem Waschen direkt roh verzehrt werden. Am besten ist es, sie unverarbeitet zu essen, da sonst ein Teil der wertvollen Inhaltsstoffe abgetrennt, zerstört oder ausgewaschen wird.

Klartext

Beeren sollten, so oft es möglich ist, am besten täglich in roher Form verzehrt werden. In der beerenfreien Zeit sind sie auch tiefgefroren oder als stark verdünnte Säfte voller wertvoller Substanzen. Grüne Smoothies werden durch Beeren zusätzlich aufgewertet. Beeren sind die reichhaltigste Quelle an sekundären Pflanzenstoffen, die das größte Gesundheitspotential pflanzlicher Lebensmit-

tel ausmachen. Sie wirken gegen freie Radikale und senken somit das Risiko für vielerlei Krankheiten.

Freie Radikale

Freie Radikale sind, wie schon der Name verrät, sehr aggressive Moleküle, die großen Schaden anrichten können, indem sie unkontrollierte biochemische Reaktionen verursachen. Sie schädigen Körperzellen und fördern dadurch Krankheiten, zudem beschleunigen sie den Alterungsprozess.

Ein Zuviel an freien Radikalen entsteht durch Rauchen, Alkohol, Chemikalien, Medikamente, Luftverschmutzung, starke Sonnenbestrahlung, übertriebene körperliche Belastung, negativen Dauerstress, Pflanzenschutzmittel, Strahlenbelastung sowie durch eine ungesunde Ernährungsweise, die arm an pflanzlichen Lebensmitteln ist. Die freien Radikale lassen sich durch eine gesundheitsfördernde Lebensweise stark reduzieren.

Bändigen Sie Ihre freien Radikale mit sekundären Pflanzenstoffen.

In der Ernährung fungieren die in Beeren, Nüssen und verschiedenen Kräutern und vielen anderen Pflanzen enthaltenen sekundären Pflanzenstoffe als ausgleichende Gegenspieler für freie Radikale.

Getreide – Beginn der menschlichen Kultur

Den Getreiden wird im Zusammenhang mit ihrem Gehalt an Kohlenhydraten (siehe »Kohlenhydrate«, Seite 429) und Lektinen (siehe »Lektine«, Seite 310) aktuell viel Negatives unterstellt, dabei ist Vollgetreide die bedeutendste Nahrungsmittelquelle für den Menschen. Der regelmäßige Verzehr von Vollkornprodukten senkt das Risiko für Übergewicht, Herz-Kreislauf-Erkrankungen, Schlaganfälle und Diabetes Typ 2 und führt dadurch zu einem längeren Leben in Gesundheit. Der Verzehr von mehr Vollkornprodukten könnte weltweit jährlich das Leben von einer Million Menschen retten.

Getreide ist global das wichtigste Grundnahrungsmittel. Es liefert für die Ernährung der Menschheit fast die Hälfte an Nahrungsenergie und Eiweiß; in Deutschland sind es jeweils etwa 20 Prozent. Getreide ist preiswert, gut lager- und transportfähig und daher immer verfügbar. Die wichtigsten Getreideprodukte bei uns sind Brot, sonstige Backwaren, Nudelprodukte und Bier. Sieben Getreidearten spielen für die Ernährung des Menschen eine Rolle. Neben Weizen zählen dazu Gerste, Roggen, Hafer, Reis, Mais, Hirse sowie die Ursprungsformen des Weizens Dinkel, Kamut, Einkorn und Emmer. Die Ursprungsformen gelten als gesunde Alternative zu Weizen, da sie mehr Eiweiß und Mineralstoffe wie Magnesium und Zink enthalten. Allerdings enthalten sie auch Gluten und bringen geringere Erträge als die Hochleistungssorten von Weizen. Die Aussage, dass der hochgezüchtete Weizen ungesund sei, ist wissenschaftlich nicht bestätigt.

Getreide – möglichst alte Sorten und natürlich nur als Vollkorn.

Getreidekörner bestehen aus dem stärkehaltigen Mehlkörper, dem fetthaltigen Keimling, der miteinander verwachsenen Samenschale und Fruchtwand sowie der zwischen Mehlkörper und Schale liegenden eiweißhaltigen Aleuronschicht. Einige Getreidegattungen (Weizen, Roggen, Gerste, Triticale, Hafer) enthalten Klebereiweiß, auch als Gluten (siehe »Gluten«, Seite 476) bezeichnet. Andere Gattungen sind glutenfrei (Mais, Reis, Hirse). In den Randschichten und im Keim befinden sich die Vitamine des Korns. Vor allem für Vitamine der B-Gruppe, Vitamin E und Beta-Carotin ist das ganze Korn eine wichtige Quelle.

Bei den meisten Mehlsorten wird jedoch die Schale durch Mahlen, Schleifen oder andere Verfahren fast vollständig entfernt und als Kleie getrennt verwertet. Um lagerfähige Produkte zu erhalten, wird auch der Keimling entfernt oder hitzebehandelt. Er kann zur Gewinnung von Getreidekeimöl genutzt werden. Diese Mehle haben aber einen großen Teil ihrer Nährstoffe verloren und stehen in dieser Form in großen Mengen erst seit etwa 150 Jahren zur Verfügung, denn im Jahre 1873 wurde auf der Pariser Weltausstellung die erste dampfbetriebene Walzenmühle vorgestellt. Was früher nur in mühsamer Handarbeit möglich war, konnte diese Maschine im großindustriellen Stil leisten, nämlich Schale und Keim des Getreidekorns vom Weißmehl trennen. Weißes Mehl galt seinerzeit als Zeichen des Wohlstandes, der modernen Lebensart und des Fortschritts. Dem Verzehr von Weißmehlprodukten folgten die damit verbundenen Krankheitsbilder, die im Laufe der Zeit stetig anstiegen. Nur Vollkornmehl enthält noch alle Bestandteile des ursprünglichen Korns.

Der Ausmahlungsgrad bestimmt die ernährungsphysiologische Qualität der Mehle. Vollkornmehl hat einen Ausmahlungsgrad von 100 Prozent, da es fast das gesamte Ausgangsgetreide als Mehl enthält, es gilt als ein hoch ausgemahlenes Mehl. Die hellen Auszugs-, Fein- oder Weißmehle sind niedrig ausgemahlene Mehle, die hauptsächlich aus Mehlkörper bestehen.

Die aus Getreide gewonnenen Mehle werden in Mehltypen eingeteilt. Diese geben den mittleren Mineralstoffgehalt in mg/100 g Mehl-Trockensubstanz an. Die Mehltype 405 hat demnach einen mittleren Mineralstoffgehalt von 405 mg/100 g Mehl-Trockensubstanz. Die Mehltypen stehen in Beziehung zum Ausmahlungsgrad. Je höher der Ausmahlungsgrad, desto mehr mineralstoffreiche Randschichten enthält das Mehl, umso höher sind die Mineralstoffgehalte und damit die Mehltype (Tabelle 12).

Tabelle 12: *Verluste von Vitaminen und Mineralstoffen bei der Herstellung von Weizenmehlen (BLS)*

	Weizen ganzes Korn	Weizenmehl Type 1050	Verlust %	Weizenmehl Type 405	Verlust %
Vitamin B_1	462	430	7	60	87
Vitamin B_2	94	70	25	30	68
Vitamin B_6	269	243	10	180	33
Niacin	5 100	1 400	72	700	86
Pantothensäure	1 200	630	47	210	82
Folsäure	87	22	75	10	88
Biotin	6,0	2,9	52	1,5	75
Vitamin E	14 000	6 001	57	3 001	78
Kalium	381	203	47	108	72
Kalzium	33	24	27	15	54
Magnesium	97	54	44	0,6	90
Eisen	3,2	2,2	31	1,5	53
Zink	2,6	1,9	27	0,7	73

Vollkornprodukte sind aufgrund ihres Nährstoffgehalts ernährungsphysiologisch sehr wertvoll. Neben Eiweiß sind sie ein bedeutender Lieferant von Kohlenhydraten, Vitaminen, Mineralstoffen, sekundären Pflanzenstoffen und besonders Ballaststoffen. Von den benötigten Nährstoffen fehlt lediglich Vitamin C, und Kalzium ist nur in geringer Menge vorhanden. Mit Höchstwerten bei einzelnen Vitaminen punkten Dinkel (Niacin), Hafer (Vitamin B_6), Mais (Vitamin B_2), Roggen (Vitamin E, Folsäure) und Amaranth (Vitamin B_1). Der polierte Reis erhält die schlechtesten Noten.

Aufgrund ihrer zahlreichen gesundheitlichen Vorteile sind Erzeugnisse aus Vollkorngetreide zum regelmäßigen Verzehr sehr zu empfehlen. Der reichliche Verzehr von Vollkornprodukten ist mit einem geringeren Risiko für Herz-Kreislauf- und Krebserkrankungen, Übergewicht und Diabetes Typ 2 verbunden.

Die Getreidearten unterscheiden sich durch Herkunft, Züchtung, Anbau und Lagerfähigkeit. Details der sieben wichtigen Getreidearten werden im Buch III dargestellt.

Knollengemüse – Kartoffeln, viel besser als ihr Ruf

Knollengemüse hat zu Unrecht einen eher schlechten Ruf und wird derzeit sehr vernachlässigt, besonders betroffen sind die Kartoffeln und ihre Kohlenhydrate. Dabei sind Kohlenhydrate die wichtigsten Energielieferanten für unseren Körper. Kartoffeln und andere Knollengemüse verdienen wieder mehr Beachtung.

Knollengemüse – auch als Wurzelgemüse bekannt – zeichnet sich durch die namensgebende Knolle aus, die der Pflanze als Nährstoffspeicher dient. Daher enthalten Knollengemüse vielerlei Vitamine und Mineralstoffe sowie Ballaststoffe und eine Fülle an sekundären Pflanzenstoffen.

Kartoffeln gehören auf den Teller und nicht in den Keller.

Botanisch handelt es sich dabei um verschiedene Gemüsearten. Zu den unterirdischen Knollen zählen Kartoffeln, Süßkartoffeln, Karotten, Pastinaken, Schwarzwurzeln, Rettich und Topinambur, zu den oberirdischen Knollen gehören Steckrüben, Rote Bete, Kohlrabi, Radieschen, Knollensellerie und Meerrettich.

Die unter- und oberirdischen Knollengemüse unterscheiden sich durch Herkunft, Züchtung, Anbau und Lagerfähigkeit.

Resistente Stärke

Besonders bei Kartoffeln, aber auch bei Getreide und Hülsenfrüchten, liegt ein Teil der Stärke in Form von »resistenter Stärke« vor. Diese wird nicht im Dünndarm abgebaut und kann daher nicht als Energie für unseren Körper genutzt werden. Wenn die erhitzten Lebensmittel abkühlen, verwandeln sich mehr Stärkemoleküle in »resistente« Stärke. Dadurch können sie wesentlich weniger »ansetzen«. Möchten Sie also von den Inhaltsstoffen profitieren, aber weniger von der enthaltenen Energie, dann essen Sie diese Kohlenhydrate einfach, nachdem sie abgekühlt sind. Diese resistenten Stärkemoleküle gelangen in den Dickdarm und dienen als Nahrung für die Darmbakterien, die kurzkettige Fettsäuren produzieren, die wiederum als Nahrung für die Darmzellen dienen. So kann die Darmwand effektiven Schutz vor Entzündungen und Autoimmunerkrankungen, vielleicht auch vor Diabetes Typ 2 bieten.

Klartext
Knollengemüse sind wertvolle Lebensmittel, die den Speiseplan täglich bereichern sollten. Außer bei Kartoffeln werden die Kohlenhydrate der Knollenfrüchte langsam abgebaut und eignen sich auch für Diabetiker. Knollengemüse aus regionaler und ökologischer Erzeugung sollte bevorzugt werden.

Hülsenfrüchte – die pflanzlichen Eiweißbomben

Im Zeitalter der »Veggie-Patties« als hervorragende pflanzliche Alternative für die fleischhaltigen Hamburger wird die Erinnerung an diese wertvollen und gesunden Eiweißlieferanten wieder wach.

Hülsenfrüchte enthalten so viel Eiweiß wie Fleisch – aber ohne dessen Nebenwirkungen.

Hülsenfrüchte, auch Leguminosen genannt, spielen in der Ernährung des Menschen eine wichtige Rolle. Denn mit 20 bis 25 Prozent weisen sie von allen pflanzlichen Lebensmitteln den höchsten Gehalt an Eiweiß auf und liegen damit im Bereich von Fleisch.

Ausnahmen bilden Soja und Lupinen, die sogar 36 Prozent Eiweiß liefern.

Linsen und Weizen oder Bohnen mit Mais – die ideale vegane Eiweißkombination.

Die Qualität des Eiweißes, die anhand der biologischen Wertigkeit gemessen wird, liegt zwischen 50 und 80 (siehe »Eiweiß«, Seite 415). Als Referenzwert für die Beurteilung der Eiweißqualität dient das Vollei, dessen biologische Wertigkeit als 100 definiert wurde. Hülsenfrüchte enthalten wenig der unentbehrlichen Aminosäure Methionin, dafür weisen sie einen hohen Anteil der Aminosäure Lysin auf. Getreide enthält umgekehrt viel Methionin und wenig Lysin, sodass sich Hülsenfrüchte und Getreide ideal ergänzen, bis zu einer biologischen Wertigkeit von 100. Praktische Beispiele sind die schwäbischen Spätzle mit Linsen oder die mexikanische Kombination aus Bohnen und Mais.

Übrigens dienen Leguminosen der Bodenverbesserung, denn sie leben in Symbiose mit Bakterien, die den Stickstoff aus der Luft binden und der Pflanze zur Verfügung stellen. Dafür sind die Bakterien in den Wurzeln der Pflanzen gut geschützt.

Neben Eiweiß liefern Hülsenfrüchte sehr unterschiedliche Mengen an Fett mit einem hohen Anteil ungesättigter Fettsäuren und überwiegend komplexer Kohlenhydrate. Diese werden nur langsam in die Blutbahn abgegeben und halten den Blutzuckerspiegel konstant. Dadurch eignen sich Hülsenfrüchte besonders für Diabetiker. Sie enthalten außerdem reichlich lösliche Ballaststoffe und fördern unter anderem die Darmgesundheit, binden Gallensäuren und können so den Cholesterinspiegel senken.

Hülsenfrüchte sind ferner eine gute Quelle für Vitamine, vor allem Vitamin B_1, B_2 und Folsäure sowie für Mineralstoffe, insbesondere Kalium, Magnesium, Phosphor und Eisen (Tabelle 13). Des Weiteren enthalten sie wichtige sekundäre Pflanzenstoffe, darunter Flavonoide, Phytoöstrogene, Phytosterine und Saponine, die krebshemmende, cholesterinsenkende, antioxidative und antimikrobielle Eigenschaften haben. Der regelmäßige Verzehr von Hülsenfrüchten wirkt sich positiv auf das Körpergewicht aus und senkt das Risiko für Diabetes, Herz-Kreislauf-Erkrankungen und Dickdarmkrebs.

Hülsenfrüchte machen schlank, senken das Risiko für Diabetes, Herz-Kreislauf-Erkrankungen und Darmkrebs.

Tabelle 13: *Nährstoffe in Hülsenfrüchten*

	Eiweiß	**Fett**	**Kohlenhydrate**	**Ballaststoffe**
weiße Bohnen	21	2	35	23
Erbsen	23	1	41	17
Kichererbsen	19	6	41	17
Linsen	24	2	41	17
Lupinen	36	10	21	19
Sojabohnen	36	18	6	22

Angaben in g/100 Gramm getrocknete Hülsenfrüchte.
Die Werte können je nach Sorte und Anbaugebiet schwanken.[26]

Hülsenfrüchte haben einen schlechten Ruf, weil sie zu Blähungen führen können. Der Grund sind schwer verdauliche Kohlenhydrate aus der Gruppe der Oligosaccharide (Stachyose und Verbascose), die von Bakterien im Darm abgebaut werden. Dabei entstehen Gase, die aber durch regelmäßigen Verzehr von Hülsenfrüchten weniger werden.

Kochen Sie Hülsenfrüchte richtig gar, dann sind sie viel besser verträglich.

Das Einweichen der Samen verbessert zudem die Verträglichkeit. Bestimmte Gewürze können die Beschwerden lindern, beispielsweise Kreuzkümmel, Anis, Koriandersamen, Kardamom und Fenchel sowie Kümmel.

Hülsenfrüchte enthalten auch einige unverträgliche und gesundheitsschädliche Inhaltsstoffe wie Lektine, die aber durch Einweichen und Kochen zerstört werden. Deshalb sollten Hülsenfrüchte nur gegart gegessen werden.

Lektine – Achtung, immer kochen

Lektine sind verschiedene komplexe Eiweiße, die sich gezielt an Zellen oder Zellmembranen binden und so Stoffwechselvorgänge wie die Zellteilung, die Eiweißbiosynthese, die roten Blutkörperchen oder das Immunsystem beeinflussen. Lektine pflanzlichen Ursprungs kommen in Hülsenfrüchten, Getreide, Kartoffeln, Reis, Tomaten und Gurken vor.

Zu den Lektinen zählen Hämaglutinine, die sich besonders in Feuerbohnen befinden. Sie können durch Verkleben der roten Blutkörperchen zu Kopfschmerzen, Erbrechen, Durchfall sowie zu Magen- und Darmbeschwerden führen. In extremen Fällen kann der Verzehr tödlich enden.

Auch das Phasin ist ein Lektin, das besonders in grünen Bohnen und Kichererbsen enthalten ist. Lektine wie Protease-Inhibitoren hemmen die Aktivität von Enzymen, die Eiweiße spalten.

Da alle Lektine hitzeempfindlich sind, werden sie bereits durch 15-minütiges Kochen inaktiviert. Deshalb sollte das Kochwasser weggeschüttet werden. Teilweise werden Lektine auch durch Keimen abgebaut, besser ist es jedoch, Keimlinge zusätzlich zu blanchieren.
Ob Lektine aber auch als unbedenklich oder gar nützlich gelten, werden zukünftige Forschungsergebnisse zeigen.

Lektine sind nach 15 Minuten Kochen unschädlich.

Die Gehalte von Phytinsäure in Hülsenfrüchten schwanken erheblich. Der sekundäre Pflanzenstoff kann Mineralstoffe wie Eisen, Zink oder Magnesium binden, sodass sie für den Körper schlechter verfügbar sind. Durch Verarbeitungsschritte wie Einweichen und Keimen werden 25 bis 80 Prozent der Phytinsäure abgebaut. Mittlerweile gibt es auch Hinweise, dass der Pflanzenstoff dazu beiträgt, den Blutzucker zu regulieren, den Cholesterinspiegel zu senken und Krebskrankheiten vorzubeugen.

Tannine sind Gerbstoffe, die sich insbesondere in den Randschichten von Hülsenfrüchten finden. Sie hemmen Verdauungsenzyme und können Mineralstoffe binden. Im Mund rufen sie ein stumpfes, pelziges Gefühl hervor, und die Schleimhäute ziehen sich zusammen. Kochen und Keimen reduziert den Gehalt an Tanninen.

Trotz dieser potentiell problematischen Substanzen, die alle durch Erhitzen inaktiviert werden, leisten Hülsenfrüchte einen wichtigen Beitrag zu einer ausgewogenen und abwechslungsreichen Ernährung. Sie unterscheiden sich durch Herkunft, Züchtung, Anbau und Lagerfähigkeit.

Klartext
Hülsenfrüchte sind eine ideale Eiweißquelle, nicht nur bei einer pflanzlichen Ernährung. Darüber hinaus liefern sie viel an Vitaminen, Mineralstoffen, sekundären Pflanzenstoffen und ganz besonders Ballaststoffen. Der Verzehr mehrmals pro Woche ist daher sehr zu empfehlen.

Nüsse – ein Glücksfall der Natur

Botanisch gesehen zählen nicht alle Nüsse zur Nussfamilie. Die Erdnuss ist beispielsweise eine Hülsenfrucht, die Mandel ein Steinobst, und auch Cashewkerne, Pekan- und Paranüsse gehören anderen botanischen Familien an.

Nüsse dienen der Gesundheit – sie machen nicht dick. Wer sie deswegen im Speiseplan reduziert hat, sollte ihnen unbedingt wieder mehr Aufmerksamkeit schenken.

Nüsse sind Nährstoffbomben – sie machen gesund und nicht dick.

Nüsse werden zu Recht gerade wieder neu entdeckt. Sie enthalten viele gesunde Fette, Ballaststoffe, Mikronährstoffe, gesunde Kohlenhydrate und bis zu 25 Prozent Eiweiß. Diese Nährstoffdichte ist einzigartig. Die empfohlene Menge von täglich 50 g Nüssen kann bereits satt machen.

Der Fettgehalt von Nüssen liegt zwischen 50 und 70 Prozent der Energie mit einem hohen Anteil einfach und mehrfach ungesättigter Fettsäuren (Tabelle 14). Die meisten Nüsse weisen ein sehr gutes Verhältnis von Omega-6- zu Omega-3-Fettsäuren (mehrfach ungesättigte Fettsäuren) auf. Omega-3-Fettsäuren wirken Entzündungen entgegen, senken den Cholesterinspiegel, verdünnen das Blut, stabilisieren unsere Abwehrkräfte und machen gute Laune. Sie schützen Herz und Gefäße und senken das Risiko für Herz-Kreislauf-Erkrankungen. Außerdem können sie zur erfolgreichen Behandlung rheumatischer Erkrankungen beitragen. Da sie schnell sätti-

Tabelle 14: *Makronährstoffgehalte von Nüssen, g/100g (BLS)*

Nussfrucht	**kcal**	**Eiweiß**	**Fett**	**MUFS***	**Kohlen-hydrate**	**Ballast-stoffe**
Cashew	571	17	42	8	31	3
Erdnüsse	564	25	48	14	7,5	12
Esskastanie	200	6	2	0,5	42	9
Haselnüsse	644	26	36	28	11	8,2
Macadamia	703	8	73	2	4	11
Mandel	583	19	54	13	5,4	14
Paranüsse	670	14	67	30	3,6	6,7
Pekannüsse	703	9	72	16	4,4	9,5
Pistazien	594	21	52	8	12	11
Walnüsse	663	14	63	42	11	6

*MUFS = mehrfach ungesättigte Fettsäuren

gen und den Insulinspiegel kaum ansteigen lassen, bleibt der Blutzuckerspiegel konstant.

Weniger Insulin im Blut bedeutet auch weniger Hunger und eine bessere Fettverbrennung. Nüsse machen kein Übergewicht, sondern sie schützen sogar davor. Dadurch können sie möglicherweise auch das Risiko für Diabetes Typ 2 reduzieren.

Nüsse enthalten Antioxidantien, vor allem Vitamin E. Diese fangen freie Radikale ab und schützen so die Zellen vor oxidativen Schäden und senken damit das Risiko von Krankheiten wie Krebs. Der Tagesbedarf von Vitamin E beträgt 10 mg und ist durch eine Handvoll Nüsse pro Tag abgedeckt. Des Weiteren liefern Nüsse große Mengen an B-Vitaminen, Mineralstoffen und Spurenelementen, darunter Kalium, Eisen, Magnesium, Kalzium, Zink und Selen. Sie enthalten außerdem viele sekundäre Pflanzenstoffe, insbesondere Phenolsäuren – denen krebshemmende, antimikrobielle und antioxidative Wirkungen zugeschrieben werden – und Phytosterine, die cholesterinsenkende Eigenschaften haben.

Nüsse und Trockenfrüchte – Studentenfutter für gute Gehirnfunktion.

Nüsse liefern die Botenstoffe Cholin und Lecithin, die unser Gehirn leistungsfähig machen. Den höchsten Cholingehalt weisen Mandeln mit 52 mg/100 g auf, gefolgt von Haselnüssen mit 45 mg und Walnüssen mit 32 mg. Nicht umsonst wird die Kombination aus Nüssen und Trockenfrüchten Studentenfutter genannt.

Darüber hinaus ist der hohe Arginingehalt in Nüssen bedeutsam. Aus der Aminosäure kann der Organismus das gefäßerweiternde Molekül Stickstoffmonoxid bilden, das die Weitung der Gefäße reguliert, auf diese Weise Blutdruck und Durchblutung steuert und Ablagerungen abbauen kann.

Beim Kauf von Nüssen lohnt es sich, auf Bioqualität zu achten. Insbesondere bei ausländischen Nüssen aus konventionellem Anbau kommen Gifte zur Insektenbekämpfung und Unkrautvernichtung sowie Lagerschutzmittel zum Einsatz.

Außerdem können sie mit Schwefel gebleicht sein, um die Schale aufzuhellen. Am besten ist es, ganze Nüsse zu kaufen und sie nach Bedarf zu zerkleinern. Aufgrund des hohen Fettsäureanteils können gemahlene Nüsse schnell ranzig werden.

Beim Kuchenbacken kann ein Teil des Mehls durch gemahlene Nüsse ersetzt werden, Soßen können mit Erdnuss- oder Mandelcreme gebunden werden. Eine Mischung aus den verschiedenen ungesalzenen Nüssen eignet sich als Snack oder als Nachtisch.

Klartext
Nüsse haben vielerlei günstige gesundheitliche Wirkungen. Sie sättigen schnell und obwohl sie relativ viel (allerdings gutes) Fett enthalten, verursachen sie kein Übergewicht, sie schützen sogar davor. Als Bestandteil einer gesunden Ernährung sind Nüsse sehr empfehlenswert. Aus einer Mischung der verschiedenen ungesalzenen Nüsse sollte daher täglich eine Portion bis zu 50 g verzehrt werden.

Ölsamen und Ölfrüchte – gute Fette garantiert

Die Welt der Ölsamen und Ölfrüchte ist groß und kaum überschaubar. Menschen haben verschiedene Favoriten, die sich je nach Geschmack und Einsetzbarkeit bei Gesundheitsstörungen unterscheiden.

Ölsamen und Ölfrüchte lassen sich in fünf Gruppen einteilen:

- Samen: Borretsch, Chia, Kümmel, Lein, Mohn, Raps, Rizinus, Senf, Weizen
- Saaten: Baumwolle, Hanf, Sesam
- Kerne: Erdnuss, Kürbis, Ölpalmen, Pinien, Sonnenblumen, Trauben
- Bohnen: Sojabohnen
- Früchte: Avocados, Oliven, Ölpalme

Aus den ölreichen Samen und Früchten von Pflanzen werden Speiseöle beziehungsweise Speisefette gewonnen, die vielseitig verwendbar sind. Einige weisen einen besonderen Eigengeschmack auf. Ölfrüchte wie Avocados, Oliven und die Ölpalmenfrucht bestehen zu 65 bis 75 Prozent aus Wasser und sind damit dem Gemüse ähnlich.

Ölsamen enthalten 40 bis 70 Prozent Fett (Tabelle 15), Ölfrüchte 13 bis 25 Prozent mit überwiegend einfach und mehrfach ungesättigten Fettsäuren. Ölsamen sind gute Quellen für die essentiellen, mehrfach ungesättigten Fettsäuren Linolsäure (Omega-6-Fettsäure) und Alpha-Linolensäure (Omega-3-Fettsäure). Doch hier ist nicht allein die Menge entscheidend, sondern auch das Verhältnis zwischen den beiden Fettsäuren. Empfohlen wird ein Verhältnis von 3-5:1. Wir nehmen allerdings meist deutlich mehr Omega-6- als Omega-3-Fettsäuren auf, deshalb sollte Letzterer mehr Beachtung geschenkt werden (siehe »Fett«, Seite 421). Bei der Art und den Anteilen ihrer Fettsäuren gibt es große Unterschiede zwischen den Ölsamen.

Ölsamen enthalten 17 bis 37 Prozent Eiweiß, Ölfrüchte dagegen nur ein bis zwei Prozent.

Ölsamen haben einen hohen Gehalt an Vitamin E, den Vitaminen der B-Gruppe sowie an den Mineralstoffen Kalium, Magnesium, Phosphor, Zink, Kupfer und Mangan. Sie können auch zur Kalzium- und Eisenversorgung beitragen. Ölfrüchte liefern vor allem B-Vitamine, Kupfer, Zink, Kalium und Eisen.

Bei unsachgemäßer Lagerung (feucht-warm) sowie bei geschälter Ware können Ölsamen von Schimmelpilzen (v.a. *Aspergillus flavus*) befallen werden, die hochgiftige Aflatoxine bilden. Die geruchs- und geschmacksneutralen Aflatoxine können Leber und Nervensystem schädigen und gelten als stark krebserregend. Um einen Befall mit Schimmelpilzen zu vermeiden, sollten nur frische Ölsamen gekauft werden, die kühl, trocken und dunkel aufbewahrt sowie bald verbraucht werden. Bei heiß zubereiteten Speisen sollten die Öle erst kurz vor dem Servieren zugegeben werden.

Tabelle 15: *Fettsäurespektrum von pflanzlichen Lebensmitteln und Ölen, Angaben in g/100 g (BLS)*

	GFS	EUFS/Ölsäure	MUFS	
			Linolsäure n-6	A-Linolensäure n-3
Ölsaaten, Ölfrüchte				
Sesam	8	21	19	0,7
Leinsamen	3,6	7	5	20
Chia-Samen	3	2	6	18
Hanfsamen	5	5	20	6
Kürbiskerne	9	17	19	0
Sonnenblumenkerne	7	17	0	
Avocado	3	7	1,4	0,1
Oliven	2	10	1	0
Perillaöl	10	15	15	60
Arganöl	20	45	34	0,1
Traubenkernöl	11	19	70	0,2
Pflanzliche Öle				
Leinöl	10	19	14	53
Leindotteröl	10	15	18	36
Olivenöl	14	69	8	1
Rapsöl	9	45	15	9
Hanföl	7	11	50	18
Sojaöl	15	19	53	8
Sesamöl	13	41	43	0
Sonnenblumenöl	11	25	50	0,2
Distelöl	8	75	12	0,2
Kürbiskernöl	18	35	46	2
Traubenkernöl	11	19	70	1
Kokosöl	90	7	2	1
Palmöl	50	39	10	1
Weizenkeimöl	16	14	64	6
Maiskeimöl	19	35	46	0,1
Distelöl/Safloröl	10	15	70	0

GFS = gesättigte Fettsäuren; EUFS = einfach ungesättigte Fettsäuren;
MUFS = mehrfach ungesättigte Fettsäuren

Ölsamen und Ölfrüchte nur aus kontrolliert biologischem Anbau.

Schwermetalle wie Cadmium werden von Ölsamen angereichert, je nach Anbaugebiet und ob ökologisch oder konventionell angebaut. Da sie nur in relativ geringen Mengen gegessen werden, halten sich Risiken durch Schadstoffe in Grenzen.

Von den Ölsamen, die für den Direktverzehr geeignet sind, werden bei uns lediglich Sonnenblumenkerne, Leinsamen und Mohn in nennenswerten Mengen produziert. Der jeweilige Selbstversorgungsgrad ist jedoch sehr gering, sodass ein Großteil des Inlandsverbrauchs importiert werden muss. Die wichtigsten Erzeugerländer sind Kanada (Leinsamen), China (Sesam, Leinsamen, Hanfsaat, Chiasamen), Argentinien (Sonnenblumenkerne), Indien (Sesam, Leinsamen), Russland (Sonnenblumenkerne), Türkei (Mohn) sowie Österreich und Ungarn (Kürbiskerne).

Ölfrüchte wie die Oliven werden in Deutschland aus klimatischen Gründen nicht angebaut. Über 75 Prozent der Weltolivenproduktion stammt aus den Mittelmeerländern.

Klartext
Ölsamen und Ölfrüchte und daraus hergestellte Erzeugnisse sind wertvolle Lebensmittel. Aufgrund ihres Fettgehalts sollten sie im Rahmen der empfohlenen Gesamtfettaufnahme verzehrt werden. Sie sollten aus ökologischem Anbau stammen.

Kräuter und Wildkräuter – je mehr, desto besser

Gegen jede Krankheit ist ein Kraut gewachsen.
Sebastian Kneipp, 1821–1897

Kräuter sind das i-Tüpfelchen für jedes Gericht. Sie sind nicht nur dekorativ, sondern fördern die Gesundheit. Die Wirkungsweisen der unterschiedlichsten Bestandteile von Kräutern sind so vielseitig, sie sind wie eine Naturapotheke für die heimische Küche.

Kräuter – am besten frisch – sind wahre Gesundheitsbomben.

Frische Kräuter leisten durch ihren hohen Gehalt an sekundären Pflanzenstoffen einen wichtigen Beitrag für unsere Gesundheit. Neben ätherischen Ölen, Bitterstoffen und Harzen zählen auch Phytohormone und Gerbstoffe dazu. Diese Substanzen haben vielfältige gesundheitsfördernde Wirkungen. So zeigen sie antibakterielle, entzündungshemmende sowie antioxidative Wirkungen und schützen vor Zellschäden und damit vermutlich auch vor verschiedenen Krebserkrankungen. Sie wirken sich zudem positiv auf die Gesundheit der Gefäße und somit auf Herz-Kreislauf-Erkrankungen aus.

Viele Aromastoffe der Kräuter werden den Antioxidantien zugeordnet. Sie sind Gegenspieler der gefährlichen freien Radikale, die bei der Entstehung von Krankheiten und beim Alterungsprozess eine zentrale Rolle spielen.

Getrocknete Kräuter sollten trocken, kühl und wegen ihres starken Eigengeruchs von anderen Lebensmitteln getrennt aufbewahrt werden. Aufgrund der geringeren Pestizidbelastung sind Kräuter aus ökologischem Anbau zu empfehlen.

Klartext
Kräuter haben aufgrund ihres unterschiedlichen Gehalts an sekundären Pflanzenstoffen vielfältige gesundheitsfördernde Wirkungen. Sie sollten aus ökologischer Erzeugung stammen und täglich frisch zubereitete Speisen ergänzen. Weil sie den Einsatz von zu viel Salz verhindern, fördern Kräuter die Gesundheit sogar doppelt.

Frankfurter Grüne Soße

Die Frankfurter Grüne Soße ist eine kalte Soße, die aus sieben feingehackten Küchenkräutern hergestellt wird. Seit 2016 gilt sie unter der Bezeichnung »Frankfurter Grüne Soße« beziehungsweise »Frankfurter Grie Soß« als ein spezielles Produkt mit geschützter geografischer Angabe (g.g.A.). Die Kräutersoße ist seit dem 19. Jahrhundert in Frankfurt am Main und Umgebung verbreitet und zählt zu den kulinarischen Spezialitäten der Stadt.
Zur Herstellung werden traditionell sieben Kräuter verwendet: Borretsch, Kerbel, Kresse, Petersilie, Pimpinelle, Sauerampfer und Schnittlauch. Die Kräuter werden gehackt, manchmal auch im Mixer püriert, damit die Soße cremig wird. Ergänzend kommen meist Quark, saure Sahne und/oder Schmand hinzu, die für den Veganer aus Soja hergestellt werden. Serviert wird das Ganze in der Regel mit gekochten Kartoffeln und hartgekochten Eiern, für Veganer mit Tofustückchen. Die Saison beginnt traditionell am Gründonnerstag und dauert den ganzen Sommer über bis zum ersten Frost im Herbst.

Gewürze – erzeugen himmlische Geschmackserlebnisse

Was bitter dem Mund, ist dem Magen gesund.
Volksmund

Gewürze erweitern den täglichen Speiseplan, sie bringen Abwechslung in die gewohnte Routine. Ihre Vielfalt überrascht, begeistert und inspiriert. Das Wirkungsspektrum der Gewürze ist erstaunlich. Besonders die Bitterstoffe kommen in der heutigen Kost häufig zu kurz, obwohl sie wesentlich zu einer gesunden Ernährung beitragen.

Gewürze sind meist trockene Teile von Pflanzen (Wurzeln, Zwiebeln, Rinden, Knospen, Blüten, Früchten, Samen oder Teile davon). Sie werden neben der Verwendung als geschmacksgebender Bestandteil auch zur Konservierung von Lebensmitteln eingesetzt. Gewürze weisen zusätzlich einen hohen Gehalt an sekundären Pflanzenstoffen auf. Neben ätherischen Ölen, Bitterstoffen, Gerbstoffen und Harzen zählen auch Phytohormone dazu.

Gewürze verstärken den Speichelfluss, der bei gewürzten Speisen bis zu dreimal höher ist als bei ungewürzter, salzarmer Nahrung. Die Speichelbildung erleichtert das Kauen und Schlucken und trägt zur Reinigung der Mundhöhle von Nahrungsresten bei. Außerdem schützt der Speichel vor mechanischer, thermischer und chemischer Schädigung der Mundschleimhaut. Durch die Steigerung der Speichelmenge kann eine Hemmung der Zahnkariesbildung und eine Abwehr pathogener Keime erzielt werden. Neben dem Verzehr von Chili tritt dieser Effekt vor allem beim Verzehr von Curry, Ingwer, Pfeffer, Paprika und Senf auf.

- Gewürzmischungen bestehen ausschließlich aus Gewürzen. Sie werden nach Herkunft oder Verwendungszweck bezeichnet (z. B. Kräuter der Provence, Lebkuchengewürz).

- Gewürzzubereitungen sind Mischungen von Gewürzen mit anderen geschmacksgebenden und/oder geschmacksbeeinflussenden Stoffen. Sie enthalten in der Regel Speisesalz (bis zu fünf Prozent dürfen auch ohne Deklaration zugesetzt werden), den Geschmacksverstärker Glutamat sowie teilweise Stärke und/oder Hefeextrakt.
- Gewürzaromen sind Auszüge aus Gewürzen, die nur Aromaextrakte und/oder natürliche Aromastoffe enthalten. In Gewürzaromazubereitungen und Gewürzaromasalzen ersetzen sie Gewürze ganz oder teilweise.
- Würzen sind flüssige, pastenförmige oder trockene Erzeugnisse, die vor allem der Geschmacks- und Geruchsbeeinflussung von Suppen und Brühen dienen.
- Würzmischungen bestehen überwiegend aus Speisesalz, Zuckerarten oder anderen Trägerstoffen sowie Geschmacksverstärkern. Als weitere Bestandteile können sie Hefe, Gemüse und Gewürze enthalten. Sie sind fest oder flüssig oder als Streuwürzen im Handel.
- Aromastoffe sind Verbindungen, die einen spezifischen Geruch und Geschmack aufweisen und dazu bestimmt sind, einzeln oder im Gemisch Lebensmitteln das gewünschte Aroma zu verleihen (nicht jedoch die Grundgeschmacksrichtungen süß, sauer oder salzig). Derzeit werden in der Lebensmittelindustrie etwa 5 000 verschiedene Aromastoffe eingesetzt. Dabei lassen sich drei Gruppen unterscheiden:
  - Natürliche Aromastoffe werden aus tierischen oder pflanzlichen Rohstoffen isoliert, müssen aber nicht aus dem namensgebenden Lebensmittel stammen. Oft werden sie von Mikroorganismen synthetisiert.
  - Naturidentische Aromastoffe werden aus pflanzlichen oder tierischen Rohstoffen gewonnen oder chemisch synthetisiert. Sie müssen nicht unbedingt nach dem

Lebensmittel schmecken, in dem sie vorkommen, haben aber in der Natur ein identisches Vorbild.
- Künstliche Aromastoffe werden ohne natürliches Vorbild chemisch synthetisiert.

Gewürze beeinflussen den Magen-Darm-Trakt, die Leber, die Harnorgane sowie den Kreislauf.

Der Magen-Darm-Trakt wird von Gewürzen auf vielfältige Weise beeinflusst. Fenchel und Kümmel etwa wirken gegen Blähungen. Beifuß, Estragon, Fenchel und Nelken fördern die Verdauungsvorgänge.

Die Leber reagiert auf Gewürze entweder galletreibend (Senf, Paprika) oder gallebildend (vor allem Kurkuma, aber auch Anis, Kümmel, Pfefferminze und Zwiebel).

Gewürze geben nicht nur Geschmack, sondern haben vielfältige gesundheitliche Wirkungen.

Die Harnorgane werden vor allem durch Wacholder, aber auch durch Liebstöckel und Sellerie beeinflusst, sie erhöhen den Harnfluss.

Die Kreislauffunktionen reagieren auf Gewürze mit einer Erhöhung des Herzschlagvolumens, Gefäßerweiterung, Schweißausbrüchen, Tränenfluss und Nasenschleimsekretion (Paprika, Chili) sowie mit einer Verbesserung des Blutflusses (Knoblauch).

Die Schadstoffbelastung vieler Gewürze ist in den letzten Jahren weiter zurückgegangen, aber das Vorkommen von pathogenen Keimen ist in Gewürzen immer noch relativ häufig, besonders bei schwarzem Pfeffer. Gewürze können mithilfe verschiedener Verfahren entkeimt werden. So besteht die Möglichkeit, sie mit ionisierenden Strahlen (Röntgen-, Elektronen- oder Gammastrahlen) zu behandeln. Diese Verfahren werden aber nicht bei biologischer Ware eingesetzt.

Lagern Sie Gewürze trocken, kühl und dunkel.

Für die Qualitätserhaltung der Gewürze spielt die Art der Aufbewahrung eine entscheidende Rolle. Sie sollten trocken, kühl, dunkel und wegen ihres starken Eigengeruchs von anderen Lebensmitteln getrennt aufbewahrt werden. Bei unsachgemäßer Lagerung können erhebliche Wirkstoffabnahmen und damit Qualitätsminderungen eintreten. Eine hohe Luftfeuchtigkeit bietet Schimmelpilzen, Bakterien und Hefen gute Wachstumsbedingungen und führt zu einem Verderb der Gewürze. Eine Zerkleinerung der Gewürze mit Mörser oder in der Mühle sollte erst kurz vor der Zubereitung erfolgen, um zum einen Qualitätseinbußen zu vermeiden und zum anderen das Aroma zu verstärken.

Gewürze enthalten eine Vielzahl von gesundheitsfördernden sekundären Pflanzenstoffen. Bitterstoffe waren in der Volksmedizin schon immer ein Stärkungsmittel, sie regen bereits über die Zungenpapillen die Ausschüttung von Magensaft an. Ätherische Öle fördern die Verdauung, regen den Fluss der Säfte und den Stoffwechsel an.

Gewürze können besser wirken als Medikamente, deshalb ist der Gewürzschrank wie eine Hausapotheke.

Klartext

Gewürze können aufgrund ihres vielfältigen Gehalts an sekundären Pflanzenstoffen gesundheitsfördernde Wirkungen auf den Magen-Darm-Trakt, die Herz-Kreislauf-Funktionen und andere Organe ausüben. Sie dienen der Geschmacksverfeinerung und sollten aus ökologischer Erzeugung stammen und vielseitig verwendet werden. Gewürzaromen (Gewürzextrakte), Würzen, Würzmischungen, Aromastoffe und Geschmacksverstärker (Glutamat) sollten gemieden werden.

2. Problematische Bestandteile unserer Ernährung

Es gibt eine ganze Reihe von Substanzen in unserer Nahrung, die aus gesundheitlichen Gründen problematisch sind. Derzeit zählen dazu unter anderem Acrylamid, Antibiotika, Arzneimittel, Benzpyren, Pestizide, Schwermetalle und Zusatzstoffe (Farbstoffe, Konservierungsstoffe, Geschmacksstoffe). Diese Substanzen haben sehr unterschiedliche Wirkungen, sie werden im Buch in entsprechenden Kapiteln thematisiert.

Eine ganz andere Gruppe problematischer Bestandteile unserer Lebensmittel zählen entweder zu den Nährstoffen oder sind andere natürliche Substanzen. Sie können lebenswichtig wie Salz sein, überflüssig wie Zucker oder unterschiedliche Aufgaben haben wie gesättigte Fettsäuren, Cholesterin und Purine. Oder sie werden als Konservierungsstoff eingesetzt wie Nitrat.

Allen Bestandteilen ist gemeinsam, dass sie immer dann problematisch sind, wenn sie in zu großer Menge zugeführt werden.

Für alle problematischen Bestandteile gilt: Die Dosis macht das Gift.

Fast alle der genannten Bestandteile unserer Lebensmittel haben in unterschiedlichen Zeitabständen einen Wechsel zwischen großer Akzeptanz und starker Ablehnung erfahren. Die Gründe dafür beruhten auf einer nicht immer heilvollen Mischung aus langjährigen Erfahrungen, kommerziellen Interessen, wechselnden wissenschaftlichen Erkenntnissen und persönlichen Präferenzen. Im Folgenden wird der derzeitige Stand der Wissenschaft dargelegt, der unserer Erfahrung nach aber nicht in Stein gemeißelt werden sollte. Es lohnt sich also, die Entwicklung der Bewertungen dieser Substanzen im Auge zu behalten.

Klartext
Problematische Substanzen in Lebensmitteln sind entweder in ausreichender Menge in unserer Kost vorhanden (Salz, Zucker, gesättigte Fettsäuren), werden vom Körper selbst gebildet (Cholesterin) oder sollten gemieden werden (Purine). Nitrat nimmt in normalen Mengen zugeführt derzeit eine neutrale Stellung ein.

Zucker – die süße Verführung

Zucker ist in den derzeit üblicherweise verzehrten Mengen eine große Belastung für die Gesundheit unseres Körpers. Allerdings ist Zucker nicht gleich Zucker, denn die Auswirkungen von Zucker im Obst unterscheiden sich erheblich vom Zucker in Softdrinks.

Der Begriff »Zucker« hat drei unterschiedliche Bedeutungen: isolierter Zucker; der natürliche Zuckergehalt in Lebensmitteln; der physiologische Begriff »Blutzucker«. Meistens ist Haushaltszucker (Weißzucker, Einmachzucker, Gelierzucker, Hagelzucker, Kandiszucker, Staub- oder Puderzucker) gemeint.

Achtung: Zucker zählen wie Stärke und Ballaststoffe zu den Kohlenhydraten, sie haben aber völlig unterschiedliche Wirkungen. Außerdem wirkt isolierter Zucker anders als der Zucker in Früchten, der die Mikronährstoffe »im Schlepptau« hat.

Bezeichnungen für die verschiedenen Zuckerarten

- Haushaltszucker (Saccharose)
- Traubenzucker (Glukose oder Dextrose)
- Fruchtzucker (Fruktose)

- Invertzucker
- Milchzucker (Laktose)
- Malzzucker (Maltose)
- Maiszucker oder Maissirup (Isoglukose)
- Rübenzucker
- Rohrzucker
- Vollrohrzucker
- Rohzucker, brauner Zucker
- Melasse
- Sorbit (Sorbitol)

Der Verbrauch von Haushaltszucker liegt bei uns bei etwa 34 kg pro Person und Jahr, aber zusätzlich werden fast 6 kg Zucker in Form von isoliertem Traubenzucker und Isoglukose getrunken, sodass der gesamte Verbrauch 40 kg pro Person und Jahr beträgt. Das sind 110 g oder 36 Würfel Zucker pro Tag und damit 20 Prozent der täglichen Energiezufuhr. Rein rechnerisch ernährt sich jeder Deutsche etwa sechs Wochen im Jahr ausschließlich von isolierten Zuckern. In Einzelfällen liegt die Zufuhr sogar noch weit darüber, besonders bei Kindern und Jugendlichen.

Der meiste Zucker findet sich in Süßwaren sowie industriell verarbeiteten Produkten wie gezuckerten Fruchtsäften und Nektaren, aber auch in Backwaren, Brotaufstrichen und Milchprodukten. Sehr hohe Zuckermengen finden sich in Aufstrichen, Kakaopulver und Kuchen. »Versteckter« Zucker ist auch in Ketchup, Tomatensoßen, Rotkohl im Glas und Müslis sowie sogenannten Kinderlebensmitteln enthalten.

Zucker ist relativ billig, er ist ein beliebter Geschmacksträger und zentraler Faktor für Konsistenz und Haltbarkeit von Nahrungsmitteln. Jedoch begünstigt besonders der hohe Konsum zuckerhaltiger Getränke eine zu hohe Energiebilanz, also zu viele Kalorien und in der Folge erhöhtes Körpergewicht sowie gesteigertes Risiko für Diabetes Typ 2, kardiovaskuläre Erkrankungen und die Entstehung von Karies.

Zucker wird heute in solchen Mengen konsumiert, dass er bei der Entstehung vieler Krankheiten mitwirkt.

Zuckergesüßte Getränke enthalten viele leere Kalorien, haben jedoch keinen Sättigungseffekt und verleiten so zu einer insgesamt zu hohen Energiezufuhr. Das erhöhte Risiko für Diabetes Typ 2 durch den Verzehr zuckergesüßter Getränke besteht unabhängig von der Gesamt-Energiezufuhr.

Die Süßkraft der wichtigsten Zuckerarten ist sehr unterschiedlich. So fällt auf, dass der Milchzucker nicht besonders süß ist und dass der Fruchtzucker recht süß ist (Tabelle 16). In beiden Fällen hat die Natur gute Gründe dafür – es darf spekuliert werden.

Tabelle 16: *Die Süßkraft der wichtigsten Zuckerarten*

Zucker	**Süßkraft**
Milchzucker	0,3
Malzzucker	0,6
Traubenzucker	0,5-0,8
Haushaltszucker	1
Fruchtzucker	1,0-1,8

Zum Vergleich: Saccharin, ein künstlich hergestellter Süßstoff, erreicht eine Süße von 300

Zucker gelangt sehr schnell ins Blut und verursacht einen schnellen und starken Anstieg des Blutzuckerspiegels. Die Bauchspeicheldrüse reagiert mit einer prompten Ausschüttung von Insulin, um den Zucker in die Zellen zu transportieren. Da dieser Prozess Zeit in Anspruch nimmt, wird der überschüssige Blutzucker in der Leber und im Fettgewebe in Fett umgewandelt.

So führt zu viel Zucker zu Übergewicht oder gar Fettleibigkeit mit schweren Folgekrankheiten. Außerdem erhöht Zucker die Triglyceride und senkt das günstige HDL-Cholesterin.

Der häufige Konsum isolierter Zucker (besonders in klebrigen Süßigkeiten, Honig, Trockenobst) fördert die Entstehung von Plaques und Zahnkaries. Häufiges Naschen von Süßem, die Konsistenz der Kost sowie die Dauer des Kontakts der Zähne mit isolierten Zuckern durch Zwischenmahlzeiten begünstigen die Entstehung von Karies bereits im Kindesalter. Zur Vorbeugung vor Zahnkaries ist regelmäßiges und gründliches Zähneputzen erforderlich.

Wir möchten Ihnen daher ans Herz legen, stark verarbeitete und zuckergesüßte Produkte, wenn überhaupt, nur sehr selten zu verzehren und zuckergesüßte Getränke durch Wasser oder ungesüßte Tees zu ersetzen, die Zufuhr isolierter Zucker also stark zu reduzieren. Besonders speziell für Kinder beworbene Lebensmittel sind oft viel zu zuckerhaltig und deshalb problematisch und überflüssig. Lebensmittel mit stark süßenden Eigenschaften wie Honig und Ahornsirup verhindern durch ihren ausgeprägten Eigengeschmack ein zu starkes Süßen. Die Verwendung von Zuckeraustauschstoffen und Süßstoffen führt dagegen nur zu einem Ersatz von isolierten Zuckern, ohne eine grundsätzliche Änderung des Geschmacks. So gelingt keine Änderung der Ernährungsgewohnheiten.

Summa summarum – je weniger Zucker Sie essen, desto besser ist es für Ihre Gesundheit.

Auch die ökologischen Auswirkungen eines hohen Zuckerkonsums sind erheblich. Der Anbau von Zuckerrüben und Zuckerrohr erfordert beträchtliche landwirtschaftliche Nutzflächen. Diese gehen für die Erzeugung anderer, gesunderhaltender Lebensmittel verloren.

Der süße Geschmack

Es gibt fünf Grundgeschmacksrichtungen: süß, sauer, salzig, bitter und umami. Für den süßen Geschmack ist die Reizschwelle für eine angenehme Empfindung individuell sehr unterschiedlich. Nach jahrelanger Gewöhnung wird Süßes selbst in konzentrierter Form meist noch positiv bewertet. Die anderen Geschmacksrichtungen rufen in hohen Konzentrationen eher unangenehme Gefühle hervor. Dies hat evolutionsbiologische Gründe und bestimmte bereits die Nahrungsmittelauswahl unserer Vorfahren. Das Argument vieler Zuckerliebhaber, dass sie diesen Geschmack lieben, sei doch der Beweis, dass ihr Körper ihn brauche, läuft ins Leere. Mit dem Verlangen nach Süßem meinen die Gene die Mango und die Ananas, aber nicht die gesüßte Milchschokolade.

Leere Kalorien sind richtig gesundheitsschädlich

Zucker ist praktisch frei von essentiellen Nährstoffen, deshalb gelten die enthaltenen Kalorien in Zucker als leer. Aber auch gezuckerte Softdrinks, Weißmehlprodukte und bestimmte alkoholische Getränke enthalten leere Kalorien. Neben Vitaminen und Mineralstoffen fehlen auch die Ballaststoffe und sekundären Pflanzenstoffe. Leere Kalorien haben keinerlei positiven Einfluss auf unseren Körper. Im Gegenteil, sie fördern Übergewicht und daraus entstehende Erkrankungen wie Bluthochdruck, Diabetes und Herz-Kreislauf-Erkrankungen. Diese Produkte sollten gemieden und durch besonders nährstoffdichte Lebensmittel ausgeglichen werden. Der große Unterschied zu zuckerhaltigem Obst ist, dass dieses alle Begleitstoffe wie Vitamine, Mineralien, Spurenelemente, sekundäre Pflanzenstoffe und Ballaststoffe enthält. Dadurch lösen Früchte ganz andere Stoffwechselvorgänge aus als isolierter Zucker.

Glykämischer Index (GI) und glykämische Last (GL)

Der Glykämische Index gibt in Zahlen die blutzuckersteigernde Wirkung der Kohlenhydrate beziehungsweise eines Lebensmittels an. Die blutzuckersteigernde Wirkung von Traubenzucker dient als Referenzwert mit einem Wert von 100. Haushaltszucker hat einen GI von 70, weil er nur zu einer Hälfte aus sehr blutzuckerwirksamem Traubenzucker besteht und zur anderen Hälfte aus kaum blutzuckersteigerndem Fruchtzucker, der einen GI von 20 hat. Neben Süßigkeiten und zuckerreichen Erfrischungsgetränken tragen auch stärkereiche, ballaststoffarme Lebensmittel wie Weißbrot zu einem hohen GI der Kost bei. Die verstärkte Insulinausschüttung nach höherem Blutzuckeranstieg und die niedrigere Sättigungswirkung von Nahrung mit hohem GI führen zu einer Gewichtszunahme. Der GI ist nicht sehr verlässlich, da er von einer Vielzahl von Faktoren bestimmt wird.

Da neben der Art der Kohlenhydrate auch die verzehrte Menge die Auswirkung auf den Blutzucker beeinflusst, wurde die Glykämische Last eingeführt, die den Kohlenhydratanteil der einzelnen Lebensmittel/100 g einbezieht (GL = GI/100 x Kohlenhydratmenge je 100 g Lebensmittel). Die GL ist eine gute Orientierungshilfe für eine Ernährung, die nachhaltig auf einen niedrigen Blutzuckerspiegel ausgerichtet ist. Beispiel: Gekochte Karotten haben eine Kohlenhydratdichte von 7 g/100 g und Weißbrot von 50 g/100 g. Obwohl beide den gleichen GI von 70 haben, ist die GL von gekochten Karotten mit 8 deutlich geringer als von Brot mit 40.

Verwenden Sie zur Einschätzung des Zuckergehalts von Lebensmitteln die GL (glykämische Last).

Süßstoffe

Süßstoffe sind kalorienfreie, synthetisch hergestellte oder natürliche Ersatzstoffe für Zucker, die dessen Süßkraft erheblich übertreffen und die in energiereduzierten Produkten eingesetzt werden. Saccharin, der älteste künstliche Süßstoff, kam 1885 erstmals auf den Markt. Cyclamat wurde 1937 durch Zufall entdeckt. Die südamerikanische Strauchpflanze Stevia wird zunehmend als natürliches Süßungsmittel eingesetzt. Sie ist im Gegensatz zu künstlichen Süßstoffen, denen teilweise kanzerogene Wirkung nachgesagt wird, völlig unverändert und daher unbedenklich. Offiziell gelten die in der EU zugelassenen Süßstoffe für gesundheitlich unbedenklich, sofern die jeweiligen Höchstmengen nicht überschritten werden. Die Süßkraft der Süßstoffe umfasst ein weites Spektrum (Tabelle 17).

Süßstoffe, auch wenn anders beworben, sind bei der Ernährung von Diabetespatienten oder bei einer Gewichtsreduktion nicht hilfreich und daher für eine optimale Gesundheit nicht zu empfehlen, da eine Reihe von Aspekten bisher ungeklärt ist. So beeinflussen sie möglicherweise die Wirkung von Medikamenten oder können ins Fruchtwasser gelangen, auch die Auswirkungen auf das Mikrobiom sind nicht geklärt.

Benutzen Sie Ihrer Gesundheit zuliebe besser keine industriell hergestellten Süßstoffe.

Süßstoffe sind außerdem umstritten, weil sie einerseits als Hilfe bei der Gewichtsreduktion angeboten werden, andererseits als Mitverursacher von Übergewicht gelten, wie aus der Tiermast bekannt ist. Bei Schweinen führen Süßstoffe zu vermehrter Gewichtszunahme. Für eine erfolgreiche Gewichtsreduktion ist für übergewichtige Menschen eine umfangreiche Veränderung der Ernährungs- und Lebensstilgewohnheiten erforderlich.

Tabelle 17: *Süßkraft der wichtigsten Süßstoffe (Referenzwert: Haushaltszucker 1)*

Cyclamat	30
Aspartam	180
Saccharin	300
Steviosid	300
Thio-Superaspartam	50 000
Lugdunam	230 000

Honig

Honig enthält 24 Zuckerarten, 10 Vitamine, 12 Mineralstoffe und über 160 Aromastoffe. Durchschnittlich verteilen sich die wichtigsten Zuckerarten auf 40 Prozent Fruchtzucker, 30 Prozent Traubenzucker und 10 Prozent Mehrfachzucker. Der Wassergehalt beträgt 17 Prozent. Geschmack, Farbe, Festigkeit und Aroma hängen davon ab, an welchen Pflanzen die Bienen den Nektar gesammelt haben.
Honig wird in Gebäck und als Brotaufstrich verwendet. Durch seinen Eigengeschmack wird er meist sparsam eingesetzt, das ist wegen seines hohen Zuckergehalts und seiner Klebrigkeit auch richtig. Bienenliebhaber überlassen den Honig den Bienen.

Klartext
Zucker liefert nur leere Kalorien und begünstigt Übergewicht und Folgekrankheiten. Der natürlicherweise in Obst und Gemüse enthaltene Zucker hat keine negativen Auswirkungen auf die Gesundheit. Der Zuckerkonsum

sollte stark gesenkt werden. Zum Süßen eignen sich frisches Obst und Trockenobst. Isolierte Zucker und Süßstoffe sowie damit hergestellte Produkte sind zu meiden.

Salz – die unterschätzte Gefahr

Neben Zucker ist auch Salz eine problematische Substanz. Sie hat aber zwei Seiten. Denn einerseits benötigt unser Körper Salz, andererseits stellt es eine gesundheitliche Gefahr dar, wenn es in großen Mengen verzehrt wird, wie es bei uns zurzeit der Fall ist.

Das Natrium und auch das Chlorid im Speisesalz sind lebensnotwendig. Diese beiden Nährstoffe regeln zusammen mit Kalium den Wasser- und Elektrolyt-Haushalt und haben Einfluss auf das Säure-Basen-Gleichgewicht. Natrium und Kalium tragen zum Aufbau der elektrischen Spannung an den Zellmembranen bei und sind somit wichtig für die Weiterleitung von Nervenimpulsen, für Muskelkontraktionen, Herzfunktion und die Regulation des Blutdrucks. Natrium beteiligt sich auch an aktiven Zelltransporten. Chlorid ist Bestandteil der Magensäure, die bei der Verdauung und der Abwehr von Krankheitserregern eine wichtige Rolle spielt.

Eine angemessene tägliche Zufuhr für Erwachsene beträgt 1 500 mg Natrium und 2 300 mg Chlorid, also etwa 4 g Salz. Die Speisesalzzufuhr in Deutschland liegt im Durchschnitt etwa doppelt so hoch. Abhängig von der Ernährungsweise gibt es aber starke Abweichungen.

Tierische Produkte wie Wurstwaren, Käse, Fischkonserven und Fertiggerichte enthalten sehr viel Salz.

Tierische Produkte wie Wurstwaren, Käse und Fischkonserven sowie Fertiggerichte werden bei der Verarbeitung und Zubereitung meist stark gesalzen. Salz hilft bei der Konservierung, verbessert die verarbeitungstechnischen Eigenschaften und die Aromaentwicklung.

Die Nachteile der Verarbeitung unserer Lebensmittel zeigt sich deutlich bei unserem traditionellen Lebensmittel Brot, das mit bis zu zwei Prozent Salzgehalt erheblich zur Salzzufuhr beiträgt. Der Salzgehalt von Brot ist ein viel wichtigeres Argument für die Begrenzung des Brotverzehrs als die derzeit populäre Warnung vor zu vielen Kohlenhydraten.

Inzwischen ist eindeutig nachgewiesen, dass eine hohe Salzzufuhr das Risiko für Bluthochdruck erhöht. Bluthochdruck zählt zu den bedeutendsten Risikofaktoren für Herz-Kreislauf-Krankheiten. Das Risiko kann durch den Verzehr von Gemüse und Obst als Rohkost (siehe Seite 262, 294) oder wenn bei der Verarbeitung nicht gesalzen wurde, gesenkt werden. Das in Pflanzen vorkommende Kalium trägt außerdem zur Risikosenkung bei.

Der hohe Salzgehalt von Brot ist viel bedenklicher als die Warnung vor Kohlenhydraten.

Glutamat

Der Geschmacksverstärker Glutamat, der natürlicherweise in fast allen Lebensmitteln vorkommt, wird in isolierter Form zur Erzeugung einer pikant-würzigen Geschmacksrichtung eingesetzt. Der Verzehr von Lebensmitteln mit Zusatz von Glutamat ist nicht empfehlenswert, da es eine nur scheinbare Geschmacksintensität vorgibt. Außerdem handelt es sich dabei in der Regel um stark verarbeitete Fertiggerichte. Nach dem Verzehr von chinesischen Speisen, die mit Glutamat gewürzt sind, kann das sogenannte »China-Restaurant-Syndrom« mit Kopf-, Magen- und Gliederschmerzen auftreten.

Übrigens ist die Vorliebe für Salz nicht angeboren, sondern erlernt und lässt sich auch wieder »verlernen«. Dünsten und Dämpfen erhalten den Eigengeschmack der Lebensmittel,

Nutzen Sie zum Würzen lieber frische Kräuter anstatt Salz.

und zur geschmacklichen Verfeinerung eignen sich statt Salz frische Kräuter, die den Vorteil haben, dass sie sekundäre Pflanzenstoffe enthalten. Im Fachhandel werden verschiedene Gewürze und Kräutersalze mit einem hohen Anteil an Kräutern angeboten, die wegen des verminderten Salzgehalts eine Alternative zum üblichen Salz darstellen. Kräutersalze, die als Zusatzstoff Glutamat enthalten, sollten gemieden werden.

Wenn Speisesalz verwendet wird, sollte es mit Jod angereichert sein. Die Verwendung von Fluoridsalz ist unter üblichen Bedingungen nicht erforderlich, da die Gefahr einer Fluorose (Verfärbungen der Zähne) besonders bei Kindern schnell erreicht ist und die Schwelle zu einer Vergiftung überschritten werden kann, besonders wenn mehrere Fluorquellen gleichzeitig genutzt werden (fluorhaltige Zahnpasta, Mineralwasser oder Fluortabletten), was nicht zu empfehlen ist.

Klartext
Salz ist lebenswichtig, doch die meisten Menschen nehmen deutlich zu viel davon zu sich. Die mit der Nahrung aufgenommene Menge an Salz reicht, um den Bedarf zu decken, denn bestimmte Grundnahrungsmittel wie Brot enthalten reichlich Salz, aber auch Käse und Wurst. Der Salzstreuer ist überflüssig. Je weniger Salz, desto besser.

Jodsalz ist sehr empfehlenswert, sollte aber nicht zu einer Erhöhung der Salzzufuhr führen. Jod zählt zu den essentiellen Nährstoffen (siehe »Jod«, Seite 557). Es ist ein integraler Bestandteil der Schilddrüsenhormone, die für das Wachstum von Zellen und Geweben unerlässlich sind. Sie sind der Taktgeber für den gesamten Stoffwechsel. Für Erwachsene wird eine tägliche Jodzufuhr von 200 µg empfohlen, für Kinder entsprechend weniger, für Schwangere und Stillende etwas mehr und Senioren etwas weniger.

Deutschland gilt aufgrund des geringen Jodgehalts der Böden als Jodmangelgebiet. Durchschnittlich wird über Lebensmittel nicht einmal die Hälfte der empfohlenen Menge zugeführt. Seit der Einführung von Jodsalz hat sich die Zufuhr deutlich erhöht, sodass die Jodversorgung immer besser wird, aber nicht bei allen Menschen optimal ist. Risikogruppen sind weiterhin Jugendliche, junge Erwachsene, starke Raucher, Schwangere und Stillende.

Deutschland ist Jodmangelgebiet, deshalb: Jodsalz oder Algen gegen Jodmangel.

Die wichtigste Folgeerkrankung eines chronischen Jodmangels ist die Entwicklung einer Struma (Kropf), verbunden mit einer Vergrößerung der Schilddrüse sowie Funktionsstörungen und Strukturanomalien. Nachgewiesene Schilddrüsenvergrößerungen müssen therapiert werden. Nicht selten erfolgt eine Operation, und die Patienten bekommen in der Regel eine lebenslange medikamentöse Therapie verordnet. Beim derzeit üblichen angeratenen Lebensmittelverzehr ist es nicht möglich, die empfohlene Jodzufuhr allein über jodhaltige Lebensmittel zu erreichen. In der Schweiz wird seit über 100 Jahren Jodsalz eingesetzt, die krankhafte Überfunktion der Schilddrüse (Hyperthyreose) und Kropf sind dort inzwischen praktisch unbekannt.

Der überwiegende Anteil des aufgenommenen Jodsalzes stammt aus industriell gefertigten Lebensmitteln wie Wurst und anderen Fleisch-Erzeugnissen, Käse und Brot. Um besonders für Pflanzenesser eine ausreichende Zufuhr an Jod zu erzielen, ist es folglich unerlässlich, dass beim Zusalzen jodiertes Speisesalz verwendet wird. Bei der empfohlenen Salzaufnahme von 4 g pro Tag ist bei einer durchschnittlichen Jodierung von 20 µg Jod/g Salz eine Jodaufnahme von 80 µg Jod zu erwarten. Zusammen mit der Jodzufuhr über jodhaltige Lebensmittel lässt sich somit die Empfehlung von 200 µg/Tag erreichen. Angereichertes Meersalz mit Algen ist auch eine gute Alternative. Gerade bei den Veganern wird der Verzehr von Algen zunehmend umgesetzt. Hierdurch lässt sich der notwendige Jodbedarf gut decken.

Bei der Verwendung von jodiertem Salz ist keine Überversorgung mit Jod zu befürchten, denn zwischen der bedarfsdeckenden und der toxischen Menge von Jod liegt ein weiter Abstand. Erst die langfristige Aufnahme der zehnfach empfohlenen Menge kann bei gesunden Erwachsenen zu einer Hyperthyreose führen. Bei jodiertem Salz würde dies einer täglichen Zufuhr von 100 g Salz entsprechen. Diese Menge kann gar nicht erreicht werden, denn der einmalige Verzehr von 50 g Salz (egal ob mit oder ohne Jodzusatz) kann bereits zum Tod führen.

Jodempfindliche Menschen leiden in Folge der Jodierung unter Gesundheitsstörungen, auch weil die Mineralstoffmischungen im Futter von Nutztieren meist jodiert werden. Auf diese Weise liegt inzwischen der mittlere Jodgehalt der Milch viermal und der eines Hühnereies sogar 14-mal höher als ohne Anreicherung. Menschen, die Jodzusätze in der täglichen Nahrung nicht vertragen, sind auf die Bereitstellung nicht jodierter Lebensmittel sowie einer durchgängigen und eindeutigen Deklaration von Jod angewiesen. Dadurch ist auch allen nicht betroffenen Menschen die Freiheit gegeben, ob sie jodierte Lebensmittel verzehren möchten oder nicht.

Im Allgemeinen ist die Verwendung von Jodsalz sehr empfehlenswert, sollte aber nicht zu einer Erhöhung der Salzzufuhr führen.

Sogenannte Gourmetsalze kommen mittlerweile aus aller Herren Länder: Inka-Sonnensalz aus Peru, Wüstensalz aus der Kalahari, persisches Blausalz aus dem Iran, pakistanisches Gebirgssalz, Himalaya-Salz oder Fleur de Sel aus der Bretagne sollen naturbelassene Würze und einen einzigartigen Geschmack in die Speisen bringen. Die oft weitgereisten Exoten stammen meist aus Stein oder aus salzhaltigen Quellen. Manche Gourmetsalze werden mit farbgebenden Substanzen veredelt wie zermahlenen Hibiskusblüten, schwarzer Aktivkohle oder roter Vulkanerde. Auch ihre Preise sind gesalzen: bis zu 15 Euro/100 Gramm.[133]

Gourmetsalze enthalten wie gewöhnliches Salz weitaus überwiegend Natriumchlorid, der Anteil weiterer Spurenelemente ist minimal. Die versprochenen besonderen Wirkungen sind wissenschaftlich nicht bewiesen.

Gourmetsalze könnten wegen der zusätzlichen Spurenelemente gesundheitliche Vorteile haben.

Gesättigte Fettsäuren – bitte nicht schönreden

Gesättigte Fettsäuren führen seit vielen Jahren zu lebhaften Diskussionen unter Experten. Mal werden sie als ungesund abgelehnt, dann sind sie wieder problemlos oder gar günstig.

Gesättigte Fettsäuren unterscheiden sich von ungesättigten Fettsäuren dadurch, dass sie keine Doppelbindungen zwischen den C-Atomen aufweisen.

Gesättigte Fettsäuren kommen in den meisten tierischen Nahrungsmitteln vor, besonders in Butter, Sahne, Käse, Fleisch, Wurst, Speck und Schmalz. Sie verstärken den Geschmack von Lebensmitteln und wirken appetitanregend. Gesundheitlich gelten sie bei den Autoren als eher ungünstig. Da es aber eine Vielzahl an gesättigten Fettsäuren mit Kettenlängen von 1 bis 34 gibt, ist eine differenzierte Darstellung erforderlich. Die Menge an gesättigten Fettsäuren in Lebensmitteln zeigt sowohl in tierischen als auch in pflanzlichen Lebensmitteln große Unterschiede (Tabelle 18).

Es wird empfohlen, nicht mehr als zehn Prozent der täglichen Gesamtenergiezufuhr durch gesättigte Fettsäuren zu konsumieren. Bei 2000 kcal/Tag entspricht dies 20 bis 27 g. Die tatsächliche Aufnahme liegt im Durchschnitt jedoch deutlich höher. Gesättigte Fettsäuren gelten in großen Mengen als ungesund, sie wirken jedoch unterschiedlich. Kurz- und mittelkettige gesättigte Fettsäuren mit einer Kettenlänge von bis

Tabelle 18: *Menge an gesättigten Fettsäuren in Lebensmitteln, g/100 g*

tierische Lebensmittel		pflanzliche Lebensmittel	
Butterschmalz	61	Kokosfett	87
Butter	48	Palmöl	48
Schweineschmalz	39	Kokosnuss	32
Speck	28	Paranuss	17
Gouda, 45 % fett	18	Haselnuss	3,4
Hühnereigelb	9	Avocado	1,8
Sahne, 10 % fett	7	grüne Olive	1,4
Thunfisch	4	Hafer	0,5
Kuhmilch	2,3	Weizen	0,3
		Erbse	0,3

zu zwölf Kohlenstoffatomen wirken neutral oder günstig, sie werden als Botenstoffe und für das Nervensystem benötigt.

Während kurz- und mittelkettige gesättigte Fettsäuren neutral oder günstig wirken, sind langkettige problematisch.

Von den langkettigen gesättigten Fettsäuren sind insbesondere die Myristin- und Palmitinsäure bedenklich. Sie können den Cholesterinspiegel im Blut erhöhen und langfristig zur Verengung von Blutgefäßen beitragen, was wiederum das Risiko für die Entstehung von Fettstoffwechselstörungen, Herz-Kreislauf-Erkrankungen, Diabetes, Tumoren und Demenz erhöht.

Myristinsäure führt verglichen mit Ölsäure und Palmitinsäure zum größten Anstieg der Blutkonzentration von LDL-Cholesterin. Der Gehalt an Myristinsäure liegt in aufsteigender Tendenz in Pommes frites, Keksen, Schmalz, Speck, Käse, Rahm, Butterfett, Palmkernöl und Kokosfett, zwischen zehn und 20 Prozent der Gesamtfettmenge. Die in der größten Menge vorkommenden gesättigten Fettsäuren in der Milch und damit auch in allen Milchprodukten sind Myristinsäure

Tabelle 19: *Gehalt an Palmitinsäure in verschiedenen Nahrungsmitteln*

Produkt	Gehalt an Palmitinsäure	% der gesättigten Fettsäuren
Schweineschmalz	24	30
Rindertalg	23	29
Palmöl	41	46
Kakaobutter	23	30
Butterfett	24	32
Baumwollsaatöl	21	27
Avocadoöl	10	26

mit 9 bis 15 Prozent und Palmitinsäure mit 24 bis 32 Prozent der Gesamtfettmenge (Tabelle 19).

Das viel diskutierte Kokosfett und Kokosöl bestehen zu 87 Prozent aus gesättigten Fettsäuren. In Kokosfett sind etwa die Hälfte davon mittelkettige gesättigte Fettsäuren. Die dominierende Fettsäure ist die mittelkettige Laurinsäure mit einem Anteil von etwa 45 Prozent im Kokosfett und mit bis zu 50 Prozent im Kokosöl. Von den erwünschten essentiellen ungesättigten Fettsäuren sind kaum welche vorhanden.

Kokosfett ist umstritten: Es besteht zu 87 Prozent aus gesättigten Fettsäuren, soll aber sehr gesund sein.

Kokos- und Palmkernfett sind auch aufgrund der starken Verarbeitung und der sehr langen Transportwege aus ökologischen Gründen nicht zu empfehlen. Wird doch einmal Kokosfett oder Kokosöl gekauft, sollten es hochwertige, native Bio-Produkte sein. Kokosöl und Palmöl stammen aus ökologisch sensiblen Regionen. Eine steigende Nachfrage wird den Flächenbedarf erhöhen und zu mehr Abholzungen von Tropenwäldern sowie zusätzlichen Treibhausgasemissionen führen.

Klartext
Gesättigte Fettsäuren sind in großen Mengen ungünstig. Nur die kurz- und mittelkettigen gesättigten Fettsäuren wirken eher günstig. Die langkettigen Myristin- und Palmitinsäuren erhöhen den Cholesterinspiegel und langfristig das Risiko für die Entstehung von Herz-Kreislauf-Erkrankungen. Alle fettreichen tierischen Produkte sollten gemieden werden. Kokos- und Palmölprodukte sollten auch aus ökologischen Gründen eher wenig konsumiert werden.

Cholesterin – weiterhin in der Diskussion

Die Beurteilung des Cholesterins unterliegt wie kein anderer Inhaltstoff unserer Ernährung einer Achterbahnfahrt.

Die »Cholesterin-Hypothese« besagt, dass es einen ursächlichen Zusammenhang zwischen einem hohen Cholesterinspiegel und Herz-Kreislauf-Erkrankungen gibt. Diese Hypothese wird von der Wissenschaft, aber auch von der Pharmaindustrie gestützt. Im Gegensatz dazu bestreiten die Anhänger der »Cholesterinlüge«, dass Cholesterin Krankheiten verursacht. Derzeit wird Cholesterin überwiegend als relativ harmlos angesehen, sodass der Verzehr von den cholesterinreichen Eiern als unproblematisch gilt.

Dies erweist sich bereits als großer Fehler, denn Cholesterin stellt für den bewegungsarmen, zum Übergewicht neigenden, Tierprodukte essenden Wohlstandsbürger eine gesundheitliche Gefahr dar. Cholesterin wird in unserer Leber in ausreichender Menge produziert. Diese körpereigene Synthese von Cholesterin passt sich zwar der alimentären Zufuhr an, doch dieser Mechanismus funktioniert nicht bei allen Menschen zuverlässig, besonders dann nicht, wenn mit der Nahrung sehr große Mengen zugeführt werden.

Cholesterin ist zwar lebensnotwendig, da es die Ausgangssubstanz für Vitamin D, Gallensäuren und Steroidhormone darstellt, die der Körper nicht selbst bilden kann, sowie dem Aufbau und Schutz der Zellwände dient. Aber bei längerfristiger überhöhter Zufuhr kommt es zu hohen Cholesterinwerten im Blut, die eine Verkalkung der Arterien (Arteriosklerose) fördern und so das Risiko für Herzinfarkt und Schlaganfall erhöhen.

Eine hohe Cholesterinzufuhr durch tierische Nahrung ist gefährlich für Ihre Gesundheit.

Zu den Ursachen für einen hohen Cholesterinspiegel zählen auch Bewegungsmangel, Rauchen und Übergewicht, aber die Hauptursache ist die Zufuhr von tierischen Produkten. Nur in diesen kommt Cholesterin vor. Auch genetische Einflüsse werden als Ursache für einen hohen Cholesterinspiegel diskutiert, kommen aber in der Praxis eher selten vor.

Offiziell soll eine Zufuhr von 300 mg pro Tag nicht überschritten werden. Diese Menge ist bereits in einem Ei der Klasse M (60 g) enthalten. Da kein Cholesterinmangel bekannt ist, muss eine cholesterinfreie Ernährung wie der Veganismus unproblematisch sein. Cholesterin findet sich nur in tierischen Nahrungsmitteln (Tabelle 20).

Tabelle 20: *Cholesteringehalt in tierischen Nahrungsmitteln*

Nahrungsmittel	**Cholesterin mg/100 g**
Hirn	2 000
Eier	580
Leber	370
Kaviar	300
Butter	230
Gouda	60
Fleisch	40

Cholesterin wird in der Leber gebildet und vom Low-Density-Lipoprotein (LDL) zu den anderen Organen und Geweben transportiert. Deshalb wird LDL als das »böse« Cholesterin bezeichnet, da es ein Risikofaktor für Herz-Kreislauf-Erkrankungen darstellt. High-Density-Lipoprotein (HDL) transportiert das Cholesterin von den Organen und Geweben zur Leber zurück, wo es abgebaut und über die Galle ausgeschieden wird. Daher gilt HDL-Cholesterin als »gutes« Cholesterin. Letztlich kommt es aber auf das Verhältnis der beiden Fraktionen an. Je niedriger das LDL-Cholesterin und je höher das HDL-Cholesterin, desto günstiger. Ein Verhältnis von LDL:HDL von 1:1 ist ideal, 2:1 ist sehr gut, 3:1 gut, noch höhere Werte (≥ 5:1) sind problematisch bis gefährlich.[4]

Die Richtwerte für Cholesterin im Blut wurden im Laufe der Zeit immer weiter gesenkt. Trotzdem empfiehlt Petra auch bei gesunden Menschen für das Gesamtcholesterin einen Wert unter 160 mg/dl, für LDL unter 90 und für HDL über 70. Die Werte für Gesamtcholesterin und LDL liegen deutlich niedriger als die aktuell in der herkömmlichen Medizin gültigen.

Gefährlich: Bereits durch den Eierverzehr wird aktuell zu viel Cholesterin aufgenommen.

In Deutschland lag der Pro-Kopf-Verzehr von Eiern, dem Hauptlieferanten von Cholesterin, im Jahr 2017 bei 231 Stück, das ist fast ein Ei pro Tag – deutlich mehr als die offiziell empfohlenen zwei bis maximal drei Eier pro Woche. Ob Cholesterin aus der Nahrung oder der Verzehr von Eiern schädlich ist, bleibt weiter umstritten. Eine aktuelle Studie mit 29615 Teilnehmern über 17,5 Jahre (1985-2016) zeigt, dass ein erhöhter Verzehr von Eiern oder Cholesterin aus der Nahrung signifikant mit einem erhöhten Risiko einer Herz-Kreislauf-Erkrankung und Sterblichkeit verbunden ist. Je höher die Zufuhr, desto höher das Risiko. Dagegen führt eine Ernährung ohne Eier zu einer Senkung des Cholesterinspiegels.[225]

Wissenschaftliche Erkenntnisse erklären Cholesterinwerte über 200 mg/dl aktuell als nicht mehr grundsätzlich behandlungsbedürftig. Entscheidend ist, wie hoch die Werte des LDL- und HDL-Cholesterins sind beziehungsweise wie deren Verhältnis zueinander ist. Außerdem ist wichtig, ob weitere Risikofaktoren wie Diabetes, Übergewicht oder Bluthochdruck vorliegen und wie hoch die Triglyceridwerte sind.

Achtung: Statine sollten Sie unbedingt mit Q10 ergänzen.

Eine medikamentöse Behandlung ist wegen der Nebenwirkungen sehr umstritten. Allerdings gehört diese Medikation zu einer der weltweit am häufigsten eingesetzten. Statine, so werden diese fettsenkenden Mittel genannt. Sie können den Cholesterinspiegel im Blut senken, indem sie ein Enzym blockieren, das die Leber zur Herstellung von Cholesterin benötigt. Resorptionshemmer verhindern, dass der Darm Cholesterin aufnimmt. So muss der Körper seinen Bedarf aus den eigenen Reserven decken. Dabei wird bevorzugt das LDL-Cholesterin genutzt, dessen Wert im Blut sinkt. Das HDL-Cholesterin dagegen steigt an. Statine blockieren aber auch die Herstellung von Coenzym Q10, einem Vitaminoid, das für die körpereigene Energiegewinnung notwendig ist.

Die Senkung des Cholesterinspiegels durch eine cholesterinfreie Kost erfolgt individuell sehr unterschiedlich, genau wie die Erhöhung des Cholesterinspiegels durch eine cholesterinreiche Kost. Im Normalfall produziert der Körper deutlich mehr Cholesterin in der Leber, als mit der Nahrung aufgenommen wird. Bei hoher Cholesterinzufuhr produziert der Körper weniger eigenes Cholesterin. So kann die Leber eine gesteigerte Aufnahme von Cholesterin durch die Nahrung bis zu einer bestimmten Menge durch die Drosselung der Eigensynthese ausgleichen. Wird die Menge aber zu hoch, schafft die Leber das jedoch nicht mehr, und die Cholesterinwerte im Blut steigen an.

Mit Sport und veganer Ernährung bereitet Cholesterin keine Probleme.

Durch körperliche Bewegung und cholesterinarme Ernährung, aber auch durch Gewichtsreduktion und Nikotinverzicht kann das LDL-Cholesterin gesenkt und das HDL-Cholesterin erhöht werden. So sinkt auch der Gesamtcholesterinspiegel.

Unabhängig davon, wo wir leben, wie alt wir sind oder wie wir aussehen, sind etwa 90 Prozent des Risikos für einen ersten Herzinfarkt auf modifizierbare Risikofaktoren zurückzuführen, nämlich viel Cholesterin, einen Mangel an täglichem Obst- und Gemüsekonsum, hohen Blutdruck, Diabetes, Übergewicht im Unterleib, Stress, Rauchen sowie einen Mangel an täglicher Bewegung.

Klartext
Ein hoher Cholesterinspiegel wird durch eine hohe Cholesterinzufuhr mit tierischen Produkten verursacht und kann zu Herz-Kreislauf-Erkrankungen führen. Da keine Cholesterinmangelzustände bekannt sind, sollte die Nahrung überwiegend oder ausschließlich aus pflanzlichen Lebensmitteln bestehen, die alle cholesterinfrei sind.

Purine – problematisch in tierischen Produkten

Purine kommen in den Zellen von Menschen, Tieren und Pflanzen als Bausteine der genetischen Information (DNA und RNA) vor. Sie werden entweder beim Abbau von körpereigenen Zellen freigesetzt oder durch Nahrungsmittel zugeführt. Besonders purinreich sind Innereien, Fleisch und Wurst, Fisch und Meeresfrüchte, Haut von Fisch und Geflügel sowie Hülsenfrüchte, Hefe und Alkohol.

Die Purine in Fleisch, Fisch und Geflügel können Gicht auslösen.

Die Aufnahme von zu viel an Purinen führt zum Krankheitsbild der Gicht. Gicht ist sehr schmerzhaft und macht sich meist mit einer geröteten, entzündlichen Schwellung an Gelenken bemerkbar. Häufig ist das Großzehengrundgelenk zuerst betroffen.

Früher war Gicht die Krankheit der Reichen, denn nur sie konnten sich täglich tierische Nahrung leisten. Das ist heute anders. Allerdings muss dieses Privileg trotzdem teuer bezahlt werden, nämlich mit der eigenen Gesundheit.

Purine werden zu Harnsäure abgebaut, die Kristalle bildet und zu Gicht führt. Harnsäure agiert in unserem Körper auch als ein wichtiges Antioxidans, wehrt freie Radikale ab und schützt unsere Gesundheit. Sie fällt an, wenn viele Körperzellen abgebaut werden, wie beim Fasten oder bei rascher Gewichtsabnahme. Langfristig ist jedoch entscheidend, wie viel fettes Fleisch und Alkohol konsumiert werden. Zusätzlich zum Puringehalt im Fleisch hemmen Stoffwechselprodukte des Fettabbaus die Harnsäureausscheidung. Bier enthält durch die Hefe Purine, zusätzlich regt Alkohol die Produktion von Harnsäure an und bremst ihre Ausscheidung.

Pflanzliche Lebensmittel, außer Hülsenfrüchten, enthalten deutlich weniger Purine als tierische, außer Milch. Ein höherer Verzehr von Fleisch, Wurst und Meeresfrüchten ist mit einem erhöhten Gichtrisiko verbunden. Eine moderate Aufnahme von purinreichem Gemüse oder Eiweiß ist nicht mit einem erhöhten Gichtrisiko verbunden. Studien zeigen, dass Hülsenfrüchte, die ja auch reich an Purinen sind, keinen Einfluss auf die Entstehung von Gicht haben.[30 81]

Die in Hülsenfrüchten enthalten Purine können keine Gicht auslösen.

Klartext
Purinreiche Lebensmittel und Gewürze sollten nicht in großen Mengen verzehrt werden. Alkohol sollte, wenn überhaupt, nur gelegentlich und in geringen Mengen getrunken werden. Wer mindestens zwei Liter Wasser pro Tag trinkt, senkt das Risiko für die Bildung von Harn-

säurekristallen und damit für Gicht. Achtung: Die Purine im Fleisch sind schädlich und führen zu Gicht, die in den Pflanzen nicht.

Nitrat – vom Saulus zum Paulus?

Nitrat, eine Stickstoffverbindung, die auch mit der Düngung auf den Acker gelangt, wird von der Pflanze als Stickstoffquelle zur Bildung von Eiweiß aus dem Boden aufgenommen. Zahlreiche Faktoren beeinflussen den Nitratgehalt der Pflanzen, besonders die Pflanzenart, aber auch die Menge der Stickstoffdüngung und die Intensität der Sonneneinstrahlung sind bedeutsam. Nitrat wird auch als Zusatzstoff bei der Verarbeitung von Fleisch, Fisch und Käse verwendet.

Durch Auswaschungen mit dem Regen kann Nitrat aus dem Boden ins Trinkwasser gelangen, das in Deutschland primär aus Grundwasser gewonnen wird.

Hohe Nitratgehalte können auf mangelnde Belichtung zurückgeführt werden. Die in der sonnenlichtarmen Zeit (Oktober bis April) im Treibhaus- oder Folienanbau gewachsenen Gemüse weisen deshalb höhere Nitratgehalte auf als saisongerecht im Freiland gereiftes Feldgemüse und Obst. Junges Gemüse weist höhere Gehalte an Nitrat auf, da es noch nicht zu Eiweiß umgebaut wurde. Mit zunehmender Reife nehmen die Nitratspeicher der Pflanze ab, eine Verschiebung des Erntetermins kann daher die Nitratgehalte vermindern. So weit die bisherige Sichtweise.

Bisher dachte man, dass zu hohe Nitratwerte Krebs begünstigen.

In der Vergangenheit wurden nitratreiche Lebensmittel eher gemieden, da befürchtet wurde, durch eine zu hohe Aufnahme von Nitrat das Risiko für eine Krebserkrankung zu erhöhen. Denn aus Nitrat in Lebensmitteln und Trinkwasser kann im Körper von Mikroorganismen Nitrit gebildet werden, das sich mit dem Nahrungseiweiß zu krebsbildenden Nitrosaminen verbinden kann. Zweitens sah man vor allem Säuglinge gefährdet, da der Sauerstofftransport des Blutes durch eine Reaktion von Nitrit mit Hämoglobin beeinträchtigt wird. Hierbei wandelt Nitrit Hämoglobin in Methämoglobin um, das keinen Sauerstoff binden und in die Gewebe transportieren kann, sodass es zu einem Sauerstoffmangel kommen kann.

Inzwischen haben sich gänzlich neue Erkenntnisse ergeben. Obwohl die kanzerogene Wirkung von Nitrosaminen außer Zweifel steht, ist der Zusammenhang zwischen der Aufnahme von Nitrat mit der Nahrung und einem erhöhten Risiko für verschiedene Krebserkrankungen beim Menschen nicht belegt. Im Gegenteil, die gesundheitlichen Vorteile des Nitrats werden immer deutlicher. So bedingt ein hoher Verzehr von Gemüse und Obst gleichzeitig eine hohe Aufnahme an den Vitaminen C und E sowie Beta-Carotin und Polyphenolen, die die Bildung von Nitrosaminen hemmen. Außerdem kann Nitrat auch positive Effekte auf den Magen haben – Beeinflussung der Dicke der Magenschleimhaut oder abtötende Wirkungen auf *Helicobacter pylori* werden diskutiert.

Übrigens entsteht das Auspuffgift Stickstoffmonoxid (NO) auch im Körper. Es ist ein reaktionsfreudiger Signalstoff, der ähnlich wie Nitrat Blutgefäße erweitern, den Blutdruck senken und dadurch das Herz entlasten kann. Für diese Entdeckung gab es 1998 den Nobelpreis.

Deshalb werden jetzt die günstigen Wirkungen von Gemüse und Obst höher eingestuft als mögliche Gesundheitsrisiken durch den Nitratgehalt. Auch die Höchstwerte für Nitrat in Lebensmitteln wurden inzwischen deutlich angehoben. Gemüse enthält in der Regel mehr Nitrat als Obst – aber um die zulässige tägliche Aufnahmemenge zu überschreiten, müsste man sehr viel grünes Blattgemüse verzehren. Mit dem durchschnittlichen Verzehr von Gemüse und Obst hat man nichts

Inzwischen werden immer mehr gesundheitsfördernde Wirkungen von Nitrat bekannt.

Tabelle 21: *Nitratgehalte in verschiedenen Gemüsen*

Gemüse	**Nitratgehalt mg/kg**
Rucola	4300
Kopfsalat	2100
Feldsalat	1900
Mangold	1500
Spinat	1400
Fenchel	1300
Rote Bete	1250
Eisbergsalat	990
Rhabarber	800
Zucchini	500
Chicorée	250
Trinkwasser	50*

*zugelassener Höchstwert

zu befürchten. Dennoch ist natürlich Obst und Gemüse zu empfehlen, das reif geerntet wird. Auch hier gilt wieder: regional und saisonal.

Übrigens: Die tägliche durchschnittliche Aufnahme von Nitrat über Lebensmittel wird durch den Rauch einer Zigarette um mehr als das Zehnfache übertroffen. Trotzdem sind einige Gemüse sehr nitrathaltig (Tabelle 21).

Klartext

Die krebsauslösenden Nitrosamine werden aus Nitrat gebildet. Es fehlen aber Beweise, dass Nitrat in Lebensmitteln zu Krebs führt. Andererseits kann der Verzehr von nitrathaltigen Pflanzen den Blutdruck senken, die Gefäße weiten sowie die Leistungsfähigkeit der Zellen steigern. Die Wandlung vom Saulus zum Paulus ist aber noch nicht vollständig vollzogen. Es bleibt spannend.

3. Getränke – flüssige Nahrung

Ohne Wasser »läuft« nichts in unserem Körper, und ohne Wasserzufuhr sterben wir meist binnen Tagen.

Es ist bekannt, dass ein gesunder, normalgewichtiger Erwachsener bei ausreichender Wasserzufuhr etwa 50 bis 80 Tage ohne Nahrung überstehen kann, bei übergewichtigen Menschen kann sich dieser Zeitraum bis zu über einem Jahr verlängern. Ohne Flüssigkeitszufuhr dauert es unabhängig vom Körpergewicht höchstens drei bis vier Tage bis zum tödlichen Kollaps, obwohl sehr seltene Ausnahmen beschrieben worden sind..

Normalerweise besteht im Körper eine ausgeglichene Flüssigkeitsbilanz, die hormonell gesteuert ist. Die Aufnahme von Flüssigkeit erfolgt über Getränke, gebundenes Wasser in der Nahrung sowie über Oxidationswasser, das beim Abbau der Hauptnährstoffe im Stoffwechsel freigesetzt wird. Die Wasserausscheidung erfolgt über Urin, Haut, Lunge und Stuhl und kann sich durch salzreiches Essen, hohe Temperaturen, sportliche Aktivitäten, Fieber, Erbrechen und Durchfall teilweise erheblich erhöhen.

Wir gehen davon aus, dass wir eigentlich »Wasseresser« sind und deswegen nur unzuverlässig Durst spüren.

Durst ist ein Warnsignal, dass dem Körper Flüssigkeit fehlt. Aber wer erst trinkt, wenn er Durst verspürt, der trinkt viel zu spät und zu wenig. Wir vermuten, dass unser Körper Durst viel unzuverlässiger anzeigt als Hunger, weil wir immer Wasser »gegessen« haben. Dadurch, dass wir uns hauptsächlich von wasserhaltigen Pflanzen ernährt haben, die automatisch beim Essen den Durst stillten. Trinken sollte man deswegen bereits vorher, denn bei einem Flüssigkeitsdefizit lässt die geistige Leistungsfähigkeit nach. Bereits ein Wasserverlust von 0,5 Prozent des Körpergewichts führt zu einem Anstieg der Konzentration an gelösten Stoffen im Blut sowie zu einem dunkelgelb gefärbten Urin.

Senioren sind besonders gefährdet auszutrocknen, da mit zunehmendem Alter das Durstempfinden noch mehr nachlässt und die Nieren die Fähigkeit verlieren, Wasser zurückzuhalten. Bestimmte Medikamente wirken zudem harntreibend. Pflegebedürftige alte Menschen brauchen Unterstützung beim Trinken, außerdem können Schluckbeschwerden, die Angst vor Toilettengängen oder vor Inkontinenz vorliegen.

Die Folgen eines starken Flüssigkeitsmangels sind vielfältig:

- Durst, verminderte Speichelproduktion, Mundtrockenheit, trockene Zunge
- juckende Haut, rissige Lippen
- Müdigkeit, Schwäche, Schwindel, Verwirrtheit, Apathie, Lethargie
- Kopfschmerzen, Blutdruckabfälle, Fieber, erhöhte Infektanfälligkeit
- veränderte Medikamentenwirkung, erhöhte Sturzneigung
- stark gefärbter Urin, Abnahme der Urinmenge, Verstopfung, Gewichtsverlust
- Herzrasen, Krampfanfälle, Thrombose, Kreislauf- und Nierenversagen

Leistungssportler brauchen je nach Intensität der Belastung individuelle Beratung zur Flüssigkeitszufuhr, die teilweise aus speziellen Sportgetränken besteht, die für die jeweilige Sportart optimal sind. Freizeitsportler brauchen keine besonderen Durstlöscher, Leitungswasser und kohlensäurearme Mineralwässer sowie verdünnte Obstsäfte reichen aus.

Ob sich eine hohe Flüssigkeitsaufnahme zum Abnehmen eignet, ist nicht ausreichend untersucht. Bekannt ist aber, dass bei Trinkmengen bis zu zehn Litern pro Tag die Konzentrationen von Natrium, Chlorid und Glukose im Blut nicht verändert werden. Deshalb gelten zehn Liter als maximale, längerfristig zu tolerierende Menge für gesunde Erwachsene.

Wenn Sie täglich etwa zwei Liter Wasser oder Tee trinken und sich pflanzlich ernähren, liegen Sie richtig.

Eine Begrenzung der Flüssigkeitszufuhr kann bei Patienten mit Herzerkrankungen, Nierenschwäche oder Leberzirrhose notwendig sein, um eine Überlastung der Organe zu vermeiden. Die richtige Trinkmenge in diesen Fällen muss der behandelnde Arzt entscheiden.

Eine perfekte Quelle für Flüssigkeit von bester Qualität sind die vielen wasserhaltigen Obst- und Gemüsearten. Mit dem Wasser werden zusätzlich viele wertvolle Mikronährstoffe zugeführt. Der Wassergehalt vieler Obst- und Gemüsearten liegt zwischen 90 und 97 Prozent, der entsprechende Kaloriengehalt zwischen 13 und 32 kcal/100 g (Tabelle 22).

Tabelle 22: *Wassergehalt in Lebensmitteln*

Lebensmittel	**Wassergehalt in %**
Salatgurke	97
Wassermelone	96
Kopfsalat	95
Tomaten	95
Zucchini	94
Radieschen	94
Paprika	94
Rhabarber	93
Spargel	93
Aubergine	92
Erdbeeren	92
Zwiebel	92
Kürbis	92
Grapefruit	91

Klartext
Die empfehlenswerte Trinkmenge für Erwachsene beträgt etwa 2 Liter pro Tag. Für die Flüssigkeitszufuhr eignen sich Leitungs- und Mineralwasser, ungesüßte Früchte- und Kräutertees sowie stark verdünnte Obst- und Gemüsesäfte. Gesüßte und süße Getränke und Softdrinks jeglicher Art sollten vermieden werden. Alkohol sollte, wenn überhaupt, nur gelegentlich in kleinen Mengen getrunken werden.

Wasser – Lebensgrundlage Nr. 1

Wasser ist lebensnotwendig. Es wird aber nicht als Nährstoff angesehen, obwohl es beim Bedarf des Menschen an lebenswichtigen Substanzen an erster Stelle steht. Etwa drei bis vier Tage ohne Wasserzufuhr können bereits tödlich sein.

Der Wasseranteil des Körpers ändert sich im Laufe des Lebens von über 70 Prozent bei der Geburt bis unter 50 Prozent bei älteren Menschen.

Über Wasser »läuft« die innere Bewegung im Körper.

Alle biochemischen Vorgänge im Organismus sind abhängig von Wasser, mit dem Nährstoffe die Zellmembran passieren können. Die Ausscheidung von Endprodukten des Stoffwechsels erfolgt ebenfalls mit Wasser. Ballaststoffe binden Wasser, so erhöhen sie das Volumen des Speisebreis im Darm und erleichtern damit die Ausscheidung des Stuhls. Das Schwitzen sorgt bei Wärme für eine konstante Körpertemperatur – dazu ist ausreichend Wasser erforderlich. Die Faszien bleiben geschmeidig und gleitfähig, wenn sie genug Wasser gebunden haben. Da der Körper keine Wasserreserven hat, ist er auf Nachschub an Flüssigkeit angewiesen.

Der Wasserhaushalt des Körpers wird hauptsächlich durch die Nieren reguliert. Bei Wassermangel verringert sich das Körperwasser, denn Wasserausscheidungen über Haut, Lunge, Stuhl und Urin dauern an. Folgen eines starken Wassermangels sind ein Ansteigen der Körpertemperatur, Herzrhythmusstörungen und Durchblutungsstörungen des Gehirns.

Obst und Gemüse bestehen zum größten Teil aus Wasser, wenn sie frisch sind, beträgt der Anteil 70 bis 97 Prozent. Das natürlich gebundene Wasser und das durch Zubereitung der Kost gebundene Wasser betragen zusammen etwa 60 bis 70 Prozent des Nahrungsgewichts. Bei einem hohen Verzehr von frischem Gemüse und Obst kann die empfohlene Trinkmenge entsprechend reduziert werden.

Trinkwasser wird in Deutschland zu zwei Dritteln aus Grundwasser, zu einem Viertel aus Oberflächenwasser und zu etwa zehn Prozent aus Quellwasser gewonnen. Aus Landwirtschaft, Industrie, Haushalten und Verkehr gelangen zahlreiche Substanzen in Oberflächengewässer und inzwischen auch ins Grundwasser. Gefahrenquellen für Kontaminationen sind überalterte und ungeeignete Wasserleitungs- und Kanalisationssysteme. Durch Putz- und Waschmittelverbrauch, Autoverkehr und bestimmte Freizeitaktivitäten trägt das persönliche Verhalten eines jeden zur Belastung des Wassers bei.

In bestimmten Regionen sind akute Belastungen des Grundwassers durch Pestizide und Nitrat bekannt. Viele der bei uns zugelassenen Pestizide wurden in Grundwasserproben nachgewiesen – diese Stoffe werden nur langsam abgebaut.

Nitrat kann im Grundwasser landwirtschaftlich intensiv genutzter Gebiete sehr hoch sein. Nitrat selbst ist nicht giftig, es kann aber im Körper zu Nitrit umgebaut werden und bildet mit sekundären Aminen sogenannte Nitrosamine, die krebserregend wirken (siehe »Nitrat«, Seite 348). Deshalb gibt es den vorgeschriebenen Höchstwert für Nitrat im Wasser von

50 mg/l. Nitrit kann auch mit dem Hämoglobin im Blut reagieren und bei Säuglingen zu Blausucht führen. Wasser für die Zubereitung von Säuglingsnahrung sollte deshalb nicht mehr als 10 mg Nitrat pro Liter enthalten. Aber Nitrat kann auch durchaus positive gesundheitliche Wirkungen haben. Ein Ausweg aus dieser Situation ist gereinigtes Wasser (siehe »Osmosewasser, destilliertes Wasser«, Seite 360).

Im Trinkwasser spielen Chlor, Fluorid, Arsen, Blei und Kupfer eine toxikologische Rolle (siehe »Die 4 toxischen Elemente«, Seite 563). In alten Gebäuden finden sich teilweise Bleirohre, die noch nicht gegen toxikologisch unbedenkliche Leitungsmaterialien ausgetauscht wurden.

Die mögliche Belastung des Trinkwassers mit Pestiziden, Nitrat, Medikamenten, Hormonen, Mikroplastik und Schwermetallen haben zu Misstrauen geführt und zum steigenden Verbrauch von abgefülltem Tafel- oder Mineralwasser beigetragen, das auch nicht immer von gesicherter Qualität ist. Vorsichtshalber fordert die WHO eine zusätzliche Filterung des Abwassers, wodurch nicht nur Mikroplastik, sondern auch andere schädliche Substanzen wie Chemikalien und Krankheitserreger aus dem Wasser entfernt werden sollen.[158]

Insgesamt ist die Trinkwasserqualität und -sicherheit in Deutschland trotz aller Ausnahmen als noch befriedigend zu bezeichnen. Kaum ein anderes Lebensmittel unterliegt so intensiven Kontrollen und strengen Grenzwerten wie das Trinkwasser. Dabei darf allerdings nicht vergessen werden, dass nicht alle Belastungen regelmäßig gemessen, auch bisher unbekannte Belastungen weder gemessen noch beurteilt werden können. Beim Anstieg der Werte werden leider oft höhere Grenzwerte zugelassen, damit das Leitungswasser offiziell noch Trinkwasseranforderungen erfüllt.

Mineral- und Quellwasser werden aus unterirdischen Wasservorkommen gewonnen, die durch Regenwasser entstehen, das durch den Boden sickert und sich dann über wasserundurchlässigen Schichten ansammelt. Wasser aus sehr tiefen Erdschichten weist über die natürliche Filterwirkung meist weniger unerwünschte Substanzen auf als oberflächennahes Wasser. Außerdem hat Wasser, das durch bestimmte Gesteinsschichten geflossen ist, einen höheren Gehalt an Mineralstoffen.

Natürliches Mineralwasser unterscheidet sich von Quellwasser im Gehalt an Mineralstoffen. Dem natürlichen Mineralwasser werden Eisen-Schwefel-Verbindungen entzogen oder Kohlensäure zugesetzt.

Heilwasser unterliegt dem Arzneimittelgesetz und ist entweder besonders mineralstoffreich oder extrem mineralstoffarm.

Tafelwasser muss nicht aus Quellen gewonnen werden und kann eine Mischung aus Trinkwasser und Mineralwasser sein. Bestimmte Mineralsalze und natürliches salzreiches Wasser sowie Kohlensäure dürfen zugesetzt werden. Der Zusatz von aufbereitetem Meerwasser muss besonders gekennzeichnet sein.

Die Zusammensetzung der Mineralstoffe in den Mineralwassersorten hängt davon ab, durch welche Gesteinsschichten das Wasser gesickert ist. Kalkgestein und Dolomit führen zu einem hohen Gehalt an Kalzium. Die Kennzeichnung nach dem charakterisierenden Bestandteil ist erst ab einem bestimmten Wert erlaubt, »magnesiumhaltig« beispielsweise ab einem Magnesiumgehalt von 50 mg/l. Auch die Kriterien für die Kennzeichnung »geeignet für die Zubereitung von Säuglingsnahrung« sind festgelegt. In diesem Fall muss der Sulfatgehalt unter 240 mg/l liegen, der von Nitrat unter 10 mg/l.

Kalzium aus Mineralwasser wird mindestens so gut vom Darm aufgenommen wie das aus Milchprodukten. Auch Jod aus Mineralwasser wird gut aufgenommen. Ähnlich wird es mit anderen Mineralien sein, konkrete Daten fehlen hier allerdings. Ein wichtiger Vorteil der Flüssigkeitszufuhr über Trink- und Mineralwasser liegt darin, dass sie keine Nahrungsenergie (also Kalorien) enthalten, wie es bei Säften und Softdrinks der Fall ist.

Mineralwasser sollte möglichst aus der Region kommen, denn die weiten energie- und abgasintensiven Transporte aus Nachbarländern sind umweltschädlich. Leitungswasser als Getränk erfordert keinen Transport und ist auch deswegen zu empfehlen – und kostet fast nichts.

Verpacktes oder abgefülltes Wasser bedeutet immer eine Umweltbelastung.

Die umweltverträglichste Getränkeverpackung gibt es nicht – außer Leitungswasser, am besten aus einer Quelle gewonnen. Glas-Mehrwegflaschen und Getränkekartons für stilles Wasser, Saft und Wein sind aus ökologischer Sicht etwa gleichwertig. Da Glas-Mehrwegflaschen aus wirtschaftlichen Gründen meist nur kurze Transportwege zurücklegen, sind sie im Vergleich zu den Getränkekartons umweltfreundlicher. Alle Getränkeverpackungen sollten recycelt werden.

Achtung vor Weichmachern in Plastikflaschen

Wir geben zu bedenken, dass die Chemikalien, die die Plastikflaschen flexibel halten sollen, ins Wasser diffundieren können und dann mitgetrunken werden. Wenn Sie regelmäßig aus diesen Flaschen trinken, können aus Mini-Dosierungen auch schädigende Mengen werden. Deswegen lieber Glasflaschen. Oder gleich auf Umkehrosmose umsteigen, am besten auf Geräte, bei denen der Vorratstank innen emailliert ist, sodass keine unerwünschten Stoffe ins Wasser gelangen können.

Durch Umkehrosmose gereinigtes Wasser und vollwertige pflanzliche Nahrung: für uns die gesündeste Lösung.

Als Flüssigkeit kann auch destilliertes Wasser oder Osmosewasser getrunken werden. Osmosewasser ist ein gefiltertes hoch gereinigtes Wasser. Eine Unterversorgung an Mineralstoffen, wie gelegentlich befürchtet wird, ist dadurch nicht zu erwarten, da in der pflanzlichen Nahrung genügend Mineralien enthalten sind. Es wird auch die Ansicht vertreten, dass Wasser ohne Mineralien viel besser zum Entgiften geeignet ist, da es viel mehr »Platz zum Mitnehmen« hat und dass Mineralien im Trinkwasser, die nicht wie in Obst und Gemüse im biologischen Verbund sind, vom Körper nicht optimal verwertet werden können und zum Ablagern neigen.

Klartext
Eine normale Trinkmenge beträgt etwa zwei Liter pro Tag, die je nach körperlicher Aktivität, Wassergehalt der Nahrung und Umgebungstemperatur angepasst werden muss. Zum Trinken ist Leitungswasser die einfachste – wenn auch nicht überall die gesündeste – Lösung, gefolgt von Quellwasser oder natürlichem Mineralwasser. Osmosewasser und destilliertes Wasser sind indes völlig schadstofffrei. Kaffee – am besten biologisch entkoffeiniert – und Tee in mäßigen Mengen sind unproblematisch. Süße Getränke aller Art sind ganz zu meiden.

Kaffee – der Deutschen Lieblingsgetränk

Die Kaffeepflanze stammt ursprünglich aus der Region Kaffa im Südwesten Äthiopiens. Die Blätter und getrockneten Kirschen wurden ähnlich wie Tee in heißem Wasser aufgegossen. Erst später wurden die rohen, trockenen Samen (botanisch sind es keine Bohnen) in Istanbul geröstet, fein gemahlen und in Wasser mehrfach aufgekocht.

Kaffee ist bei uns ein Kultgetränk und für die meisten Menschen aus ihrem Alltag nicht mehr wegzudenken. Wir trinken jährlich durchschnittlich 160 Liter Kaffee.

Die anregende Wirkung von Kaffee und anderen stimulierenden Getränken beruht auf Koffein, das sofort resorbiert wird und sehr schnell seine Wirkung entfaltet. Die Wirkung ist individuell sehr verschieden und kann bei manchen Menschen auch zu Ermüdung führen. Ein Gewöhnungseffekt an Kaffee mit möglichen Entzugserscheinungen kann eintreten.

Kaffee und Abhängigkeit

Bei bestimmten Menschen kommt es nach Kaffeeabstinenz zu typischen Entzugssymptomen mit Kopfschmerzen bis zu Migräneanfällen, Übelkeit und Erbrechen. Denn das im Kaffee enthaltene Koffein kann den Körper unter Dauerstress setzen, je nachdem, wie viel und in welcher Form er getrunken wird. »Bevor ich morgens nicht meinen Kaffee getrunken habe, läuft bei mir gar nichts«, ist eine verbreitete Aussage, die sich auf das Wachwerden, die Verdauung und die Aktivität bezieht. Offensichtlich bewirkt das Koffein, dass Stresshormone der Nebennierenrinde ausgeschüttet werden. Das betrifft vor allem Adrenalin, das für die Zeit, in der es wirkt, hellwach macht.

Danach kommt die Erschöpfung, die zur nächsten Tasse Kaffee führt. Auch der erhöhte Noradrenalinspiegel stimuliert das Nervensystem auf volle Aufmerksamkeit. Gleichzeitig wird der Serotoninspiegel gesenkt, der einen beruhigenden Effekt ausübt und Zufriedenheit auslöst. So können Kaffeetrinker »abhängig« werden. Denn der Körper gewöhnt sich an diese Effekte und initiiert sie immer weniger selbst.

Trotzdem behaupten Kaffeebefürworter, sogar Forscher, dass Kaffee nicht abhängig mache. Das bleibt umstritten. Denn wer seinen gewohnten Kaffee nicht trinkt, kommt nicht in die Gän-

Aufgrund seiner aufputschenden Wirkung ist starker Kaffee eine gesellschaftlich akzeptierte Genussdroge.

ge, die Verdauung ist lahm, und der Antrieb lässt zu wünschen übrig. Wer schon einmal versucht hat, für eine Woche auf Kaffee zu verzichten, erlebt Entzugserscheinungen. Diese Symptome verschwinden, wenn wieder Kaffee getrunken wird. Ohne Kaffee werden die Kopfschmerzen noch einige Tage anhalten und die Leistungsfähigkeit einschränken. Nach etwa einer Woche ist der Spuk des »Drogenentzuges« vorüber.

Koffein erhöht die Durchblutung der Nieren und regt die Harnausscheidung an. Deshalb sind koffeinhaltige Getränke als Durstlöscher nicht geeignet. Kaffee sollte durch die gleiche Menge an Wasser kompensiert werden, wie es in einigen Ländern traditionsgemäß angeboten wird.

Es ist noch nicht lange her, da galt Kaffee als schädlich, weil er den Cholesterinspiegel im Blut anheben sollte. Das ist auch weiterhin der Fall, aber inzwischen ist auch bekannt, dass er die Leber schützen soll und das Risiko für Leberzirrhose oder Leberkrebs durch Chlorogensäure senken kann. Die Erhöhung des Blutdrucks nach Kaffeekonsum ist eher gering und hält meist nur kurze Zeit an. Bei regelmäßigem Konsum gewöhnt sich der Körper daran, und der Anstieg des Blutdrucks ist vernachlässigbar.

Entkoffeinierter Kaffee

Kaffee hat Schattenseiten, insbesondere durch das Genussgift Koffein, das eigentlich ein Zellgift ist. Der Ausweg ist entkoffeinierter Kaffee, aber auch der hat seine Tücken. Denn das herkömmlich verwendete Verfahren bedient sich in der Regel eines Stoffes namens Dichlormethan, der unter Verdacht steht, krebserregend zu sein. Die Lösung ist entkoffeinierter

Bio-Kaffee. Dieser wird durch Wasserdampf erzeugt, der die Wände der Bohne aufbricht und so das Koffein bindet, aber das Kaffeearoma schützt. Dies ist ein aufwendiges Verfahren, daher ist Bio-Kaffee auch teurer. Der Bio-Kaffee sollte trotzdem bevorzugt werden, da im herkömmlichen Kaffeeanbau unter anderem die hochgiftigen Substanzen Diazinon und Endosulfan zum Einsatz kommen.

Noch ist unklar, ob Kaffee als schädlich einzustufen ist oder nicht, denn es gibt keine abschließenden Untersuchungen über die vielen Stoffe, die bei den Röstprozessen entstehen. Hier gilt es abzuwarten, aber trotzdem nicht blind zu vertrauen. Denn beim Rösten können sich bis zu 1 000 Substanzen entwickeln, von denen einige möglicherweise der Gesundheit schaden.

Noch unklar: Die Auswirkungen der bis zu 1000 Substanzen, die beim Rösten entstehen.

Unter anderem entsteht bei der Röstung des Kaffees Acrylamid, das eine krebserregende Wirkung hat. Die Sorte Arabica enthält nur die Hälfte des Giftes im Vergleich zur Sorte Robusta. Bei der Schnellröstung werden die Bohnen etwa 1,5 Minuten bei 400 °C geröstet. Dabei kommt es zu einem hohen Säuregehalt des Kaffees, der sich im Magen negativ bemerkbar machen kann. Röstverfahren, bei denen der Kaffee 25 Minuten bei maximal 230 °C geröstet wird, sind hingegen ärmer an Säure.

Koffein verengt die Blutgefäße und macht uns wach, beschleunigt das Denkvermögen und verbessert die Körperkoordination. Da sich bei Migräneattacken die Kopfarterien weiten, ist die Verengung der Blutgefäße nützlich bei Kopfschmerzen. Die Bronchien hingegen werden durch Koffein erweitert und entspannen sich, sodass Asthmatiker in akuten Situationen durch Kaffeekonsum leichter Luft bekommen. Der Koffeingehalt hängt auch von der Art der Zubereitung ab (Tabelle 23).

Tabelle 23: *Koffeingehalt verschiedener Getränke*

Produkt	**Koffein, mg/100g**
Espresso	110
schwarzer Kaffee	80
Tee	50
Red Bull	32
Cappuccino	27
schwarzer Tee	25–50
grüner Tee	10–25
Latte Macchiato	10
Kakao	10
Coca-Getränke	10

Kaffee? Wenn, dann biologisch entkoffeiniert!

Die im Kaffee enthaltene Chlorogensäure gilt zwar als Schutzfaktor vor Dickdarm- und Leberkrebs, aber sie bildet wie Tannine in schwarzem Kaffee Komplexe mit Eisen. Dadurch wird die Eisenresorption aus der Nahrung deutlich reduziert. Deshalb sollte Kaffee nicht zu Hauptmahlzeiten und weder regelmäßig noch in größeren Mengen getrunken werden. Schwangere, Stillende und Kinder brauchen ausreichend Eisen, sodass Kaffeekonsum auch aus diesem Grund ungünstig ist.

Getreidekaffee

Getreidekaffee ist ein heißer Wasserauszug von geröstetem Getreide, Zichorien und Feigen beziehungsweise gedämpften Eicheln. Die dabei entstehenden Änderungen im Stärkegehalt und die Röstprodukte sind geschmacksbestimmend für Gersten- oder Malzkaffee. Sie enthalten kein Koffein und deutlich weniger Gerbsäuren als Bohnenkaffee. Auch beim Rösten von Getreidekaffee entsteht Acrylamid, deshalb sollte nicht zu viel davon getrunken werden.

Kaffee und andere tropische Produkte erfreuen sich schon lange großer Beliebtheit. Die Beziehungen zwischen den produzierenden Ländern (meist Entwicklungsländer) und den verbrauchenden Industrieländern haben sich zwar geändert, die unfairen Wirtschaftsbeziehungen und die teilweise inhumanen Arbeitsbedingungen aber kaum. So erfolgen die Weiterverarbeitung und der Handel mit Kaffee und anderen »Kolonialwaren« fast ausschließlich bei uns. Die Gewinne mit den Endprodukten werden teilweise durch die niedrigen Löhne in den Entwicklungsländern erzielt. Besonders Weltläden und Naturkostläden, aber auch zunehmend bestimmte Supermärkte bieten Kaffee und andere tropische Produkte aus fairem Handel an, der den Erzeugern höhere Preise und den Arbeitern bessere Löhne garantiert.

Klartext

Der so beliebte Kaffee hat positive und negative Eigenschaften. Wenn überhaupt, sollte Kaffee aus fairem Handel getrunken werden. In Maßen ist er akzeptabel, aber auch ein Leben ohne Kaffee ist möglich. Wie bei allen umstrittenen Substanzen hilft hier die Frage, wie viel es schadet, wenn kein Kaffee getrunken wird.

Kakao – ein natürlicher Stimmungsaufheller

Bereits die Majas und Azteken stellten aus den Kakaobohnen ein bitteres Getränk her, das als anregend und kräftigend galt. In Europa wurde Kakao erst durch die Zugabe von Zucker akzeptiert. Industriell gefertigte Kakaomischungen enthalten meist sehr viel Zucker und sind daher kalorienreich.

Kakao enthält neben geringen Mengen an Nährstoffen einen Fettanteil von über 50 Prozent. Die aus der Aminosäure Tryptophan gebildeten Neurotransmitter Serotonin und Dopamin können die Stimmung aufhellen und lindern Depressionen. Sehr viel wichtiger sind die im Kakao enthaltenen Stoffe Theobromin und Theophylin, die den Kreislauf und das zentrale Nervensystem stimulieren.

Bedeutend sind auch die Flavanole (sekundäre Pflanzenstoffe) Katechin und Procyanidin, die sich positiv auf die Elastizität der Blutgefäße und damit auch auf den Blutdruck auswirken. So kann Kakao dazu beitragen, das Schlaganfallrisiko zu senken. Je dunkler die Schokolade, desto mehr dieser sekundären Pflanzenstoffe sind darin enthalten.

Je dunkler die Schokolade, desto mehr sekundäre Pflanzenstoffe enthält sie.

Kakao und damit auch Schokolade können, abhängig vom Gehalt im Boden, mit Cadmium oder Aluminium belastet sein. Außerdem kann ein hoher Kakaokonsum zur Bildung von Oxalat-Nierensteinen beitragen. Stark gezuckerte Schokolade sollte gemieden werden.

Klartext
Kakao und Schokolade sind Genussmittel, deshalb sollten sie nur selten und in kleinen Mengen konsumiert werden. Ein selbst hergestelltes zuckerarmes Kakaogetränk

kann gelegentlich getrunken werden, als Durstlöscher ist es aber nicht geeignet. Kleine Mengen an sehr dunkler Schokolade sind wegen der Flavanole eher günstig.

Tee – anregend, beruhigend, heilend

Ein Bad erfrischt den Körper,
eine Tasse Tee den Geist.
Aus Japan

Schon vor unserer Zeitrechnung wurde dem Tee in China eine gesundheitliche Wirkung nachgesagt. Durch die enthaltenen sekundären Pflanzenstoffe sowie Gerbstoffe fördert Tee die Verdauung und senkt das Risiko, an Krebs zu erkranken.

Übermäßiges Trinken von Tee mit einem hohen Anteil an Polyphenolen (vor allem in Früchtetees) kann durch Komplexbildung allerdings zu einem Eisenmangel beitragen.

Ein Befall von Kräuter- und Früchtetee durch Mikroorganismen stellt durch das Überbrühen mit kochendem Wasser keine Gesundheitsgefährdung dar. Allerdings kann es bei feuchter und warmer Lagerung vorkommen, dass bereits hitzeresistente Toxine wie das Pilzgift Ochratoxin A gebildet worden sind, die beim Überbrühen nicht unschädlich gemacht werden. Deshalb sollten Sie feuchte oder angeschimmelte Tees nicht mehr verwenden.

Bitte keine feuchten oder angeschimmelten Tees verwenden.

Bei allen Tees kommt es zu Belastungen mit Pestiziden und Schwermetallen. Obwohl auch Bio-Tees betroffen sein können, empfiehlt es sich, diese zu bevorzugen, weil deutlich weniger Pestizidrückstände vorhanden sind. Ebenso wird bei vielen Teesorten und Teemischungen Zucker zugesetzt, sodass vor dem Kauf darauf geachtet werden sollte, um ungesüßte Tees zu erhalten.

Schwarzer Tee enthält Koffein, das je nach Ziehdauer eine mehr oder weniger anregende Wirkung hat. Eine Überdosierung mit Koffein kann zu Sodbrennen, Übelkeit, Durchfall, Kopfschmerzen und Schwindel führen. Je länger der Tee zieht, desto geringer wird die anregende Wirkung. Bereits nach vier bis fünf Minuten verliert er seinen stimulierenden Effekt. Wenn der Tee länger als fünf Minuten zieht, enthält der Tee bereits weniger Koffein, dafür aber mehr Gerbstoffe, die zu einem etwas bitteren Geschmack führen. Die Gerbstoffe haben bei Durchfallerkrankungen eine antibakterielle und schmerzlindernde Wirkung und beugen dann sogar Übelkeit vor.

Wenn regelmäßig vier Tassen pro Tag getrunken werden, wirkt schwarzer Tee blutdrucksenkend. Übermäßiger Konsum kann aber auch Kopfschmerzen oder Schlafstörungen verursachen und die Magenschleimhäute beschädigen.

Schwarzer Tee? Nur wenig und nicht zu den Mahlzeiten!

Schwarzer Tee enthält teilweise relativ viel Fluor, das sich beim Aufgießen gut in die Flüssigkeit löst. Chlorogensäure sowie Tannine in schwarzem Tee bilden Komplexe mit dem Spurenelement Eisen. Die Eisenresorption aus der Nahrung wird durch schwarzen Tee deutlich reduziert. Folglich sollte schwarzer Tee nicht zu Hauptmahlzeiten und weder regelmäßig noch in größeren Mengen getrunken werden.

Grüner Tee enthält viele hochwirksame Substanzen, da er weniger behandelt wird als der schwarze Tee. Die Blätter werden gedämpft oder kurz geröstet, wodurch die Farbe erhalten bleibt, und zu kleinen Kugeln gerollt, damit die Blattzellen aufgebrochen und die Aromastoffe frei werden.

Grüner Tee enthält hohe Anteile der sekundären Pflanzenstoffe aus der Gruppe der Catechine, die antibakterielle, antivirale und krebshemmende Eigenschaften besitzen. Besonders das sogenannte EGCG ist wohl die wichtigste Gruppe bei der Wirkung gegen Krebszellen. Grüner Tee kann sowohl das Risiko von Krebsneuerkrankungen senken als auch zur Verhinderung von Metastasenbildung beitragen.

Grüner Tee ist richtig gesund!

Die Catechine können das Risiko für Karies senken und bei Erkrankungen des Zahnfleischs heilend wirken. Außerdem senkt grüner Tee den Cholesterinspiegel.

Grüner Tee enthält weniger Koffein als schwarzer Tee, hat dafür aber eine anregende Wirkung auf den Stoffwechsel. Dadurch eignet sich grüner Tee als Unterstützung beim Abnehmen. Außerdem mindert er durch seinen hohen Bitterstoffgehalt den Appetit im Allgemeinen und im Besonderen auf süße Lebensmittel.

Je nach Anbaugebiet, Erntezeit, Herstellungsverfahren und Zubereitung können diese günstigen Inhaltsstoffe erheblich variieren. Tees aus Japan sind von hoher Qualität, besonders mit einem Ökosiegel, das ein weitgehend schadstofffreies Produkt garantiert.

Das Wasser zur Teezubereitung sollte nicht heißer als 70–80 °C sein, so wird der Tee nicht zu bitter. Je länger der Tee zieht, desto höher ist der Anteil der günstigen Inhaltsstoffe. Nach acht bis zehn Minuten sind die meisten wertvollen Substanzen ins Wasser übergegangen.

Matcha-Tee aus Japan besteht aus gemahlenen Blättern von grünem Tee. Durch die konzentrierten Inhaltsstoffe wirkt sich der Tee positiv auf den gesamten Stoffwechsel aus und wird auch zur Behandlung von Hormonstörungen eingesetzt. Das im Matcha-Tee enthaltene Koffein kann im Übermaß gesundheitliche Nebenwirkungen haben. Außerdem besitzt Matcha-Tee viel Oxalsäure, die zur Bildung von Nierensteinen beiträgt.

Mate-Tee aus Südamerika ist kein echter Tee, er enthält aber auch eine beachtliche Menge an Koffein. Durch die Zugabe ätherischer Öle wird ein vollmundiger und angenehmer

Geschmack erzielt. Der hohe Vitamingehalt des Mate-Tees sowie Gerbstoffe fördern den Stoffwechsel und die Verdauung. Weitere Zugaben wie Ingwer (durchblutungsfördernde, appetitanregende und schmerzlindernde Wirkung) oder Honig (antibakterielle Wirkung) verstärken die gesundheitliche Wirkung von Mate-Tee.

Ungesüßte **Kräuter- und Früchtetees** führen Flüssigkeit zu, ohne die Energieaufnahme zu erhöhen. Kräuter- und Früchtetees tragen nur unwesentlich zur Nährstoffzufuhr bei. Die meisten Kräuter- und Früchtetees dienten ursprünglich ausschließlich medizinischen und gesundheitsfördernden Zwecken. Kräuter- und Früchtetees weisen verschiedene heilungsfördernde Wirkungen auf.

Wirkungen von Kräuter- und Früchtetees

- Brennnesselblatt: blutreinigend, harntreibend, Harnsäure vermindernd – bei Rheuma, Gicht, Ödem
- Fenchel: krampflösend, schleimlösend – bei Blähungen, Husten
- Hagebutte: Vitamin-C-reich – bei Infektionen, zur Abwehrstärkung
- Holunderblüte: fiebersenkend, schweißtreibend, entzündungshemmend – bei Fieber, Grippe
- Kamillenblüte: entzündungshemmend, krampflösend – bei Erkältungen, Magen- und Darm-Erkrankungen
- Lindenblüte: schweißtreibend, krampflösend – bei Grippe, Erkältungen Fieber, zur Abwehrstärkung
- Löwenzahn: bei Problemen mit den großen Gelenken
- Melissenblatt: beruhigend, entspannend – bei Schlaflosigkeit, Nervosität

- Orangenblüte: beruhigend, entspannend – bei Schlaflosigkeit, Nervosität
- Pfefferminzblatt: gallefördernd, desinfizierend, anregend – bei Verdauungsbeschwerden
- Ringelblume: entschlackend, abwehrstimulierend – bei chronischen Krankheiten
- Salbei: entzündungshemmend, desinfizierend – bei Mund- und Magen-Entzündungen
- Spitzwegerich: hustenlösend, entzündungshemmend – bei Husten und Heiserkeit
- Wermutkraut: verdauungsfördernd – bei Appetitlosigkeit, beruhigt den Magen, hilft bei Verdauungsbeschwerden
- Zinnkraut: harntreibend – stärkt das Bindegewebe

Heilkräutertees haben vielerlei Wirkungen, sie sollten aber wegen zahlreicher Inhaltsstoffe mit Arzneiwirkung nicht über längere Zeit und nur nach fachlicher Beratung getrunken werden. Als durstlöschende Getränke können sie bei zu häufigem oder lang andauerndem Konsum in ihrer Wirkung unterschätzt werden und unerwünschte Folgen haben.

Trinken Sie Heilkräutertees über längere Zeiträume bitte nur unter fachkundigem Rat.

Klartext
Die verschiedenen Tees sind eine gesunde Alternative zum Kaffee. Ohne Zuckerzusatz liefern sie keine Kalorien und sind bestens zur Flüssigkeitszufuhr geeignet. Grüner Tee ist besonders empfehlenswert.

Säfte, Nektare und Limonaden – mangelhaft bis wertlos

Frucht- und Gemüsesäfte enthalten viel Mineralstoffe und Vitamine. Zutaten bei Gemüsesaft sind unter anderem Salz, Essig, Gewürze und Kräuter. Bei der Herstellung von Säften aus Obst und Gemüse werden Zellwände, Schalen, Kerne und meist auch Fruchtfleisch abgetrennt, zurück bleibt der sogenannte Trester. Der Trester enthält den überwiegenden Teil der wertgebenden Ballaststoffe sowie Teile der Farb- und Aromastoffe. Frucht- und Gemüsesäfte werden pasteurisiert, um sie haltbar zu machen, das führt zu geringen Nährstoffverlusten.

Fruchtsäften ohne Eigensüße dürfen zur Geschmacksstandardisierung bis 15 g isolierte Zucker pro Liter zugesetzt werden (außer bei Trauben- und Birnensaft). Säfte, die nicht nachgezuckert wurden, dürfen den Hinweis »ohne Zuckerzusatz« tragen. Mit der Deklaration »gezuckert« dürfen Fruchtsäften (außer Apfelsaft) 100 g isolierte Zucker pro Liter, teilweise sogar 200 g/l zugesetzt werden (z. B. bei Johannisbeer- und Zitronensaft).

Vorsicht vor dem Zucker in solchen Säften.

Frucht- und Gemüsesäfte werden zur Erleichterung des Transports und der Lagerhaltung häufig durch Wasserentzug konzentriert. Zur Rückverdünnung auf Trinkstärke wird vor dem Abfüllen wieder die entsprechende Menge Wasser zugegeben.

Bei Frucht- und Gemüsesäften ist ein relativ großer Teil des zugeführten Wassers zur Ausscheidung der gleichzeitig enthaltenen harnpflichtigen Substanzen erforderlich. Bei Fruchtsäften bleiben 80 bis 95 Prozent des Gesamtwassergehalts des Fruchtsaftes für den Körper frei verfügbar (sogenanntes Restwasser), bei Gemüsesäften sind es nur 40 bis 80 Prozent. Zum Durstlöschen ist daher eine starke Verdünnung mit Wasser angebracht.

Wegen der entstehenden Verluste an Ballaststoffen und anderen Inhaltsstoffen bei der Verarbeitung sind Säfte kein Ersatz für frisches Gemüse und Obst. Die Höhe der Verluste ist abhängig von der Art der Fruchtgetränke.

Vorsicht vor Süßstoffen in Diätlimonaden.

Fruchtsaftgetränke, Fruchtnektare, Limonaden und Cola-Getränke dürfen neben Haushaltszucker auch Glukosesirup oder Fruktose enthalten. Nektaren dürfen bis zu 20 Prozent Zucker zugesetzt werden. Bei Fruchtsaftgetränken gibt es keine Beschränkungen, meist werden bis zu 100 g Zucker pro Liter zugegeben. Diät-Fruchtnektar und Diät-Limonade enthalten Süßstoffe. Der Mindest-Fruchtsaftanteil verschiedener fruchthaltiger Getränke weist große Unterschiede auf (Tabelle 24).

Tabelle 24: *Mindest-Fruchtanteil verschiedener fruchthaltiger Getränke in Deutschland (% des Produktgewichts)*

Getränkeart	Orange	Grapefruit	Apfel	Birne	Traube	Sauerkirsche	Johannisbeere
Saft	100	100	100	100	100	100	100
Nektar	50	50	50	50	–	35	25
Fruchtsaftgetränk	6	6	30	30	30	10	10
Limonade	3	3	15	15	15	5	5

Fruchtsäften, Fruchtnektaren und Fruchtsaftgetränken dürfen keine Säuren zugegeben werden (Ausnahmen: Kernobstgetränke und Ananassaft). Bei Limonaden und Cola-Getränken werden vorwiegend Zitronensäure, teilweise auch Phosphorsäure eingesetzt. Neben Kohlensäure können Zuckercouleur, Koffein, Chinin und Konservierungsmittel zugesetzt werden.

Instantgetränke wie Brausen setzen sich vorwiegend aus Wasser, isolierten Zuckern und Geschmacksstoffen zusammen, also wenig natürliche Ausgangssubstanz des Obstes.

Sportlergetränken werden unterschiedliche Mengen an Mineralstoffen oder Vitaminen oder Fruchtsaftanteilen zugesetzt, die als »isotonische Getränke« angeboten werden. Die durch den Sport verbrauchten Kohlenhydrate und die im Schweiß ausgeschiedenen Elektrolyte können auch mit etwa 1:1 verdünnten Fruchtsäften ersetzt werden.

Energydrinks zählen rechtlich zu den koffeinhaltigen Erfrischungsgetränken. Neben Wasser, Zucker beziehungsweise Süßstoff enthalten diese Modegetränke Zutaten, die eine leistungssteigernde oder aufputschende Wirkung versprechen, wie Koffein, Myo-Inositol oder Taurin (siehe »Vitaminoide«, Seite 444).

Smoothies: Je nach Inhaltsstoffen und Verarbeitungsgrad gesund bis langfristig schädigend.

Smoothies

Smoothies (vom englisch smooth, »glatt«, »geschmeidig«, »weich«, frei übersetzt in etwa »Weichsaft« oder »Püreesaft«) ist eine aus dem US-Amerikanischen stammende Bezeichnung für kalte Mixgetränke aus Obst und Gemüse. Sie werden frisch zubereitet oder als Fertigprodukte angeboten. Im Gegensatz zu Fruchtsäften wird bei Smoothies die ganze Frucht, teilweise auch die Schale, verarbeitet. Basis der Smoothies ist das Fruchtmark oder Fruchtpüree, das je nach Rezept mit Säften, Wasser, Milch, Milchprodukten oder Kokosmilch gemischt wird, um eine cremige Konsistenz zu erhalten.

Smoothies gibt es in vielen verschiedenen Variationen. Manche Smoothies bestehen nur aus Frucht, also aus Fruchtfleisch und Direktsäften. Die sogenannten »grünen Smoothies« bestehen

aus Wasser, Blattgemüse oder Kräutern und Früchten. Es gibt zudem Smoothies mit Joghurt, Milch, Eiscreme, Kokosmilch oder auch mit allerlei Nahrungsmittelergänzungen.
Empfehlenswert sind nur die »grünen Smoothies«, bestehend aus Obst, Gemüse und grünen Blättern frisch und am besten selbst zubereitet, denn nur so enthalten sie alle wertvollen Nähr- und Ballaststoffe. Smoothies sind gute Alternativen und besser, als gar kein Obst und Gemüse zu essen. Da sie aber meist als Drink zubereitet werden, werden sie nicht ausreichend gekaut. Folglich wird wenig Speichel produziert und der Smoothie viel zu schnell getrunken. Die Smoothies können aber mit wenig Flüssigkeit zubereitet werden, sodass ein Püree entsteht, das man dann löffeln, kauen und somit gut einspeicheln kann. In unserer schnelllebigen Zeit sind Smoothies eine gute Möglichkeit, Obst und Gemüse zu konsumieren. Besser ist es natürlich, die verwendeten Lebensmittel direkt zu essen.

Gesunde Smoothies am besten in kleinen Portionen löffeln.

Klartext
Frucht- und Gemüsesäfte sollten zum Durstlöschen stark verdünnt werden. Fruchtnektare sind wegen des Zuckerzusatzes nicht empfehlenswert. Fruchtsaftgetränke, Limonaden, Cola-Getränke, Energydrinks sowie Instantgetränke sollten nicht getrunken werden. Sportlergetränke können bei extremen Sportarten konsumiert werden. Frische, selbst zubereitete Smoothies dürfen sein, bieten die Chance, große Mengen gesunde Stoffe zu sich zu nehmen, das Obst oder Gemüse ganz zu essen ist immer noch die bessere, weil natürlichere Option.

Pflanzenmilch – viel besser als die tierische Variante

Wir verwenden hier den üblichen Begriff der Pflanzenmilch, obwohl die Milchindustrie durchgesetzt hat, dass Milch aus Pflanzen nur als Drinks bezeichnet werden darf. Dies hat wohl den Hintergrund, dass der Begriff Milch nur der Tiermilch zugeordnet werden soll. Schließlich wurde Milch jahrzehntelang marketingtechnisch mit Gesundheit »aufgeladen«. Wenn jetzt die wirklich gesunde Pflanzenmilch den Markt erobert, wäre das alles umsonst gewesen. Als Pflanzenmilch werden Getränke bezeichnet, die geschmacklich oder optisch Tiermilch oder Tiermilcherzeugnissen ähneln, ohne aus diesen hergestellt zu sein, aber ähnliche Fett- oder Eiweißgehalte aufweisen. Als Ausgangsprodukt können neben Getreide auch Hülsenfrüchte, Nüsse und Samen dienen. Für diese Produkte ist charakteristisch, dass sie frei von Cholesterin und von Tierfetten sind. Diese Eigenschaften sind vorteilhaft für uns, denn wir haben ohnehin bereits eine zu hohe Fettzufuhr.

Um die richtige Konsistenz zu bekommen, werden der Pflanzenmilch verschiedene Pflanzenöle zugegeben, entweder die guten, wie Rapsöl und Hanföl, oder die weniger guten, wie Sonnenblumenöl und Distelöl. Die zugesetzten Öle machen nur etwa ein Prozent der Kalorien aus. So entsteht eine milchige Wasser-Öl-Emulsion, die homogenisiert oder mit einem Emulgator versetzt wird, damit sich das Getränk nicht entmischt oder aufrahmt.

Pflanzenmilch ist im Vergleich zu ihren Ausgangsprodukten arm an Nährstoffen. Deshalb werden sie meist mit Mineralstoffen und Vitaminen, mit und ohne Zucker sowie in verschiedenen Geschmacksrichtungen angeboten. Für Menschen mit Milchunverträglichkeiten gibt es Pflanzenmilch, die mit so viel Kalzium angereichert ist, wie es in der Milch enthalten ist. Für Veganer wird eine kalziumreiche Alge (*Lithothamnium calcareum*) eingesetzt (Tabelle 25).

Da Pflanzenmilch laktose- und milcheiweißfrei ist, wird sie von Menschen mit Laktose-Intoleranz oder mit einer Milcheiweiß-Unverträglichkeit gut vertragen.

Stellen Sie die Pflanzenmilch Ihrer Wahl selbst her.

Pflanzenmilch kann zum Kochen und Backen sowie für die Zubereitung von Desserts, Shakes und Smoothies verwendet werden. Sie eignet sich auch als Getränk oder als Zusatz zum Kaffee. Sie kann selbst hergestellt werden, Anweisungen dazu finden sich in Kochbüchern[20] und im Internet. Alle Pflanzenmilchsorten sind für Säuglinge erst ab dem 6. Monat zu empfehlen. Vorher sollte unbedingt voll gestillt werden.

Sojamilch war schon vor über 2000 Jahren zur Zeit der Han-Dynastie in China bekannt. Ab 1913 wurde in Frankfurt Sojabohnenmilch oder vegetabile Milch, wie man sie damals nannte, hergestellt. Vitamin B_{12} und C sind nicht in Sojamilch enthalten, Vitamin B_2 und Kalzium nur in geringer Menge,

Tabelle 25: *Nährstoffgehalte ungesüßter Getreidemilch im Vergleich zu Kuhmilch (g/100 ml)*

	Eiweiß	**Fett**	**Kohlenhydrate**	**Energie, kcal**
Sojamilch	3,7	2,1	0,1	35
Reismilch	0,1	1,1	9,9	50
Haferdrink	0,6	1,3	8,6	50
Dinkelmilch	0,8	1,1	10,5	57
Hirsemilch	0,7	1,1	10,0	54
Mandelmilch	0,1	2,7	1,9	46
Cashewmilch	1,3	4,4	7,9	68
Hanfmilch	1,0	2,9	2,2	40
Kuhmilch	3,3	3,8	4,8	42

deshalb reichern einige Hersteller ihre Produkte mit Vitamin B_{12}, B_2 und Kalzium an.

Sojamilch enthält Isoflavone (vorwiegend Daidzein und Genistein), die in hohen Mengen als Phytoöstrogene wirken können (siehe Seite 445). Sojamilch ist glutenfrei.

Reismilch hatte eine lange Tradition in Asien, bevor sie bei uns als erste Milch aus Getreide von Veganern, Milchallergikern und Menschen mit Laktose-Intoleranz verwendet wurde. Sie wird aus Vollkornreis produziert, der gemahlen, gekocht, vermaischt (mit Hefepilzen vermischt), fermentiert, mit Pflanzenöl versetzt und emulgiert wird. Reisdrinks werden Kalzium, Reisöl, Salz, Zucker oder Aromen wie Vanille und Schokolade beigemischt, meist auch pflanzliche Verdickungsmittel wie Guarkernmehl oder Carrageen.

Hafermilch wurde in den 1990er Jahren an der Universität Lund in Schweden entwickelt. Die Haferkörner werden entspelzt, gemahlen, fermentiert, homogenisiert oder emulgiert und teilweise ultrahocherhitzt. Hafermilch können Süßungsmittel, Salz, Würzmittel, Aromen, Konservierungsmittel, Verdickungsmittel, Säuerungsmittel, Vitamine (auch Vitamin B_{12}) und Mineralstoffe wie Kalzium zugesetzt sein. Haferdrinks enthalten Beta-Glucane, die eine cholesterinsenkende Wirkung besitzen. Ein Glas Hafermilch enthält die empfohlene Menge dieses Ballaststoffs. Haferdrinks sind glutenhaltig.

Mandelmilch war bereits im Mittelalter unter anderem als Fastenspeise bekannt. Noch 1828 wurde sie – in Neapel zur unterstützenden Behandlung der Ruhr empfohlen. Sie ist ein typisches Getränk in Teilen Italiens und an der spanischen Küste. Zur Herstellung werden Mandelpaste oder frisch gemahlene und dann angeröstete Mandeln mit warmem bis heißem Wasser übergossen. Nach mehreren Stunden wird die gefilterte Flüssigkeit gesüßt oder mit Gewürzen wie Vanille,

Zimt oder Orangenblütenwasser verfeinert. Mandelmilch ist glutenfrei.

Hanfmilch wird aus geschälten Hanfsamen gewonnen, die gemahlen, mit Wasser, Salz, Süßungsmitteln und Emulgatoren vermischt und so lange verrührt werden, bis eine homogene Flüssigkeit entsteht. Hanfmilch ist relativ fetthaltig, aber glutenfrei.

Mehr Pflanzenmilch

Weitere Lebensmittel, aus denen Pflanzenmilch hergestellt werden können, sind Dinkel, Hirse, Haselnüsse, Cashewnüsse, Sesamsamen, Kokosnüsse und Esskastanien. Herstellung, Anreicherung und Nährstoffgehalte sind vergleichbar mit den nächsten Verwandten der dargestellten Milch-Alternativen (Tabelle 25).

Klartext

Pflanzenmilch ist im Vergleich zu ihren Ausgangsprodukten nährstoffarm, enthält aber durch Anreicherung annähernd die wichtigsten Nährstoffe, wie sie in der Kuhmilch enthalten sind. Für Menschen mit Laktose-Intoleranz, Milcheiweiß-Unverträglichkeit, Veganer und diejenigen, die Milch ohne Nebenwirkungen genießen möchten, sind die ungesüßten Varianten eine Alternative zur Tiermilch.

Die legale Droge Alkohol – möglichst wenig oder gar nicht

Alkohol ist seit Menschengedenken als Genussmittel bekannt. Bei uns trinken erwachsene Männer täglich durchschnittlich fast 0,5 l Bier oder 0,2 l Wein, das entspricht 20 g reinem Alkohol, Frauen trinken etwa die Hälfte. Bei vielen Männern trägt Alkohol durchschnittlich mit etwa fünf Prozent zur bereits überhöhten Energiezufuhr bei. Das fördert Übergewicht und andere gesundheitliche Schäden und hat erhebliche soziale Folgen. Regelmäßiger und hoher Alkoholkonsum führt zur Alkoholkrankheit, sein Einfluss ist daher eindeutig negativ.

Die gesundheitlichen Folgen eines chronischen Alkoholkonsums bestehen in der Förderung der Entstehung zahlreicher Krankheiten wie Leber- und Bauchspeicheldrüsenerkrankungen, Bluthochdruck, Herzmuskelstörungen sowie Schädigungen des Immun- und Nervensystems mit einer Beschleunigung des Gedächtnisverlustes.

Achtung: Alkohol macht auch in geringen Mengen süchtig und ist ein Zellgift.

Alkohol erhöht als Lösungs- und Transportmittel von Kanzerogenen (besonders aus Zigarettenrauch) das Risiko für Tumore von Mundhöhle, Rachen, Kehlkopf und Speiseröhre sowie Leber. Der Einfluss auf die Entstehung von Brust- und Dickdarmkrebs ist wahrscheinlich.

Verhängnisvolle Auswirkungen des Alkoholkonsums liegen im sozialen Bereich. Insbesondere bei Unfällen (Verkehr, Arbeitswelt, Freizeitbeschäftigungen) und Gewalttaten wird die Rolle von Alkohol als Mitverursacher oft unterschätzt. Dramatisch ist, wie Familienverhältnisse durch Alkoholkonsum zerstört werden, mit katastrophalen Folgen besonders für die Kinder.

Dem Alkoholkonsum werden positive Wirkungen auf bestimmte Gesundheitsparameter nachgesagt. Diese sind aber mittlerweile widerlegt worden. Es ist nicht der Alkohol, der für die positive Wirkung verantwortlich ist, sondern der sekundäre Pflanzenstoff Resveratrol, der auch in ausreichenden Mengen für gleiche Wirksamkeit im Traubensaft vorhanden ist.

Das französische Paradoxon

In den 1980er-Jahren fiel in französischen Weinbauregionen auf, dass die Menschen trotz hohen Fettkonsums (und hohen Nikotinkonsums) im Vergleich zu anderen Ländern eine 40 Prozent geringere Sterblichkeit an Herz-Kreislauf-Erkrankungen zeigten. Dieses Phänomen wurde als das französische Paradoxon bekannt. Der auffallendste Unterschied in den Konsumgewohnheiten der Länder war der deutlich höhere Rotweinkonsum der französischen Bevölkerung. Die Erklärung für den Unterschied war weniger der Alkohol, sondern die im Rotwein enthaltenen Tannine und Polyphenole wie Resveratrol, das protektive Wirkungen für Herz und Gefäße besitzt. Außerdem werden Todesursachen in Ländern unterschiedlich eingeordnet.
Resveratrol ist ein Bestandteil der Traubenschale und ist eines der wirkungsvollsten Antioxidantien mit entzündungshemmenden Eigenschaften. Es könnte sein, dass ältere Menschen mit moderatem Rotweinkonsum ein geringeres Risiko aufweisen, an Demenz zu erkranken.
Übrigens: Resveratrol stammt aus den roten Trauben, sodass der Verzehr von roten Trauben oder Traubensaft ähnliche Wirkungen haben muss.

Ist Rotwein gesund? Nein, nur das Antioxidans Resveratrol.

Die bisherigen Erkenntnisse reichen also nicht aus, geringe Mengen an Alkohol grundsätzlich als gesundheitsfördernd zu empfehlen. Denn das Herz-Kreislauf-Risiko durch Alkohol sinkt nur bei über 50-Jährigen. Bei Jüngeren überwiegt die Gefahr für Bluthochdruck oder Unfälle. Krebsexperten raten von jeglichem Alkoholkonsum ab. Auch hier ist die Frage passend: Wie viel schadet es mir, wenn ich keinen Alkohol trinke?

Klartext
Die gesundheitlichen und sozialen Folgen einer überhöhten Alkoholzufuhr sind dramatisch. Alkohol sollte, wenn überhaupt, nur gelegentlich und in kleinen Mengen zu besonderen Anlässen konsumiert werden.

4. Foods International – die Geschmacks-Globalisierung

Im Zuge der Industrialisierung unserer Nahrungsversorgung haben sich bestimmte Angebotsformen entwickelt, die inzwischen global verbreitet sind und von großen Teilen der Bevölkerung angenommen und geschätzt werden. Diese Nahrungsangebote sind von sehr unterschiedlicher Qualität.

Fast Food – fast Essen

Fast (Englisch für »schnell«) Food war bereits in der Antike bekannt. Für viele Städter war es die einzige Möglichkeit, warm zu essen, da Mietwohnungen meist keinen Herd besaßen. In Frankreich nannten die aus Russland heimgekehrten Soldaten Napoleons Schnellrestaurants »Bistros« (Russisch bystro für »schnell«). Die ersten Hamburger gab es 1895 in den USA, und das erste McDonald's-Restaurant wurde 1955 in Kalifornien eröffnet.

Fast-Food-Produkte weisen meist einen hohen Fettanteil auf und sind häufig stark gesalzen oder sehr süß, um den Geschmack zu verstärken und sie damit attraktiver zu machen. Sie sind kalorienreich, enthalten kaum Ballaststoffe und nur wenig Vitamine und Mineralstoffe. Deshalb kann ein hoher Fast-Food-Konsum zu gesundheitlichen Problemen führen.

Fast Food ist einfach ungesund – wenn überhaupt, dann bitte nur ausnahmsweise.

In Imbissbuden wird das Essen oft zum Aufwärmen frittiert, das macht es noch kalorienreicher. Fast Food isst man meistens nicht in Ruhe, sondern schnell zwischendurch, in Eile, manchmal sogar beim Gehen oder Telefonieren. Damit fehlt die für die Verdauung wichtige Anreicherung des Essens mit Speichel. Da diese Produkte nur sehr wenig an Ballaststoffen enthalten, sättigen sie nicht. Dadurch isst man davon meist zu viel und belastet Verdauung und Stoffwechsel. Besteht ein zu großer Anteil des Essens aus Fast Food, wird nur wenig Obst oder Gemüse gegessen.

Wegen der hohen Energiedichte in Verbindung mit schnellem Essen kann häufiger Verzehr von Fast Food Ursache für gesundheitliche Probleme sein. Dazu zählen Übergewicht, Diabetes Typ 2, Stoffwechselprobleme und eine höhere Belastung der Leber oder Nieren.

Das Fleisch für Fast-Food-Produkte verbraucht durch lange Transportwege und als Tiefkühlware sehr viel Energie. Die Einwegverpackungen für dieses Essen verursachen unnötig Berge von Müll.

Klartext
Fast Food ist eine ungesunde Form der Ernährung, die aus gesundheitlichen und ökologischen Gründen gemieden werden sollte.

Convenience Food (Fertiggerichte) – bequem, aber ungesund

Convenience (Englisch für »bequem«) Food ist vorgefertigtes Essen, das mit geringem Aufwand gegessen werden kann. Die wesentliche Zubereitung übernimmt die Nahrungsmittelindustrie, die bestimmte Verarbeitungsschritte durchführt, um Privathaushalte, Gastronomie und Gemeinschaftsverpflegungen zu entlasten.

Besser keine Fertiggerichte essen – zu ungesund.

Convenience Food wird in verzehrfertige und teilfertige Lebensmittel unterteilt. Verzehrfertige Produkte können gleich gegessen werden (z. B. Speiseeis), oder sie müssen nur kurz aufgewärmt werden (Backwaren).

Teilfertige Lebensmittel sind:

- küchenfertig – wie Mischsalat oder Backmischungen
- garfertig – wie Nudeln oder Tiefkühlware
- aufgussfertig – wie Tütensuppen
- anrührfertig – wie Kartoffelpüree-Pulver
- zubereitungsfertig – wie Tiefkühl-Fertiggerichte und Mikrowellengerichte

Durch die Zubereitung der Convenience Foods werden die Vitamine zerstört und meistens die Ballaststoffe entzogen. Die Qualität dieser Kost ist ernährungsphysiologisch nicht annähernd so wertvoll wie bei frisch zubereiteten Gerichten.

Klartext
Convenience Food ist meist überteuert, ernährungsphysiologisch geringwertig und ernährungsökologisch sehr negativ zu bewerten. Deshalb sollte es gemieden werden.

Junk Food – gut für die Tonne

Junk (Englisch für »Müll/Abfall«) Food steht für kalorienreiche Nahrung mit einem ungesund hohen Anteil von Salz, Zucker oder Fett mit geringem Gesundheitswert. Junk Food sind ernährungsphysiologisch minderwertige, industriell hergestellte Lebensmittel, die oft Zusatzstoffe wie chemische Konservierungsmittel, künstliche Aromastoffe, Farbstoffe oder Geschmacksstoffe enthalten. Auch die Zubereitung durch nicht qualifiziertes Personal in Imbissbuden erfüllt die Merkmale für Junk Food.

Voraussetzung für die Einstufung als Junk Food ist die industrielle Herstellung der Speisen in Massenproduktion wie bei Currywurst, Döner, Hamburger, Hotdogs, Kartoffelchips, Pizza, Pommes frites, Tacos oder Popcorn. Auch Getränke wie Colas, Fruchtsäfte, Limonaden oder Energydrinks fallen in diese Gruppe. Die vielen billigen Süßwaren sind wegen ihres hohen Zuckergehalts auch als Junk Food einzustufen.

Klartext
Junk Food, also Müll/Abfall, gehört nicht auf den Tisch und erst recht nicht in den Mund. Es sollte definitiv gemieden werden.

Street Food – das Essen auf der Straße

Street (Englisch für »Straße«) Food steht für Produkte, die von einem Imbisswagen aus auf einer öffentlichen Verkehrsfläche oder auf einem Markt angeboten werden. Die Speisen werden auf einem Pappteller, Plastikteller, Pflanzenblatt oder in Papier serviert.

Zum üblichen Street Food zählen Obst, Maiskolben, Nüsse, Maronen, Brezeln, Donuts, Cookies, Fladenbrote, Waffeln, Sandwiches, Pizza, Fish & Chips, Pommes frites, Reisbällchen, Suppen, Fleischspieße, Hamburger und Döner Kebab.

Street Food ist typisch für die jeweilige Region und ist oft preiswert. Die hohe Flexibilität macht eine Anpassung an Geschmack, Angebot und Anforderungen (Mittagspausen, Sportveranstaltungen) für die Anbieter einfach. Im Gegensatz zur Systemgastronomie sind die Herstellungsprozesse kaum definiert. Es muss daher bei vergleichbaren Produkten (Burger, Pommes, Crêpes etc.) bei Street Food mit höherer Belastung durch problematische Substanzen der Herstellung wie Acrylamid und Abbauprodukte des Fettes gerechnet werden.

Street Food kann extrem ungesund oder super gesund und vegan sein.

Inzwischen sind Street-Food-Märkte sehr populär, die gängige Fast-Food-Gerichte wie Hamburger oder Tacos einzeln und individuell herstellen. Die Zutaten kommen zunehmend aus ökologischem oder regionalem Anbau, sodass sowohl die Qualität als auch der Geschmack dieses Essens deutlich besser ist als bei den üblichen »Buden«. Außerdem gibt es bei diesen Street-Food-Märkten zunehmend vegetarische und vegane Angebote.

Die Nutzung von Einwegbehältnissen bei Street Food vergrößert die Müllmengen. Inzwischen bieten Street-Food-Wagen aber zunehmend umweltschonende Behältnisse an.

Klartext
Street Food ist praktisch, aber von sehr unterschiedlicher Qualität. Es sollten Obst, Nüsse, Vollkorngebäck und vegane oder vegetarische Varianten mit geringem Milchanteil bevorzugt werden.

Slow Food – genussvoll, bewusst, regional

Slow (Englisch für »langsam«) Food steht für genussvolles, bewusstes und regionales Essen sowie als Gegenbewegung zum uniformen und globalisierten Fast Food. Die ursprünglich aus Italien stammende Bewegung bemüht sich um die Erhaltung der regionalen Küche mit heimischen Produkten und deren lokale Produktion. Die Organisation wurde 1986 von Carlo Petrini mit dem Anspruch gegründet, gut, sauber und fair zu essen. In Deutschland wurde 1992 ein nationaler Verein gegründet.

Slow Food: die zeitgemäße Rettung einer nachhaltigen Esskultur.

Die Ziele der Bewegung sind Genuss, der ökologische, regionale, sinnliche und ästhetische Qualität voraussetzt, sowie Geschmack als historische, kulturelle, individuelle, soziale und ökonomische Dimension. Darüber hinaus versteht sich der Verein als Lobby für regional orientierten und ökologischen Anbau, für den Erhalt der Biodiversität und der kulinarischen Kulturen.

Die Vorhaben der Bewegung auf internationaler Ebene umfassen vor allem den Erhalt der biologischen und kulturellen Vielfalt im Lebensmittelbereich sowie die Förderung einer handwerklichen und umweltfreundlichen Lebensmittelerzeugung. Weitere Ambitionen sind die Förderung der Geschmacks- und Lebensmittelbildung und die Unterstützung des direkten Kontakts und der Solidarität von Produzenten, Verbrauchern, Händlern, Köchen, Wissenschaftlern und anderen Akteuren der Lebensmittelwelt. Ein wichtiges Projekt ist die Slow-Food-Arche des Geschmacks, ein internationales Projekt zur Erhaltung regionaler Sorten von Obst, Gemüse und Getreide sowie von Nutztiervielfalt. Es geht aber auch um den Erhalt, die Wiederbelebung und Umsetzung traditioneller Weiterverarbeitungsmethoden.

Klartext
Slow Food ist die Rettung einer zeitgemäßen und nachhaltigen Esskultur. Die pflanzliche Variante dieser zukunftsfähigen Kostform sollten alle Menschen genießen und weiterempfehlen. Sie verdient jegliche Unterstützung.

VI.
Wissenswertes zur Verwertung der Nahrung in unserem Körper

1. So verdauen wir unser Essen und Trinken

Der Magen hat keine Zähne.
Volksweisheit

Der Verdauungstrakt eines Erwachsenen reicht vom Mund bis zum Mastdarm und hat die stattliche Länge von 6–7 Metern. Bei diesen Maßstäben ist es leicht vorstellbar, dass die Verdauung unserer Nahrung ein komplexer Prozess ist, der nur mit viel Hilfe von Verdauungsenzymen im Verdauungstrakt stattfinden kann.

Gut gekaut ist halb verdaut.

Im Mund wird die Nahrung durch das Kauen mechanisch zerkleinert und mit Speichel gleitfähig gemacht. Im Speichel befindet sich die Speichel-Amylase, ein Enzym, das Stärke zu Mehrfachzuckern und Maltose abbaut. Das heißt: Hier beginnt bereits die Verdauung von Kohlenhydraten. Dazu benötigen wir unsere Mahlzähne. Wer also glaubt, wir wären überwiegend Fleischesser, irrt sich gewaltig. Denn Fleischesser kauen nicht, sie schlucken ihre Nahrung (siehe »Evolution«, Seite 62). Für uns hingegen gilt das Motto »Gut gekaut ist halb verdaut«.

Kauen ist der Beweis, dass wir keine Fleischesser sind.

Der Speisebrei wird dann durch Muskelbewegungen der Speiseröhre, die wellenförmig vom Rachen zum Magen verlaufen, in wenigen Sekunden in den Magen gedrückt. Dank dieses Vorgangs ist das Schlucken auch im Liegen und sogar im Kopfstand mögsind, denn diese schlucken nur runter.

Funktionen des Speichels

Neben der beginnenden Verdauung der Kohlenhydrate im Mund hat der Speichel verschiedene andere Funktionen. So erleichtert er das Kauen und Schlucken und trägt zur Reinigung der Mundhöhle von Nahrungsresten bei. Außerdem schützt der Speichel vor mechanischer, thermischer und chemischer Schädigung der Mundschleimhaut. Durch die Steigerung der Speichelmenge kann eine Hemmung der Zahnkariesbildung und eine Abwehr pathogener Keime erzielt werden. Gewürze und Kräuter verstärken die Speichelbildung. Bei gewürzten Speisen liegt sie bis zu dreimal höher als bei ungewürzter, schwach salzhaltiger Nahrung. Dieser Effekt ist vor allem beim Verzehr von Chili, Pfeffer, Ingwer, Paprika, Curry und Senf zu spüren.
Im Magen trägt der Speichel zur Magenfüllung bei, die eine wichtige Komponente des komplexen Systems der Sättigung darstellt.

Der Speisebrei sammelt sich im Magen, der über ein Fassungsvermögen von etwa 1,5–2 Liter verfügt. In der stark gefalteten Magenschleimhaut befinden sich drei Typen von Drüsenzellen, bestehend aus Belegzellen, Hauptzellen und Nebenzellen. Die Belegzellen produzieren Salzsäure, die innerhalb einer Stunde den Mageninhalt durchsäuert. Hier findet der weitere Abbau der Stärke durch die Speichel-Amylase statt. In den Belegzellen wird auch der Intrinsic-Faktor gebildet, der für die Vitamin-B_{12}-Resorption im unteren Dünndarm erforderlich ist. Das von den Hauptzellen ausgeschiedene Enzym Pepsinogen wird durch die Salzsäure zu Pepsin aktiviert, das Eiweiß in kleinere Teile zerlegt, die Peptide. Die Nebenzellen sondern einen zähen Schleim ab, der die Magenschleimhaut vor der Magensäure schützt.

Im Magen werden täglich 1,5 bis 2 Liter Magensaft gebildet.

Insgesamt wird täglich 1,5–2 Liter Magensaft für die Verdauung gebildet. Die im Magen herrschende Peristaltik durchmischt den Speisebrei und drückt ihn durch den Magen-Pförtner in den Zwölffingerdarm. Die Verweildauer des Speisebreis im Magen variiert von 1 bis 6 Stunden und hängt von der Zusammensetzung der Nahrung ab. Dabei spielen die Konsistenz und Struktur der Speisen eine Rolle, die Flüssigkeiten verlassen den Magen schneller als feste, weniger zerkleinerte Nahrung. Auch die Osmolarität (Stoffmengenkonzentration der osmotisch aktiven Teilchen einer Lösung) spielt eine Rolle, ebenso wie die Nährstoffzusammensetzung. Sowohl Fett und Kohlenhydrate als auch die Energiedichte der Kost erhöhen die Magenverweildauer. Isotonische Flüssigkeiten verlassen den Magen in 30–60 Minuten (Tabelle 26).

Tabelle 26: *Übliche Magenverweildauer verschiedener Speisen*

Magenverweildauer in Stunden	**Speisen, erhitzt**
bis 1	Flüssigkeiten
bis 2	Milch, Kartoffeln, Reis, Weißbrot
bis 3	Fisch, Mischbrot, Rührei, Sahne, einige Gemüse
bis 4	Geflügel, Vollkornbrot, Bratkartoffeln, viele Gemüse
bis 5	Fleisch, Hülsenfrüchte, Fettfische
bis 7	sehr fette Speisen wie Gans, fetter Schweinebraten, Ölsardinen, Aal

Dünn- und Dickdarm – sechs bis sieben Meter für die Zellernährung

Im Dünndarm werden Enzyme der Bauchspeicheldrüse in den Zwölffingerdarm ausgeschüttet. Peptidasen spalten die Peptide zu Aminosäuren, den kleinsten Bausteinen des Eiweißes. Spezialisierte Enzyme zerlegen Maltose und die Mehrfachzucker der Stärke in Glukose, Fruktose, Galactose und Mannose. Lipasen bauen die Fette zu freien Fettsäuren und Glycerin ab. Die Gallenblase sondert Gallensäuren in den Dünndarm ab, die sich mit den Fettsäuren verbinden, da sie nur in dieser Form vom Darm aufgenommen werden können. Die Endprodukte der Verdauung werden von der Darmschleimhaut aufgenommen und ins Blut und in die Lymphe übergeleitet. So kommen sie erst einmal zur Leber, bevor sie zu den Zellen im ganzen Körper gelangen.

Die Darmschleimhaut lässt die Endprodukte der Verdauung ins Blut und in die Lymphe.

Die Vitamine, Mineralstoffe und sekundären Pflanzenstoffe werden im unteren Dünndarm resorbiert und direkt zu den Zellen transportiert. Dem Speisebrei werden etwa 80 Prozent des Wassers entzogen, das täglich aus etwa 2 Litern aus der Nahrung und 7 Litern aus den Verdauungssekreten besteht.

Im Dickdarm dienen die Ballaststoffe als Nahrung. Die Ballaststoffe sorgen für eine gesunde Darmflora und damit für eine intakte Immunabwehr. Dort wird das meiste des noch im Speisebrei vorhandenen Wassers aufgenommen.

Ende gut – hoffentlich alles gut

Im Mastdarm findet keine Verdauung mehr statt, dem Stuhl wird nur noch die restliche Flüssigkeit entzogen, bevor er über den Anus (After) ausgeschieden wird. Der gesamte Verdauungsvorgang dauert unterschiedlich lang und hängt besonders von der aufgenommenen Nahrung ab. Die Verdauung von tierischen Produkten und Fett dauert länger als die von pflanzlichen Lebensmitteln und Kohlenhydraten (Tabelle 27).

Die Verdauung von tierischer Nahrung und Fett dauert länger als die von Pflanzen.

Tabelle 27: *Entleerungszeiten für den Speisebrei in Stunden*

	tierische Kost	pflanzliche Kost
Magen	0,5–6	4–6
Dünndarm	7–9	6
Dickdarm	25–30	6-8
Mastdarm	30–120	6
Insgesamt	2-7 Tage	1 Tag

Verstopfung – der völlig unterschätzte Krankmacher

Das größte Verdauungsproblem in Industrieländern ist die Verstopfung (Obstipation). Je älter die Menschen werden, desto größer wird meist dieses Problem. Allein in Deutschland sind etwa 15 Millionen Menschen betroffen – ohne Dunkelziffer. Und die dürfte riesig sein, denn die meisten – auch Medien – scheuen sich, über dieses oft als unangenehm empfundene Thema zu sprechen. Die meisten greifen zu Abführmitteln (75 Prozent der Menschen in Seniorenwohnheimen regelmäßig!), welche das Problem nicht nur hinausschieben, sondern immer weiter verschlimmern.

Als Verstopfung werden unregelmäßige Entleerungen durch zu harten Stuhl bezeichnet, oft mit erheblichen Anstrengungen und/oder Schmerzen verbunden und dem Gefühl, nicht ganz entleert zu sein. Normale Stuhlhäufigkeit wäre jedes Mal einige Zeit nach einer größeren Nahrungsaufnahme, also zwei- bis dreimal täglich. Dies kann sehr schön bei Kindern beobachtet werden, die sich gesund ernähren und viel bewegen.

Kein täglicher Stuhlgang? Überprüfen Sie zunächst Ihre Ernährung.

Mindestens einmal Stuhlgang pro Tag ist ein absolutes Muss. Die offizielle Empfehlung, dass dreimal wöchentlich noch nor-

mal sei, ist bereits ein Hinweis für eine gestörte Verdauung und auf Dauer gefährlich für Ihre Gesundheit.
Warum ist eine gesunde Verdauung so wichtig? Vereinfacht ausgedrückt, weil die Entstehung vieler Krankheiten mit einer gestörten Verdauung durch eine schlechte Darmflora ein schlechtes Mikrobiom zusammenhängt.
Was behindert die Verdauung? Bewegungsmangel, ballaststoffarme Ernährung (zu viel Fleisch und Milchprodukte) sowie zu wenig Wasser im Körper. Kaffee und andere koffeinhaltige Getränke sowie Alkohol entwässern zusätzlich und verschärfen die Situation ebenso wie Schmerzmittel, Blutdrucksenker, Beruhigungsmittel, Antidepressiva oder Eisenpräparate.
Was tun? Gesund essen ist die beste Methode. Überwiegend pflanzliche Nahrungsmittel (Früchte, Salate, Gemüse) enthalten rund 90 Prozent Wasser und Ballaststoffe, die zusammen mit viel Wassertrinken den Verdauungstrakt »auskehren«. Und je mehr Bewegung, desto besser. Probieren Sie die ayurvedische Methode, gleich am Morgen 1-2 große Gläser angenehm heißes Wasser zu trinken.

Klartext
Je gründlicher die Nahrung gekaut und eingespeichelt wird, desto besser gelingt die Verdauung. Die Dauer und der Kraftaufwand beim Kauen und die abgegebene Speichelmenge tragen zur Sättigung bei. Daher ist ausreichend Zeit und Ruhe beim Essen wichtig. Auch die voluminöse pflanzliche Kost ist durch die Magendehnung an der Sättigung beteiligt. Dies schützt vor Übergewicht.[40]

2. Die Regulation von Hunger und Sättigung – hara hachi bu*

**Hör auf zu essen,*
wenn dein Magen zu 80 Prozent voll ist.
aus Okinawa, Japan

Hunger und Sättigung sind Mechanismen, welche die Nahrungsaufnahme regulieren. Sie stellen eine bedarfsgerechte Versorgung des Organismus sicher. Das Sättigungsgefühl signalisiert, dass genügend Nahrung aufgenommen wurde. Das Satt-Sein entsteht erst einige Zeit nach dem Ende der Mahlzeit.

Der Hypothalamus, eine Drüse im Zwischenhirn, steuert die Entstehung von Hunger und Sättigung. Die Produktion von Botenstoffen (Neurotransmittern) vermittelt dem Körper, dass die Sättigung eingetreten ist. Im vorderen Hypothalamus gibt es ein Sättigungszentrum, und im seitlichen Hypothalamus befindet sich ein Hungerzentrum. Diese beiden sind nie gleichzeitig aktiv.

Gesund essen macht satt

Im Magen werden die ersten Sättigungsimpulse durch zwei gleichzeitige Signale an den Hypothalamus ausgelöst. Die Dehnung der Magenwand wird von Mechanorezeptoren gemeldet, und sogenannte Chemorezeptoren zeigen die aufgenommenen Mengen an Nährstoffen an. Wenn eine größere Menge Flüssigkeit mit wenig Kalorien aufgenommen wird, dehnt sich der Magen zwar, aber die Chemorezeptoren reagieren nicht darauf, also entsteht kein Sättigungsgefühl durch die Magendehnung. Das Sättigungsgefühl bleibt auch aus, wenn eine kleine Menge sehr energiereicher Nahrung den Magen nicht dehnt, weil die Mechanorezeptoren nicht darauf reagieren. Das erklärt auch, warum eine sehr kalorienreiche Kost Übergewicht begünstigt: Das natürliche Sättigungsgefühl fehlt.

Mechanorezeptoren und Chemorezeptoren im Magen melden Sättigung.

Es gibt aber Ausnahmen, wie Nüsse, von denen schon eine kleine Menge sättigt. Ebenso Wildkräuter wie Sauerampfer. Probieren Sie es aus. Gehen Sie hungrig auf eine Wiese und essen Sie drei, vier Blätter. Es wird eine interessante Erfahrung für Sie sein, mit leerem Magen kein Hungergefühl mehr zu spüren. Eine Dehnung der Mechanorezeptoren und die Aktivierung der Chemorezeptoren werden am besten durch eine vollwertige Pflanzenkost erreicht.

Im Darm und in der Leber befinden sich ebenfalls Chemorezeptoren, deren Signale zusätzlich das Hungergefühl und damit die Menge der Nahrung, die verzehrt wird, beeinflussen. Im Darm werden die Hormone Cholezystokinin und Leptin gebildet, die weitere Sättigungssignale an den Hypothalamus senden. Auch das Insulin, das die Glukosekonzentration im Blut beeinflusst, reguliert Hunger und Sättigung. Die Darmbakterien spielen eine bisher wenig untersuchte Rolle in diesem komplexen Geschehen.

Achtung: Insulin macht Leptin unsichtbar

Erst kürzlich wurde der Schlüsselprozess entdeckt, der für verzweifelte Übergewichtige sorgt. Obwohl wir schon weiter vorne darüber sprachen, wegen seiner Wichtigkeit hier noch einmal in aller Deutlichkeit: Bei durch Süßigkeiten oder schnellen Zuckern permanent erhöhtem Insulinspiegel funktioniert ein wichtiger Sättigungsindikator des Körpers nicht mehr. Leptin, das »Ich-bin-satt«-Hormon, kann durch einen hohen Insulinspiegel nicht mehr erkannt werden.

Dauernde schnelle Zucker verhindern das Sättigungsgefühl.

Deswegen feuert das Gehirn immer weiter ein Hungergefühl in die Psyche, obwohl der Betroffene schon mehr als satt ist. Wenn es den Übergewichtigen erklärt wird, haben sie die Chance, ganz anders damit umzugehen. Sie kommen aus Ihrer Verzweiflung heraus, nichts gegen diesen übermächtigen Hunger, die permanente Esslust tun zu können. Sie wissen dann, dass das Leiden nach wenigen Tagen immer geringer wird, dass diese dauernde Willensanstrengung ein absehbares Ende hat. Allein dieses Wissen könnte das Übergewicht in unserer Gesellschaft deutlich mindern.

Das Auge isst mit

Neben diesen physiologischen Faktoren spielen auch psychologische Aspekte eine wichtige Rolle bei der Vermittlung des Sättigungsgefühls. So können optische Eindrücke das Sättigungsgefühl stärker bestimmen als die tatsächliche Magenfüllung. Menschen essen häufig so lange, bis sich der Teller sichtbar leert. Befindet sich einmal eine größere Portion auf dem Teller, fühlen sie sich weder übermäßig gesättigt, noch sind sie sich der höheren Kalorienaufnahme bewusst.

Auch psychologische Aspekte können zur Sättigung beitragen.

Auch das Nahrungsangebot, der Appetit und die Schmackhaftigkeit von Speisen beeinflussen die Nahrungsmenge, sodass Sättigungssignale ignoriert werden. Ein Buffet mit einer großen Auswahl an Speisen verführt generell durch den äußeren Anreiz zu übermäßigem Essen. Außerdem wird das Essverhalten in Gesellschaft durch das der Tischnachbarn beeinflusst. Personen, die beim Essen neben Vielessern sitzen, verzehren meist deutlich mehr als ohne deren Anwesenheit.

Eiweiß sättigt deutlich besser als Fette und etwas stärker als Kohlenhydrate. So führt eine eiweißreiche Ernährung (30 Prozent der Nahrungsenergie aus Eiweiß, 20 Prozent Fett, 50 Prozent Kohlenhydrate) zu einer stärkeren und länger anhaltenden Sättigung als eine Kost mit dem üblichen Eiweißanteil von maximal 15 Prozent. Diese Beobachtung ist trotzdem kein Grund, mehr als 15 Prozent Eiweiß mit der Kost aufzunehmen, denn die Nachteile sind bekannt (siehe »Populäre Diäten«, »Low-Carb-Diäten«, Seite 252). Nutzen Sie also diesen Effekt, aber natürlich mit pflanzlichem Eiweiß. Wir lieben beispielsweise gut gewürzte und kurz gebratene Tofuwürfel, die einen Eiweißanteil von 8 Prozent haben und gesund sind.

Hunger und Sättigung bei Übergewicht – in der Leptin-Falle

Sowohl bei der Adipositas als auch bei anderen Essstörungen wie der Bulimie und dem Binge-Eating (Heißhungerattacken) funktioniert der Regulationsmechanismus aus Appetit, Hunger und Sättigung also nur unzureichend oder gar nicht. Die Ursachen für diese Störungen sind noch nicht vollständig erforscht, aber der eben beschriebene Zusammenhang mit dem Leptin war ein wichtiger Schritt. Erwiesen ist, dass die Mechanorezeptoren bei einem durch große Portionen vergrößerten Magen später reagieren, da es länger dauert, bis die Magenwand gedehnt wird. Bei hastigen Essern ist die Mahlzeit mitunter schon beendet, ehe erste Sättigungssignale zum Gehirn gesendet werden können.

Über die Leptin-Erkenntnis hinaus sind einige Forscher davon überzeugt, dass wiederholte Diäten den Stoffwechsel durcheinanderbringen und damit auch das Regulationssystem für Hunger und Sättigung stören. Der Körper gibt keine Signale mehr, eine Mahlzeit zu beenden, da er davon ausgeht, er müsse

Reserven für künftige Hungerperioden anlegen. Die Theorie, dass es sich bei »Esssucht« tatsächlich um eine Sucht handelt, ist umstritten, da einige Voraussetzungen für diese Definition nicht erfüllt sind.
Kalorienreiche Nahrungsmittel lösen unter anderem die Ausschüttung von Dopamin aus, einem Hormon, das auch bei Rauschmittelkonsum freigesetzt wird. Auch eine emotionale Essstörung kann zu einer Beeinträchtigung der Regulation von Appetit, Hunger und Sättigung führen. Hierbei handelt es sich um tieferliegende Gefühle wie Trauer, Angst, Anspannung oder Wut, die das Hunger-Sättigungs-System aus dem Gleichgewicht bringen können.

Klartext
Hunger und Sättigung werden durch zahlreiche Mechanismen reguliert, sodass bei einer natürlichen Ernährungsweise eine ausreichende Menge an Nahrung aufgenommen und eine Überversorgung verhindert wird. Mit dem Wissen um die Leptin-Falle haben auch Adipositas-Betroffene eine echte Chance. Auch ihnen hilft eine natürliche Ernährung, bestehend aus einer überwiegend vollwertigen pflanzlichen Kost, die wenig verarbeitet ist.

3. Das Säure-Basen-Gleichgewicht

Was heißt sauer und basisch?

Der saure oder basische Charakter einer Flüssigkeit wird als pH-Wert gemessen, eine Zahl, die von 0 bis 14 reicht. Sehr sauer ist die Magensäure, die für die Verdauung wichtig ist und Bakterien abtötet. Die meisten anderen Sekrete des Körpers liegen im basischen Bereich. So hat auch das Blut einen pH-Wert, der konstant im leicht basischen Bereich zwischen 7,35 und 7,44 liegt. Schwankungen im pH-Wert stören die Durchlässigkeit der Zellmembranen, den Transport von Nährstoffen und Sauerstoff, die Tätigkeit von Enzymen und Hormonen, die Erregbarkeit von Muskelzellen sowie die Reizleitung im Nervensystem.

Um Schwankungen des Blut-pH-Wertes auszugleichen, wirken verschiedene Puffersysteme im Körper. Der bedeutendste Puffer im Blut ist das Kohlensäure-Bicarbonat-System. Auch der rote Blutfarbstoff Hämoglobin und Phosphoproteine im Blut können Säuren binden. Diese zerfallen zu Wasser und Kohlendioxid, das über die Lunge abgeatmet wird. Säuren, die nicht über die Atmung ausgeschieden werden, scheiden die Nieren aus. Deshalb ist es wichtig, stets ausreichend zu trinken. Über Schweiß und den Darm kann ebenfalls eine gewisse Menge an Säure ausgeschieden werden.

Der Körper hält sein Blut immer in einem bestimmten leicht basischen Bereich.

Beim Säure-Basen-Haushalt geht es unter anderem um den Abbau von schwefelhaltigen Aminosäuren, von denen tierische Eiweiße einen höheren Anteil aufweisen. Diese schwefelhaltigen Aminosäuren sowie phosphorhaltige Verbindungen werden zu Schwefelsäure und Phosphorsäure abgebaut. Diese fixen Säuren können vom Körper nicht abgeatmet werden und führen zu einem Säureüberschuss. Schwefelsäure wird bei bestimmten Nahrungsmitteln in Form von Sulfit, häufig als Konservierungsmittel in Wein, Trockenfrüchten und Kartoffelprodukten, eingesetzt. Phosphorsäure findet sich als Zusatzstoff in Schmelzkäse und Cola-Getränken sowie in Fleisch- und besonders Wurstwaren. Ein weiterer wichtiger Grund, ihre Menge in der Nahrung zu minimieren.

Welchen Einfluss haben Lebensmittel?

Lebensmittel wie Obst, Essig und Sauermilchprodukte enthalten organische Säuren wie Zitronen-, Apfel-, Essig- und Milchsäure, die als flüchtige oder abatembare Säuren bezeichnet werden. Der Verzehr dieser Lebensmittel führt nicht zu einem Säureüberschuss, denn sie werden vom Organismus vollständig zu Wasser und Kohlendioxid abgebaut. Das CO_2 wird über die Lunge abgeatmet. Orangen oder Zitronensaft machen daher nicht sauer, sondern eher heiter.

Mineralstoffreiche pflanzliche Lebensmittel wie Gemüse, Obst, Kartoffeln und Kräuter sind stark basenbildend. Auch Mineralwasser mit einem hohen Gehalt an Hydrogencarbonat hat einen starken basenbildenden, entsäuernden Effekt. Eine basische Ernährung besteht aus mindestens zwei Dritteln basischen Lebensmitteln wie Gemüse, Obst und Kartoffeln. Weniger als ein Drittel der täglichen Kost sollte für einen ausgewogenen Säure-Basen-Haushalt aus leicht säurebildenden Lebensmitteln wie Vollkornprodukten und Hülsenfrüchten oder seltener – am besten gar nicht – aus stark säurebildenden Nahrungsmitteln wie Fleisch, Fisch, Käse und Eiern bestehen.

Pflanzliche Lebensmittel sind stark basenbildend.

In der Literatur finden sich teilweise leicht abweichende Angaben bei der Einteilung der Lebensmittel als Säure- und Basenbildner. Große Einigkeit besteht darin, dass tierische Produkte überwiegend Säuren bilden und pflanzliche Lebensmittel größtenteils Basen. Das ist ein weiterer Grund, erstere zu minimieren und letztere zu maximieren.

Stress und Anspannung wirken säurebildend.

Stress und Anspannung können die Säureproblematik verstärken, denn die Ausschüttung von Adrenalin und Noradrenalin erhöhen Herzschlag und Blutdruck, die Atemfrequenz steigt bei gleichzeitiger Abnahme der Atemtiefe. Als Folge kann sich der Bicarbonat-Puffer der Lunge weniger regenerieren. Stress führt auch zur Muskelanspannung, dadurch wird der Abtransport der Säuren erschwert.

Für den Körper ist es zum Überleben so wichtig, dass das Blut im leicht basischen Bereich bleibt, dass er es selbst bei sehr fleischlastiger und gemüsearmer Ernährung nicht zulässt, dass eine ernährungsbedingte Übersäuerung im Sinne einer dauerhaften Verschiebung des pH-Wertes im Blut stattfindet. Genetisch gesehen muss die Säureausscheidungskapazität der Nieren natürlich deutlich höher sein als die Säurebelastung durch die Nahrung. Was bedeutet es also, wenn bei gesunden Menschen eine säurelastige Ernährung mit Tierprodukten trotz zusätzlich eingebauter Puffersysteme für Notsituationen langfristige krankhafte Folgen – latente Azidose genannt – haben kann? Dass wir offensichtlich biologisch nicht »konstruiert« sind für eine tierproduktreiche Ernährung, so wie sie heute üblicherweise immer noch von großen Teilen der Bevölkerung praktiziert wird. Das ist ein weiterer Beweis dafür, dass wir überwiegend Pflanzenesser sind.

Latente Azidose

Bei einer latenten Azidose ist der Blut-pH-Wert etwas zum Sauren hin verschoben, weil die Pufferkapazitäten in Blut, Bindegewebe und Körperzellen übermäßig beansprucht sind. Dabei erfolgt eine erhöhte Säureausscheidung über die Nieren. Bei üblicher Mischkost ist der pH-Wert saurer als bei einer pflanzlichen Ernährung. Da Mineralstoffe als Puffer dienen, erfolgen bei einer latenten Azidose höhere Mineralstoffverluste. Das Bindegewebe verändert sich, sodass der Stofftransport beeinträchtigt ist und der Knorpel seine festigende Struktur verliert. Eine latente Azidose führt zu einem stärkeren Knochenabbau und begünstigt Osteoporose. Zusammen mit einem gestörten Stoffwechsel des Bindegewebes kann sie auch die Ursache für verschiedene Gefäßerkrankungen und rheumatische Beschwerden sein. Außerdem befördert eine latente Azidose Gicht, Nierensteinbildung, Hautprobleme und Haarausfall. Weitere Gesundheitsstörungen, die als mögliche Folge einer lang anhaltenden latenten Azidose genannt werden, sind Bindegewebsschwäche, Bluthochdruck, Durchblutungsstörungen, Rückenschmerzen, Insulinresistenz, Muskelabbau, chronische Müdigkeit und noch einige mehr.

So macht Übersäuerung krank

Ein großer Teil unserer täglichen Nahrung besteht heute aus industriell veränderten Lebensmitteln, die einen sehr hohen Anteil an tierischem Eiweiß (Fleisch, Wurst, Käse, Eier) enthalten. Gleichzeitig ist unsere körperliche Aktivität massiv zurückgegangen und der allgegenwärtige Stress angestiegen. Beides bringt eine starke Säurebelastung mit sich.

Durch die Übersäuerung können Knochen und Zähne abgebaut werden.

Weil schon kleinste Abweichungen des Säure-Basen-Wertes des Blutes lebensbedrohlich werden können, hat unser Körper Puffersysteme eingebaut. Während die Lunge die Kurzzeitregulation durch das Abatmen von Säuren übernimmt, scheiden die Nieren ständig Säuren aus. Auch die Knochen und das gesamte fasziale Gewebe hat eine weitere, sehr wichtige Funktion für den stabilen Säure-Basen-Stoffwechsel, den sie in bedrohlichen Situationen ausgleichen können. Als Notmechanismus verwendet der Körper das Calcium des Knochens. So fördert eine chronische Übersäuerung den Abbau von Knochen und Zähnen, indem sie Calcium abzieht. Außerdem hemmt sie den Knochenaufbau. Osteoporose, die insbeson-

dere in den westlichen Ländern mit dem weltweit höchsten Verzehr von industrieller Nahrung und Milchprodukten weit verbreitet. Große Probleme mit sehr schlechter Zahnsubstanz, unter der sogenannte »Pudding-Vegetarier« leiden können, werden durch den gleichen Pufferprozess ausgelöst.
Zunehmend werden diese Puffersysteme überfordert. Als Folge sinkt durch die chronische Übersäuerung die Wasserbindungskapazität des Bindegewebes – und somit aller faszialen Strukturen –, ein bis heute wenig bekannter Zusammenhang. Das Bindegewebe besteht zu großen Teilen aus Zucker-Eiweiß-Verbindungen, den Proteoglykanen. Diese Moleküle sehen aus wie sehr viele einzelne Federn. Die Enden jedes einzelnen Federfädchens sind negativ geladen, sodass sich dort große Mengen an Wassermolekülen anlagern. Diese sorgen für Flexibilität und Elastizität des Bindegewebes und damit des ganzen Körpers.
Das gebundene Wasser wird bei Belastung auch in den Gelenkknorpeln zum Abpuffern genutzt, indem es wie aus einem Schwamm ausgedrückt wird. Bei Entlastung kann das Bindegewebe das Wasser wieder aufsaugen. Wenn sich zu viele Säuren im Raum zwischen Zellen und Bindegewebe befinden, binden sich diese an die negativ geladenen Federfädchen. So neutralisieren sie die negative Ladung. Dadurch verliert das Bindegewebe seine Wasserbindungskapazität.
Die negativen Folgen sind vielfältig. In den Gelenken kommt es zur verminderten mechanischen Abpufferung. Um die Zwischenzellflüssigkeit einigermaßen basisch halten zu können, kristallisiert der Körper die Säure aus. Die dabei entstehenden Kristalle werden beispielsweis in den Gelenken abgelagert. Man geht davon aus, dass sie auch Nervenreizungen verursachen können, wenn sie sich im Gewebe an bestimmten Stellen gehäuft ansammeln. Bindegewebe und Faszien sind immer weniger belastbar. Sie werden steif und unflexibel, die Verletzungsgefahr steigt. Es kommt zu einem Austrocknungsprozess

Säure-Kristalle lagern sich in den Gelenkknorpeln ab und forcieren die Arthroseprozesse.

und gleichzeitige, zunehmender »Vermüllung« in den Geweben des ganzen Körpers. Die Zwischenzellflüssigkeit kann den Stoffwechselabfall aus den Zellen immer weniger aufnehmen. Deren Versorgung wird immer schwieriger, die Signalübermittlung wird blockiert, sie können entarten. Der Weg für die Entstehung unterschiedlichster – auch schlimmster – Erkrankungen ist geebnet.
Eine Kombination aus sportlicher Betätigung, intensiver Atmung und basischer Ernährung mit hohen Anteilen an Früchten, Salaten und Gemüse ist der richtige Weg, diese Prozesse umzukehren und in stabile Gesundung überzugehen.[220]

Klartext
Besonders tierische Produkte sind im Körper säurebildend. Pflanzliche Lebensmittel, besonders Blattsalate, Gemüse und Obst haben eine basische Wirkung im Stoffwechsel. Je höher der Anteil an Pflanzen in der Kost ist, desto günstiger ist das Säure-Basen-Gleichgewicht.

4. Das Mikrobiom – die Darm-Zentrale unserer Gesundheit

Eine eigene Welt lebt in unserem Körper

Es ist eine phantastische Welt, die Welt der Mikroben, Mikrobiom genannt. Besonders, da unsere Gesamtkörperzellzahl zu 90 Prozent aus diesen Bakterien besteht und nur zu 10 Prozent aus unseren eigenen Körperzellen. Meist verbindet man Bakterien mit einer gefährlichen, krankheitserregenden oder sogar tödlichen Bedrohung. Das ist aber nur die eine, die viel bekanntere Seite, denn ohne diese Einzeller wäre das Leben als Mensch auf dieser Welt nicht möglich.

Dieses Gebiet des Mikrobioms wurde in der Medizin bis vor einigen Jahren noch sehr stiefmütterlich behandelt. Möglicherweise deshalb, weil der Hauptsitz dieser kleinsten Freunde in unserem Verdauungssystem beherbergt ist und alles, was mit diesem riesigen Organsystem zu tun hat, häufig mit Tabus belegt wird. Man redet nicht gerne über das Produkt unseres Enddarms. Doch inzwischen ist es eines der medizinischen Gebiete, das am meisten Aufmerksamkeit erregen. Denn die Forschungsergebnisse sind überwältigend und lassen keinen Raum mehr, um bei diesem Thema die Nase zu rümpfen.

Darm gesund – Mensch gesund.

Hauptakteure in diesen faszinierenden Abläufen sind die über 1 000 unterschiedlichen Mikrobenstämme, die quasi »in Zusammenarbeit« mit unserem Immunsystem, das zu etwa 80 Prozent in unserem Verdauungstrakt beherbergt ist, dafür sorgen, dass wir gesund bleiben können. Daher bekommen Sätze wie »Darm gesund – Mensch gesund« oder »Der Tod sitzt im Darm« endlich die gebührende Aufmerksamkeit, die von Erfahrungsheilkundlern schon immer beobachtet und beschrieben, aber von der herkömmlichen Schulmedizin nie ernst genommen wurden.

Ausgangspunkt vieler Erkrankungen ist der Darm

Derzeit geht auch der medizinische Mainstream immer mehr davon aus, dass der Ausgangspunkt moderner Erkrankungen im Darm liegt. Kein Wunder, wenn man sich die Veränderungen unserer Essgewohnheiten mal auf »der Zunge zergehen« lässt. Einfach ausgedrückt: Moderne Ernährung mit Fast Food, Fertignahrungsmitteln, Zusatzstoffen, giftigen Substanzen wie »Pflanzenschutzmitteln«, Schwermetallen und Bisphenolen zerstören unsere Freunde, die guten Bakterien, und stärken unsere Feinde, die schlechten Bakterien.

Unsere Körperintelligenz lässt einen immer wieder ehrfürchtig werden. So beherbergt beispielsweise unser Dünndarm im Vergleich zum Dickdarm wesentlich weniger Bakterien. Aber die Bakterien, die dort vorhanden sind, sind kleine Revoluzzer und aktivieren das Immunsystem, indem sie ein Zuviel an Bakterien verhindern. Sonst hätte unser oberster Teil des Dünndarms nämlich nicht genügend Zeit, sich mit der Verdauung der aufgenommenen Nahrung ausführlich zu beschäftigen. Denn der Hauptverdauungsprozess, also die Aufnahme von Nahrung in unseren Körper, findet in diesem Abschnitt statt.

Das ist längst nicht alles. Neuste Ergebnisse zeigen, dass beispielsweise Menschen, die an Parkinson, Depressionen, aber auch an rheumatischen Erkrankungen leiden, bereits viele Jahre zuvor große Verdauungsbeschwerden zeigten.

Eine schlanke Maus wird durch die Übertragung der Bakterienstämme einer übergewichtigen selbst übergewichtig!

Eine weitere bemerkenswerte Untersuchung erklärt die Wichtigkeit der Mikrobenwelt. Gibt man sterilen Mäusen die Bakterien einer an Zucker erkrankten Maus in den Darm, bekommt diese Maus die gleichen Symptome. Sie entwickelt also ebenso einen Diabetes Typ 2. Überträgt man einer weiteren sterilen Maus die Bakterienflora einer übergewichtigen

Maus, so wird auch diese übergewichtig. Dieses neue Forschungsgebiet wird uns noch mit vielen unglaublichen Zusammenhängen überraschen.

Was würden Sie etwa sagen, wenn Sie über die Zusammenstellung Ihrer Mikroben selbst bestimmen könnten? Natürlich hat sich die Wissenschaft auch mit dieser Frage bereits beschäftigt: An der Harvard University wurde festgestellt, dass es bei einer Umstellung von fleischreicher zu pflanzlicher Nahrung nur 24 Stunden dauert, bis die Bakterien, die reparierende entzündungsheilende Aufgaben haben, zunehmen.

Weitere Studien, die sich mit Intervallfasten beschäftigen, konnten belegen, dass die Artenvielfalt von Darmbakterien durch diese Fastenmethode erheblich anstieg, was eine wichtige Voraussetzung für ein gutes Funktionieren der Darmflora ist. Sicherlich ist dies auch ein Grund für die vielen positiven Fasteneffekte und für die schnelle Genesung bei schon vorhandenen Krankheitsprozessen.

Sie können selbst dafür sorgen, dass Ihr Mikrobiom beste Bakterien beherbergt.

Sie haben vielleicht auch schon Bekanntschaft gemacht mit dem derzeitigen Hype um die gesunden Seiten von Fett. Wieder einmal ein neuer Trend, dem die Wissenschaft aber nach recht kurzer Zeit widersprechen musste. Davon abgesehen, dass der Mensch in der gesamten Entwicklungsgeschichte eher weniger von diesem Nahrungsbestandteil zur Verfügung hatte, bestätigt eine im Februar 2019 veröffentlichte Studie genau das Gegenteil. Denn bei einem hohen Fettgehalt der Ernährung sinkt der Anteil an gesundheitsfördernden Bakterien im Mikrobiom, wodurch Entzündungsvorgänge im Körper zunehmen. Der Grund: eine solche gesundheitsschädliche Veränderung lässt sich auf die Anzahl und die Art der Bakterien zurückführen. Besonders die Vielfalt verschiedenster Bakterienstämme (Diversität) ist ausschlaggebend für die Darmgesundheit und somit für die Gesamtgesundheit. In

Das Mikrobiom zeigt: »Gesunden Seiten« von hohen Mengen Fett sind ein Irrtum.

dieser Interventionsstudie wurden 2217 gesunde, normalgewichtige chinesische Männer und Frauen in drei Gruppen eingeteilt. Die Gruppe mit dem geringsten Fettanteil in der Nahrung zeigte die größte Gewichtsabnahme. Ebenso wurden vermehrt Bakterienstämme gefunden, die gesunde Fettsäuren freisetzen und dadurch entzündungshemmende und andere gesundheitsfördernde Eigenschaften haben.[208]

Klartext
Eine unvorstellbare Anzahl an Darmbakterien ist für unsere Gesundheit maßgeblich verantwortlich. Nicht nur einzelne Bakterienstämme sind für ein funktionsfähiges Immunsystem zuständig, sondern insbesondere die Artenvielfalt. Beide Faktoren sind eng mit unserer Ernährungsweise verknüpft. Nur die Pflanzenkost kann diese Aufgabe leisten. *Darm gesund, Mensch gesund* gewinnt immer mehr Zustimmung auch durch die moderne Medizin.

VII.
Die Makro- und die Mikronährstoffe

1. Energieversorgung – die Quelle unserer physiologischen Power

Zur Aufrechterhaltung aller Körperfunktionen benötigt unser Körper eine große Menge an Energie, die er aus den verschiedenen Nahrungsmitteln kontinuierlich bezieht. Der Energiebedarf besteht aus dem Grundumsatz (Energiebedarf bei völliger Ruhe für die Lebensfunktionen Herzschlag, Atmung, Verdauung und Gehirntätigkeit) und dem Leistungsumsatz (Energiebedarf für körperliche Aktivitäten).

Die zugeführte Energiemenge ist dann optimal, wenn kein überflüssiges Fettgewebe entsteht.

Die Empfehlungen für die Nahrungsenergiezufuhr orientieren sich am mittleren Bedarf für die jeweilige Bevölkerungsgruppe, der nach Geschlecht, Alter und Beruf sehr unterschiedlich ist. Diese Empfehlungen dienen lediglich als Orientierung. Die zugeführte Energiemenge ist für normalgewichtige Menschen dann am besten, wenn das optimale Körpergewicht konstant bleibt.

Der Begriff »Energie« wird im Zusammenhang mit Ernährung oft mit der Bezeichnung »Kalorien« gleichgesetzt. Per Definition ist eine Kalorie die Wärmemenge, die einen Liter Wasser von 14,5 auf 15,5 Grad erwärmt. Die Einheiten, in denen Nahrungs-Energie in Nährwerttabellen und auf Lebensmitteln angegeben wird, sind (Kilo-)Kalorie (kcal) und (Kilo-)Joule (kJ). Die lebensnotwendige Energie liefern die drei Grundnährstoffe Kohlenhydrate, Fett und Eiweiß, die in unseren Lebensmitteln enthalten sind.

Kohlenhydrate, Fette und Eiweiße decken unseren physiologischen Energiebedarf.

Die primären Energielieferanten aus der Nahrung sind die Kohlenhydrate (4 kcal/g), die zunächst zu ihren jeweiligen Zuckermolekülen abgebaut werden, vornehmlich zu Glukose, aber auch zu Fruktose, die in der Leber zu Glukose umgewandelt wird. Die Glukose wird dann abgebaut, um Energie freizusetzen. Wenn die Kohlenhydratvorräte verbraucht sind, dann dienen zunächst Fette (9 kcal/g) als Energiequelle, eigentlich die Ketonkörper, die aus Fettsäuren freigesetzt werden. Wenn auch diese erschöpft sind, wird letztlich Eiweiß (4 kcal/g) herangezogen, das in Aminosäuren zerlegt und ziemlich ineffizient weiter zu Zucker umgebaut wird. Auch Alkohol liefert Energie (7 kcal/g), die oft unterschätzt wird. Die Energie der Ballaststoffe (2 kcal/g) wird erst im Dickdarm von Darmbakterien genutzt.

Häufig vergessen: Alkohol liefert viel Energie.

Glukose, die nicht sofort verbraucht wird, kann als Glykogen vornehmlich in den Muskelzellen (etwa 15 g/kg Muskel) und in der Leber (etwa 80 g) gespeichert werden. So kann der Körper bis zu 2 000 kcal in Form von Muskel- und Leberglykogen einlagern. Von der gespeicherten Energie werden nur etwa 25 Prozent für körperliche Aktivitäten genutzt, etwa 12 Prozent dienen der Aufrechterhaltung der Lebensfunktionen, und der Löwenanteil von 60 Prozent wird als Wärme verbraucht.

Zur Energieerzeugung werden Glukose und Ketonkörper in den Kraftwerken der Muskelzellen, den Mitochondrien, zu Kohlendioxid und Wasser abgebaut, um die eigentliche Körperenergie (ATP) zu erzeugen. Dieser Vorgang, der Sauerstoff erfordert, ist für normale Aktivitäten ausreichend. In bestimmten Belastungssituationen, wenn durch eine intensive Aktivität mehr Energie benötigt als erzeugt wird, kann der Körper schnell für bis zu drei Minuten Energie ohne Sauerstoff bereitstellen.

Überschüssiges Fett wird in den Fettzellen der Unterhaut und in weiteren Körpergeweben eingelagert. Normalgewichtige Menschen haben bis zu 100 000 kcal in Form von Fett gespeichert. Da es keinen eigentlichen Eiweißspeicher gibt, greift der Körper bei mangelnder Energiezufuhr auf das Muskeleiweiß zurück. Dann stellt sich der sogenannte Hungerstoffwechsel ein, wie beim Fasten. Inzwischen ist bekannt, dass im Fastenprozess zur Energiegewinnung verbrauchtes Eiweiß

Keine Angst vor Muskelaufbau beim Fasten – der Körper recycelt Eiweißmüll.

nicht aus den Muskeln entnommen wird, sondern aus dem im Bindegewebe oder in den Zellen selbst abgelagerten überflüssigen Eiweiß oder Eiweißresten (Eiweißmüll) stammt, die recycelt werden. Dieser geniale Mechanismus der Natur kann daher als Eiweißspeicher bezeichnet werden.

Wie viel Energie der Körper verbraucht, hängt von zahlreichen Faktoren (wie Geschlecht, Alter, Gesundheitszustand) sowie sehr maßgeblich von der körperlichen Aktivität ab. Die unterschiedlichen Berufstätigkeiten und damit verbundene körperliche Anstrengungen sowie sportliche Aktivitäten führen zu großen Unterschieden beim Energiebedarf. Auch besondere Lebenssituationen wie Schwangerschaft und Stillzeit sowie das Wachstum haben Einfluss auf den Energiebedarf, genau wie chronische Krankheiten.

Wenn längerfristig mit der Nahrung mehr Energie zugeführt als durch körperliche Bewegung und andere Faktoren verbraucht wird, dann entsteht Übergewicht. Das Übergewicht wird abgebaut, wenn langfristig der Energieverbrauch überwiegt.

Klartext

Kohlenhydrate sind die primären Energielieferanten für den Körper. Bei Kohlenhydratmangel dient Fett als Reserveenergie, Eiweiß wird in Notlagen als Energie genutzt. Der Energiebedarf des Körpers wird mit pflanzlicher Kost ausreichend gedeckt, sie senkt das Risiko von Übergewicht und damit die in Zusammenhang stehenden ernährungsabhängigen Erkrankungen.

2. Die Makronährstoffe – Baumaterial, Speicher, Energie

Eiweiß – Baumaterial für den Körper

Eiweiß (Protein) wird seiner griechischen Bedeutung »grundlegend« gerecht, denn es stellt die Basissubstanz unseres Körpers dar. Die Gesamtheit von Eiweiß in einem Lebewesen, einem Gewebe, einer Zelle oder einem Zellkompartiment, unter exakt definierten Bedingungen und zu einem bestimmten Zeitpunkt, wird als Proteom bezeichnet.

Eiweiß besteht aus 20 verschiedenen Aminosäuren, von denen acht essentiell (unentbehrlich, unersetzbar, lebenswichtig) sind. Sie müssen mit der Nahrung zugeführt werden. Die nicht-essentiellen (entbehrlich, ersetzbar, trotzdem lebenswichtig!) Aminosäuren können im Körper durch Umwandlung anderer Aminosäuren selbst hergestellt werden (Tabelle 28).

Eiweiß findet sich in jeder Zelle des Körpers und hat nach ihrer besonderen Struktur vielerlei spezielle Funktionen:

- Antikörper zur Abwehr von Krankheiten
- Blutgerinnungsfaktoren (stocken das Blut)
- Enzyme als Steuerungselemente im Stoffwechsel
- Hormone wie Insulin
- Keratine als Struktureiweiß von Haaren und Nägeln
- Kollagene als Struktureiweiß von Haut, Bindegewebe und Knochen
- Mehrfacheiweißkomplexe mit Signalfunktionen
- Transportmittel für Nährstoffe und andere Substanzen
- Energienotreserve

Tabelle 28: *Die essentiellen und nicht-essentiellen Aminosäuren*

Essentiell	**nicht essentiell**
Isoleucin	Alanin
Leucin	Arginin
Lysin	Asparagin + Asparaginsäure Glutamin + Glutaminsäure
Methionin + Cystein*	Glycin
Phenylalanin +Tyrosin**	Histidin***
Threonin	Prolin
Tryptophan	Serin
Valin	

* wird für die Synthese von Methionin benötigt
** wird für die Synthese von Phenylalanin benötigt
*** ist nur im Säuglingsalter essentiell

Die Qualität von Eiweiß in einem Lebensmittel wird durch die Menge bestimmt, die an körperspezifischem Eiweiß für unseren Körper daraus gebildet werden kann. Diese Messgröße wird als Biologische Wertigkeit bezeichnet. Als Referenzwert dient das Eiweiß im Vollei (das komplette Ei), dessen biologische Wertigkeit als 100 definiert ist. Für eine hohe Biologische Wertigkeit ist der Gehalt an essentiellen Aminosäuren entscheidend. Je ähnlicher die Zusammensetzung der Aminosäuren dem jeweiligen Bedarf unseres Körpers an bestimmten Aminosäuren entspricht, desto weniger Nahrungseiweiß wird benötigt und desto höher ist die Biologische Wertigkeit. Eiweiß von tierischen Nahrungsmitteln hat im Durchschnitt eine etwas höhere Biologische Wertigkeit als Eiweiß aus Pflanzen (Tabelle 29).

Tabelle 29: *Biologische Wertigkeit (BW) von Eiweiß und Eiweißgehalt ausgewählter Lebensmittel*

Tierische Lebensmittel	**BW**	**Eiweiß in %**	**Pflanzliche Lebensmittel**	**BW**	**Eiweiß in %**
Hühnerei	100	13	Soja	81	38
Schweinefleisch	85	20	Roggen	78	11
Rindfleisch	80	20	Kartoffeln	76	2
Geflügel	80	18	Bohnen	72	21
Kuhmilch	72	3,3	Mais	72	10
			Reis	66	7
			Weizen	59	14

Bei gleichzeitigem Verzehr verschiedener Lebensmittel kann die Biologische Wertigkeit von Eiweiß durch sogenannte Aufwertungseffekte erheblich gesteigert werden. Komplementäre Lebensmittel gleichen ihre jeweiligen niedrigen Mengen an bestimmten Aminosäuren durch besonders hohe Mengen an anderen Aminosäuren aus. So ist Getreideeiweiß arm an Lysin, Threonin und Tryptophan, enthält aber größere Mengen an Methionin.

Methionin ist aber im Eiweiß von Samen der Hülsenfrüchte die limitierende Aminosäure. Eine Mischung von Getreide und Leguminosen verbessert daher die Eiweißqualität. So ergibt ein Gemisch aus gleichen Teilen Bohnen (BW = 72) und Mais (BW = 72) eine Biologische Wertigkeit von 100. Diese Aufwertungseffekte ergeben sich natürlicherweise bei traditionellen Gerichten. Beispiele sind Linsen und Spaghetti in Portugal, Bohnen mit Mais- oder Weizentortillas in Lateinamerika, Falafel (Kichererbsen) mit Fladenbrot im Nahen Osten, Reis mit Dal (Linsensoße) in Indien oder Linsen mit Spätzle in Schwaben.

Pfanzliche Eiweiße: Wertigkeit etwa 10 Prozent niedriger als tierische Eiweiße, dafür aber weniger schädlich.

Homocystein

Homocystein ist eine natürlich vorkommende Aminosäure, die mithilfe von Vitamin B_{12}, B_6 und Folsäure bei der Bildung von Methionin entsteht. Da bei einem Mangel an den drei o.g. Vitaminen dieser Vorgang eingeschränkt ist oder ganz unterbleibt, kommt es zu einer Ansammlung von Homocystein im Blut, die zu Gefäßverengungen führt. Damit steigt das Risiko für Atherosklerose bzw. von Herzinfarkt oder Schlaganfall. Hohe Homocysteinwerte im Serum können durch Zufuhr von Vitamin B_{12}, B_6 und Folsäure normalisiert werden, wenn vorher ein Mangel an den genannten Vitaminen bestand. Ein hoher Homocysteinspiegel, der nicht auf einen vorangehenden Mangel an den drei Vitaminen zurückzuführen ist, kann mit pharmakologischen Mengen an Folsäure behandelt werden, da diese den größten Einfluss zeigt.

Der Mindestbedarf (Grundbedarf) an Eiweiß liegt bei einer gemischten Kost – auch wenn das Eiweiß »nur« aus pflanzlichen Quellen besteht – zwischen 0,40 und 0,65 g/kg Körpergewicht/Tag. Nach Einbeziehung der individuellen Schwankungen erhöht sich dieser Wert auf 0,75 g und bei Berücksichtigung einer häufig verminderten Verdaulichkeit in einer gemischten Kost auf 0,80 g Eiweiß/kg Körpergewicht/Tag (entsprechend täglich etwa 50 g für Frauen und 60 g für Männer). Dabei wird eine ausreichende Nahrungsenergiezufuhr vorausgesetzt. Übrigens kann bei erhöhter körperlicher Aktivität kein erhöhter Bedarf an Eiweiß festgestellt werden. (Ausnahme: Hochleistungs-Kraftsportler.)

In der Wachstumsphase liegt der Eiweißbedarf wesentlich höher als im Erwachsenenalter. Neugeborene brauchen pro kg Körpergewicht etwa sechsmal so viel Eiweiß wie Erwachsene.

Tabelle 30: *Pflanzliche Lebensmittel mit hohem Eiweißgehalt*

Lebensmittel	**Eiweiß in %**
Lupinen	36
Sojabohnen	36
Erdnüsse	25
Kürbiskerne	24
Linsen	23
Bohnen	21
Cashewkerne	20
Mandeln	20
Walnüsse	14
Haferflocken	13

Mit zunehmendem Alter nimmt der Eiweißbedarf ab, bleibt während der Pubertät aber höher als beim Erwachsenen. Dieser Mehrbedarf an Eiweiß wird bei den Empfehlungen berücksichtigt. Da bei Senioren eine günstige Wirkung einer etwas erhöhten Eiweißzufuhr beim Erhalt der Muskel- und Knochenmasse besteht, gilt für Personen ab 65 Jahren eine Zufuhrempfehlung von etwa 65 g Eiweiß /Tag. Für Schwangere und Stillende ergibt sich eine Zufuhr von 55 g Eiweiß / Tag ab dem 2. Trimester und bis 70 g ab dem 3. Trimester.

Bei einer zu geringen Nahrungsenergiezufuhr wird ein Teil des Energiebedarfs aus dem Nahrungseiweiß oder aus den Muskeln des Körpers gedeckt. Als Energieträger haben Fette und Kohlenhydrate daher einen eiweißsparenden Effekt.

Beim gesunden Menschen sind durch etwas höhere Eiweißaufnahmen keine negativen Auswirkungen auf die Gesundheit zu erwarten.

Eine überhöhte Zufuhr von tierischem Eiweiß kann Vergiftungen auslösen.

Bei Kostformen mit einem sehr hohen Eiweißgehalt ist dies jedoch nicht auszuschließen. So kann es bei einer längerfristigen Überschreitung von 35 Prozent der Nahrungsenergiezufuhr zu einer Ammoniakintoxikation kommen. Freies Ammoniak, das beim Abbau von Aminosäuren entsteht, wird über den Harnstoffzyklus eliminiert. Wenn die Kapazität dieses Zyklus überschritten wird, verbleibt Ammoniak im Blut und führt zu Übelkeit und Erbrechen sowie Durchfall.

Eiweißreiche Lebensmittel sind besonders säurebildend und fördern die Ausscheidung von Kalzium mit einem Risiko für Osteoporose. Bisher gibt es keine offiziellen Angaben für eine Obergrenze bei der Eiweißzufuhr, von einem Anteil über 25 Prozent der Nahrungsenergie wird aber abgeraten.

Eine erhöhte Eiweißzufuhr aus tierischen Produkten bringt auch die höhere Aufnahme einer Reihe von Nahrungsbestandteilen mit sich, die als wenig wünschenswert gelten, wie gesättigte Fettsäuren, Cholesterin und Purine. Verarbeitete tierische Nahrungsmittel liefern meist viel Salz, säurebildendes Phosphat und Sulfat und fördern so eine latente Übersäuerung des Körpers (siehe »Säure-Basen-Gleichgewicht«, Seite 401). Entsprechend weitreichend sind die damit einhergehenden gesundheitlichen Auswirkungen. Aus diesem Grund ist eine zu hohe Eiweißzufuhr bei Erwachsenen, die nicht mehr wachsen und keine Muskeln aufbauen, ungünstig.

Pflanzliches Eiweiß senkt das Risiko für Krebs und Herzkrankheiten.

Der Ersatz von rotem Fleisch durch pflanzliches Eiweiß in Form von Hülsenfrüchten senkt das Risiko für Herzerkrankungen und führt zu einer Verbesserung der Blutfettwerte. Der Ersatz von rotem Fleisch durch Fisch reduziert das Risiko für Herzerkrankungen nicht. Die verringerte Aufnahme von gesättigtem Fett und Cholesterin sowie die erhöhte Aufnahme von Ballaststoffen und Antioxidantien aus Pflanzen sind an dieser Risikosenkung beteiligt.

Das Ersetzen von tierischem Eiweiß durch pflanzliches Eiweiß senkt das Risiko, an Krebs und Herzerkrankungen zu sterben. Der Konsum von pflanzlichem Eiweiß aus Nahrungsmitteln wie Hülsenfrüchten, Getreide und Gemüse im

Vergleich zum Verzehr von Eiweiß aus rotem oder verarbeitetem Fleisch bringt langfristige gesundheitliche Vorteile mit sich, einschließlich Verbesserungen von Gewicht, Blutdruck und der Insulinresistenz.

Klartext
Eiweiß wird meist in zu großen Mengen aufgenommen, besonders mit tierischen Produkten. Pflanzliches Eiweiß ist auch in höheren Mengen gesundheitszuträglicher als tierisches. Der gewünschte Anteil von 10 bis 15 Prozent Eiweiß an der Nahrungsenergie wird mit einer vollwertigen pflanzlichen Ernährung problemlos erreicht.

Fette – Energie, Geschmack, Gesundheit und Krankheit

Fette bestehen aus einem Molekül Glyzerin, das mit drei Fettsäuren verbunden ist. Die Fettsäuren bestehen aus einer Kette von Kohlenstoffatomen (C), die sich durch drei Merkmale unterscheiden:

1. In der Länge: Die Ketten können aus 2 bis 30 Kohlenstoffatomen bestehen. Entsprechend gibt es kurz-, mittel- und langkettige Fettsäuren.
2. Im Sättigungsgrad: Gesättigte Fettsäuren enthalten keine Doppelbindungen, ungesättigte weisen eine oder mehrere Doppelbindungen auf, die dann als einfache oder mehrfach ungesättigte Fettsäuren bezeichnet werden.
3. In der Anordnung der Doppelbindungen: Bei den Omega-3-Fettsäuren befindet sich die erste Doppelbindung am drittletzten Kohlenstoffatom, bei den Omega-6-Fettsäuren am sechstletzten Kohlenstoffatom.

Die jeweilige Struktur der Fettsäuren bestimmt ihre Funktion sowie ihre gesundheitliche Wirkung im Körper.

Fette sind der wichtigste Energiespeicher des Körpers. Der Energiegehalt der Fette liegt mit 9 kcal/g mehr als doppelt so hoch wie bei Kohlenhydraten und Eiweiß mit jeweils 4 kcal/g. Bei tierischen Produkten finden sich die Fette besonders in Wurstwaren, Milchprodukten und Eiern, bei Pflanzen in Samen, Nüssen und Früchten.

In Deutschland liegt die Fettzufuhr im Durchschnitt zwischen 35 und 45 Prozent der Energiezufuhr, empfohlen werden zwischen 25 und 30 Prozent. Weltweit reicht die Fettzufuhr bei erwachsenen Menschen von zehn Prozent (Ornish Diät) bis 80 Prozent (Eskimos/Inuits) der Energiezufuhr. Diese erstaunliche Breite zeigt die große Anpassungsfähigkeit unseres Stoffwechsels, die für das Überleben des Menschen eine entscheidende Rolle gespielt hat. Offensichtlich werden sowohl hohe Fettmengen von über 50 Prozent (Paleo-, Steinzeit-, Keto-Diäten) vom Körper toleriert. Auch relativ geringe Fettmengen von 20 Prozent oder weniger (Empfehlungen von Ornish, Esselstyn, Campbell, Barnard und Diehl) führen zu einer ausreichenden Nährstoffzufuhr. Der Gesundheitsstatus hängt allerdings von der Qualität der Fette ab sowie vom Zusammenspiel mit anderen Nährstoffen. Langfristig hat sich eine moderate Fettzufuhr von 20 bis 30 Prozent als die günstigste erwiesen.

Gesundheitlich günstig: Eine moderate Fettzufuhr von 20 bis 30 Prozent.

So verringert eine fettarme, kohlenhydratreiche Kost mit Schwerpunkt auf Obst, Gemüse und Getreide das Risiko für Brustkrebsmortalität, Herzkrankheiten und die Entwicklung eines insulinpflichtigen Diabetes. Mögliche Mechanismen sind eine erhöhte Ballaststoffaufnahme, eine Verringerung der mit Brustkrebs assoziierten Hormone und eine Verbesserung der Werte von LDL-Cholesterin, Blutdruck, Insulin und Glukose.

Tabelle 31: *Gehalt von Alpha-Linolensäure in pflanzlichen Ölen*

Öl	Fett in %
Leinöl	63
Chiaöl	60
Perillaöl	36
Hanföl	28
Walnussöl	15
Rapsöl	10
Sojaöl	7

Auffallend ist, dass unabhängig von der Fettmenge gleichermaßen empfohlen wird, nur gesunde Fette zu verwenden und einfache Kohlenhydrate (Zucker, Süßigkeiten, Weißmehlprodukte) weitestgehend zu meiden.

Eines der gesunden Fette ist die ungesättigte Omega-3-Fettsäure Alpha-Linolensäure, die unser Körper nicht selbst herstellen kann. Sie findet sich in pflanzlichen Samen, Früchten und Nüssen und deren Ölen (Tabelle 31).

Die Alpha-Linolensäure ist die Ausgangssubstanz für die beiden ebenfalls gesunden langkettigen, mehrfach ungesättigten Fettsäuren Docosahexaensäure (DHA) und Eicosapentaensäure (EPA). Sie sind in fetten Kaltwasserfischen (Lachs, Hering) sowie in Fleisch und Milch besonders von mit Gras gefütterten Rindern enthalten. Über Tierfutter wie Fischmehl, Fischöl und Tran gelangen sie schließlich auch in die Nahrung des Menschen. In Pflanzen finden sie sich nur in Algen, aus denen sie auch die Fische aufnehmen.

Der Mensch kann EPA und DHA geringfügig aus der essentiellen Alpha-Linolensäure herstellen. Die Umwandlungsraten hängen von den jeweiligen Bedingungen ab, sie liegen

Tabelle 32: *Quellen für Alpha-Linolensäure und die jeweilige Verzehrmenge, um 1 200 mg Alpha-Linolensäure aufzunehmen*

Produkt	**Anteil in %**	**Zufuhr in g**
Leinsamen	20	60
Chiasamen	18	67
Walnüsse	8	150

zwischen einem und zehn Prozent für EPA und zwischen 0,5 und zwei Prozent für DHA. Um die empfohlenen Mengen zu erreichen, müssen täglich mindestens 1 200 mg Alpha-Linolensäure zugeführt werden (Tabelle 32).

Auch wenn Supplemente in Form von Algenöl eingenommen werden, sollte trotzdem der Verzehr von Leinsamen, Leinöl und anderen Alpha-Linolensäure-haltigen Lebensmitteln (Rapsöl, Perillaöl, Hanföl, Sojaöl) beibehalten werden, da so die Umwandlung von Linolsäure in die entzündungsfördernde Arachidonsäure reduziert wird.

Omega-3-Fettsäuren initiieren Reparaturen und bringen sie zum Abschluss.

Omega-3-Fettsäuren weisen eine beeindruckende Vielzahl von positiven Wirkungen auf. Sie bilden antientzündliche (Reparaturen fertigstellende) Botenstoffe (Stoffe, die der Signalübertragung oder Kommunikation zwischen Zellen dienen), unterbinden gleichzeitig die Produktion von entzündungsfördernden (Reparaturen in Gang setzenden) Botenstoffen und wirken dadurch schmerzlindernd. Des Weiteren verhindern sie eine Verklumpung der Blutplättchen, sodass das Risiko für Schlaganfall reduziert wird. Außerdem senken sie den Blutdruck durch eine Erweiterung der Blutgefäße. Die Omega-3-Fettsäuren EPA und DHA unterstützen zusätzlich die Funktionen unserer Organe, besonders Gehirn, Herz und Augen.

Eine niedrige Zufuhr und niedrige Blutspiegel von Omega-3-Fettsäuren sind mit einem erhöhten Risiko für Herz-Kreislauf-Erkrankungen, entzündungsassoziierten Erkrankungen (z.B. Allergien, rheumatische Erkrankungen, Schilddrüsenkrankheiten, Parodontitis) sowie neurologischen Störungen, wie Schizophrenie, Alzheimer, Depressionen und dem Aufmerksamkeitsdefizit-/Hyperaktivitätssyndrom (ADHS), assoziiert. Eine überhöhte Zufuhr von langkettigen Omega-3-Fettsäuren, insbesondere über Nahrungsergänzungsmittel, sollte jedoch vermieden werden, da sich so die Neigung zu Blutungen erhöht und die Funktion der Leukozyten und des Immunsystems nachteilig beeinflusst wird. Eine Gesamtzufuhr von EPA und DHA in Höhe von 5 g/Tag gilt als unbedenklich. Da mehrfach ungesättigte Fettsäuren leicht oxidierbar sind und die entstehenden Lipidoxidationsprodukte Membranen und Zellen schädigen können, muss auf eine ausreichende Zufuhr von Vitamin E geachtet werden, das als Antioxidans wirkt.

Zu den Omega-6-Fettsäuren zählt die essentielle Linolsäure, die unser Körper nicht synthetisieren kann. Besonders reich an Linolsäure sind Öle aus Disteln, Sonnenblumen, Weizenkeimen, Walnüssen, Maiskeimen und Soja. In größeren Mengen stören Omega-6-Fettsäuren das Gleichgewicht von Omega-3-zu Omega-6-Fettsäuren und führen zur Bildung des »gefährlichen« dichten LDL-Cholesterins, das Arteriosklerose, Schlaganfall und Herzinfarkt fördert. Aus Linolsäure wird die Arachidonsäure gebildet, die als entzündungsfördernd gilt.

Arachidonsäure

Die Arachidonsäure findet sich besonders in tierischen Produkten, in Pflanzen kommt sie nur in geringen Mengen und in Speiseölen nicht oder nur in Spuren vor.

Arachidonsäure wird von Enzymen zu verschiedenen Substanzen verstoffwechselt. Dabei entstehen Botenstoffe mit unterschiedlicher Wirkung. Arachidonsäure gilt als entzündungsfördernd, da sie offenbar Schäden verursacht, die repariert werden müssen. Bei entzündlichen Autoimmunerkrankungen wie multipler Sklerose (MS) oder Rheuma hilft oft eine Arachidonsäure-arme Kost. Die entzündliche Darmkrankheit Colitis ulcerosa tritt gehäuft bei Personen mit einer höheren Zufuhr von Linolsäure, der Ausgangssubstanz von Arachidonsäure, auf.

Arachidonsäure zeigt: Wir sollten vor allem Pflanzen essen.

Die biologische Wirkung der aus Arachidonsäure entstehenden Stoffe ist nicht auf Entzündungsreaktionen beschränkt. So kann es bei einer zuckerreichen Ernährung zu einer verstärkten hormonell gesteuerten Einschleusung dieser entstehenden Stoffe in die Zellen kommen.

Tierische Produkte mit einem hohen Arachidonsäuregehalt sollten möglichst ganz gemieden werden. Pflanzliche Lebensmittel enthalten keine Arachidonsäure und können in beliebiger Menge verzehrt werden. Der negative Effekt der Arachidonsäure auf uns Menschen ist wieder ein Hinweis, dass wir eigentlich Pflanzenesser sind.

Omega-3- und Omega-6-Fettsäuren sind Gegenspieler. Omega-3-Fettsäuren erweitern Gefäße, verbessern die Fließeigenschaften von Blut und hemmen Entzündungen. Omega-6-Fettsäuren verengen die Blutgefäße, fördern die Blutgerinnung und chronische Entzündungen. Dadurch haben die Omega-6-Fettsäuren ihren einstmals guten Ruf eingebüßt.

Das Verhältnis von Omega-6- zu Omega-3-Fettsäuren in unserer Kost sollte unter 5:1 liegen, am besten bei 1:1. Bei der üblichen Ernährung liegt das Verhältnis bei 15:1, aber auch Werte von 30:1 sind bekannt (Tabelle 33).

Tabelle 33: *Das Verhältnis von Omega-6- zu Omega-3-Fettsäuren in ausgewählten Nahrungsprodukten*

Produkt	**Verhältnis**
Wildfleisch	2:1
Mastfleisch	15:1
Wildfisch	3:1
Zuchtfisch	5:1
Sonnenblumenöl	122:1
Maiskeimöl	54:1
Olivenöl	11:1
Soja	7:1
Walnuss	6:1
Rapsöl	2:1
Leinöl	1:4

Pflanzliche Quellen für die langkettigen Omega-3-Fettsäuren EPA und DHA sind bestimmte maritime Mikroalgen (z.B. *Schizochytrium sp.*), die zunehmend als Nahrungsergänzungsmittel in Form von Kapseln oder EPA-/DHA-angereichertem Lein- oder Olivenöl angeboten werden. EPA und DHA sind auch in der Muttermilch enthalten.

Die Diskussion um die Vor- und Nachteile der gesättigten Fettsäuren ist noch nicht beendet (siehe »Gesättigte Fettsäuren«, Seite 339). Sie erhöhen unter anderem das Cholesterin und fördern das Herzinfarktrisiko, Diabetes und Krebs. Außerdem können sie zu vermehrter Fettansammlung führen. Dabei muss zwischen den verschiedenen gesättigten Fettsäuren unterschieden werden. Die Palmitinsäure (C16, zu 30 Prozent im Milchfett) und die Stearinsäure (C18, zu zehn Prozent im Milchfett) fördern das Herzinfarktrisiko.

Sehr problematisch sind die Transfettsäuren, die keine positive Funktion im Organismus übernehmen. Transfettsäuren sind ungesättigte Fettsäuren, die natürlicherweise in Lebensmitteln vorkommen, besonders in fetthaltigen Milchprodukten (3 bis 6 Prozent des Gesamtgehalts an Fettsäuren) und Rindfleisch. Fleisch anderer Wiederkäuer wie Lamm und Hammel können teilweise noch höhere Anteile enthalten. Größere Mengen entstehen bei der industriellen Fetthärtung. Sie finden sich auch in teilgehärteten Fetten sowie in frittierten Produkten wie Pommes frites und Chips sowie in Keksen, Crackern und anderen Backwaren. Außerdem entstehen sie bei der Herstellung von Margarine, wenn die Pflanzenöle gehärtet werden. Es sollte nicht mehr als ein Prozent der Fettzufuhr durch Transfettsäuren aufgenommen werden. Viele Backwaren liegen deutlich über diesem Grenzwert.

Durch starkes und vor allem mehrmaliges Erhitzen von Ölen und Fetten beim Frittieren bei hohen Temperaturen können Transfettsäuren entstehen. Die Menge ist abhängig von Temperatur, Erhitzungsdauer, Zusammensetzung des Fetts und dem Gefäßmaterial. Also Achtung bei Pommes und Co.!

Gesundheitsgefährdend: Transfettsäuren in Fleisch, Milchprodukten und frittierten Produkten

Aufgrund verbesserter Techniken liegen die Gehalte an Transfettsäuren in den meisten Speisefetten inzwischen unter zwei Prozent. Einige Produkte, bei deren Herstellung gehärtete Fette eingesetzt werden, weisen jedoch erhebliche Schwankungsbreiten auf. So liegen die Anteile der Transfettsäuren am Gesamtfett für frittierte Kartoffelprodukte bei 0,1 bis 15 Prozent, für Backwaren bei 0,1 bis 33 Prozent und für Süßwaren bei 0 bis 38 Prozent.

Für Transfettsäuren sind nur negative Auswirkungen auf den Stoffwechsel eindeutig belegt. Eine hohe Zufuhr von Transfettsäuren erhöht das Risiko für eine Fettstoffwechselstörung (mit erhöhter Triglycerid- sowie Gesamt- und LDL-Cholesterinkonzentration und erniedrigter HDL-Cholesterinkonzentration im Blut). Auch das Risiko für eine koronare Herzkrankheit steigt mit einer erhöhten Zufuhr von Transfettsäuren an, ein erhöhtes Krebsrisiko wird vermutet.

Klartext
Die Zufuhr an Fett sollte 20 bis 30 Prozent der Energiezufuhr nicht überschreiten. Die wichtigsten pflanzlichen Quellen für Alpha-Linolensäure sind Leinöl, Rapsöl und Walnüsse. Veganer können von DHA-angereichertem Pflanzenöl profitieren. Meiden Sie Transfettsäuren, wo immer es möglich ist.

Kohlenhydrate – primäre Energiequelle für den Körper

Kohlenhydrate waren im Lauf der Evolution des Menschen schon immer die bevorzugte Energiequelle, da sie für den Körper leicht verwertbar sind. In pflanzlichen Lebensmitteln sind sie teilweise in hoher Konzentration enthalten. Zu den Kohlenhydraten zählen die verschiedenen Formen des Zuckers (siehe »Zucker«, Seite 326), wie Traubenzucker (Glukose), Fruchtzucker (Fruktose), Haushaltszucker (Saccharose), Milchzucker (Laktose) sowie Stärke und Cellulose. Die wichtigsten Kohlenhydratquellen sind Getreide, Obst und Gemüse. Die wichtigste Aufgabe der Kohlenhydrate im Organismus ist die Energieversorgung der Zellen. Des Weiteren

Kohlenhydrate sind für den Körper die bevorzugte Energiequelle.

halten Kohlenhydrate den Wasser- und Elektrolythaushalt aufrecht. Bestimmte Zucker üben als Bestandteile von Blutsubstanzen, Schleimstoffen und Gerinnungshemmern spezifische Funktionen aus. Sie sind an Abwehrreaktionen des Körpers beteiligt und schützen Knochen und Bindegewebe.

Ketogene Diäten über längere Zeit gefährden die Gesundheit.

Für fast alle Körperzellen ist Traubenzucker die primäre Energiequelle. Das Gehirn benötigt täglich etwa 140 g Traubenzucker. Bei einem Mangel an Traubenzucker, wie im Hungerzustand kann das Gehirn Ketonkörper als Energiequelle nutzen, die bei kohlenhydratarmer Ernährung aus Fett gewonnen wird. Ketogene Diäten nutzen diese Notlösung auf Dauer, die aber langfristig wegen Risiken für die Gesundheit nicht zu empfehlen sind.

Der Energiebedarf der einzelnen Organe ist sehr unterschiedlich und wird am besten durch Zucker aus komplexen Kohlenhydraten gedeckt (Tabelle 34).

Ein Teil des verzehrten Traubenzuckers kann in Leber und Muskeln als Glykogen gespeichert werden, das den Energiebedarf für etwa einen Tag deckt. Wenn die Speicher gefüllt sind, wird der zusätzliche Traubenzucker in Fett umgewandelt und eingelagert. Darauf greift der Körper zurück, wenn das Glykogen verbraucht ist und keine weitere Kohlenhydratzufuhr über die Nahrung erfolgt. Nur in Notsituationen wird Eiweiß als Energielieferant herangezogen.

Gesunde Erwachsene nehmen bei uns meist 40 bis 45 Prozent der Nahrungsenergie durch Kohlenhydrate auf, Fette machen 35 bis 45 Prozent aus und Eiweiß etwa 15 Prozent. Derzeit wird oft eine noch höhere Aufnahme von Fett und Eiweiß empfohlen. Eine gesteigerte Zufuhr eiweiß- und fettreicher Lebensmittel wird mit einem erhöhten Risiko für Diabetes Typ 2, Hypertonie, koronare Herzkrankheit und Nierenkrankheiten in Verbindung gebracht.

Tabelle 34: *Energiebedarf der Organe*

Organ	Anteil am Grundumsatz in %
Muskulatur	24
Leber	22
Gehirn	20
Niere	10
Herz	7
Fettgewebe	4
andere	13

Optimale Nährstoffzufuhr

Die optimale Zufuhr an Energie durch die drei Hauptnährstoffe liegt bei etwa 55 bis 65 Prozent Kohlenhydrate, 20 bis 30 Prozent Fett und 10 bis 15 Prozent Eiweiß. Diese Anteile setzen voraus, dass die Kohlenhydrate von Lebensmitteln wie Getreide, Hülsenfrüchten, Obst und Gemüse geliefert werden und nicht von Süßigkeiten und gesüßten Getränken.

Klartext

Kohlenhydrate sind die primäre Energiequelle für den Körper. Sie sollten deutlich mehr als die Hälfte der Energiezufuhr ausmachen. Kohlenhydrate in Form von Zucker in Süßigkeiten und Getränken sowie in Weißmehlprodukten sollten weitgehend gemieden werden. Mit einer vollwertigen pflanzlichen Kost liegt der Kohlenhydratanteil natürlicherweise im optimalen Bereich.

Ballaststoffe – kein Ballast, sondern höchst wichtig

Ballaststoffe wirken im Körper allein und mit anderen Nährstoffen.

Der Begriff »Ballaststoffe« bezeichnet Pflanzenbestandteile, die von den Verdauungsenzymen des Menschen nicht oder nur unvollständig abgebaut werden können. Frühere Bezeichnungen für Ballaststoffe waren u.a. Schlackenstoffe und Rohfaser; neuere Begriffe sind Pflanzenfasern und Nahrungsfasern. Ballaststoffe dienen den Pflanzen unter anderem als Gerüst- und Stützsubstanzen sowie als Füll- und Schutzmaterial.

Bei den Ballaststoffen handelt es sich um eine komplexe Stoffgruppe mit unterschiedlichen physikalisch-chemischen Eigenschaften. Die Komplexität wird dadurch erhöht, dass Ballaststoffe allein, aber auch in Verbindung mit den in der Nahrung enthaltenen Nährstoffen und weiteren Begleitstoffen wirken. Die wichtigsten Eigenschaften und Funktionen der Ballaststoffe im Stoffwechsel beruhen auf ihrer Faserstruktur, ihrem Wasserbindungsvermögen, ihrer Fermentierbarkeit (chemische Umwandlung durch Bakterien und Enzyme) und ihrer Adsorptionsfähigkeit (Tabelle 35).

Im Mund hat die Faserstruktur der Ballaststoffe Cellulose und Lignin den Effekt, dass die Nahrung intensiver und länger gekaut werden muss. Dies führt zu einer größeren Speichelproduktion. Die säurepuffernde Wirkung des Speichels und die mechanische Beanspruchung beim Kauen sind wichtig für die Zahnerhaltung, die Vorverdauung der Speisen und die Sättigungsregulation.

Im Magen führen lösliche Ballaststoffe aufgrund ihrer Eigenschaft, eine gelartige Schicht zu bilden, zur Verzögerung der Magenentleerung. Da Ballaststoffe den Magen füllen, tragen sie durch die mechanische Dehnung der Magenwand zu einer schnelleren Sättigung und damit zur Stabilisierung eines normalen Körpergewichts bei.

Tabelle 35: *Gesundheitliche Wirkungen der Ballaststoffe*

Direkte Wirkungen	**Indirekte Wirkungen**
früheres Sättigungsgefühl	blutzuckersenkend
Erhöhung des Stuhlvolumens	cholesterinsenkend
Nahrung für Darmbakterien	stärkt die Immunabwehr
schnellere Passagezeit	senkt das Darmkrebsrisiko

Im Dünndarm führt eine ballaststoffreiche Kost zu einem Anstieg der Menge des Volumens und der Viskosität des Speisebreis. Dadurch werden Verdauungsenzyme unspezifisch gebunden. Dies führt dazu, dass die aufnahmefähigen Substanzen langsamer zur Resorption an die Darmwand gelangen. Von besonderem Vorteil ist dies für die Verdauung von Kohlenhydraten. Der Anstieg der Blutzuckerkurve nach dem Verzehr von Lebensmitteln mit Ballaststoffen erfolgt langsamer, ohne Blutzuckerspitzen mit nachfolgend hoher Insulinausschüttung. Diese Wirkung ballaststoffreicher Kost findet Eingang in die Therapie des Diabetes, wodurch sich der Insulinbedarf beziehungsweise die Einnahme von Diabetesmedikamenten meist reduzieren lässt. Eine ballaststoffreiche Ernährung verbessert nicht nur die Stoffwechseleinstellung von Diabetikern Typ 2, sondern auch die Glukosetoleranz bei stoffwechselgesunden Personen.

Im Dickdarm spielen die Ballaststoffe eine ganz besondere Rolle als Nahrung für die Darmbakterien, das sogenannte Mikrobiom. Die Ballaststoffe werden von den Bakterien zu kurzkettigen Fettsäuren (Buttersäure, Essigsäure) abgebaut. Buttersäure dient den Darmzellen als Nahrung, während Essigsäure über den Darm aufgenommen wird und das Sättigungszentrum im Gehirn beeinflusst.

Ballaststoffe wirken wie natürliche Präbiotika, die das Mikrobiom anregen.

Ballaststoffe wie Pektine in Äpfeln oder Inulin im Chicorée-Salat sind außerdem natürliche Präbiotika, also nicht verdaubare Lebensmittelbestandteile, die das Mikrobiom anregen und die Gesundheit verbessern. Es handelt sich um unverdauliche Lebensmittelbestandteile, die im Dickdarm das Wachstum gesundheitsfördernder Bakterien unterstützen. Die Pektine in Karotten verhindern eine Anheftung krank machender Bakterien an die Darmschleimhaut. Diese Schutzwirkung entdeckte der Kinderarzt Ernst Moro Anfang des 20. Jahrhunderts. Seine Moro-Suppe aus gekochten und pürierten Karotten wird auch heute noch bei der Behandlung von Durchfallerkrankungen als wirksames Heilmittel eingesetzt.

Durch die Eigenschaft, Wasser zu binden, fördern die Ballaststoffe eine schnellere und reibungslosere Transitzeit durch den Darm mit besonderen Vorteilen im Dickdarm. Damit verhindern sie nicht nur kurzfristig die Gefahr einer Verstopfung, weil der Stuhl weicher ist und mehr Volumen hat, sondern sie binden damit auch vorhandene Schadstoffe, die dann mit dem Stuhl ausgeschieden werden. Der größte Vorteil der kürzeren Darmpassagezeit durch die Ballaststoffe liegt darin, dass dieser Mechanismus vor der Entstehung von Darmkrebs und seinen Vorstufen, den Darmpolypen, schützt (Tabelle 36).

Klartext
Ballaststoffe finden sich nur in pflanzlichen Lebensmitteln, nicht in tierischen Produkten. Ballaststoffe sind ein wichtiger Grund für die gesundheitlichen Wirkungen einer vollwertigen pflanzlichen Kost, mit der die empfohlene Menge an Ballaststoffen von mindestens 30 g/Tag leicht erreicht wird.

Tabelle 36: *Eigenschaften und physiologische Funktionen der Ballaststoffe*

	Primäre Wirkung	**Sekundäre Wirkung**	**Ernährungsphysiologisch relevante Konsequenzen**
Faserstrukturen	erhöhter Kauaufwand (Kaudauer, Kaudruck)	frühere und stärkere Sättigungswirkung	bessere Zahngesundheit
	erhöhter Speichelfluss	Zahnreinigung und Neutralisation von Säuren	bessere Darmgesundheit
	langsamere Nahrungsaufnahme		niedrigeres Körpergewicht
	größere Magen- und Darmfüllung		
Wasserbindungsvermögen, Quellfähigkeit und Viskosität	verzögerte Magenentleerung	längere Sättigungswirkung	niedrigeres Körpergewicht
	Einschluss von Nährstoffen, Enzymen und Gallensäuren	langsamere enzymatische Hydrolyse	niedrigere und gleichmäßigere Blutzuckerverläufe
	erhöhte Darmfüllung	verzögerte Nährstoffaufnahme	verminderte Blutcholesterinspiegel
	Substrate für bakteriellen Stoffwechsel	verminderte Rückaufnahme von Gallensäuren	Normalisierung der Stuhlfrequenz
	erhöhtes Stuhlgewicht und Stuhlvolumen	bakterielle Bildung kurzkettiger Fettsäuren	leichteres Absetzen des Stuhls
		normale Transitzeit	
Fermentierbarkeit	bakterielle Bildung kurzkettiger Fettsäuren	Senkung des pH-Wertes im Dickdarm	verminderte Blutcholesterinspiegel
		positive Wirkung auf Zusammensetzung der Darmflora	Verminderung des Darmkrebsrisikos

		eingeschränkte Bildung von sekundären Gallensäuren	
		Hemmung der Cholesterinherstellung	
		Energielieferant	
		Wachstum und Differenzierung von Mucosazellen	
Adsorptionsfähigkeit und Ionenaustausch	Pufferung der Magensäure	verringerte Wirkung der Gallensäuren	verminderte Blutcholesterinspiegel
	Bindung von Gallensäuren	verringerte Verfügbarkeit von Schadstoffen	verminderte Toxizität von Schadstoffen
	Bindung organischer Schadstoffe Bindung von Mineralstoffen	verringerte Verfügbarkeit von Mineralstoffen	Verminderung des Darmkrebsrisikos

Es wird empfohlen, täglich mindestens 30 g Ballaststoffe aufzunehmen, bis zur doppelten Menge ist noch besser. Dies ist der Fall bei Menschen, denen Vollkornprodukte als Grundnahrungsmittel dienen, beispielsweise Hirse in Afrika, Mais in Lateinamerika oder Hülsenfrüchte in Kleinasien. Oder bei den Menschen, die sich insgesamt vollwertig und pflanzlich ernähren.

3. Die Mikronährstoffe – kleinste Teile, große Wirkung

Die Mineralstoffe

Mineralstoffe müssen zugeführt werden.

Die Mineralstoffe zählen zusammen mit den Vitaminen zu den Mikronährstoffen. Mineralstoffe sind essentielle (unentbehrliche) Nährstoffe, die der Organismus nicht selbst herstellen kann, deshalb müssen sie mit der Nahrung zugeführt werden. Bis heute sind 22 Mineralstoffe bekannt, die der Mensch für die Aufrechterhaltung von Gesundheit und Leistungsfähigkeit über die Nahrung aufnehmen muss. Die Mineralstoffe werden nach ihrer Menge im Körper eingeteilt. Mengen- oder Makroelemente sind mit einer höheren Konzentration als 50 mg/kg Körpergewicht vertreten. Spuren- oder Mikroelemente sind mit weniger als 50 mg/kg Körpergewicht vorhanden. Eine Ausnahme bildet das Eisen, das mit 50 bis 60 mg/kg zu den Spurenelementen gezählt wird. Eine weitere Gruppe der Spurenelemente ist toxisch. Für eine Reihe von Spurenelementen ist ungeklärt, ob sie essentiell sind, also mit der Nahrung zugeführt werden müssen oder zufälliger Bestandteil im Körper sind. Erst wenn zweifelsfrei eine physiologische Funktion besteht, gelten sie als essentiell. Für die optimale Funktion der Mineralstoffe ist ihre Menge entscheidend. So führt eine zu geringe Menge zu Mangelkrankheiten, durch eine zu große Menge kann es zu Vergiftungen kommen.

Erfahrungen mit Mineralstoffen gab es bereits in der Antike. So ist bekannt, dass die Menschen damals glaubten, ein verrostetes Schwert im Trinkwasser führe zur Stärkung des Körpers. Heute wissen wir, dass Eisenmangel tatsächlich durch das Trinken eisenhaltigen Wassers behoben werden kann. So wurde ein alter Brauch wissenschaftlich bestätigt.

Beispiele wie dieses beweisen, dass der Mensch schon seit langer Zeit in seiner Nahrung Faktoren vermutet, die Teil seiner Körpersubstanz werden und die ihm spezifische Eigenschaften verleihen. Annahmen dieser Art sind auch aus jüngerer Vergangenheit bekannt, so die Aussage von Ludwig Feuerbach (1804–1872): »Der Mensch ist, was er isst.«

Der Rückgang der Mineralstoffe in unseren Lebensmitteln in den letzten hundert Jahren ist ein kontroverses Thema.

Der Rückgang der Mineralstoffe in Böden und Pflanzen beträgt bis zu 20 Prozent.t.

Die offiziellen Daten für die Abnahme der Konzentration der Mineralstoffe in den Pflanzen aufgrund der intensiven Landwirtschaft und damit der Auslaugung der Ackerböden liegen bei bis zu 20 Prozent. Andere Quellen gehen von deutlich höheren Werten aus. Der Unterschied dieser Aussagen erklärt sich teilweise dadurch, dass die Mineralstoffgehalte der ursprünglichen Wildpflanzen mit den heutigen Kulturpflanzen verglichen werden. Bei diesem Vergleich können die Unterschiede durchaus sehr hoch sein.

Richtig dagegen ist, dass der Mineralstoffgehalt von Pflanzen stark von den Bodenverhältnissen abhängt. Die Humusverarmung im Boden sowie ein niedriger pH-Wert im Boden (unter anderem durch sauren Regen) vermindern die Aufnahme durch die Pflanze. Folglich werden für die Zufuhr von Mineralstoffen mit Nahrung und Trinkwasser beim Menschen stark unterschiedliche Werte angegeben. Tatsache ist aber auch, dass sich in den Laboruntersuchungen von Petras Patienten überdurchschnittlich häufig Mikronährstoffmängel zeigen.

Phytinsäure

Phytinsäure dient den Pflanzen als Speicher primär für Phosphor, aber auch für andere Mineralstoffe. Die mit der Nahrung aufgenommenen Mineralstoffe Kalzium, Magnesium, Eisen und Zink können von Phytinsäure in Magen und Darm unlöslich gebunden werden, sodass sie dem Körper nicht mehr zur Verfügung stehen. Bei längerem Verzehr von Nahrung mit hohem Phytatgehalt erfolgt eine Adaptation der Absorption an die erschwerten Bedingungen, sodass trotzdem eine ausreichende Absorption der Mineralstoffe erfolgt. Phytinsäure findet sich besonders in Getreide, Hülsenfrüchten und Ölsaaten (Tabelle 37). Derzeit wird diskutiert, dass Phytinsäure gesundheitsfördernde Eigenschaften aufweist.

Tabelle 37: *Der Phytinsäuregehalt ausgewählter Lebensmittel*

Lebensmittel	**Phytinsäure mg/100 g**
Erdnuss	1 330
Sojabohne	1 250
Gerste	1 070
Roggen	970
Mais	940
Weizen	910
Hafer	900
Naturreis	890
Bohne	800
Quinoa	540
Kichererbse	340
Reis poliert	240

Mineralstoffe – Substanz und Regulation

Mineralstoffe oder Mineralien werden nach ihrer Menge, in der sie im Körper vorkommen in drei Gruppen eingeteilt.

1. Mengenelemente: mehr als 50 mg/kg Körpergewicht
2. Spurenelemente: weniger als 50 mg/kg Körpergewicht
3. Ultra-Spurenelemente: weniger als 50 ug/kg Körpergewicht

Mengenelemente

Mengenelemente kommen im Körper des Menschen in Mengen von mehr als 50 mg/kg Körpergewicht vor. Zu den Mengenlementen zählen Kalium, Kalzium, Magnesium, Natrium, Chlor, Phosphor und Schwefel. Sie Sie finden sich in allen Organen und Geweben und nehmen im Stoffwechsel vielerlei zentrale Funktionen wahr.

Mineralstoffe können beim Kochen teilweise verloren gehen.

Mineralstoffe sind, anders als einige Vitamine, gegen die meisten Zubereitungsmethoden wie Hitze und Säure sowie Licht und Luft unempfindlich. Sie können aber durch langes Kochen aus der Nahrung gelöst werden und ins Kochwasser gelangen. Wenn das Kochwasser weggegossen wird, gehen sie verloren.

Mit Bluttests können Sie herausfinden, ob Sie unter einem Mangel leiden. Bei einem nachgewiesenen Mangel und bestimmten Gesundheitsstörungen ist die erste Maßnahme eine Umstellung auf eine vollwertige pflanzliche Ernährung. Gleichzeitig können Sie abhängig von der Schwere des Mangels oder der Gesundheitsstörung am Anfang der Umstellung begleitend den (die) jeweils fehlenden Mineralstoff(e) ergänzen oder wenn Sie Ihre Ernährung auch nicht dauerhaft umstellen möchten. Vor allem wenn Sie starkem Stress oder Umweltbelastungen ausgesetzt sind, können Sie einen hohen Verbrauch dadurch ausgleichen.

Spurenelemente

Spurenelemente sind Mineralien, die im Körper des Menschen in sehr geringen Mengen vorkommen (unter 50 mg/kg). Spurenelemente kommen in tierischen Produkten, aber besonders in vielen pflanzlichen Lebensmitteln vor. Die Spurenelemente haben teilweise sehr spezielle Aufgaben, oft dienen sie als Cofaktoren für eine Vielzahl von Enzymen (Tabelle 38).

Tabelle 38: *Vorkommen und Funktionen der Spurenelemente*

Spurenelement	Pflanzliche Hauptquellen	wichtigste Funktionen
Eisen	Gemüse, Vollkorngetreide, Hülsenfrüchte	Sauerstofftransport, Muskelfunktion
Zink	Getreide, Hülsenfrüchte, Nüsse	Cofaktor zahlreicher Enzyme
Kupfer	Vollkorngetreide, Nüsse, Hülsenfrüchte	Cofaktor von Enzymen
Mangan	Nüsse, Vollkorngetreide, Hülsenfrüchte, schwarzer Tee, Blattgemüse	Cofaktor von Enzymen
Molybdän	Vollkorngetreide, Hülsenfrüchte, Nüsse	Cofaktor von Enzymen
Chrom	schwarzer Tee, Vollkorngetreide	Glukosetoleranzfaktor
Selen	Vollkorngetreide, Nüsse, Sesam, Knoblauch, Hülsenfrüchte	Cofaktor von Enzymen, Oxidationsschutz, Entgiftung
Jod	Gemüse, Milch, Milchprodukte, jodiertes Kochsalz, Algen	Bestandteil der Schilddrüsenhormone
Cobalt	Vitamin-B_{12}-reiche Nahrungsmittel	Bestandteil von Vitamin B_{12}
Fluor	Mineralwasser, schwarzer Tee	Knochen- und Zahnaufbau
Silizium	Vollkorngetreide, grüne Gemüse	Bindegewebe, Knochenaufbau

Die Ultra-Spurenelemente

Ultra-Spurenelemente sind Mineralien, die im Körper des Menschen mit weniger als 1 µg/kg vorkommen. Für eine Reihe der Ultra-Spurenelemente ist ungeklärt, ob sie essentiell oder einfache Kontaminanten, also unerwünschte Stoffe, sind. Noch nicht ausreichend erforscht ist Antimon. Bor könnte für den Knorpelaufbau wichtig sein, und Brom scheint bei der Blutzuckerregulation eine Rolle zu spielen. Andere Ultra-Spurenelemente verursachen teilweise schwere Vergiftungen. Dazu zählen Barium, Caesium, Strontium, Thalium und Vanadium. Diese Stoffe kommen in der Umwelt und damit auch in Lebensmitteln vor, zu Vergiftungen führen aber besonders höhere Dosierungen aus Unfällen in der Industrie oder bei Suizidversuchen.

Außerdem gibt es noch die toxischen Mineralstoffe Blei, Cadmium, Quecksilber und Arsen.

Vitamine – das Geschenk der Pflanzen

Die Vitamine zählen zusammen mit den Mineralstoffen zu den Mikronährstoffen. Vitamine nehmen in unserem Körper lebenswichtige Funktionen wahr. Da wir außer Vitamin D und Niacin Vitamine nicht oder nur unzureichend bilden können, müssen sie mit der Nahrung aufgenommen werden. Vitamin D auch im Winter, da dann bei uns die Sonneneinstrahlung nicht intensiv genug ist. Damit zählen Vitamine zu den essentiellen (lebenswichtigen) Stoffen. Sie werden von Pflanzen, Bakterien oder Tieren gebildet, die wir dann mit der Nahrung aufnehmen. Vitamin C ist eine interessante Ausnahme. Die meisten Tiere können es selbst produzieren, Ausnahmen sind Meerschweinchen, Fledertiere (wie Fledermäuse) und Sperlingsvögel sowie Trockennasenprimaten, zu denen auch wir Menschen zählen – auch wenn wir das nicht gerne hören.

Die meisten Vitamine müssen zugeführt werden. Ausnahmen sind Vitamin D im Sommer und Niacin.

Bestimmte Vitamine nehmen wir als Provitamine auf (z. B. Carotin), die der Körper dann erst in die aktive Form (z. B. Vitamin A) umwandelt.

Von den 13 Vitaminen können elf nicht vom Körper selbst synthetisiert werden. Die anderen beiden sind Vitamin D, das wir selbst mit ausreichend Sonnenexposition herstellen können, und Niacin, das der Körper aus der Aminosäure Tryptophan synthetisiert.

Vitamine sind an vielen Reaktionen des Stoffwechsels beteiligt. Sie regulieren die Verwertung der Nährstoffe und dienen der Energiegewinnung. Vitamine stärken das Immunsystem und sind unverzichtbar beim Aufbau von Zellen, Blutkörperchen, Knochen und Zähnen. Sie unterscheiden sich hinsichtlich ihrer Wirkungen. Vitamine sind meist komplexe Moleküle, stellen keine einheitliche Stoffgruppe dar und werden in wasserlösliche und fettlösliche Vitamine unterteilt.

Die wasserlöslichen Vitamine

Die neun wasserlöslichen Vitamine haben in allen Organen und Geweben sowie im Stoffwechsel zentrale Funktionen. Sie sind im Blut, in den Zellen und Zellzwischenräumen zu finden und werden nicht gespeichert, müssen also stetig zugeführt werden. Eine Ausnahme ist nur Vitamin B_{12}, das in der Leber gespeichert wird, aber auch nicht so lange, wie oft angenommen wird, wie Petra immer wieder bei ihren Patienten erlebt.

Die fettlöslichen Vitamine

Fettlösliche Vitamine werden im Darm gemeinsam mit Fetten absorbiert. Sie können im Körper gespeichert werden, beispielsweise in der Leber und im Fettgewebe. Dadurch müssen sie nicht kontinuierlich zugeführt werden. Dazu gehören Vitamin A, D, E und K. Als Merkhilfe für die vier fettlöslichen Vitamine gilt deswegen der Begriff EDEKA. Fettlösliche Vitamine sind sowohl in pflanzlichen Lebensmitteln als auch in tierischen Produkten enthalten. Sie nehmen zentrale Aufgaben im Körper wahr.

Vitaminoide – wir können sie selbst herstellen

Vitaminoide sind Substanzen, die einen vitaminähnlichen Charakter aufweisen. Sie unterscheiden sich von den Vitaminen dadurch, dass sie nicht essentiell sind und vom menschlichen Körper selbst gebildet werden können. Dennoch kann diese Eigenherstellung beispielsweise aufgrund von Erkrankungen unzureichend sein.

Vitaminoide sind Bausteine für die Körpersubstanz und werden normalerweise in ausreichenden Mengen mit der Nahrung aufgenommen. Sie können aus Vorstufen im Stoffwechsel synthetisiert werden und wären demnach eher als biologisch wirksame Substanzen zu bezeichnen.

Zu den Vitaminoiden zählen Cholin, L-Carnitin, Kreatin, m-Inosit, Alpha-Liponsäure, Taurin und Coenzym Q10.

Sekundäre Pflanzenstoffe – mit primären Wirkungen

Sekundäre Pflanzenstoffe sind einer der Hauptgründe für die große Heilkraft der Pflanzenkost. Naturheilkundler, Pharmazeuten und Tierernährer wussten bereits lange um das Gesundheitspotential der Pflanzen. Die Medizin und die Ernährungswissenschaft haben aber erst vor etwa 50 Jahren erkannt, dass sekundäre Pflanzenstoffe nicht nur dem Schutz der Pflanzen dienen, sondern dass es sich um eine große Zahl von Stoffen mit vielseitigen positiven Wirkungen im menschlichen Organismus handelt.

Die sekundären Pflanzenstoffe spielen im Stoffwechsel von Pflanzen unter anderem als Schutzstoffe und Wachstumsregulatoren eine wichtige Rolle. Für den Menschen erweisen sich diese Stoffe als eine reiche Quelle zur Vorbeugung, Linderung und Heilung von vielerlei Gesundheitsstörungen. In der Natur kommen weit mehr als 100 000 sekundäre Pflanzenstoffe vor. Entsprechend ihrer chemischen Struktur bzw. ihrer Funktionen lassen sie sich in Gruppen unterteilen (Tabelle 39).

Sekundäre Pflanzenstoffe schützen Pflanzen und uns.

Tabelle 39: *Die vielen Wirkungen der Sekundären Pflanzenstoffe*

Sekundäre Pflanzenstoffe	**A**	**B**	**C**	**D**	**E**	**F**	**G**	**H**	**I**	**J**
Carotinoide	+		+		+					
Phytosterine	+							+		
Saponine	+	+			+			+		
Glukosinolate	+	+						+		
Polyphenole	+	+	+	+	+	+	+		+	
Protease-Inhibitoren	+		+						+	
Terpene	+									
Phytoöstrogene	+		+							
Sulfide	+	+	+	+	+	+	+	+		+
Phytinsäure	+		+		+			+	+	

A krebsverhindernd, B gegen pathogene Mikroorganismen gerichtet, C antioxidativ, D gegen Thrombosen gerichtet, E immunmodulierend, F entzündungshemmend, G blutdruckregulierend, H cholesterinspiegelsenkend, I blutzuckerspiegelsenkend, J verdauungsfördernd

Nahrungsergänzungsmittel – ein umstrittenes Thema

Auch Petra und Claus, die in allen anderen Bereichen des Themas Ernährung nach langen Jahren des Austausches vollständig übereinstimmen, sind sich bei den Nahrungsergänzungsmitteln nicht 100-prozentig einig. Der Wissenschaftler, der sich auf die Studienlage stützt, kommt zu einer anderen Auffassung als die Ärztin, die seit langem die Messwerte im Blut ihrer Patienten sieht. Wir lassen Sie, verehrte Leserin und verehrter Leser, an einer spannenden Argumentation teilhaben und bieten Ihnen am Schluss natürlich wieder Klartext als praktische Lösung.

Nahrungsergänzungsmittel haben die Aufgabe, den Körper zusätzlich (ergänzend) zur Ernährung mit bestimmten Nähr- oder Wirkstoffen zu versorgen. Rechtlich gesehen, zählen Nahrungsergänzungsmittel zu den Lebensmitteln; krankheitsbezogene Aussagen und Indikationen sind, wie für andere Lebensmittel auch, nicht zulässig. Diese Bestimmung sollte dringend geändert werden, denn sie bedeutet im Klartext, dass die Aussage »ein Apfel ist gesundheitsfördernd« in einem professionellen Kontext verboten ist. Und das, obwohl entsprechende Erfahrungen sogar in den Sprachgebrauch eingegangen sind: »An apple a day keeps the doctor away.« Wenngleich die Ernährung und auch die Einnahme von Nahrungsergänzungen sich gesundheitlich positiv auswirken können, darf in Deutschland nicht gesagt oder geschrieben werden, dass sie einen therapeutischen Nutzen erfüllen.

In Deutschland ist es beim Verkauf verboten zu sagen, Äpfel oder Nahrungsergänzungen seien gesund.

Typische Inhaltsstoffe von Nahrungsergänzungsmitteln sind Mineralstoffe, Vitamine, Spurenelemente und Antioxidantien. Weitere Substanzen erfüllen teilweise zwar wichtige Funktionen im menschlichen Stoffwechsel, werden aber im Gegensatz zu echten Vitaminen unter normalen Bedingungen (optimale gesunde Ernährung und keine extremen psychischen und körperlichen Überforderungen) in ausreichender Menge im Körper gebildet. In Fällen von Nährstoffmangel sollte zuerst eine vollwertige pflanzliche Ernährung praktiziert werden. Ist das nicht erwünscht, können sie mit Nahrungsergänzungsmitteln supplementiert werden. Bei medizinischen Indikationen sollten sie vom Arzt individuell verordnet werden.

Weitere Inhaltsstoffe von Nahrungsergänzungsmitteln sind die sekundären Pflanzenstoffe. Diese von Pflanzen synthetisierten Verbindungen haben im Körper keine bisher bekannte überlebenswichtige Funktion, besitzen aber vielerlei gesundheitsfördernde Eigenschaften. Wenn sie fehlen, »fehlt uns etwas«, da wir uns genetisch als Pflanzenesser daran angepasst haben, sie durch den Verzehr pflanzlicher Lebensmittel aufzunehmen.

Für Menschen, die aufgrund der heutigen Lebensverhältnisse und Umweltbedingungen an Nährstoffmängeln, an chronischen Verdauungsstörungen oder anderen Krankheiten leiden, sind Nahrungsergänzungsmittel, möglichst in Kombination mit einer vollwertigen pflanzlichen Ernährung aus kontrolliert biologischem Anbau, eine große Hilfe. Genau genommen heilt sich ihr Körper natürlich selbst, wird aber so in Bestform gebracht, dass die Selbstheilungskräfte gestärkt werden. Die Art und Menge bestimmter Stoffe, die nachgewiesenermaßen eingenommen werden müssen, sollte immer vom Arzt entschieden werden, besonders wenn bereits Medikamente genommen werden. Diese Anweisung wird oft nicht befolgt und kann zu Problemen führen, denn Nahrungsergänzungsmittel können die Wirkung von Medikamenten verstärken oder behindern, in manchen Fällen sogar überflüssig machen.

Claus und Petra ausnahmsweise nicht einer Meinung

Bis auf Vitamin B_{12} sind Nahrungsergänzungsmittel für gesunde Menschen, die sich vollwertig pflanzlich ernähren, für Claus überflüssig. Petra sieht das anders. Sie hat in den letzten 30 Jahren zu viele Patienten betreut, bei denen trotz vollwertiger pflanzlicher Ernährung bei Blutuntersuchungen teilweise eklatante Mängel an Mikronährstoffen gemessen wurden. Für Claus entstehen diese vor allem durch eine ungesunde Ernährung (Fast Food, industriell hergestellte Nahrungsmittel, oft unreif geerntet und lange transportiert, Einsatz von künstlichen Stickstoffdüngern und Pestiziden). Petra ist aufgrund der Recherche der jeweiligen Lebensführung der Patienten zu der Auffassung gekommen, dass auch zu wenig Bewegung, viel zu viel Stress und Überforderung, Gift- und Schadstoffe sowie Elektrosmog aller Art Ursachen dafür sein können. Claus hält also die fehlende Zufuhr aufgrund schlechter Ernährung für die einzige Ursache. Petra ist der Meinung, dass zusätzlich dazu die negativen Umwelteinflüsse zu viele Mikronährstoffe verbrauchen und der Mangel durch beides entsteht.

Diese Diskussion ist spannend. Liegt Claus mit seiner Ansicht richtig, dann müsste noch geklärt werden, wie die Nährstoffmängel bei Menschen, die sich vollwertig pflanzlich ernähren, überhaupt zustande kommen. Denn wenn nur die schlechte Ernährung für die Mängel verantwortlich ist, wie sollen sie dann bei guter Ernährung entstehen?

Nachgewiesene Nährstoffmängel können laut Claus durch eine vollwertige gesunde Pflanzenkost mittelfristig behoben werden. Für Petra ist das nur möglich, wenn die anderen Lebensumstände nicht zu belastend sind und dadurch den Verbrauch erhöhen. Einigkeit besteht aber darüber, dass man mit hochwertigen Nahrungsergänzungsmitteln einen schnelleren Ausgleich der Mängel erreichen kann. In bestimmten Situationen und für Risikogruppen kann eine gezielte Ergänzung der Nahrung mit einzelnen Nährstoffen in Arzneimitteldosierungen sinnvoll sein. Die beste Vorgehensweise besteht darin, bei einem Arzt für Naturheilverfahren eine entsprechende Blutuntersuchung durchzuführen, und sich von ihm die passenden Supplemente empfehlen zu lassen. Die Einnahme von Präparaten mit einem einzigen, hoch dosierten Inhaltsstoff gehört in die Hand eines kundigen Arztes.

Zur Sicherheit: Ein entsprechender Facharzt kann Ihren Nährstoffstatus feststellen.

Der renommierte Ernährungswissenschaftler Prof. Walter Willett von der Harvard University empfiehlt, neben einer vollwertigen Pflanzenkost täglich eine Multivitamintablette zu nehmen. Denn diese verbessere jede suboptimale Ernährung und sei ein »preiswerter Versicherungsschutz«. Nun sind die Verhältnisse bei uns noch nicht ganz die gleichen wie in den USA, und deshalb ist die Einnahme von Vitaminen auch nicht zwingend.

Wenn Präparate erforderlich sind, dann sollten sie zu den Mahlzeiten eingenommen werden, damit die Mikronährstoffe optimal verwertet werden. Eine Zufuhr von Vitamin D wird bei älteren sowie dunkelhäutigen Menschen empfohlen, insbesondere im Winter in weiter vom Äquator entfernten Regionen. Veganer müssen Vitamin B_{12} zuführen, da ihre Kost kein für den Menschen verwertbares Vitamin B_{12} enthält.

Klartext
Auch hier können wir Ihnen als Lösung Klartext liefern, obwohl die Autoren unterschiedlicher Auffassung bezüglich der Theorie des Zustandekommens von Nährstoffmängeln sind. Machen Sie doch einfach den Praxistest: Lassen Sie – egal wie gesund oder ungesund Sie sich ernähren – eine entsprechende Blutuntersuchung machen. Haben Sie Mängel, dann entscheiden Sie selbst, ob Sie Ihre Ernährung in Richtung vollwertig pflanzlich verbessern und/oder lieber gleich Nahrungsergänzungsmittel

nehmen möchten beziehungsweise sich vom Arzt verordnen lassen. Veganer müssen Vitamin B_{12} zuführen. Für Risikogruppen – chronisch kranke, stark übergewichtige und vor allem ältere Menschen – kann eine gezielte Nahrungsergänzung für die Verbesserung des Gesamtzustandes sinnvoll sein. Sie sollte allerdings – vor allem bei hoch dosierten Einzelpräparaten – nur ärztlich verordnet werden.

VIII.
Die Ernährungspraxis

I. Essen in den Lebensphasen – Pflanzennahrung ein Leben lang

Eine vollwertige pflanzliche Ernährung eignet sich grundsätzlich für alle Altersgruppen und in allen Lebensabschnitten. Besonderheiten der jeweiligen Gruppe sollten jedoch beachtet werden.

Die beste Ernährung für Schwangere

An die Ernährung für Schwangere werden besondere Anforderungen gestellt, da nicht nur die Mutter, sondern auch das Ungeborene gut versorgt werden muss. Ein Mangel hinsichtlich der Nährstoffversorgung kann die Gesundheit der Mutter und des Kindes maßgeblich beeinflussen. Während in den ersten drei Monaten der Schwangerschaft der Energie- und Nährstoffbedarf kaum erhöht ist, steigt ab dem vierten Monat der Bedarf an Eiweiß und einigen Mineralstoffen und Vitaminen an. Durch die Hormonumstellung während der Schwangerschaft wird dieser zusätzliche Bedarf durch die effizientere Nährstoffresorption natürlicherweise gedeckt. Die teilweise höheren Empfehlungen zur Aufnahme einiger Nährstoffe für Schwangere berücksichtigen diese natürliche Reaktion des schwangeren Körpers meist nicht.

Die zusätzlich benötigte Nahrungsenergie nimmt mit täglich etwa 250 kcal nur leicht zu.

Besondere Aufmerksamkeit kurz vor und in der Schwangerschaft gelten Eisen und Jod sowie Folsäure und Vitamin B_{12}, da diese Nährstoffe in höheren Mengen benötigt werden und die Versorgung in der Bevölkerung allgemein unzureichend ist.

Für Eisen wird in der Schwangerschaft eine Verdopplung der Zufuhr auf 30 mg pro Tag empfohlen. Die Überprüfung dieser Empfehlung ist eigentlich längst überfällig. Die Eisenversorgung bei pflanzlicher Ernährung ist ausreichend, wenn Vitamin-C-haltige Lebensmittel wie Obst, Paprika, Kohl oder Orangensaft gemeinsam mit eisenreichen Lebensmitteln verzehrt werden. Auch der Zusatz von Essig in Salaten kann die Eisenaufnahme verbessern.

Eine ausreichende Eisenversorgung: Eisenreiche pflanzliche und Vitamin-C-haltige Lebensmittel.

Ist eine Verdoppelung der Eisenzufuhr während der Schwangerschaft wirklich nötig?

Die Abnahme der Eisenkonzentration im Blut während der Schwangerschaft ist ein natürlicher Schutz gegen Infektionen, der in früheren Zeiten lebensrettend war. Denn das Wachstum von Krankheitserregern wird bereits bei etwas erniedrigten Eisenwerten (gemessen am Hämoglobin) gebremst. Deshalb ist eine Verdoppelung der Eisenzufuhr während der Schwangerschaft zu hinterfragen. Außerdem tragen Eisenpräparate zur Verstopfung bei, was besonders in der Schwangerschaft unangenehm bis schmerzhaft werden kann. Gegen Verstopfung sind besonders jene Ballaststoffe wirksam, die nur in vollwertigen pflanzlichen Lebensmitteln in ausreichender Menge enthalten sind.

Der Bedarf an Jod erhöht sich in der Schwangerschaft nur leicht und sollte bei 230 µg pro Tag liegen. Da die Jodaufnahme über Lebensmittel nur bedingt gesteigert werden kann, ist die Verwendung von jodiertem Salz zu empfehlen.

Ergänzen Sie Jod über Jodsalz oder geeignete Ergänzungen.

Ein Mangel an Folsäure in der Schwangerschaft führt beim Fötus zu Neuralrohrdefekten (Spina bifida = offener Rücken), die zu Schäden an Gehirn und/oder Rückenmark führen. Damit in den ersten Schwangerschaftswochen genug Folsäure zur Verfügung steht, wird bereits Frauen mit Kinderwunsch empfohlen, vorsorglich pro Tag 0,3 mg Folsäure zuzuführen. Die Zufuhrempfehlungen erhöhen sich während der Schwangerschaft auf 0,55 mg/Tag.

Folsäure kommt in relevanten Mengen in grünem Gemüse, Hülsenfrüchten (insbesondere Sojabohnen), Nüssen, einigen Obstarten wie Erdbeeren, Kirschen, Weintrauben und Orangen, Vollkornprodukten und Hefe vor.

Ergänzen Sie wenn nötig Folsäure und Vitamin B_{12}.

Während der Schwangerschaft sollten ausreichende Mengen Vitamin B_{12} aufgenommen werden. Die offizielle Empfehlung lautet 3,5 µg täglich. Eine Untersuchung der Blutwerte ist sinnvoll. Das Risiko für einen Vitamin-B_{12}-Mangel, der wiederum zu einem sekundären Folsäuremangel führen kann, ist bei einer pflanzlichen Ernährung gegebenenfalls erhöht, allerdings nur, wenn die Vitamin-B_{12}-Versorgung nicht ausreichend ist.

Je länger Sie Rauchen, Alkohol und Koffein vor der Schwangerschaft einstellen, desto besser.

Alle Schwangeren sollten schädigende Genussmittel meiden. Hierzu zählt Alkohol, der beim Fötus gesundheitliche Beeinträchtigungen verursachen oder Fehlgeburten auslösen kann. Auch Koffein soll in größeren Mengen die Entwicklung und das Geburtsgewicht des Kindes beeinträchtigen. Rauchen sollte ganz gemieden werden, da Nikotin zu Komplikationen in der Schwangerschaft sowie zu Kleinwuchs und Untergewicht des Neugeborenen führen kann. Da durch das Stoppen dieser drei »Genussgifte« während der Schwangerschaft und auch danach die Entgiftungsprodukte ins Ungeborene und später beim Baby in die Muttermilch abgeben werden könnten, sollten Sie so lange wie möglich vor der Schwangerschaft alle drei Genussgifte aus Ihrer Ernährung streichen.

Klartext
Der Verzehr von Lebensmitteln mit einer hohen Nährstoffdichte, wie Gemüse, Obst, Vollkornprodukten, Hülsenfrüchten und Nüssen, ist während der Schwangerschaft sehr empfehlenswert. Dieser Anspruch kann mit einer vollwertigen pflanzlichen Ernährung (bei Veganerinnen ergänzt durch Vitamin B_{12} und Folsäure) erfüllt werden.[54]

Stillen – das Beste für Mutter und Säugling

Wie die Schwangerschaft, stellt auch die Stillzeit besondere Anforderungen an die Nährstoffzufuhr. Die Mutter hat auch in dieser Lebensphase durch ihre eigene Ernährung direkten Einfluss auf die Qualität ihrer Milch und somit auf die Versorgung ihres Kindes.

Für Stillende gelten ähnliche Verhaltens- und Ernährungsempfehlungen wie für Schwangere. In der Stillzeit besteht ein Mehrbedarf von etwa 500 kcal pro Tag, der in der Regel durch den größeren Appetit der Mutter gedeckt wird. Der Eisenbedarf ist zwar nicht mehr so hoch, dafür liegt die empfohlene Zufuhr der Vitamine A, C und B_6 sowie von Zink deutlich höher. Die Versorgung mit diesen Nährstoffen kann durch den erhöhten Appetit der Stillenden mit einer vollwertigen pflanzlichen Ernährung problemlos gedeckt werden.

Die Genussgifte auch in der Stillzeit bitte vollständig meiden.

Die Genussgifte Alkohol, Koffein und Nikotin gehen in die Muttermilch über und sollten daher in der Stillzeit vollständig gemieden werden.

Von Reduktionsdiäten während der Stillzeit ist ebenfalls abzuraten. Bei unzureichender Energiezufuhr greift der Körper in diesem Fall nämlich auf seine Fettreserven zurück und setzt Schadstoffe frei, die sich über Jahre dort angesammelt haben, die so in die Muttermilch gelangen. Wenn der Säugling vier bis sechs Monate ausschließlich gestillt wird, sinkt das Gewicht der Mutter meist wieder auf den Wert vor der Schwangerschaft.

Bestimmte Lebensmittel wie Zwiebeln, Knoblauch, Kohl, Hülsenfrüchte oder saures Obst wie Orangen müssen nur gemieden werden, wenn der Säugling darauf mit Blähungen oder wundem Po reagiert. Säuglinge sind unterschiedlich stark empfindlich, sodass ein generelles Meiden dieser wertvollen Lebensmittel nicht erforderlich ist.

Klartext
Stillende decken ihren erhöhten Nährstoffbedarf meist durch einen natürlichen Anstieg ihres Appetits, der bei einer vollwertigen pflanzlichen Kost bestens funktioniert (bei Veganerinnen ergänzt durch Vitamin B_{12}).[54]

Säuglinge und Kleinkinder gut ernährt

Die beste Säuglingsnahrung: Die Milch einer gesund ernährten Mutter.

Muttermilch ist die erste und beste Nahrung eines neugeborenen Kindes. Sie ist optimal auf den Bedarf des Kindes abgestimmt, und ihre Nährstoffzusammensetzung passt sich den Bedürfnissen des wachsenden Säuglings perfekt an. Muttermilch ist außerdem immer verfügbar, hygienisch einwandfrei, richtig temperiert und enthält spezifische Immunstoffe, die das Neugeborene vor Infektionen schützten. Zudem fördert das regelmäßige Stillen die emotionale Bindung zwischen Mutter und Kind.

Ist Stillen nicht möglich oder gewünscht, gibt es als Alternative industriell hergestellte Säuglingsnahrungen. Nutzen Sie dazu, wenn möglich, tiermilchfreie Produkte aus kontrolliert biologischem Anbau, damit der Säugling, dessen Immunsystem noch nicht aufgebaut ist, nicht die Nachteile der Tiermilch erlebt.

Säuglinge sollten mindestens 4–6 Monate ausschließlich gestillt werden, danach begleitend bis zum ersten Geburtstag und anschließend, so lange Mutter und Kind es wünschen. Nach den ersten 4–6 Monaten sollte das Stillen nach und nach durch einen selbst zubereiteten Gemüsebrei ersetzt werden. Frische verträgliche Gemüse (Möhren, Pastinaken, Brokkoli) werden in wenig Wasser gedünstet und mit einem Löffel kalt gepresstem Raps- oder Leinöl ergänzt. Nach einer gewissen Gewöhnung an die Beikost kann der Gemüsebrei zum Gemüse-Kartoffel-Brei und später zu einem Gemüse-Kartoffel-Getreidebrei erweitert werden. Fleisch zur Eisenversorgung ist auch in dieser Lebensphase nicht notwendig.

Spätestens mit dem ersten Lebensjahr kann das Kind allmählich an der vollwertigen pflanzlichen Familienkost teilnehmen. Als Getränke sind stilles oder kohlensäurearmes Mineralwasser und ungesüßte Kräutertees geeignet.

Gewöhnen Sie Ihr Baby von Beginn an gesunde Ernährung.

Das normale Mittagessen, möglichst ungesalzen, wird für das Kleinkind etwas zerdrückt. Morgens und abends kann ihm feines ungezuckertes Müsli mit Obst und dünn belegtes Vollkornbrot gegeben werden. Nach und nach kann es bald auch das erste unerhitzte Gemüse in fein geriebener Form zu sich nehmen. Als Zwischenmahlzeit eignen sich Obst, Vollkornbrot, ungezuckertes Müsli und später rohes Gemüse. Alle Gerichte sollten möglichst nicht gesüßt und nicht gesalzen sein. Der Eiweißbedarf lässt sich mit Getreide, Hülsenfrüchten und gemahlenen Nüssen (nur gemahlen, wegen Verschluckungsgefahr) problemlos decken.

Klartext
Säuglinge sollten möglichst 4–6 Monate ausschließlich gestillt werden. Danach sind selbst zubereitete Breie aus Gemüse, Obst, Kartoffeln und roten Linsen eine geeignete Beikost. Kleinkinder gedeihen gut mit vollwertiger pflanzlicher Familienkost (bei Veganern zusätzlich Vitamin B_{12}).[54]

Essen für ältere und alte Menschen

Gerade bei Alterungsprozessen viel wichtiger als die Gene: Ernährung, Bewegung und Psyche.

Die Anzahl der älteren Menschen nimmt in den Industrieländern stetig zu. Der Prozess des Alterns selbst ist sehr komplex und geht mit zahlreichen physiologischen Veränderungen einher, die letztlich auch besondere Anforderungen an die Ernährung stellen. Alterungsprozesse verlaufen nicht einheitlich und werden durch genetische Veranlagung sowie durch soziale und andere äußere Umstände – vor allem Ernährung, Bewegung und Psyche – grundlegend beeinflusst. Der persönliche Lebensstil und damit auch die Ernährung spielt nach den Erkenntnissen der Epigenetik die größte Rolle.

Während sich Nährstoffbedarf und -zufuhr älterer Menschen nur unwesentlich von anderen Erwachsenen unterscheiden, treten bei Menschen im fortgeschrittenen Alter zunehmend Ernährungsdefizite auf. Je besser ihre Ernährung war, desto weniger werden diese Defizite »durchschlagen«.

Eine entscheidende Rolle in der Ernährung alter Menschen spielt der abnehmende Energiebedarf. Generell gilt, dass aufgrund des verminderten Energiebedarfs fettarme Lebensmittel bevorzugt werden sollten, die eine hohe Nährstoffdichte aufweisen, wie Gemüse und Obst sowie Vollkorn-Erzeugnisse. Von diesen Lebensmittelgruppen sollten täglich drei bis vier Portionen auf dem Speiseplan stehen.

Bei älteren Menschen finden sich zudem bei gleicher Vitamin-C-Aufnahme wesentlich niedrigere Vitamin-C-Spiegel im Blut als bei jüngeren Erwachsenen. Um den möglichen Mehrbedarf an Vitamin C zu decken, ist es gut, täglich frisches Gemüse und Obst zu essen. Da altersbedingt – sprich fehlernährungs-, minderbewegungs- und lebensstressbedingt – auch die Leistungsfähigkeit des Immunsystems nachlässt und die Anfälligkeit für Infektionen steigt, ist eine vollwertige pflanzliche Ernährung, die reich an Vitaminen und sekundären Pflanzenstoffen ist, besonders empfehlenswert.

Um die eingeschränkte Verfügbarkeit von Folsäure auszugleichen, sollten regelmäßig grünes Gemüse, Hülsenfrüchte, Nüsse und Vollkornprodukte verzehrt werden. Auch Erdbeeren, Orangen oder Weintrauben sind reich an Folsäure. Die Zufuhr an Vitamin B_6 wird gewährleistet, wenn regelmäßig Kohl, grüne Bohnen, Linsen, Feldsalat und Vollkornprodukte gegessen werden. Vitamin B_{12} muss bei einer pflanzlichen Ernährung supplementiert werden. Da dessen Resorption durch unzureichende Magensäure sowie Medikamente verschlechtert wird und damit das Risiko für einen Mangel mit zunehmendem Alter deutlich ansteigt, ist insbesondere für alte Menschen, die an einer atrophischen Gastritis leiden, die Einnahme von Vitamin-B_{12}-Präparaten sinnvoll.

Ein Großteil des Alterungsprozesses basiert auf einer suboptimalen Lebensführung.

Im Alter sind die Resorption sowie die Synthese von Vitamin D in der Haut reduziert. Weil sich dadurch auch die Resorption von Kalzium vermindert, steigt das Risiko für Osteoporose. Das sieht anders aus, wenn Sie bis ins höchste Alter moderates Muskeltraining betreiben, Spazierengehen reicht nicht. Mit pflanzlicher Kost kann der Bedarf an Vitamin D nicht immer gedeckt werden. Daher ist ein Vitamin-D-Mangel bei Älteren mit pflanzlicher Ernährung weit verbreitet. Deswegen sollte, insbesondere für ans Haus gebundene alte Menschen, während des gesamten Jahres Vitamin D supplementiert werden. Auch Kalzium wird im Alter weniger resorbiert.

Machen Sie moderates Ganzkörper-Muskeltraining, Sie können kaum etwas Besseres für – gegen – Ihr Alter tun.

Gesunde Ernährung und Bewegung stärken im Alter auch Ihre Sinne.

Die Essgewohnheiten älterer Menschen werden auch durch ein verringertes Geschmacksempfinden erheblich beeinflusst. Das Süßempfinden ist bis ins hohe Alter oft gut erhalten, dagegen sinkt mit zunehmendem Alter die Präferenz von Speisen mit überwiegend sauren und bitteren Geschmackskomponenten, wie sie sich in bestimmten Gemüsen, Obst oder Kräutern finden. Eine zusätzliche Riechstörung schränkt die Nahrungsvielfalt weiter ein. Mahlzeiten, die mit frischen oder getrockneten Kräutern und Gewürzen angerichtet und in einer angenehmen Atmosphäre angeboten werden, erhalten die Freude am Essen.

Ihr Austrocknungszustand hängt stark von Ihrer Ernährung ab.

Das Durstempfinden ist in der Regel auch bei gesunden alten Menschen deutlich reduziert. Da der Wassergehalt des Körpers im Alter geringer ist und der Flüssigkeitshaushalt weniger schnell reguliert wird, kann es im Alter zu ernsten Austrocknungszuständen kommen. Auch Verstopfung kann an einer zu geringen Flüssigkeitsaufnahme liegen. Um eine ausreichende Trinkmenge von etwa 1,5 Litern täglich zu erreichen, empfiehlt es sich, stets ein gefülltes Glas ins Blickfeld zu stellen und in regelmäßigen Abständen kleinere Mengen zu trinken.

Ein hoher Medikamentenkonsum, der bei alten Menschen häufig ist, kann sich ebenfalls negativ auf Appetit, Geschmacksempfinden und Speichelproduktion auswirken. Mit zunehmendem Alter erhöht sich zudem die Wahrscheinlichkeit für Zahnverluste und Zahnersatz. Probleme mit dem Kauen können dazu führen, dass bestimmte Lebensmittel wie Vollkornbrot oder frisches Gemüse nicht mehr verzehrt oder dass weich gekochte Speisen bevorzugt werden.

Die Lebensmittelauswahl und die Nahrungszubereitung müssen individuellen Anforderungen wie Kaubeschwerden oder Unverträglichkeiten angepasst werden. Eine ausgewogene und altersangepasste vollwertige pflanzliche Kost kann aufgrund der hohen Nährstoffdichte dazu beitragen, Lebensqualität und Vitalität auch im Alter zu erhalten und Alterungsprozesse zu verlangsamen.

Im Allgemeinen sind mehrere kleine Mahlzeiten besser verträglich als wenige große. Allerdings sollten auch ältere Menschen nicht ständig essen und optimalerweise Intervallfasten betreiben. Da viel mehr Zellen Reparaturen nötig haben, kommen die Sirtuine – die Zellreparaturtrupps – sonst mit ihrer Arbeit nicht nach. Ein geregelter Ablauf von festen Mahlzeiten in der Familie oder im sozialen Verbund könnte der Garant für eine ausreichende Nahrungszufuhr sein.

Intervallfasten ist gerade bei alten Menschen empfehlenswert – viel mehr Zellen sind reparaturbedürftig.

Wenn diese schonend zubereitet und mundgerecht portioniert werden, motiviert es zum Essen. Bereiten rohes Gemüse und Obst Probleme, sollte es fein geraffelt bis püriert serviert werden, da es in dieser Form meist auch unerhitzt gut verzehrt werden kann. Auch schonend zubereitete Warmspeisen können gegebenenfalls püriert gegessen werden. Gemüse- und Fruchtsäfte sind bei massiven Kauproblemen ebenfalls eine Alternative zur normalen Kost, um die Nährstoffversorgung zu sichern.

Wichtig ist ein abwechslungsreicher Speiseplan und insbesondere bei Höchstbetagten, dass sie regelmäßig essen und trotz des verminderten Durstempfindens ausreichend trinken.

Klartext
Alte Menschen brauchen weniger Nahrungsenergie, haben aber trotzdem den gleichen oder sogar einen erhöhten Nährstoffbedarf. Dieser Anspruch kann mit einer vollwertigen pflanzlichen Ernährung erfüllt werden. Im Bedarfsfall helfen hochwertige Nahrungsergänzungsmittel, die zusätzlich eine Versorgung mit den wichtigsten Mikronährstoffen gewährleisten können.[39 201]

2. Lebensmittelverarbeitung – es kann nur schlechter werden

Gut gemeint meist für den Handel – oft am Ziel der Gesundheit vorbei

Über die Verarbeitung unserer Lebensmittel nach der Ernte machen sich die meisten Menschen recht wenig Gedanken. Dieses Wissen ist aber eine große Hilfe bei der Beurteilung der Lebensmittelqualität, denn unsere Nahrung verliert in den verschiedenen Verarbeitungsprozessen einen Teil ihrer Nährstoffe, und es werden vielerlei Hilfsstoffe hinzugefügt. Zeitmangel und übernommene Erfahrungen von Eltern und Großeltern tragen dazu bei, dass diese Aspekte beim Einkauf oft nicht ausreichend berücksichtigt werden. Damit sich das ändert und Sie diese Prozesse und ihre Auswirkungen einschätzen können, möchten wir Sie darüber informieren.

Die Lebensmittelverarbeitung findet in der Lebensmittelindustrie, im Lebensmittelhandwerk und im Haushalt statt. Die Lebensmittelindustrie verarbeitet die in Landwirtschaft und Gartenbau erzeugten Produkte (Urproduktion) zu Rohwaren für das Lebensmittelhandwerk und den Verbraucher, die dann die Rohwaren weiter zu verzehrfertiger Nahrung verarbeiten.

Die Lebensmittelverarbeitung hat das Ziel, Lebensmittelverluste zu reduzieren, den Verderb zu verhindern und verzehrfertige Nahrung herzustellen. Die vielfältigen Maßnahmen der Lebensmittelverarbeitung führen neben diesen positiven Zielen auch zu Nachteilen. Diese erfolgen in allen Bereichen und betreffen besonders die Lebensmittelqualität, denn die Verluste an Vitaminen, Mineralstoffen, Ballaststoffen und sekundären Pflanzenstoffen sind teilweise erheblich. Die Verluste können nicht vollständig durch nachträgliche isolierte Zugabe dieser Substanzen ausgeglichen werden. Denn es können nur die bekannten Substanzen, die isoliert oder synthetisiert werden können, zugeführt werden, nicht aber die natürlich vorkommende Vielfalt der sekundären Pflanzenstoffe.

Die Verluste an Vitaminen, Mineralien, Ballaststoffen und sekundären Pflanzenstoffen sind teilweise erheblich.

Die verlustreichsten Verarbeitungen sind das Mahlen von Getreide und das Erhitzen der Lebensmittel. Diese und weitere Maßnahmen werden kurz dargestellt:

Mahlen ist eine uralte Methode

Durch den Prozess des Mahlens wird Getreide zu Mehl verarbeitet. Die moderne Müllerei macht es möglich, verschiedene Mehle zu produzieren, die in ihrem Nährstoffgehalt sehr unterschiedlich sind. So liegen die Nährstoffverluste bei der Herstellung von Weißmehl bei den Mineralstoffen und Vitaminen zwischen 50 und 90 % im Vergleich zu Vollkornmehl (siehe »Getreide«, Seite 302).

Das Schroten von Getreide, Saaten und Samen zum Backen oder als Zutat im Müsli verbessert die Verfügbarkeit der Nährstoffe. Je kleiner die Körner sind, die geschrotet werden, desto ergiebiger ist die Nährstoffaufnahme.

Klartext
Es sollten möglichst nur Vollkornmehle verwendet werden. Die mit der Haushaltsmühle hergestellten Schrote verbessern die Nährstoffverfügbarkeit.

Pflanzen kochen, braten, schmoren, grillen

Nur 2 Minuten kochen halbiert den Gehalt an Antioxidantien und Folsäure.

Das Erhitzen der Lebensmittel macht sie schmackhafter, essbarer und besser verträglich, führt aber abhängig von der Dauer und Intensität der Erhitzung zu erheblichen Verlusten an wertvollen Vitaminen. Nur zwei Minuten Kochen halbiert den Gehalt an Antioxidantien und Folsäure. Beim Braten und Grillen können gesundheitsschädliche Stoffe wie Benzpyrene entstehen, die als krebserregend gelten.

Bei schonenden Verfahren des Erhitzens wie Dämpfen, Dünsten oder Blanchieren sind die Vitaminverluste gering. Der Verzehr von unerhitzter Frischkost (Rohkost) erfolgt ohne Vitaminverluste, allerdings ist die Resorption der Nährstoffe deutlich geringer. Ebendiese ernährt jedoch die Darmbakterien.

Klartext
Erhitzen bringt Nährstoffverluste mit sich, ist aber für Lebensmittel wie Kartoffeln und Hülsenfrüchte notwendig. Viele Lebensmittel können und sollten roh oder fermentiert verzehrt werden.

Waschen und Auslaugen – von gut und wichtig bis schädlich

Das Waschen von rohen Lebensmitteln ist wichtig, um Schmutz, aber besonders um Pestizide und andere Umweltgifte zu entfernen. Dabei hilft kaltes Wasser allein nur sehr begrenzt, denn manche Rückstände sind wasserunlöslich. Deshalb ist es sinnvoll, rohe Lebensmittel mit Seife zu waschen, gefolgt von einem gründlichen Spülen, damit keine für die Darmflora schädlichen Tenside haften bleiben. Das

Gleiche gilt für Bio-Ware, denn Luftbelastung und saurer Regen sind allgegenwärtig. Im Blüten- und Stängelbereich von Äpfeln liegt die höchste Konzentration der Belastungen. Da es nicht möglich ist, diesen Bereich gründlich zu reinigen, sollten diese Teile ausgeschnitten werden.

Das Auslaugen von Mineralstoffen und Vitaminen findet beim ausgiebigen Waschen, aber ganz besonders beim Kochen der Lebensmittel in viel Wasser statt. Das Waschen sollte zügig und das Garen in nur ganz wenig Wasser erfolgen. Am besten ist das Garen durch Dämpfen, Dünsten oder Blanchieren.

Bereits ein fünfminütiges Blanchieren kann den Gehalt an Vitamin C um mehr als die Hälfte reduzieren, nach 15 Minuten gehen mehr als 90 % verloren. Von den fettlöslichen Vitaminen wie Beta-Carotin bleibt der größte Teil in den Blättern erhalten. Das frühere übliche Wässern von damals noch bitter schmeckenden Salaten hat die wertvollen Bitterstoffe entfernt. Durch Züchtungen wurden diese für unsere Gesundheit so wichtigen Inhaltsstoffe fast ganz eliminiert. Deshalb kann jegliches Wässern entfallen.

Nach 15 Minuten Erhitzen gehen mehr als 90 Prozent Vitamin C verloren.

Klartext
Das Waschen von Lebensmitteln mit Seife ist eine wirksame Reinigungsmethode. Die Stängel- und Blütenbereiche besonders von Äpfeln sollten ausgeschnitten werden. Waschen Sie Gemüse zügig und garen Sie mit wenig Wasser.

Schälen, um Unerwünschtes zu entfernen

Lassen Sie wenn irgend möglich die Schale dran, um von den Nährstoffkonzentrationen zu profitieren.

Das Schälen von Obst, Gemüse (z.B. Kartoffeln) und Gewürzen (z.B. Ingwer) entfernt einen erheblichen Teil der Vitamine und besonders der sekundären Pflanzenstoffe. Diese Verluste können vermieden werden, wenn beispielsweise Kartoffeln als Pellkartoffeln zubereitet, aber ohne die meist belastete Pelle verzehrt werden. Obst und Gewürze müssen gründlich gereinigt, sollten aber wegen der dramatischen Nährstoffverluste nicht geschält werden (siehe »Äpfel«, Seite 491).

Bei den Blattgemüsen ergibt sich ein Problem, weil einerseits die äußeren Blätter die weitaus höchste Konzentration an sekundären Pflanzenstoffen enthalten, andererseits aber auch am stärksten belastet sind (siehe »Toxische Spurenelemente«, Seite 563). Daher sollten Sie nur die Deckschicht entfernen und den Rest gründlich waschen.

Klartext
Durch das Schälen von Obst und Gemüse gehen viele wertvolle Stoffe verloren. Obst und Gemüse sollte gründlich gereinigt, aber nicht geschält werden.

Salzen – früher zum Haltbarmachen, heute zum Geschmacksverstärken

Das Salzen der Nahrung erhöht ihren Geschmack, verleitet aber zum erhöhten Verzehr und trägt dadurch zu Übergewicht bei. In Restaurants wird stark gesalzenes Essen auch gerne dazu eingesetzt, den Umsatz an Getränken zu erhöhen. Außerdem erhöht Salz das Risiko für Bluthochdruck, eine der häufigsten Todesursachen. Eine Verbesserung des Geschmacks kann auch mit Kräutern und Gewürzen erzielt werden, die durch ihre Inhaltsstoffe zusätzliche gesundheitliche Vorteile bringen.

Klartext
Je weniger Salz, desto besser. Frische Kräuter und Gewürze sollten großzügig verwendet werden.

Pökeln und Räuchern von meist tierischen Produkten

Geräucherts und Gepökeltes bitte meiden.

Das Pökeln von tierischen Produkten mit Kochsalz und Pökelstoffen war in früheren Zeiten weit verbreitet. Es diente dazu, die Produkte haltbar zu machen und ihnen ein charakteristisches Aroma zu verleihen. Mit der Einführung von Kühlgeräten ist der Anteil an Pökelware stark zurückgegangen, gefolgt vom Rückgang an Magenkrebs. Dieser entsteht u.a. durch Nitrosamine, die beim Pökeln durch die Reaktion der zugegebenen Nitrite mit Aminosäuren gebildet werden.

Auch Räuchern konserviert und aromatisiert Nahrungsmittel wie Fleisch und Fisch, aber auch beispielsweise Tofu. Die meist eingesalzenen oder gepökelten Produkte werden über einen längeren Zeitraum dem Rauch von Holzfeuern ausgesetzt. Durch das Trocknen sinkt der Wassergehalt; die Oberfläche erhärtet. Diese Veränderungen und die im Rauch vorhandenen Stoffe wirken antimikrobiell. Räuchern verändert die Farbe, den Geruch, die Textur und den Geschmack des Räucherguts.

Beim Räuchern entstehen krebserregende Polyzyklische Aromatische Kohlenwasserstoffe (PAK), die ein Risiko für Krebskrankheiten darstellen.

Klartext
Vom Verzehr gepökelter oder geräucherter Produkte wird klar abgeraten.

Fermentieren – macht haltbar und gesünder

Fermentieren spielt in der Lebensmittelherstellung eine zentrale Rolle bei der Produktion und Haltbarmachung von Lebensmitteln. Dazu zählen neben Milchprodukten, wie Joghurt und Käse, auch Sauerkraut, Kimchi, Miso und Tempeh. Bei der Fermentation entstehen unter anderem Vitamine, sekundäre Pflanzenstoffe sowie organische Säuren. Bei fermentierten Lebensmitteln, die teilweise mit viel Salz zubereitet werden, sollte die Flüssigkeit abgegossen und die Ware sehr kurz gewässert werden. Fermentierte Produkte bieten eindeutig gesundheitliche Vorteile.

Klartext
Fermentierte Lebensmittel sind gesundheitlich wertvoller als ihre meistens bereits gesunden Ausgangsprodukte.

Gefrieren – haltbar, aber noch gesund?

Gefrieren ist ebenfalls eine Methode zur Konservierung. Die Mineralien und meisten Vitamine bleiben erhalten. Allerdings wird die Ware vor den Gefrieren meisstens blanchiert. Blanchieren ist eine kurzzeitige thermische Behandlung von Lebensmitteln in siedendem Wasser oder in heißem Wasserdampf. Dabei gehen geringen Mengen an Mineralstoffen verloren und Vitamine erfahren einen kleinen Aktivitätsverlust. Das Gleiche wiederholt sich beim Auftauen und Erhitzen der Ware, so dass insgesamt der Nährstoffgehalt geringer ist als in frischen Lebensmitteln.

Zusätzlich erfordern die vielen Angebote an tiefgefrorenem Obst, Gemüse, Fisch und Fleisch einen sehr hohen Energieaufwand. Das wird in der heutigen Umweltsituation immer weniger vertretbar. Die Kühlkette muss auch auf den teils langen Transportwegen beibehalten werden. Selbst geerntete Früchte und selbst zubereitete Speisen, die auf Vorrat im eigenen Haushalt eingefroren werden, sind zumindest ökologisch als sinnvoll einzustufen und haben einen deutlich geringeren Energieverbrauch. Wenn möglich, sollte deswegen saisonales Obst und Gemüse verzehrt werden, im Winter also beispielsweise verschiedene Kohlarten, Karotten und lagerfähige Äpfel.

Klartext
Gefrorene Produkte bitte zumindest aus ökologischen Gründen möglichst meiden, stattdessen eher saisonale Lebensmittel essen.

Ultra-verarbeitete Lebensmittel – besser Finger weg

Diese Nahrungsmittel – sie verdienen den Namen Lebensmittel leider nicht – wie Tiefkühlpizza, abgepackte Kuchen, zuckerhaltige Erfrischungsgetränke, Säfte und vieles mehr sind beliebt, aber für die Gesundheit mehr als ungünstig. Diese führen zu einer Zunahme von Körpergewicht und Körperfettanteil, unverarbeitete Lebensmittel dagegen zu einer Abnahme der beiden Parameter[66]. Dies liegt u. a. daran, dass diese Nahrungsmittel viele Kalorien in Form von Fett und Zucker enthalten und dass sie schnell verzehrt werden. Ein Anstieg des Anteils von ultra-verarbeiteten Lebensmitteln in der Nahrung ging mit einem signifikanten Anstieg der Sterberate und des Brustkrebsrisikos einher.

Ultra-verarbeitet: Gut nur für den Handel, nicht für die Konsumenten.

Klartext
Fertigprodukte aus Dosen und anderen Verpackungen sowie Tiefkühlkost und alle gesüßten Getränke bitte einfach nur meiden und nicht in den Körper lassen.[50 67 165]

3. Konkrete Antworten auf häufig gestellte Fragen

Gibt es einen Unterschied zwischen pflanzlichem und tierischem Eiweiß und deren Begleitstoffen?
Ja. Generell gilt, dass alle Lebensmittel alle Aminosäuren enthalten, allerdings in unterschiedlichen Mengen. So enthält tierisches Eiweiß mehr der essentiellen Aminosäuren, sodass die biologische Wertigkeit etwas höher liegt als beim Eiweiß von Pflanzen. Dieser Unterschied ist in der Praxis eher unbedeutend, da bei Mahlzeiten immer mehrere Eiweiße aufgenommen werden und die verschiedenen Aminosäuren sich so ergänzen, dass die Qualität insgesamt verbessert wird. Tierisches Eiweiß weist einen höheren Anteil an schwefelhaltigen Aminosäuren auf, die zu einer stärkeren Säurelast im Körper führen. Fleisch enthält außerdem Fettsäuren, die chronische Entzündungen fördern, insbesondere die Arachidonsäure. Meist liegt zudem ein ungünstiges Verhältnis von Omega-6- zu Omega-3-Fettsäuren vor. Und die gesamte Palette der sekundären Pflanzenstoffe und der Ballaststoffe fehlt.

Muss eine Mahlzeit immer alle Aminosäuren enthalten?
Da alle Lebensmittel alle Aminosäuren enthalten, muss lediglich deren unterschiedliche Menge ausgeglichen werden. Dazu ist es ausreichend, wenn verschiedene Eiweiße – wie beispielsweise mittags Reis und abends Linsen – mit unterschiedlichen Zusammensetzungen ihrer Aminosäuren während des Tages gegessen werden. Der Körper bedient sich dann aus dem »Aminosäurenpool«.

Fördert Soja Brustkrebs?
Nein. Das Gegenteil ist der Fall. Insgesamt kommen die wissenschaftlichen Ergebnisse zu der Erkenntnis, dass regelmäßiger Sojakonsum das Risiko von Brustkrebs senkt und bei bereits vorhandener Krankheit den Gesundungsprozess unterstützt.

Sind alle angebotenen Sojaprodukte gentechnisch verändert?
Nein. Denn es gibt eine Kennzeichnungspflicht für gentechnisch veränderte Sojalebensmittel aus und in Europa. Um ganz sicherzugehen, sollten Sie Bio-Produkte kaufen. Noch ein Hinweis für die Kritiker: Der weltweit größte Anteil von Soja ist gentechnisch verändert. Dieser wird als Futter in der Massentierhaltung eingesetzt, sodass gentechnisch verändertes Soja über diesen Weg der Nahrungskette durchaus viele Menschen erreicht, die Fleisch und anderen Tierprodukte verzehren.

Ist Soja schädlich für die Schilddrüse?
Nein. Der Verzehr von Soja und damit die Aufnahme von Phytoöstrogenen (Isoflavone) können im Rahmen einer üblichen Verzehrmenge nach dem gegenwärtigen wissenschaftlichen Kenntnisstand als unbedenklich angesehen werden. Ein moderater Konsum von Sojaprodukten hat mehr positive als möglicherweise negative Wirkungen.

Deckt eine vollwertige Pflanzenkost den Eiweißbedarf auch von Sportlern?
Ja. Die meisten Sportler essen reichlich, um ihren Energiebedarf zu decken, und nehmen dadurch auch mehr Eiweiß auf. Sportler, die weniger essen (Geräteturnen, Kampfsportler verschiedener Gewichtsklassen), sollten eiweißreiche Lebensmittel einbeziehen (Hülsenfrüchte, Nüsse).

Ist der Veganer mit den langkettigen Omega-3-Fettsäuren EPA und DPA ausreichend versorgt?
Ja, wenn Veganer täglich ausreichend mit Alpha-Linolensäure-haltigen Lebensmitteln versorgt sind, wie Leinsamen, Walnüssen und deren Ölen sowie Raps- und Perillaöl. Aus Alpha-Linolensäure kann der Körper die langkettigen Omega-3-Fettsäuren (EPA und DHA) herstellen. Doch Laboruntersuchungen bei Petras Patienten zeigen immer wieder auf,

dass EPA und DHA nicht ausreichend vorhanden sind. Algenöle sind gute Lieferanten von EPA und DHA und sollten dann regelmäßig eingesetzt werden.

Sind Algen sichere Vitamin-B_{12}-Lieferanten für Veganer?
Nein. Es gibt bisher keine Alge als sichere Quelle für Vitamin B_{12}. Auch wenn sie für den Menschen geeignetes Vitamin B_{12} enthält, wird dessen Resorption durch die sehr viel größere Menge an Analoga verhindert.

Enthalten fermentierte Lebensmittel ausreichend Vitamin B_{12}?
Nein. Fermentierte Lebensmittel enthalten Vitamin-B_{12}-Analoga, die beim Menschen keine Wirkung erzielen. Im Gegenteil, sie behindern die Resorption von Vitamin B_{12}, das für den Menschen geeignet ist.

Können auch nicht vegan lebende Menschen einen Vitamin-B_{12}-Mangel entwickeln?
Ja. Besonders bei älteren Menschen ist sowohl die Bildung des Intrinsic-Faktors (erforderlich für die Resorption von Vitamin B_{12}) als auch die Resorption direkt vermindert. Insbesondere bei der Einnahme von Magensäureblocker kann es zu erheblichen B_{12}-Mangelzuständen kommen.

Ist Vitamin B_{12} für viele Jahre im Körper gespeichert?
Nein. Die Menge an gespeichertem Vitamin $B_{12,}$ die für den optimalen Bedarf ausreicht, reicht eher für mehrere Monate, vielleicht auch nur für einige Wochen. Hier muss noch geforscht werden.

Erhöht Keimen den Vitamin-B_2-Gehalt in pflanzlichen Lebensmitteln?
Ja. Beim Keimen erhöhen sich die Mengen der meisten Vitamine, besonders die Vitamine B_1, B_2, C, E und Niacin. Auch

die vielen sekundären Pflanzenstoffe nehmen abhängig von der Art der Keimlinge zu.

Bilden Pilze beim Trocknungsprozess in der Sonne Vitamin D?
Ja. Pilze bilden geringe Mengen an Vitamin D, wenn sie dem Sonnenlicht ausgesetzt sind. Die gebildete Menge ist abhängig von der Pilzart und zusätzlich von der Dauer der Sonnenbestrahlung während des Wachstums.

Wie sieht die Versorgung mit Jod aus?
Genau wie beim Vitamin D ist auch die Versorgung mit Jod im Durchschnitt der Bevölkerung unzureichend. Deshalb sind Algen, jodiertes Salz oder Kelp-Kapseln zu empfehlen.

Brauchen Veganer Algen zur ausreichenden Jodversorgung?
Ja. Algen sind gute Jodlieferanten. Generell sollte die Jodversorgung durch den Einsatz von Jodsalz in der Lebensmittelindustrie, dem Lebensmittelhandwerk und im Haushalt inzwischen gesichert sein. Die Laboruntersuchungen bei Petra zeigen jedoch bei etwa 70 Prozent ihrer Patienten einen gravierenden Mangel.

Kommt ein Eisenmangel häufiger bei Veganern vor als bei Mischköstlern?
Veganer nehmen genauso viel Eisen auf wie Mischköstler, aber die Resorption aus Pflanzen ist geringer. Veganer, die eine Verbesserung der Eisenresorption durch Vitamin C und organische Säuren nutzen, haben gute Eisenspiegel im Blut. Dass sie meist etwas niedriger liegen als bei Mischköstlern, ist positiv, da so weniger freies Eisen im Blut vorhanden ist, das aggressiv wirkt und mit Infektanfälligkeit einhergehen kann und möglicherweise auch einige Krebserkrankungen fördert.

Fördert Hämeisen aus Fleisch Krankheiten?
Ja. Deshalb hat die WHO rotes Fleisch und bestimmte Wurstwaren als krebserregend eingestuft. Bei Eisen aus Pflanzen entscheidet der Körper selbst, welche Menge er aufnehmen möchte. Bei Eisen aus Fleisch kann er das nicht, es reichert sich immer mehr an und führt zu oben genannten schädlichen Effekten.

Haben Pflanzenköstler immer einen Kalziummangel?
Nein. Viele Pflanzen und entsprechende Mineralwässer liefern ausreichend Kalzium.

Ist Kokosöl in Kaffee ein Komplexbildner?
Dazu gibt es derzeit noch keine verlässlichen Untersuchungen.

Ist Kaffee ein Flüssigkeitsräuber?
Besonders in österreichischen Kaffeehäusern gehört es zur Tradition, dass zur Tasse Kaffee ein Glas Wasser serviert wird – zunächst ohne erkennbaren Grund.

Inzwischen ist bekannt, dass das im Kaffee enthaltene Koffein einen harntreibenden Effekt besitzt, dessen Stärke von der Menge des Koffeins und des Kaffeekonsums abhängt. Bei höheren Koffeinkonzentrationen führt die hohe Koffeinzufuhr neben der vermehrten Wasserausscheidung auch zu einer vermehrten Mineralstoff- und insbesondere Natriumausscheidung. Diese Erkenntnis hat den österreichischen Mythos bestätigt.

Übrigens, es schadet nicht, zu einer Tasse Kaffee auch ein Glas Wasser zu trinken, um die empfohlene Flüssigkeitsaufnahme zu erreichen.

Sind Kohlenhydrate immer schlecht?
Nein. Schlechte Kohlenhydrate sind Zucker, Süßwaren und gezuckerte Getränke. Gut sind komplexe Kohlenhydrate wie Stärke und Ballaststoffe.

Macht Schokolade glücklich?

Viele Menschen berichten, dass sich ihre Stimmung nach dem Verzehr von Schokolade bessert, dass sie glücklich, beruhigt, getröstet oder befriedigt sind. Schokolade enthält Phenylethylamin, das dem körpereigenen Dopamin und Adrenalin ähnelt. Diese Substanzen steigern die Pulsfrequenz, erhöhen den Blutdruck und Blutzuckerspiegel, vertreiben die Müdigkeit und können Glücksgefühle hervorrufen.

Zusätzlich schütten die Gehirnzellen den Botenstoff Dopamin aus, der ein Glücksgefühl auslöst. Außerdem ruft der Zucker in der Schokolade, wie bei anderen Süßigkeiten auch, eine Ausschüttung von Insulin hervor, das den Transport von Tryptophan, der Ausgangssubstanz von Serotonin, in das Gehirn erleichtert. Der Botenstoff Serotonin kann Schwermut und Reizbarkeit vertreiben.

Ein Abkömmling der Arachidonsäure, das Anandamid, kommt in Schokolade und Haschisch vor. Obgleich die Mengen sehr gering sind, könnte es sein, dass eine Akkumulation von Anandamid im Gehirn stattfindet und ein Glücksgefühl auslöst. Es ist schön zu wissen, dass täglich ein Stückchen dunkle Schokolade ausreicht, um glücklich zu sein, aber dabei nicht süchtig zu werden.

Ist Gluten ungesund?

Nein. Allerdings müssen Menschen, die an einer Gluten-Unverträglichkeit oder an Zöliakie leiden, glutenhaltige Lebensmittel (Weizen, Dinkel/Grünkern, Roggen, Gerste, Hafer) und daraus hergestellte Produkte meiden. Möglicherweise sind für die Unverträglichkeit weitere Enzyme verantwortlich, wie Amylase-Trypsin-Inhibitoren (ATI). Hierbei handelt es sich um eine Gruppe von Enzymen, die in Weizen und anderen verwandten Getreidesorten vorhanden sind. Ihre natürliche Funktion besteht darin, den Abbau von Eiweiß im Getreide zu hemmen.

Gibt es Tipps für eine verdauungsfreundliche Zubereitung von Hülsenfrüchten?

Ja. Die Hülsenfrüchte sind leichter verdaulich, wenn sie eingeweicht oder angekeimt werden. Dazu werden sie über Nacht oder auch bis zu 2 Tagen entweder in einem geschlossenen Topf in Wasser oder in einem flachen Teller mit etwas Wasser eingeweicht. Durch den Keimvorgang werden die problematischen Stoffe (Lektine, Gluten, Phytin) fast ganz abgebaut. Danach werden die Hülsenfrüchte je nach Sorte 4-5 Stunden gekocht.

Sind eingeweichte Nüsse besser verträglich?

Ja. Das Einweichen von Nüssen in Wasser macht sie bekömmlicher. Nüsse enthalten genauso wie Hülsenfrüchte und Samen sogenannte Enzymhemmer, die vor einem zu frühen Keimen und vor Fressfeinden schützen. Manchen Menschen liegen diese Substanzen schwerer im Magen, besonders, wenn größere Mengen verzehrt oder in Speisen verarbeitet werden.

Machen Nüsse dick?

Nein. Diese unerwartete Antwort kann noch immer nicht abschließend erklärt werden, denn Nüsse enthalten viel Fett und daher entsprechend viele Kalorien. Bisher war die Erklärung für diesen Effekt, dass der hohe Fettgehalt zusammen mit dem relativ hohen Eiweißgehalt zu einer starken Sättigung beiträgt. So werden im Laufe des Tages insgesamt weniger Kalorien aufgenommen.

Macht Fruchtzucker eine Fettleber?

Es kommt darauf an. Fruchtzucker ist natürlicherweise besonders in Obst, aber auch in Gemüse enthalten, das aber in diesem natürlichen Verbund nicht schädlich ist. Dagegen ist der isolierte, industriell gewonnene Fruchtzucker gesundheitsgefährdend. Er wird vielen Fertigprodukten zugesetzt und trägt in höheren Mengen zählen - auch wenn wir das nicht gerne hören. Weitere Auswirkungen können Übergewicht, Diabetes, Herz-Kreislauf-Erkrankungen, Gicht oder gar Krebs sein.

Warum glauben so viele Menschen, dass sie Obst nicht vertragen?
Die Verträglichkeit von Obst ist auch eine Frage der Gewöhnung. Wer selten oder nie Obst isst, wird bestimmte Obstarten (Äpfel, Pflaumen, Apfelsinen) nicht sofort gut vertragen, andere Obstarten dagegen sind fast immer für jeden gut verträglich (Beeren, Papaya, Mangos). Nicht gut verträgliches Obst wird, in kleinen Mengen gut gekaut, nach einer gewissen Zeit auch in größeren Mengen gut vertragen.

Ist Obst schwer verdaulich?
Nein. Für Obst und andere pflanzliche Lebensmittel dauert der gesamte Verdauungsprozess etwa einen Tag. Natürlich kommt es auch auf die Kauintensität an. Je besser gekaut, desto kürzer die Verweildauer. Tierische Produkte verlassen den Magen teilweise schneller, aber die Zeit für die komplette Verdauung kann bis zu sechs Tage dauern.

Ist Obstessen für Insulinresistenz und Diabetes verantwortlich?
Nein. Trotzdem sollte Obst, das reich an Fruchtzucker ist (Trauben, Feigen, Mangos, Kirschen) nicht in großen Mengen gegessen werden, da sie zum Übergewicht beitragen können und oft der Ausgangpunkt für Insulinresistenz und Diabetes sind. Die Ursachen für diese Entwicklung liegen beim hohen Konsum von Zucker, Süßwaren und gesüßten Getränken, aber auch von tierischen Eiweißen und Fetten.

Sind Nachtschattengewächse schädlich?
Nein. Zu den wichtigsten Nachtschattengewächsen zählen Kartoffeln (nicht Süßkartoffeln), Tomaten, Auberginen, Paprika und Chilis. Unreife Früchte und Blätter der meisten Nachtschattengewächse enthalten giftige Alkaloide wie das

Solanin. Alkaloide sind Auslöser für entzündliche Reaktionen bis hin zu tödlichen Vergiftungen. Solanin befindet sich in den grünen Stellen von Kartoffeln, die ausgeschnitten werden müssen, grüne Tomaten sollten gemieden werden (siehe »Solanin«, Seite 508).

Verbraucht Heilfasten lebenswichtige Eiweiße und ist daher gefährlich?

Nein. Beim Heilfasten verbraucht der Körper zunächst die im Körper vorhandenen Energiereserven wie Glykogen in Leber und Muskeln, erste Fettreserven und die besonders im Bindegewebe verbliebenen Aminosäuren. Es kommt im Gegenteil zur Gesundung durch Entsäuerung, Entgiftung und Entlastung des Körpers. Erst danach greift der Körper auf Eiweiß zurück, natürlich zunächst auf die weniger wichtigen Aminosäuren in den Skelettmuskeln. Die lebenswichtigen Eiweiße in Herz und anderen Organen bleiben auch bei längeren Fastenperioden weitgehend unberührt.

Deutsche Ernährungsgesellschaften stehen der rein pflanzenbasierten oder veganen Ernährung »noch« kritisch gegenüber. Gibt es bereits Länder, die dazu eine andere Einstellung haben?

Ja. Länder wie Kanada, England, Portugal, Australien und auch die USA sind uns ein gutes Stück mit ihren Empfehlungen für eine vegane Ernährung voraus. Eine rein pflanzliche Ernährung sei angemessen für alle Lebensphasen, allerdings immer mit den Hinweisen, dass sie gut geplant, ausgewogen, bedarfsgerecht und vielfältig sei. Die Positionspapiere von Kanada, Portugal und USA weisen explizit darauf hin, dass diese Ernährungsform sowohl als Prävention der Zivilisationskrankheiten als auch zur Therapie solcher genutzt werden sollen.

Machen Light-Produkte schlank?

Nein. Ganz im Gegenteil. Aber die Werbung will es dem Verbraucher gerne so vermitteln. Ein Produkt darf als light bezeichnet werden, wenn es mindestens 30 Prozent weniger Fett oder Zucker als das Original enthält. Statt des normalen Zuckers werden Süßstoffe eingesetzt, um den süßen Geschmack zu erhalten. Diese Süßstoffe gelten als fraglich, da der Verbraucher meint, mit Light-Produkten weniger Kalorien aufzunehmen und deshalb in der Regel mehr davon konsumiert. Daher ist es langfristig besser, von normalen Lebensmitteln normale Mengen zu verzehren.

Dürfen Pilze und Spinat aufgewärmt werden?

Ja. Die Empfehlung, Pilzgerichte und Spinat nicht wieder aufzuwärmen, stammt aus einer Zeit, als es noch keine Kühlschränke gab und die Hygienestandards bei der Zubereitung und Lagerung von Lebensmitteln schlecht waren.

Spinat enthält neben Eisen relativ viel Nitrat, dessen Menge stark durch Sonnenlicht bestimmt wird. So enthält Spinat im Sommer aus dem Freiland deutlich weniger Nitrat als im Winter aus dem Treibhaus. Wird gekochter Spinat längere Zeit ohne Kühlung aufbewahrt, dann können Bakterien dieses Nitrat zu Nitrit umwandeln. Mittlerweile wissen wir aber, dass dieses Nitrit nicht wirklich schädlich ist, sondern eher positiv zu bewerten ist, da es zur Bildung von Stickoxid beiträgt, welches unserer Gefäßgesundheit zuträglich ist.

Pilze enthalten etwa 90 Prozent Wasser; damit zählen sie zu den leicht verderblichen Lebensmitteln. Wenn das Eiweiß durch Bakterien zersetzt wird, können sich giftige Abbauprodukte bilden. Dieser Prozess wird durch Wärme beschleunigt und durch Kälte gedrosselt. Reste von Pilzgerichten sollten im Kühlschrank maximal zwei Tage lagern.

Enthält Spinat viel Eisen?

Ja, relativ viel. Der Mythos, dass der Spinat besonders viel Eisen enthält, beruht auf einem Fehler, der Ende des 19. Jahrhunderts gemacht wurde. Damals ermittelte der Schweizer Arzt und Physiologe Gustav von Bunge den Eisengehalt von Spinat mit 35-42 mg/100 g. Beim Übertragen seiner Ergebnisse wurde aber übersehen, dass Bunge nicht mit frischem, sondern mit getrocknetem Spinat gearbeitet hatte. Da frischer Spinat zu 90 Prozent aus Wasser besteht, entsprechen 100 g Spinatpulver etwa 1 kg frischem Spinat. Der Mythos des hohen Eisengehalts im Spinat hat sich – nicht zuletzt durch die Zeichentrickfigur Popeye – so festgesetzt, dass immer noch der Glaube weit verbreitet ist, Spinat sei ein hervorragender Eisenlieferant. Übrigens ist Spinat mit einem Zehntel der mythischen Menge immer noch eine gute Quelle für Eisen, ähnlich wie viele andere Blattgemüse.

Eisen in Pflanzen ist für unseren Körper aus gutem Grunde nicht so einfach verfügbar (siehe »Eisen«, Seite 551). Zwischen 1 und 5 Prozent des Eisens werden aus pflanzlichen Lebensmitteln aufgenommen, aus tierischen Produkten dagegen sind es zwischen 5 und 20 Prozent. Die Eisenverfügbarkeit aus Pflanzen kann jedoch erheblich gesteigert werden, wenn gleichzeitig Säuren wie Essigsäure (Volksweisheit: Jeder Tropfen Essig – zehn Tropfen Blut), Zitronensäure (alle Zitrusfrüchte) oder Ascorbinsäure (Vitamin C) aufgenommen werden. Diese Kombination ist bei vollwertiger Kost gegeben. Aus diesem Grunde lohnt es sich, bei Mahlzeiten diese Säuren mit einzubeziehen. Den einsamen Rekord hält dabei Sauerkraut; das darin enthaltene Eisen kann wegen der anwesenden Milchsäure bis zu 80 Prozent vom Körper aufgenommen werden, je nach Bedarf. Prozentual wird wesentlich mehr aufgenommen als durch das Essen von Fleisch und anderen tierischen Produkten.

Ist brauner Zucker gesünder als weißer?

Nein. Vielleicht liegt es an den großen Unterschieden zwischen dunklem Vollkornmehl und Weißmehl, dass die damit verbundene Farbe auch auf Zucker übertragen wird, wissenschaftliche Gründe dafür gibt es nicht.

Der Rohzucker oder braune Zucker wird im Verarbeitungsprozess im Vergleich zum raffinierten Zucker weniger gereinigt und weist deshalb eine braune Farbe auf (er ist nicht roh im Sinne von unerhitzt). Da der Markt für braunen Zucker verschwindend klein ist, wird er auch durch nachträgliches Färben von raffiniertem Zucker mit Melasse hergestellt. Obgleich der braune Zucker im Vergleich zu weißem Zucker etwas an Mineralstoffen (Kalzium, Magnesium, Eisen) enthält, sind die Mengen so minimal, dass sie zu vernachlässigen sind. Eventuell vorhandene Schadstoffe im braunen Zucker können da eher problematisch sein.

Unabhängig von der Farbe sollten alle isolierten Zucker und mit Zucker gesüßten Produkte und Getränke weitgehend gemieden werden.

Machen Süßstoffe schlank?

Nein. Süßstoffe sind künstliche Verbindungen mit hoher Süßkraft. So ist Aspartam 200-mal süßer als Zucker. Süßstoffe kommen vor allem in Light-Produkten zum Einsatz. Sie sind kalorienfrei und werden oft verwendet, um abzunehmen. Es gibt aber keine wissenschaftliche Studie, die Abnehmen oder langfristiges Schlankhalten eindeutig bewiesen hat. Im Gegenteil, die Süße im Mund signalisiert der Bauchspeicheldrüse, Insulin auszuschütten, um den erwarteten Zucker in die Zellen zu befördern. Obwohl kein Zucker ankommt, gibt es trotzdem die ungünstige Erhöhung des Insulinspiegels im Blut. Außerdem können Süßstoffe die Darmflora und damit den Zuckerstoffwechsel verändern. Gesundheitsschädigende Effekte sind vor allem bei längerem Gebrauch nicht auszuschließen. Natürliche Süßstoffe aus Stevia oder Birkenzucker (Xylit) können die gesündere Alternative sein.

Entsteht beim Verdauen von Obst Alkohol?

Eher nicht. In der Bier- und Weinproduktion werden Hefepilze eingesetzt, um Alkohol aus Kohlenhydraten zu produzieren. Der Darm wird weitaus überwiegend von Bakterien besiedelt, Hefepilze sind eher selten und stellen nur sehr geringe Mengen an Alkohol her, die der Mensch nicht wahrnimmt.

Nur wenn sich alkoholbildende Hefepilze im Darm ausbreiten, kann es zu einer spürbaren Alkoholproduktion kommen, die bis zum Vollrausch geht. Diese Situation wird nur sehr selten beobachtet.

Ist jede Margarine ist schlecht?

Nein. Margarine hat teilweise einen schlechten Ruf, da es als stark verarbeitetes Produkt mit dem Naturprodukt Butter verglichen wird. Dabei hängt ein Vergleich mit Butter entscheidend von der Art der Margarine ab, denn es gibt viele verschiedene Margarinen. Zunächst enthalten alle Margarinen kein Cholesterin, was meist als Vorteil gesehen wird. Im Vergleich zu Butter, die in gewissen Grenzen immer die gleiche Zusammensetzung hat, weisen »gute« Margarinen das Mehrfache an den essentiellen Omega-3-Fettsäuren auf und deutlich weniger gesättigte Fettsäuren, die eher als kritisch gelten. Die »schlechten« Margarinen enthalten überwiegend gehärtete Fette, kaum essentielle Fettsäuren, zudem entstehen bei der unvollständigen Hydrierung im Verlauf der Fetthärtung Transfettsäuren.

Butter enthält auch die schädlichen Transfettsäuren, die in Abhängigkeit von der konsumierten Menge das Risiko für Herz-Kreislauf-Erkrankungen erhöhen. Sie steigern das schlechte LDL-Cholesterin und die Triglyceride und reduzieren das gute HDL-Cholesterin. Als Folge kann sich die Gefahr von Herzinfarkten und Schlaganfällen erhöhen. Im Übrigen hat Butter einen besonders schlechten ökologischen Fußabdruck.

Es gibt also wertvolle Margarinen, die deutlich besser sind als der Ruf von Margarinen allgemein, und es gibt minderwertige Margarinen, die den schlechten Ruf von Margarine begründen.

BUCH III

DIE GEHEIMNISSE DER PFLANZLICHEN LEBENSMITTEL

Hier finden Sie im ersten Teil Wissenswertes zu den verschiedenen pflanzlichen Lebensmitteln. Lassen Sie sich von deren gesunderhaltenden Inhaltsstoffen und den möglichen naturheilkundlichen Anwendungen, die sie Ihnen bieten, begeistern. Die besprochenen Pflanzen sind unsere Naturapotheke und dabei frei von unerwünschten Nebenwirkungen. Im zweiten Teil vertiefen wir dieses Wissen und gehen auf die Nährstoffebene. Sie erfahren Wichtiges über die Funktionen der einzelnen Nährstoffe, die in den pflanzlichen Lebensmitteln in unterschiedlichster Zusammensetzung vorkommen. Genießen Sie es, sich immer wieder dazu motivieren zu lassen, von all den Vorzügen der Pflanzennahrung gesundheitlich zu profitieren.

Im Folgenden stellen wir Ihnen zunächst das gesundheitliche Potential der wichtigsten pflanzlichen Lebensmittel von Gemüse über Früchte bis zu Kräutern und Ölen vor. Viel Spaß beim Entdecken der Gesundheits-Geheimnisse der pflanzlichen Lebensmittel.

IX.
Die pflanzlichen Lebensmittel im Detail

I. Die wichtigsten Lebensmittelgruppen

Beeren

- Heimische Beeren: Brombeeren, Erdbeeren, Himbeeren, Heidelbeeren, Johannisbeeren, Preiselbeeren, Stachelbeeren
- Tropische Beeren: Acaibeeren, Cranberries, Gojibeeren, Maquibeeren, Haskapbeeren
- Wildbeeren: Hagebutten, Holunderbeeren, Sanddorn, Schlehdorn, Vogelbeere

Gemüse

- Blattgemüse: Rucola, Feldsalat, Endivien, Mangold, Spinat
- Blütengemüse: Artischocken
- Kohlgemüse: Weißkohl, Sauerkraut, Grünkohl, Rotkohl, Brokkoli, Rosenkohl, Blumenkohl
- Kürbisgemüse: Kürbis, Gurken, Wassermelonen
- Nachtschattengewächse: Auberginen, Kartoffeln, Paprika, Tomaten, Zucchini
- Pilze
- Sprossengemüse: Spargel
- Wurzelgemüse: Karotten, Radieschen, Rettich
- Zwiebelgemüse: Zwiebeln, Lauch, Knoblauch

Getreide

- Weizen, Roggen, Gerste, Hafer, Reis, Mais, Hirse
- Pseudogetreide: Buchweizen, Amaranth, Quinoa

Gewürze

- Anis, Beifuß, Bohnenkraut, Chili, Estragon, Fenchel, Gelbwurz, Ingwer, Koriander, Kreuzkümmel, Kümmel, Majoran, Muskatnuss, Nelken, Oregano, Paprikapulver, Pfeffer, Piment, Rosmarin, Safran, Salbei, Senf, Thymian, Vanille, Wacholderbeeren, Zimt, Zitronengras

Hülsenfrüchte

- Bohnen, Erbsen, Kichererbsen, Linsen, Süßlupinen, Sojabohnen

Knollengemüse

- Unterirdische Knollen: Kartoffeln, Süßkartoffeln, Pastinaken, Schwarzwurzeln, Topinambur, Steckrüben
- Oberirdische Knollen: Rote Bete, Kohlrabi, Knollensellerie, Meerrettich

Kräuter

- Basilikum, Borretsch, Dill, Gartenkresse, Kerbel, Oregano, Petersilie, Pimpinelle, Rosmarin, Schnittlauch, Thymian

Nüsse

- Cashewkerne, Erdnüsse, Haselnüsse, Esskastanien, Macadamianüsse, Mandeln, Paranüsse, Pekannüsse, Pistazien, Walnüsse

Obst

- Kernobst: Äpfel, Birnen, Quitten
- Klassische Südfrüchte: Ananas, Avocados, Bananen, Datteln, Feigen, Grapefruits, Limetten, Mandarinen, Orangen, Zitronen
- Steinobst: Aprikosen, Kirschen, Oliven, Pflaumen, Pfirsiche/Nektarinen

Ölsamen und Ölfrüchte

- Arganöl, Borretsch, Chiasamen, Hanfsamen, Kümmel, Kürbiskerne, Lein, Maiskeimöl, Olivenöl, Perillasamen, Pinienkerne, Raps, Sesam, Sojabohnen, Sonnenblumenkerne, Traubenkernöl, Weizenkeime

Wildkräuter

- Bärlauch, Brennnesseln, Giersch, Löwenzahn, Sauerampfer, Vogelmiere

2. Die Übersicht pflanzlicher Lebensmittel von A bis Z

Acaibeeren sind in Südamerika beheimatet. Sie haben einen hohen Gehalt an Antioxidantien. Auf dem Markt werden zahlreiche Produkte aus Acaibeeren als Pulver, Saft oder Püree angeboten. Zu den versprochenen Wirkungen zählen Gewichtsabnahme über Hautglättung bis zur sexuellen Stimulation. Es handelt sich um eine gesundheitlich sehr wertvolle Beerenart, die zwar alphabetisch an erster Stelle steht, sie muss aber aus ökologischer Sicht wegen des weiten Transports nicht die erste Wahl sein.

Amaranth wächst hauptsächlich in Südamerika, gedeiht aber auch hierzulande. Die kleinen Samen haben einen höheren Gehalt an Eiweiß und Mineralstoffen als die meisten Getreidearten; sie sind zudem reich an Kalzium, Magnesium, Eisen und Zink. Ihr hoher Ballaststoffgehalt trägt zur Darmgesundheit und Krebsprävention bei.

Amaranth ist sehr reich an Oxalsäure, deshalb sollten Menschen, die zu oxalathaltigen Nierensteinen neigen, nur mäßige Mengen verzehren. Die kleinen Körner schmecken in gepuffter Form im Müsli und werden backfähigen Mehlen für Brot und Gebäck zugesetzt.

Ananas ist reich an Vitamin C und Mineralstoffen sowie an Enzymen wie Bromelain, das gerinnungs- und entzündungshemmend wirkt. Es hilft beim Abbau von Fibrin, einem Eiweiß im Blut, das die Verbindungen von Blutplättchen stabilisiert und dadurch die Blutzirkulation herabsetzen kann. Bromelain zeigt auch wundheilende Wirkungen. Die durch Ananasverzehr stimulierte Serotonin-Ausschüttung im Körper sorgt für Glücksgefühle.

Neben der klassischen Verwendung als frisches Obst oder als Salatbestandteil ist Ananas beliebt als Saft und Marmelade.

Anis enthält ätherische Öle, Phenole und Flavonoide. Die Öle regen die Drüsen des Magen-Darm-Traktes an und wirken leicht entkrampfend. Daher wird er bei Verdauungsbeschwerden wie Blähungen und Völlegefühl verabreicht. Anis löst festsitzenden Schleim aus den Bronchien und lindert dadurch Erkältungen und Entzündungen der Nasennebenhöhlen. Nach dem Essen gekaut, verbessert Anis den Atem.

Äpfel stammen ursprünglich aus Asien, wo sie als lebensverlängerndes Heilmittel gelten. Inzwischen sind sie längst auch bei uns heimisch und das Obst schlechthin. Die gesundheitlichen Wirkungen der Äpfel werden zutreffend durch das englische Sprichwort »An apple a day keeps the doctor away« zusammengefasst. Denn Äpfel reduzieren das Risiko, an Herz- und Gefäßerkrankungen, Asthma und anderen Atemwegserkrankungen, Diabetes mellitus sowie Darm- und Lungenkrebs zu erkranken. Die krebsvorbeugende Wirkung bewirken Pektine und Polyphenole wie Quercetin. Sekundäre Pflanzenstoffe weisen antioxidative und entzündungshemmende Eigenschaften auf (siehe »Mikrobiom«, Seite 407). Auch das Kerngehäuse ist wertvoll, denn es enthält Jod. Geschätzt gibt es 10000 Apfelsorten, von den bekannten hat Braeburn mit 24 mg/100 g den höchsten Vitamin-C-Gehalt, überwiegend in der Schale.

Je nach Apfelsorte gibt es typische Verwendungsmöglichkeiten: Der Boskoop eignet sich für Apfelkuchen oder Bratapfel, der Braeburn eher für den direkten Verzehr. Andere Apfelsorten wie Elstar sind Allroundtalente und eignen sich für jegliche Zubereitungsart. Unabhängig davon lassen Äpfel sich generell zu Mus, Bratapfel, Kompott oder Saft verarbeiten.

Wenn die neuen Apfelsorten nicht gut vertragen werden, kann es zu allergischen Reaktionen kommen. Alte Sorten werden meist gut vertragen. Hierzu zählen die Sorten Krügers Dickstiel, Jonathan, Boskoop, Cox Orange u.a.m.

Aprikosen waren in Armenien schon in der Antike bekannt. In Österreich werden sie Marillen genannt. Aprikosen haben mit 200 µg/100 g den höchsten Anteil aller Obstarten an Beta-Carotin (Provitamin A), das die Haut vor UV-Strahlen schützt und die Sehkraft stärkt. Außerdem enthalten sie Vitamin E sowie Phosphor, Eisen, Magnesium und Kalium. Aprikosensamen sind giftig, da sie bis 8 Prozent Blausäure enthalten, vom Verzehr wird deshalb abgeraten. Aprikosen werden am besten frisch verzehrt, beispielsweise in Obstsalaten, oder zu Desserts, Kompott oder Marmelade verarbeitet.

Arganöl wird aus den Beeren des Arganbaums gewonnen, der ausschließlich im Südwesten Marokkos wächst. Das Öl enthält Phytosterole und etwas Vitamin E. Das Fettsäuremuster ist nicht gut, denn das Verhältnis von Omega-6- zu Omega-3-Fettsäuren beträgt 340:1.

Aroniabeeren (Apfelbeeren) stammen ursprünglich aus dem östlichen Nordamerika. Die hohen Gehalte an Vitamin C, Folsäure, Provitamin A, Vitamin B_2, Vitamin K und Flavonoiden wie Anthocyane machen sie zu einem echten Superfood. Kein Lebensmittel enthält mehr Anthocyane. Wegen ihrer antioxidativen Wirkung reduzieren Brombeeren den oxidativen Stress, der durch ein Übermaß an freien Radikalen entsteht, und können die Tumorbildung, insbesondere bei Darmkrebs, hemmen.

Artischocken stammen ursprünglich aus dem Mittelmeerraum und sind frostempfindlich. Artischocken sind verdauungsfördernd und cholesterinsenkend, so kommt ihnen eine Rolle bei der Vorbeugung gegen Arteriosklerose zu. Der enthaltene Bitterstoff Cynarin regt den Stoffwechsel von Leber und Galle an.

Die ganzen Blütenköpfe der Artischocke können gebraten, gekocht oder frittiert werden. In Salzwasser werden sie mit etwas Zitronensaft gekocht. Die Blätter werden dann abgezupft und der untere Teil mit den Zähnen abgezogen. In der Regel wird dazu eine Vinaigrette gereicht. Artischockenböden werden auch eingelegt und sind ein beliebter Pizzabelag.

Auberginen, auch Eierpflanze oder Eierfrucht genannt, bestehen wie viele Gemüse zu 90 Prozent aus Wasser, dadurch ist der Energiegehalt mit 22 kcal/100 g recht gering. Sie enthalten fast kein Fett, aber Kalium, Kalzium, Magnesium und die Vitamine Retinol, Riboflavin und Niacin. Aufgrund ihres Gehaltes an Solanin sind Auberginen nicht zum Rohverzehr geeignet. Sie werden gedünstet, gebraten oder gekocht als Gemüse gegessen. Mit ganz wenig Fett angerichtet werden sie als kalorienarmes Gemüse zum Abnehmen empfohlen. Auberginen sind besonders in der südeuropäischen und arabischen Küche beliebt.

Avocados enthalten Kalium und Folsäure sowie Vitamin E und K. Außerdem sind sie reich an gesunden Fettsäuren mit einem hohen Fettgehalt von etwa 23 Prozent, der 220 kcal/100 g essbarem Anteil ergibt. Durch ihren Gehalt an einfach ungesättigten Fettsäuren können übergewichtige Menschen durch täglichen Verzehr von Avocados ihren Cholesterinwert senken. Bestimmte Sorten der Avocado werden als Bakterizid und gegen Durchfallerkrankungen verwendet.

Avocados brauchen für ihre Anzucht im Vergleich zu anderen Südfrüchten viel Wasser und sind aus ökologischer Sicht daher nicht ganz unproblematisch. Die Züchtungen von Sorten mit weniger Wasserbedarf waren bisher nicht erfolgreich, gehen aber weiter.

Avocados veredeln Salate jeglicher Art. Der hohe Fettgehalt macht die Avocado zum beliebten Brotbelag. Ein bekannter Dip ist die mexikanische Guacamole, die sich auch als Beilage zu Mahlzeiten eignet.

Bananen enthalten viel Vitamin B_6 und Folsäure und die Mineralstoffe Kalium und Magnesium. Außerdem machen Bananen glücklich, denn sie fördern die Ausschüttung der Neurotransmitter Serotonin, Noradrenalin und Dopamin. Diese Stoffe sind an der Steuerung der Stimmungslage sowie am Schlaf-Wach-Rhythmus beteiligt. Die zerdrückte reife Banane ist der Klassiker bei Durchfall, weil sie stopft und Mineralstoffe liefert, insbesondere Kalium. Deswegen sind sie auch bei Sportlern beliebt.

Bananen eignen sich zum Frühstück, schmecken aber auch in Obstsalaten, Smoothies und Kuchen.

Bärlauch ist ein vor allem in Wäldern mit Feuchtgebieten verbreitetes und geschätztes Wildgemüse, das im März/April gesammelt wird. In der Volksmedizin wird er aufgrund seiner antibakteriellen Wirkung eingesetzt, zudem hilft er bei Blähungen und Völlegefühl. Die gesundheitlichen Effekte sind den zahlreichen überwiegend schwefelhaltigen ätherischen Ölen wie Alliin und Allicin zuzuschreiben, die sich positiv auf Verdauung, Atemwege, Leber, Galle, Darm und Magen auswirken.

Durch den knoblauchartigen Geruch, der beim Reiben der Bärlauchblätter entsteht, unterscheiden sich Bärlauchblätter von den ähnlich aussehenden Maiglöckchen- und Herbstzeitlosenblättern und dem Gefleckten Aronstab. Diese drei Pflanzen sind äußerst giftig, daher sollten beim Sammeln die Unterschiede beachtet werden: Beim Bärlauch ist die Blattunterseite matt, bei Maiglöckchen und Herbstzeitlosen glänzend. Bärlauchblätter sind parallelnervig, die Blätter des Gefleckten Aronstabs netznervig.

Hitze verändert die schwefelhaltigen Stoffe, daher wird Bärlauch am besten unerhitzt unter Salate oder andere Speisen gemischt. Er ist komplett essbar, genutzt werden aber vorwiegend die Blätter, oft auch mit den Stängeln. Die Blüten werten jeden gemischten Salat auf. Geeignet ist er frisch als Gewürz, für würzige Soßen, Kräuterbutter und Pesto oder als Zutat in der Frühjahrsküche.

Basilikum, auch Königskraut genannt, ist eine Gewürzpflanze, von der rund 60 verschiedenen Arten bekannt sind. Die wichtigsten Bestandteile der ätherischen Öle sind Linalool, Estragol und Eugenol sowie Monoterpene. Des Weiteren sind Gerbstoffe, Flavonoide, Saponine und Kaffeesäure in nennenswerten Mengen enthalten. Das Kraut ist zudem reich an antioxidativ wirkenden Carotinoiden. In der Volksmedizin wird es gegen Nervosität, Schlafstörungen und Migräne eingesetzt und soll den Appetit anregen, die Fettverdauung fördern und bei Magenverstimmungen sowie gegen Blähungen helfen.

Basilikum ist klassischerweise in Pesto und auf Pizza zu finden und eignet sich für mediterrane Gerichte. Das Aroma geht durch Erhitzen teilweise verloren.

Beifuß enthält Bitterstoffe, die anregend auf die Bildung von Magensaft und Gallenflüssigkeit wirken und so die Verdauung unterstützen. In der traditionellen chinesischen Medizin findet Beifuß Verwendung in der Moxa-Therapie (Erwärmung von speziellen Punkten des Körpers). Beifuß gehört zu den traditionellen Grut-Bier-Kräutern.

Birnen sind ein Kulturbegleiter, schon die Babylonier verehrten den Birnbaum, und Homer berichtete von ihnen. Die Anzahl der Sorten weltweit wird auf 5 000 geschätzt. Birnen enthalten die Vitamine A, der B-Gruppe, C und Folsäure sowie die Mineralstoffe Kalium, Kalzium und Magnesium. Außerdem liefern sie Ballaststoffe. Birnen wirken entwässernd und nervenstärkend. Wegen des hohen Vitaminanteils sollte die Schale nach gründlichem Reinigen mitgegessen werden. Birnen sind ein köstlicher Nachtisch.

Blumenkohl ist leicht verdaulich, von mildem Geschmack und reich an Vitamin C und Mineralstoffen. Er enthält den krebshemmenden sekundären Pflanzenstoff Indol-3-Karbinol, wie auch Brokkoli und andere Kohlarten. Bei Patienten mit Prostatakarzinom konnte diese Substanz das Wachstum und die weitere Verbreitung des Tumors reduzieren. Fein gerieben bereichert unerhitzter Blumenkohl die Frischkostauswahl. Ob gebraten, gekocht, gedämpft, als Püree, Suppe oder Salat – der Kohl ist sehr vielseitig in seiner Verwendung.

Bohnen bieten eine große Vielfalt – Buschbohnen, Stangenbohnen, weiße Bohnen, Mungbohnen – und zählen zu den beliebtesten Hülsenfrüchten. Weiße Bohnen haben beispielsweise einen Eiweißgehalt von 21 Prozent, und mit 23 Prozent liefern sie sehr viel an Ballaststoffen. Bohnen werden weltweit vielseitig verwendet. Besonders beliebt sind Baked Beans, die bereits zum Frühstück gegessen werden. Bei uns sind besonders in der kalten Jahreszeit die deftigen Bohnen-Eintöpfe beliebt.

Bohnenkraut enthält Gerbstoffe, die alle Schleimhäute und den Körper gegen schädliche Bakterien schützen. Seine ätherischen Öle helfen gegen Erkrankungen der Atemwege.

Bohnenkraut passt neben Bohnengerichten zu Eintöpfen und Speisen der mediterranen Küche.

Borretsch wird auch als Gurkenkraut bezeichnet und ist ursprünglich im Mittelmeerraum beheimatet. Er wird als Gewürz- und Heilpflanze verwendet. Die Samen enthalten zwischen 26 und 38 Prozent Öl. Dabei sind die mehrfach ungesättigte Fettsäure Linolsäure mit 35 bis 38 Prozent und die einfach ungesättigte Ölsäure mit 16 bis 20 Prozent vertreten. Borretschsamenöl hat mit 17 bis 28 Prozent den höchsten bekannten Anteil an Gamma-Linolensäure, eine mehrfach ungesättigte Omega-6-Fettsäure. Sie wirkt sich positiv auf Entzündungen und auf die Haut aus. Deshalb wird das Öl bei Neurodermitis, Schuppenflechte und anderen Ekzemformen empfohlen. Es enthält viel Vitamin C sowie Schleim- und Gerbstoffe, Harz, Saponine, Kalium, Kieselsäure, verschiedene Fettsäuren und ätherische Öle. In der Volksheilkunde wird das Kraut bei Harnverhaltung, Fieber, Verschleimung der Atemwege, Durchfall sowie bei Entzündungen, Rheumatismus, klimakterischen Beschwerden und zur Blutreinigung angewendet.

Die blauen Blüten haben einen süßlichen Geschmack und werden als Salatdekoration verwendet.

Die Blätter des Borretschs werden in Salaten und Suppen verwendet oder als Gemüse wie Spinat zubereitet. Borretsch ist ein Bestandteil der Frankfurter

Grünen Soße. Seine Blüten und Blätter haben einen gurkenähnlichen, erfrischenden Geschmack.

Brennnesseln kommen als Große Brennnessel und Kleine Brennnessel sowie als die seltene Röhricht-Brennnessel und die Pillen-Brennnessel vor. Als Frühjahrsgemüse werden die jungen Brennnesseltriebe wegen ihres hohen Gehalts an antientzündlichen Flavonoiden, Eisen, Magnesium, Kalzium und Silizium geschätzt. Bemerkenswert ist der hohe Gehalt an Vitamin C, der etwa doppelt so hoch ist wie in Orangen. Brennnesseln gelten als entwässernd und als hilfreich bei beginnenden Harnwegsinfekten.

Brennnesselblätter bereichern Salate und Gemüsegerichte und passen in Suppen, Kräuterquark oder Pesto. Der aromatische, feinsäuerliche Geschmack ist dem Spinat ähnlich. Um die reizende Wirkung der Nesselhaare auszuschalten, können die Blätter sehr fein geschnitten oder kräftig geduscht werden. Im grünen Smoothie sollte sie nicht fehlen.

Brokkoli ist reich an Mineralstoffen wie Kalium, Kalzium, Eisen und Zink sowie den Vitaminen B_1, B_2, B_6, E und besonders C und Beta-Carotin. Des Weiteren enthält er zahlreiche sekundäre Pflanzenstoffe (Flavonoide, Glukosinolate und andere). Ein reichlicher Verzehr von Brokkoli soll das Risiko für Brust-, Prostata-, Lungen-, Magen- und Dickdarmkrebs verringern und das Wachstum von Krebszellen hemmen. Brokkoli schmeckt gedünstet, in Aufläufen und klein geschnitten auch als frischer Salat sehr lecker.

Brombeeren (Kratzbeeren) sind in den gemäßigten Gebieten der Nordhalbkugel weit verbreitet. Sie haben den höchsten Gehalt an Beta-Carotin von allen Beeren und sind reich an Eisen, Magnesium und Mangan. Sie enthalten Flavonoide, etwas Vitamin C und Gerbstoffe. Letztere wirken bei Durchfall stopfend und können Entzündungen im Mund- und Rachenraum lindern. Außerdem haben Brombeeren blutdrucksenkende sowie krebshemmende Eigenschaften und wirken beruhigend auf den Magen.

Buchweizen wird zu Graupen, Grütze, Grieß oder Mehl verarbeitet. Damit werden in erster Linie Breigerichte, aber auch Suppen, Fladen und Nudeln hergestellt. Buchweizen ist reich an der wichtigen Aminosäure Lysin und enthält antioxidativ wirksame Flavonoide, die vor Zellschäden schützen und den

Blutfluss verbessern können. Eine buchweizenreiche Kost kann sich zudem günstig auf den Blutzuckerspiegel auswirken. Buchweizenpfannkuchen sind als Galette in Frankreich eine beliebte Spezialität, in Form von Fladen haben Buchweizen-Blinis in Russland Tradition.

Cashewkerne stammen aus dem Nordosten Brasiliens. Der Cashewbaum wird auch Nierenbaum genannt. Seine Kerne enthalten große Mengen Tryptophan. Diese unentbehrliche Aminosäure fungiert im Körper als Vorstufe des Neurotransmitters Serotonin, das unter anderem als Glückshormon gilt. Zusammen mit Vitamin B_6 wirkt es antidepressiv und stimmungsaufhellend. Cashewkerne haben außerdem einen hohen Gehalt an Magnesium. Der Anteil an Kohlenhydraten ist mit 30 Prozent höher als bei anderen Nüssen.

Cashewkerne werden gerne in Currys und Suppen verwendet. Sie eignen sich hervorragend für die Herstellung von pflanzlichem Käse.

Chiasamen stammen von der mexikanischen Chia, einer ursprünglich fast nur in Mexiko und Zentralamerika vorkommenden Pflanzenart. Chiasamen enthalten bis zu 38 Prozent Fett, 18 bis 23 Prozent Eiweiß, 40 Prozent Kohlenhydrate und die Vitamine A, Niacin, Thiamin, Riboflavin und Folsäure. Außerdem sind die Mineralstoffe Kalzium, Phosphor, Kalium, Zink und Kupfer sowie Antioxidantien enthalten. Die Samen sind mit 34 g/100 g sehr reich an Ballaststoffen. Wenn sie in Wasser eingeweicht werden, entsteht ein sogenanntes Gel aus den löslichen Ballaststoffen. Schwarze und weiße Samen unterscheiden sich kaum im Nährstoffgehalt.

Das Chiaöl enthält viel Alpha-Linolensäure. Gemessen am Gesamtfettanteil, betragen die Anteile 60 Prozent Omega-3-, 20 Prozent Omega-6-, sechs Prozent Omega-9- und neun Prozent gesättigte Fettsäuren.

Chiasamen werden immer wieder als Superfood bezeichnet und mit teilweise fragwürdigen Gesundheitsversprechen beworben. Sie können sich positiv auf Herz-Kreislauf-Erkrankungen, Diabetes Typ 2 und Bluthochdruck auswirken. Ähnlich wie Leinsamen fördern sie die Verdauung und sorgen durch ihr Quellvermögen für ein lang anhaltendes Sättigungsgefühl. Da sie ein Vielfaches an Wasser binden, ist es wichtig, zu Chiasamen ausreichend zu trinken.

Chili gehört zu den Paprikafrüchten, die viele Flavonoide und den scharf schmeckenden Wirkstoff Capsaicin enthalten. Capsaicin bewirkt eine Gefäßerweiterung, die sich bei sensibel reagierenden Menschen in Schweißausbrüchen, verstärktem Tränenfluss und vermehrter Nasenschleimsekretion äußert. Capsaicin wird in Wärmepflastern bei rheumatischen Schmerzen eingesetzt. Auch gegen Hexenschuss, Migräne, Gürtelrose, diabetische Neuropathie oder Neuralgie werden capsaicinhaltige Produkte verwendet, um die Muskulatur zu entspannen.

Cranberries (Moosbeeren) stammen aus Nordamerika. Sie enthalten neben Vitaminen und Mineralstoffen verschiedene Polyphenole (Anthocyane, Procyanidine, Flavonole) und Gerbstoffe (Tannine, Chlorogensäure). Ihr Saft kann helfen, Harnwegsinfektionen vorzubeugen, und findet Verwendung bei Hautschäden durch Verbrennung und Sonnenbrand. Cranberries haben herzschützendes Potential und können die Bildung von Zahnbelag reduzieren. Sie werden überwiegend getrocknet in Müsli oder Salaten verzehrt.

Datteln waren bereits in Mesopotamien bekannt. Sie enthalten Kalium, Magnesium, Eisen, Kalzium und die Aminosäure Tryptophan, die in das Hormon Melatonin umgewandelt wird, das die Nerven beruhigt und das Einschlafen fördert.

Außerdem sind reichlich Ballaststoffe vorhanden, die sättigen und für einen schnelleren Weitertransport des Darminhaltes sorgen – und somit Verstopfungen vorbeugen. Datteln enthalten Flavonoide, die nicht nur Entzündungen reduzieren, sondern auch das Risiko, an Diabetes, Alzheimer und bestimmten Krebsarten zu erkranken. Polyphenole besitzen ebenfalls entzündungshemmende Eigenschaften und können das Risiko für Krebs und Herzerkrankungen reduzieren. Die Carotinoide sind gesund für Herz und Augen.

Die große Medjool-Dattel gilt als die »Königsdattel«, sie hat einen außergewöhnlichen Geschmack. Sie ist so teuer, dass sie nicht für den Alltag taugt, aber als besonderes Geschenk geeignet ist.

Datteln schmecken besonders gut mit Nüssen, Haferflocken, in Dips oder in Smoothies. Sie sind auch als Vorspeise und in Obstsalaten beliebt.

Dill oder Gurkenkraut ist im deutschsprachigen Gebiet eines der meistangebauten Gewürze. Aus den Blättern wurden bisher 90 Inhaltsstoffe isoliert, vorwiegend ätherische Öle wie Carvon und Limonen sowie Cumarine und Kaffeesäure. Ihnen wird eine appetitanregende, krampflösende, entzündungshemmende und antibakterielle Wirkung zugeschrieben. Die Volksmedizin nutzt das Dillkraut, um den Fluss der Muttermilch anzuregen und Bauch- und Menstruationsbeschwerden zu lindern.

Dillfrüchte haben ähnliche Wirkungen wie Kümmel, sie regen die Verdauung an, lindern Blähungen und lösen Krämpfe. Das Kauen der Samen kann Mundgeruch vertreiben. Der intensiv riechende Dill passt gut in den Gurkensalat und ergänzt mit seinem typischen Aroma Kartoffel- und Gemüsegerichte.

Endivien gehören wie Chicorée zur Gattung der Wegwarten oder Zichorien. Der feste und leicht bittere Salat, der bis zum Winteranfang geerntet wird, weist einen verhältnismäßig hohen Gehalt an Kalium und Kalzium sowie an Folsäure und Beta-Carotin auf. Seine Bitterstoffe haben eine anregende Wirkung auf die Leber. Der Bitterstoff Lactucopikrin wirkt zudem harn- und galletreibend und regt den Appetit an. Das enthaltene Polysaccharid Inulin zählt zu den löslichen Ballaststoffen. Sie wirken sich günstig auf die Darmflora aus und tragen zu einem starken Immunsystem bei. Endivien wurden 2005 zum Gemüse des Jahres gewählt und schmecken nicht nur als Salat, sondern auch als Suppe oder gegart.

Erbsen zählen zu den ältesten Kulturpflanzen. Sie enthalten 23 Prozent Eiweiß, 17 Prozent Ballaststoffe, das Vitamin Beta-Carotin sowie B-Vitamine und Mineralstoffe wie Magnesium, Eisen, Kalzium und Zink. Erbsen werden hauptsächlich als Gemüsebeilage oder als Erbseneintopf zubereitet. Sie werden wieder zunehmend beliebter und häufiger in asiatischen Gerichten eingesetzt, besonders in der indischen Küche.

Rund um die Erbse gibt es zahlreiche Märchen und Sagen, beispielsweise »Aschenputtel«, die »Prinzessin auf der Erbse« oder die Kölner Heinzelmännchen.

Erdbeeren kommen in den gemäßigten Zonen der Nordhalbkugel vor. Sie enthalten mehr Vitamin C als Orangen und viel Kalzium, das eine zentrale Rolle im Knochenstoffwechsel spielt. Kalium und Magnesium schützen das Herz, Folsäure und Eisen sind wichtig für die Blutbildung. Erdbeeren sind reich an dem sekundären Pflanzenstoff Ellagsäure, der zu den Polyphenolen zählt. Sie stärken die Abwehr, können Durchfall, rheumatische Beschwerden sowie Gicht lindern und helfen, Krebs und Herz-Kreislauf-Erkrankungen vorzubeugen. Außerdem sind sie arm an Kalorien, helfen daher, das Gewicht zu regulieren.

Erdnüsse sind in den Anden Südamerikas beheimatet und werden heute in den gesamten Tropen und Subtropen angebaut. Sie gehören zu den Hülsenfrüchten, wie am englischen Trivialnamen »peanut« (Erbsennuss) zu erkennen ist. Ihr Eiweißgehalt ist sehr hoch (25 Prozent). Erdnüsse liefern viel Niacin (Vitamin B_3), das eine wichtige Rolle bei der Energiegewinnung spielt. Sie sind reich an Ballaststoffen, enthalten aber nur wenig der Omega-3-Fettsäuren. Mit 160 mg Magnesium/100 g gehört die Erdnuss, neben den Cashewkernen (270 mg), zu den magnesiumreichen pflanzlichen Nahrungsmitteln. Allerdings enthalten Erdnüsse auch relativ viel Phytat, das die Aufnahme der enthaltenen Mineralstoffe einschränkt. Erdnüsse gehören außerdem zu den Lebensmitteln mit dem höchsten Arginingehalt (3,5 g/100 g).

Wie alle Hülsenfrüchte enthalten sie Lektine, die inzwischen als unproblematisch angesehen werden (siehe »Lektine«, Seite 310). In üblichen Mengen sind Erdnüsse unproblematisch, da sie meist geröstet angeboten werden.

Erdnüsse weisen starke Allergene auf. Symptome einer Erdnussallergie sind Nesselsucht, tränende Augen oder Atembeschwerden. In seltenen Fällen lösen sie einen anaphylaktischen Schock aus.

Reife Erdnüsse können roh, geröstet oder gekocht verzehrt werden. Meist sind sie zu stark gesalzen, aber auch ungesalzen sind sie sehr schmackhaft. Erdnussbutter ist weltweit ein beliebter Brotaufstrich und deutlich gesünder als ähnliche Produkte, die aus viel Zucker, Fett und Kakao bestehen.

Esskastanien, auch Edelkastanien und Maronen genannt, gehören zu den Nüssen und sind in Europa heimisch. Vom Mittelalter bis gegen Ende des 19. Jahrhunderts war die Edelkastanie in den Bergregionen Südeuropas das Hauptnahrungsmittel der Landbevölkerung. Mit gerade einmal zwei Prozent haben sie den geringsten Fettanteil unter den Nüssen. Dafür sind sie reich an Kohlenhydraten. Kastanien sind glutenfrei, das Mehl kann daher von Menschen mit einer Glutenunverträglichkeit als Getreide-Ersatz verwendet werden. Esskastanien sind zart und gesund und eignen sich für verschiedene Gerichte, auch für Suppen und andere Vorspeisen sowie Aufstriche.

Estragon enthält ätherische Öle (Estragol), Flavonoide, Gerbstoffe und Bitterstoffe sowie viel Kalium. Er wirkt verdauungs- und gallenflussfördernd sowie harntreibend. Estragon wird bei Nierenträgheit, Appetitlosigkeit, Magenschwäche und Blähungen sowie gegen Schluckauf eingesetzt. Das Estragonöl lindert Rheuma und Muskelkrämpfe.

Estragonblätter haben ein leichtes Anisaroma. Sie werden zur Aromatisierung von Essig und Senf, zum Würzen von eingelegten Gurken, Reis, Salat und Suppen sowie bei der Soßen- und Marinadenherstellung verwendet. Estragon gehört zu der klassischen französischen Kräutermischung Fines herbes.

Feigen waren schon in der Antike beliebt. Sie enthalten Kalium, Kalzium, Magnesium, Eisen und sättigende Ballaststoffe, außerdem Vitamin A und C, B-Vitamine, Folsäure und Biotin. Die Ballaststoffe gelten als altes Hausmittel bei hartnäckiger Verstopfung, hier hilft insbesondere der Feigensaft. Frische Feigen sollten mit der Schale gegessen werden, dadurch gehen keine Nährstoffe verloren.

Bei uns werden Feigen meist in getrockneter Form verzehrt. Durch das Trocknen verlieren Feigen ihre Flüssigkeit, und die Nährstoffe sind konzentriert. So erhöht sich der Gehalt der Ballaststoffe auf 13 Prozent. Trockenfeigen zählen zu den kaliumreichsten Lebensmitteln, dadurch wirken sie günstig auf Herz und Blutdruck.

Feigen werden zum Süßen von Müsli und Smoothies verwendet und dienen als edle Vorspeise sowie als Dessert.

Feldsalat, auch Rapunzel, Mausohr- oder Nüsschensalat genannt, ist in Österreich als Vogerlsalat bekannt. Es ist ein bekanntes dunkelgrünes, kleinblättriges Blattgemüse mit nussartigem Aroma. Er ist besonders reich an Beta-Carotin und Vitamin C und eine gute Quelle für Folsäure. An Mineralstoffen finden sich Kalium, Kalzium, Magnesium und Eisen. Eine Besonderheit sind seine ätherischen Baldrianöle, die magenberuhigend wirken und schwache Venen stärken sollen. Feldsalat ist winterhart und kann von Herbst bis Frühjahr geerntet werden. Er kann allein verzehrt oder mit anderen Blattgemüsen gemischt werden, ist schmackhaft und eignet sich auch zur Dekoration von Speisen.

Fenchel enthält ätherische Öle (Estragol, Limonen, Myristicin), Kieselsäure sowie viel Vitamin C. Er wirkt magen- und darmstärkend, auch augenstärkend und soll bei Bauchschmerzen, Koliken, Magenkrämpfen und Husten helfen. Die Volksmedizin setzt ihn gegen Blähungen bei kleinen Kindern und Bronchialkatarrh ein. Des Weiteren findet er als Beruhigungsmittel Verwendung. Fenchelhonig wird bei Erkältungen und bei Störungen des Magen-Darmtraktes eingesetzt.

Gerste ist als Nahrungsmittel etwas in Vergessenheit geraten. Heute wird sie überwiegend zum Bierbrauen eingesetzt, ansonsten zu Grütze oder Graupen verarbeitet und eher selten zu Brot verbacken. Gerste enthält etwa 4 g Beta-Glucan/100 g. Der lösliche Ballaststoff wird von den Darmbakterien als Energiequelle genutzt und wirkt sich günstig auf den Blutcholesterinspiegel sowie den Anstieg des Blutzuckerspiegels nach den Mahlzeiten aus.

Gerstensuppe ist ein beliebtes Gericht in den Alpenländern.

Giersch, auch Dreiblatt oder Zipperleinkraut genannt, gilt als lästiges Unkraut; er wuchert und lässt sich wegen seiner unterirdischen Triebe nur schwer bekämpfen. Andererseits ist Giersch ein wohlschmeckendes Wildgemüse. Die jungen grünen Blätter enthalten viel Vitamin C sowie Beta-Carotin, Kalzium, Magnesium, Eisen und Kupfer. Da Giersch bei uns von Mai bis zum ersten Frost im Herbst zur Verfügung steht und nur geringe Ansprüche an Boden, Wasser und Licht stellt, sicherte er während der Weltkriege vielen Menschen die Vitaminzufuhr.

Gewöhnlicher Giersch wird in der Volksmedizin zur Linderung der Schmerzen bei Rheuma und Gicht eingesetzt. Er soll auch krampflösend, harntreibend und blutreinigend wirken. Roh erinnert Giersch in Geruch und Geschmack an Petersilie, gekocht an Spinat.

Giersch kann als Salat oder Gemüse zubereitet werden. Er sollte auch nicht im grünen Smoothie fehlen, denn er hilft bei den meisten »Zipperlein«. Als Salat eignen sich vor allem die jungen, kaum entfalteten Blätter. Nach der Blüte wird der Geschmack kräftiger. Ältere Blätter eignen sich als Tee oder zum Dünsten.

Gojibeeren (Wolfsbeeren) stammen aus China. Sie enthalten Carotinoide (Zeaxanthin, Lutein), Flavonoide und Phytosterole sowie ätherisches Öl. An Vitaminen finden sich Vitamin C, B_1 und B_2. In der Traditionellen Chinesischen Medizin (TCM) werden die getrockneten Beeren gegen hohen Blutdruck und Blutzucker eingenommen, zur Unterstützung des Immunsystems, zur Vorbeugung und unterstützenden Behandlung von Krebs und gegen Altersbeschwerden.

Grapefruits enthalten Vitamin C sowie Kalium, Kalzium, Magnesium, Eisen und Phosphat. Die rosa Farbe der Grapefruits beruht auf dem Pflanzenfarbstoff Lycopin, der das Risiko für Herz-Kreislauf-Erkrankungen und für einige Krebsarten senken kann. Auch für die Verdauung ist die leicht bittere Frucht gut. Naringin ist für den bitteren Geschmack der Frucht verantwortlich und scheint eine Rolle dabei zu spielen, dass Grapefruits und Grapefruitsaft die Wirkung mancher Arzneimittel abschwächen, andere jedoch stärker wirken lassen. Daher sollte diese Frucht nicht zusammen mit Medikamenten eingenommen werden. Grapefruits werden frisch, auch in Salaten gegessen oder als Saft getrunken.

Grünkohl ist ein ursprünglich norddeutsches Wintergemüse, das derzeit im Rest der Welt als Superfood entdeckt wird, denn beim Nährstoffgehalt rangiert er auf den vorderen Plätzen. Mit fast 9 mg Beta-Carotin/100 g hat Grünkohl den höchsten Gehalt von allen Lebensmitteln. Er zählt mit bis zu 150 mg/100 g gleichzeitig zu den Vitamin-C-reichsten Lebensmitteln überhaupt. Außerdem enthält er mit über 700 µg/100 g relativ viel Vitamin K sowie Senfölglykoside (Glucobrassicin, Glucoiberin), die das Krebsrisiko senken können.

Statt des üblichen längeren Kochens lässt sich Grünkohl auch kürzer garen und statt Fleisch beispielsweise mit Räuchertofu servieren. Roh oder blanchiert schmeckt er auch im Salat.

Gurken enthalten bis zu 97 Prozent Wasser und sind mit nur 12 kcal/100 g ein besonders kalorienarmes Gemüse. Unter anderem enthalten sie Vitamin C, Vitamin K sowie Kalium und Eisen. Sie können Durchfall beheben und den Körper entgiften, äußerlich angewendet sollen sie Faltenbildung entgegenwirken und Hautleiden wie Sonnenbrand lindern. Gurken haben antioxidative, antimikrobielle und antidiabetische Eigenschaften. Außerdem helfen sie, Cholesterin und Triglyceride zu regulieren.

Salatgurken (oder Schlangengurken) stammen überwiegend aus Treibhäusern und werden vorwiegend frisch als Salat verzehrt. Sie können auch zu

Senf- oder Honiggurken verarbeitet oder als Schmorgurke zubereitet werden. Einlege-, Schäl- oder Gewürzgurken sind kleiner als Salatgurken und kommen überwiegend aus dem Freilandanbau. Sie werden durch Milchsäuregärung zu Salzgurken oder mit Essig eingekocht zu Gewürzgurken oder sauren Gurken.

Hafer war bei uns im Mittelalter das meist verzehrte Getreide. Er hat mit 7 Prozent den höchsten Fettgehalt aller Getreidearten. Außerdem liefert er Vitamin B_1 und B_6, Eisen und Magnesium sowie Silizium und besonders Beta-Glucane. Diese löslichen Ballaststoffe haben einen positiven Einfluss auf den Blutcholesterinspiegel und dämpfen den Blutzuckerspiegelanstieg nach dem Essen. Hafer hat einen mittleren Glutengehalt. Er ist ideal für Müsli und erlebt derzeit vor allem als Porridge ein verdientes Comeback. Aufgrund seiner vielen positiven Eigenschaften kann er als das heimische Superfood unter den Getreidesorten bezeichnet werden.

Hagebutten (Heckenrosen) sind in Mitteleuropa beheimatet. Sie haben einen sehr hohen Gehalt an Vitamin C (bis zu 1 250 mg/100 g Fruchtfleisch) und liefern die sekundären Pflanzenstoffe Lycopin und Flavonoide. Sie wirken antioxidativ, verdauungsfördernd und entzündungshemmend. Lycopin senkt das Risiko für Prostatakrebs und Herz-Kreislauf-Erkrankungen. Ein Aufguss mit der getrockneten Schale wirkt leicht harntreibend und abführend und eignet sich daher für die unterstützende Therapie bei Blasen- und Nierenleiden sowie bei Erkältungskrankheiten. Hagebuttenmus zeigt positive Effekte bei rheumatischen Erkrankungen und Gicht.

Hagebutten können roh gegessen werden, nachdem die Nüsschen entfernt wurden. Die Früchte können zu Mus oder Konfitüre verarbeitet werden.

Hanfsamen enthalten hochwertiges Eiweiß, Fett und viele Ballaststoffe. Außerdem finden sich Vitamine wie Vitamin B_1, B_2 und Vitamin E sowie Mineralstoffe, insbesondere Kalzium, Magnesium, Eisen und Kalium. Hanfsamenöl enthält mehr als 90 Prozent mehrfach ungesättigte Fettsäuren, besonders die essentiellen Fettsäuren Linolsäure und Alpha-Linolensäure im Verhältnis 3:1. Sie kommen in sehr wenigen Speiseölen in solch großen Mengenanteilen vor. Hanföl eignet sich nicht nur wegen seines besonderen Geschmacks sehr gut für die Küche, sondern auch wegen des Reichtums an essentiellen Fettsäuren.

Haselnüsse werden seit Jahrtausenden vom Menschen genutzt. Die Gemeine Hasel ist ein Birkengewächs, das in Europa und Kleinasien heimisch ist. Beim Eiweiß stehen sie mit 26 Prozent unter den Nüssen an erster Stelle. Sie zeichnen sich außerdem durch einen sehr hohen Gehalt an mehrfach ungesättigten Fettsäuren, Eisen, Kalzium, Kalium und Vitamin E aus.

Die aromatischen Haselnüsse eignen sich hervorragend zum Verfeinern von Kuchen, Gebäck und Süßigkeiten sowie für pikante Speisen. Auch hier sind Allergien bekannt, doch nur bei der roh verzehrten Nuss. Sobald die Haselnüsse erhitzt oder gebacken werden, treten keine allergischen Symptome auf.

Haskapbeeren (Blaue Heckenkirsche) stammen aus Japan und der russischen Halbinsel Kamtschatka, inzwischen werden sie in Polen angebaut. Sie zeichnen sich durch einen sehr hohen Gehalt an Anthocyanen aus, der ihnen auch die blaue Farbe verleiht. Außerdem enthalten sie Vitamin C, E, Provitamin A, Kalzium und viele Antioxidantien, die herz- und zellschützend sind.

Die Beeren werden zu Saft oder Marmelade verarbeitet.

Hefe wird als Nährhefe in Flockenform oder als Pulver angeboten, eine durch Hitze inaktivierte Hefe. Sie hat eine relativ hohe Nährstoffdichte besonders an Vitamin B_1, B_2, B_5, B_6, und Folsäure. Hefe wird besonders in den veganen Versionen von Pizzen und Omeletts sowie Suppen, Eintöpfen und Aufläufen und als Brotaufstrich eingesetzt. Hefe wird auch als Käseersatz verwendet. Außerdem gibt es eine Reihe von Hefe-Hydrolysaten, die wegen ihres hohen Gehaltes an Glutamat als Geschmacksverstärker verwendet werden.

Hefeflocken sind eine Bereicherung, die Hydrolysate enthalten aber zu viel Glutamat (siehe Seite 335).

Heidelbeeren (Blaubeeren) sind in den gemäßigten und nordischen Zonen Eurasiens zu Hause. Sie enthalten Vitamin C sowie Vitamin E, Eisen, Kalium, Folsäure, Zink und Gerbstoffe. Letztere helfen bei Durchfall und wirken antibakteriell. Flavonoide wirken entzündungshemmend und können das Wachstum krebsartiger Zellen im Dickdarm verlangsamen und diese sogar abtöten. Heidelbeeren wirken sich zudem günstig auf den Blutzucker- und Cholesterinspiegel aus und beeinflussen die Gehirnfunktionen positiv.

Himbeeren stammen aus den gemäßigten Zonen Europas. Sie enthalten Vitamin C und Vitamine aus der B-Gruppe sowie Kalium, Kalzium, Magnesium, Mangan und Eisen. Ihren Flavonoiden werden fiebersenkende, entwässernde, entzündungs- und krebshemmende Eigenschaften zugeschrieben. Wie Erdbeeren sind sie auch reich an Ellagsäure.

Hirse in unterschiedlichen Arten ist in vielen Regionen Afrikas und Asiens das Hauptnahrungsmittel. Das glutenfreie und mineralstoffreiche Getreide enthält besonders viel Silizium (Kieselsäure), Eisen und Vitamin B_6. Gekochte Hirse schmeckt in herzhaften Gerichten wie Gratins oder Bratlingen ebenso gut wie als süßer Brei.

Holunderbeeren (Fliederbeeren) wachsen in gemäßigtem bis subtropischem Klima und in höheren Lagen von tropischen Gebirgen. Sie enthalten neben Folsäure, Eisen und Kalium große Mengen an Vitamin B_2 und C. Bei Schnupfen und Erkältungen sind sie ein bewährtes Hausmittel. Anthocyane, Flavonoide, ätherischen Öle und Gerbstoffe schützen vor Erkrankungen von Gelenken, Augen, Nieren und Haut. Zusätzlich haben sie einen entzündungshemmenden und dadurch schmerzlindernden und fiebersenkenden Effekt. Holunderbeeren werden in der Regel zu Saft verarbeitet.

Ingwer enthält Gingerole, die den scharfen Geschmack des Ingwers ausmachen und ähnlich wie Aspirin wirken. Ingwer hilft bei Erbrechen und stärkt die Abwehrkräfte. Bei Bronchialerkrankungen und Grippe kann Ingwer Schmerzen lindern. Ingwer fördert die Durchblutung der Schleimhäute und wirkt so entzündungshemmend. Er hilft auch bei Erkrankungen der Gelenke wie Arthrose sowie bei Menstruationsschmerzen und während der ersten Monate der Schwangerschaft. Außerdem senkt er den Cholesterinwert.

Fein gerieben kann Ingwer roh im Salat gegessen werden. Er gibt Gemüsegerichten eine asiatische Note. Bei Erkältungen empfiehlt sich heißer Ingwertee mit Zitrone oder Limette.

Johannisbeeren (Ribiseln) sind auf der Nordhalbkugel beheimatet. Die schwarzen Sorten enthalten dreimal so viel Vitamin C wie Zitronen. Das reichlich vorhandene Kalium hat eine blutdrucksenkende Wirkung. Flavonoide wie Anthocyane und Catechin wirken harntreibend und antibakteriell. Die schwarzen Johannisbeerenblätter werden bei leichten Harnwegsbeschwerden eingesetzt. Wegen der entzündungshemmenden und immunstärkenden Wirkung können sie unterstützend bei rheumatischen Beschwerden und Gicht angewendet werden.

Kardamomsamen enthalten ätherische Öle (Monoterpene, Limonen), die die Speichel-, Magen- und Gallensaftsekretion fördern. Alkoholische Auszüge werden gegen Verdauungsbeschwerden, Blähungen und zur Anregung des Appetits eingesetzt. Der Geruch von Kardamom erinnert an Eukalyptus und Kampfer.

In Asien wird Kardamom zum Würzen von heißen Speisen wie Currys, aber auch von Desserts, Kaffee und Tee verwendet. Bei uns wird er vor allem in der Weihnachtszeit zum Verfeinern von Lebkuchen, Spekulatius oder Glühwein eingesetzt.

Kardamom ist neben Safran und Vanille eines der teuersten Gewürze der Welt.

Karotten oder Möhren rangieren beim Gehalt an Beta-Carotin bei den Gemüsearten ganz weit vorn. Sie sind zudem eine gute Quelle für Vitamin C, Kalium und Eisen. Aus heimischem Anbau stehen von Juni bis November über 300 Sorten zur Verfügung. Die Carotinoid-Verbindungen aus Karotten wirken zellschützend und entzündungshemmend und unterstützen die Widerstandskraft gegen Krankheiten. Sie zeigen auch schützende Effekte bei altersbedingten Augenkrankheiten. Karottensaft wirkt regulierend auf die Magensaftabsonderung. Ihr Kaliumgehalt wirkt harntreibend. Karotten werden auch bei Verdauungsstörungen von Kleinkindern eingesetzt, die leicht stopfende Wirkung beruht auf dem hohen Pektingehalt und den leicht bakterienhemmend wirkenden ätherischen Ölen. Roh schmecken Karotten mit Dips und als Salat mit Äpfeln kombiniert.

Kartoffeln sind das wichtigste Knollengemüse. Die große Sortenvielfalt bedingt die Einordnung in Früh- oder Spätkartoffeln und in fest oder mehlig kochende Arten. Seit Mitte des 20. Jahrhunderts ist der Verbrauch von Speisekartoffeln stark rückläufig. Der Verzehr von verarbeiteten Kartoffelprodukten wie Pommes frites und Chips, Püree und Knödeln steigt jedoch weiterhin an.

Kartoffeln enthalten wie die meisten Gemüse sehr viel Wasser (78 Prozent) und wenig Fett. Das stärkereiche Gemüse enthält Vitamin C, auch für die Vitamine B_1 und Niacin sowie die Mineralstoffe Magnesium, Kalium und Eisen sind sie eine gute Quelle.

Rohe Kartoffelstärke kann das menschliche Verdauungssystem nicht verwerten, deshalb werden Kartoffeln immer erhitzt. Kochen in wenig Wasser beziehungsweise Dämpfen führt zu den geringsten Vitamin- und Mineralstoffverlusten. Bei Pellkartoffeln bleiben die Nährstoffe am besten erhalten. Pommes frites und Chips sind aufgrund ihres hohen Fett- und Salzgehalts wenig empfehlenswert. Bei der Herstellung werden zudem empfindliche Vitamine zerstört. Der Energieeinsatz und der Ausstoß an CO_2 sind bei Erzeugung, Verarbeitung, Verpackung und Transport der stark verarbeiteten Kartoffelprodukte etwa dreimal so hoch wie bei der Erzeugung von Kartoffeln.

Kartoffeln sind zu Unrecht als »Dickmacher« in Verruf geraten. Durch die derzeit umstrittene Mode, eher kohlenhydratarm zu essen («low carb«), hat die wertvolle Knolle an Beliebtheit verloren. Aus gesundheitlicher Sicht sollten Kartoffeln wieder öfter verzehrt werden – besonders als Pellkartoffeln. Denn Kartoffeln sind wasserreiche Sattmacher, sehr preiswert und ganzjährig verfügbar.

Solanin

Kartoffeln enthalten in grünen, verletzten und gekeimten Stellen das Pflanzengift Solanin. Diese Stellen sollten deshalb großzügig ausgeschnitten werden. Solanin ist hitzestabil und wird durch Kochen nicht zerstört. Da es teilweise ins Kochwasser übergeht, sollte das Wasser nicht weiterverwendet werden. Gesundheitliche Folgen, die nach der Aufnahme hoher Mengen an Solanin auftreten, sind Kopfschmerzen, Erbrechen und Durchfälle. Deshalb sollte jeglicher Verzehr solaninhaltiger Kartoffelstellen vermieden werden. Die Bildung von Solanin wird unterbunden, wenn die Kartoffeln kühl, trocken und vor allem dunkel gelagert werden. Gelegentliches Wenden der Kartoffeln während längerer Lagerung verzögert das Keimen.

Kerbel ist ein Küchenkraut mit bis zu 15 verschiedenen Arten. Am häufigsten wird die Kulturform des Echten Kerbels oder Garten-Kerbels genutzt. Für den Geschmack bestimmend ist das ätherische Öl, das überwiegend aus Estragol besteht. Kerbel enthält zudem Bitterstoffe, Glykoside, Carotin, Vitamin C sowie relativ viel Eisen und Magnesium. In der Volksheilkunde wird dem Kerbel eine vitalisierende und blutverdünnende Wirkung zugeschrieben, und er wird zur Linderung von Erkältungsbeschwerden empfohlen. Früher wurde Kerbelkraut auch gegen Menstruationsbeschwerden, zur Behandlung von Spulwürmern sowie zur Behandlung von Bisswunden eingesetzt.

Die frischen Kerbelblätter können roh oder gegart als Gewürz verwendet werden. Kerbel eignet sich als Suppenkraut und Gewürz für Gemüse oder Salate und gehört zu den sieben Kräutern in der Frankfurter Grünen Soße.

Kichererbsen oder Felderbsen sind eine alte Nutzpflanze. Sie enthalten rund 20 Prozent Eiweiß mit einem relativ hohen Anteil der unentbehrlichen Aminosäuren Lysin und Threonin, etwa 17 Prozent Ballaststoffe und viel Folsäure. Bekannte Gerichte aus Kichererbsen sind Falafel sowie Hummus, eine Paste aus Kichererbsen und Sesam.

Kirschen sind reich an Vitamin C, Folsäure und den B-Vitaminen. Außerdem enthalten sie Eisen, Kalium, Kalzium und Magnesium.

Sauerkirschen enthalten die Vitamine A, B_1, B_2, C und E sowie nennenswerte Mengen an Kalium und Folsäure. Außerdem liefern sie Anthocyane, die bei Entzündungen und Schmerzen helfen können. Sie senken den Harnsäurewert und werden in der Gichttherapie und bei Hyperurikämie eingesetzt. Sauerkirschen sind eine der wenigen Quellen von natürlichem Melatonin, das den Schlaf-Wach-Rhythmus reguliert. Es gibt Berichte über positive Wirkungen von Sauerkirschen bei Muskelkater und Muskelerschöpfung, sie wirken vorbeugend gegen Osteoporose, Arthritis, Schlaganfall und Alzheimer.

Kirschen sind am besten frisch, können aber auch zu Desserts, Saft oder Marmelade verarbeitet werden.

Knollensellerie ist ein klassischer Bestandteil des Suppengrüns. Die rübenförmige Knolle enthält beachtliche Mengen an Polyphenolen. Im alten Ägypten wurde Sellerie gegen rheumatische Beschwerden genutzt. In der Traditionellen Chinesischen Medizin (TCM) gilt Selleriesaft als Mittel gegen zu hohen

Blutdruck. Und im Ayurveda wird der Sellerie bei Verdauungsstörungen und neurologischen Altersbeschwerden eingesetzt. Sellerie enthält besonders viel Kalium, das für die harntreibende Wirkung verantwortlich ist. Der Aromastoff Phthalid kann das Herz-Kreislauf-System unterstützen, indem er die glatte Muskulatur der Blutgefäße entspannt und so den Blutdruck senkt.

Knollensellerie schmeckt nicht nur in Suppen, sondern auch als Gemüsebeilage. Panierte und knusprig ausgebackene Scheiben sind als »Sellerieschnitzel« beliebt.

Kohlrabi ist eine der vielen Zuchtformen des Gemüsekohls. Genutzt wird hier die verdickte oberirdische Sprossachse. Sie enthält viel Kalium und Magnesium. Der Geschmack des Kohlrabis beruht auf dem Gehalt an Fruchtsäuren und Senfölglykosiden. Senföle haben unter anderem antibakterielle, antioxidative und cholesterinsenkende Eigenschaften. Sie verhindern eine Entartung von gesunden Zellen und senken das Risiko für Leber-, Darm- und Brustkrebs. Kohlrabiblätter haben gegenüber der Knolle einen doppelt so hohen Gehalt an Vitamin C, das Zehnfache an Eisen und sogar das Hundertfache an Beta-Carotin. Für Smoothies sind frische Kohlrabiblätter daher eine echte Bereicherung. Das kalorienarme Gemüse eignet sich perfekt als Rohkost und Snack. Besonders Kinder mögen Kohlrabi wegen seines leicht süßlichen Geschmacks.

Koriander wird schon seit 5 000 Jahren als Heil- und Gewürzpflanze verwendet. Er wird weltweit angebaut. Die Samen des Korianders enthalten ätherisches Öl, welches überwiegend aus Monoterpenen (z. B. Kampfer) besteht. Das Kraut und die Wurzeln enthalten ebenfalls ätherisches Öl.

Dem ätherischen Öl wird appetitanregende, verdauungsfördernde, krampflösende und lindernde Wirkung bei Magen- und Darmleiden zugeschrieben. Koriander wirkt jedoch schwächer als Kümmel oder Fenchel. Als Heilpflanze wirkt Koriander entzündungshemmend und hilft gegen Rheuma und Arthritis.

Koriander ist ein beliebtes Gewürz für Reisgerichte und Salate.

Kümmel ist eines der ältesten Gewürze.

Kümmelsamen werden schwer verdaulichen Speisen wie Kohlgerichten zugegeben und als Gewürz für Kuchen, Roggenbrot und geschmorte Äpfel verwendet. Diversen Spirituosen verleihen sie ihren charakteristischen Geschmack, beispielsweise dem skandinavischen Aquavit, dem norddeutschen Köm oder dem Wiener Kaiser-Kümmel.

Die Kümmelsamen sind reich an ätherischen Ölen. Der Anteil im Samen beträgt mehr als drei Prozent, bei neueren Züchtungen kann der Anteil auf sieben Prozent steigen. Hauptbestandteil und Geruchsträger der ätherischen Öle ist Carvon, das ebenfalls in Limonen enthalten ist. Weitere Inhaltsstoffe von Kümmelsamen sind Flavonoide, Phenolcarbonsäuren und Gerbstoffe.

Kümmel regt die Tätigkeit der Verdauungsdrüsen an und hat blähungswidrige und krampflösende Eigenschaften. Er findet daher Anwendung bei Verdauungsstörungen mit Blähungen und Völlegefühl, bei leichten Krämpfen im Magen-, Darm- und Gallenbereich sowie bei nervösen Herz-Magen-Beschwerden.

Die Kümmelsamen werden als ätherisches Öl oder als Tee aufgebrüht eingenommen, häufig kombiniert mit Fenchel oder Anis und Koriander.

Kümmel hat von diesen Samen die stärkste krampflösende Wirkung. Das Kauen von Kümmelsamen kann schlechten Mundgeruch verhindern.

Die Blätter des Kümmels haben einen milden Geschmack, der mit Petersilie und Dill verglichen wird. Sie werden gerne für Suppen und Salate verwendet. Die Wurzeln können als Gemüse gekocht werden.

Kürbis liefert viel Beta-Karotin, Kalium, Magnesium, Kalzium und Eisen sowie sättigende Ballaststoffe. Ballaststoffe schützen vor Herzerkrankungen, helfen beim Abnehmen, verbessern die Verdauung und gleichen Blutzuckerwerte aus. Kalium stärkt die Herzgesundheit, indem es den Blutdruck senkt. Zink kann das Immunsystem stärken.

Kürbisse lassen sich vielfältig zubereiten. Sie sind als Suppen und als Gemüse besonders beliebt sowie als Ofengemüse. Sie eignen sich auch für Eintöpfe und Aufläufe sowie als Kompott, Konfitüre oder im Kuchen.

Kürbiskerne sind eiweißreich und enthalten besonders viel Tryptophan, aus dem Serotonin entsteht, das gegen Depressionen und Schlafstörungen helfen kann. Kürbiskerne enthalten Selen und Vitamin E, sodass sie eine antioxidative Wirkung haben und vor freien Radikalen schützen. Der hohe Anteil an Linolsäure und Phytosterinen hat cholesterinsenkende Wirkung.

Kürbiskernöl enthält Selen und Vitamin E, die eine antioxidative Wirkung haben und vor freien Radikalen schützen. Linolsäure und Phytosterine sollen eine cholesterinsenkende Wirkung haben. Das Öl hat entzündungshemmende Eigenschaften durch seinen hohen Beta-Carotin-Gehalt und wird in der Therapie gegen rheumatoide Arthritis unterstützend eingesetzt. Der hohe Gehalt an mehrfach ungesättigten Fettsäuren wirkt gefäßerweiternd, kann so den Blutdruck senken und auf diese Weise helfen, Herz-Kreislauf-Schwächen und Blasenleiden vorzubeugen. Kürbiskernöl soll die Blasenmuskulatur stärken. Zudem wird dem Kürbiskernöl eine positive Wirkung bei Prostata-Adenomen im Anfangsstadium nachgesagt.

Kürbiskernöl wird kalt in Salaten verwendet oder um Suppen zu verfeinern. Bei warmen Speisen erst am Ende der Garzeit zugeben. Da es nicht erhitzt werden sollte, ist es nicht zum Kochen, Braten oder Frittieren geeignet.

Kurkuma (Gelbwurz) wird als »Zauberknolle« oder »Gewürz des Lebens« bezeichnet. In der ayurvedischen Medizin dient sie schon seit Jahrtausenden als Heilmittel. Die gelbe Farbe wird durch Kurkumin hervorgerufen, was allen Currymischungen, aber auch Hummus und Reisgerichten diese leuchtende Farbe verleiht. Die Farbe Gelb wird der Galle zugeordnet, denn Kurkumin regt den Gallenfluss und damit die Fettverdauung an.

Kurkumin wirkt anregend auf die Produktion von Magensaft und Gallensäure, dadurch ist es verdauungsfördernd, lindert Blähungen und Völlegefühl. Außerdem ist es entzündungshemmend, antibakteriell und antioxidativ. Auch werden positive Wirkungen bei der Alzheimer-Erkrankung und bei der Krebstherapie beobachtet. Die Forschungen sind diesbezüglich noch nicht abgeschlossen.

Kreuzkümmel (Cumin) enthält das ätherische Öl Cuminaldehyd, das einen intensiven, unverwechselbaren Geschmack hat. Zu den weiteren Inhaltsstoffen zählen unter anderem Monoterpene, Cumarine, Terpene und Limonen.

Das Kreuzkümmelöl wirkt schleimlösend, regt die Verdauung an, lindert Krämpfe, Koliken sowie Blähungen und fördert den Schlaf. Kreuzkümmelöl wird traditionell bei Verstopfung, Koliken und Krämpfen, Menstruationsbeschwerden, Bauchschmerzen, Appetitlosigkeit und leichten Depressionen eingesetzt.

Ein typisches Gericht mit intensivem Kreuzkümmelaroma ist Falafel. Auch das indische Garam masala enthält Kreuzkümmel.

Die Bezeichnung »Kreuzkümmel« leitet sich aus der kreuzförmigen Blattstellung der Pflanze sowie dem kümmelähnlichen Aussehen der getrockneten Früchte ab.

Lauch, auch als Porree bezeichnet, gehört zur Familie der Zwiebelgemüse und ist durch seine Sortenvielfalt vom Sommerporree bis zum Winterlauch das ganze Jahr über erhältlich. Für den typischen Geschmack sorgen schwefelhaltige Verbindungen, die positiv auf die Gesundheit wirken. Lauch wird eine harntreibende und abführende Wirkung zugeschrieben. Er passt kurz gegart zu allen Kartoffelgerichten und rundet Gemüseaufläufe mit seinem würzigen Geschmack ab.

Lein oder Flachs gehört (zusammen mit Gerste, Weizen, Linsen und Erbsen) zu den fünf frühesten Agrarpflanzen des eurasischen Kulturkreises. Die Geschichte seiner Verwendung als Heilpflanze, Lebensmittel und zur Gewinnung von Leinöl reicht 6000 Jahre zurück. Neben Hanf und Mohn, die später auftraten, ist er die einzige historische Ölpflanze Europas. Das Leinöl (Leinsamenöl) riecht würzig nach Heu, kann aber auch eine fischige Note aufweisen. Frisch schmeckt es leicht nussig.

Leinöl enthält zu 90 Prozent ungesättigte Fettsäuren. Unter den natürlichen Quellen der essentiellen Alpha-Linolensäure gehört Leinöl zu den wenigen, in denen der Anteil der Omega-3-Fettsäuren den der Omega-6-Fettsäuren übersteigt. Andere sind Leindotteröl und die Exoten Chiaöl und Perillaöl. Da heute deutlich zu viel Omega-6 Fettsäuren und zu wenig Omega-3-Fettsäuren aufgenommen werden, sind Alpha-Linolensäure-reiche Öle wie Leinöl eine gute Möglichkeit, ein günstigeres Fettsäureverhältnis zu erreichen. Leinöl darf nicht erhitzt werden und wird deshalb hauptsächlich für Salate verwendet.

Der **Leindotter** trägt Samen, die traditionell gemeinsam mit Leinsamen und Weizen als Zutaten für Brot und Getreidebrei verwendet wurden. In den Samen finden sich Glukosinolate, Phytinsäure und Tannine.

Die Samen enthalten 28 bis 42 Prozent Öl mit einem sehr hohen Anteil an ungesättigten Fettsäuren wie Alpha-Linolensäure. Das Öl ähnelt in Farbe und

Geschmack dem Rapsöl. Leindotteröl wird als wirksames Hausmittel zur Immunabwehr und gegen Arterienverkalkung verwendet. Eingerieben fördert es die Wundheilung.

In der Küche wird Leindotteröl wie Rapsöl eingesetzt.

Limetten sind eng sehr verwandt mit den Zitronen. Sie sind äußerst reich an Vitamin C und enthalten vor allem Kalium, Kalzium und Phosphor sowie Hesperidin, das bei venösen Beinbeschwerden und bei Hämorrhoiden eingesetzt wird. Ihre Monoterpene sollen schmerzstillende und entzündungshemmende Eigenschaften haben. Sie wirken sich positiv auf das vegetative Nervensystem aus, stimulieren das Immunsystem, können auch die Stimmung heben, zudem gegen Ängste wirken sowie die Konzentration und das logische Denken fördern.

In der asiatischen Küche werden Limetten gern zum Würzen verwendet. Limettensaft ist Bestandteil vieler Cocktails. Beim Backen können Limetten dem Kuchen einen frischen Geschmack verleihen. Ein Stück Limettenschale (aus biologischem Anbau verwenden) gibt Wasser einen besonders erfrischenden Geschmack.

Linsen sind eine der ältesten Kulturpflanzen der Menschheit. Ob rote Linsen, Beluga-Linsen oder Tellerlinsen – die Hülsenfrucht ist farblich und geschmacklich sehr vielfältig. Linsen enthalten 24 Prozent Eiweiß, wenig Fett, sehr viel Kalium und 17 Prozent Ballaststoffe.

Ein Vergleich der Nährstoffgehalte von getrockneten Linsen und Hackfleisch zeigt die hohe Nährstoffdichte dieser Hülsenfrucht (Tabelle 40).

Linsen schmecken immer gut und sind vielseitig einsetzbar als Püree, Eintopf, Aufstrich oder Beilage.

Gewöhnlicher **Löwenzahn** ist viel mehr als ein Unkraut. Die Hauptwirkstoffe der Butter- oder Kuhblume sind Bitterstoffe, Phenole und Terpene. Außerdem enthält Löwenzahn viel Kalium, und die Wurzeln sind reich an Inulin. In den Wurzeln und im Kraut befinden sich auch antimikrobiell wirksame Substanzen wie Phenole und Flavonoide.

Aufgrund der Bitterstoffe gilt Löwenzahn als magenstärkend, appetitanregend und verdauungsfördernd. Die hohe Kaliumkonzentration führt zu einer harntreibenden Wirkung.

Tabelle 40: *Nährstoffe von Linsen und Hackfleisch im Vergleich*

Nährstoffe	Linsen	Fleisch	Faktor
Eiweiß, g	24	20	1,2
Kalzium, g	70	8	8
Natrium, mg	7	35	5
Magnesium, mg	130	15	9
Eisen, mg	8	2,5	3
Folsäure, ug	120	5	24
Cholesterin, mg	0	60	–
gesättigte Fettsäuren, g	0,2	4,1	20
Fett, g	1,5	20	13
Ballaststoffe, g	17	0	–

Die gelben Blüten eignen sich zur Herstellung eines wohlschmeckenden honigähnlichen Sirups oder Gelees. Die jungen, leicht bitter schmeckenden Blätter bereichern Salate oder Kräuterdips und Soßen. Die Wurzel wird eher gekocht verarbeitet.

Macadamianüsse stammen aus Australien und sind die einzige Frucht aus Down Under, die in nennenswertem Umfang weltweit gehandelt wird. Macadamianüsse gehören wie die Pekannüsse zu den Steinfrüchten. Sie sind mit 73 g/100 g die fettreichsten Nüsse. Die Macadamianuss wird als Königin der Nüsse bezeichnet, weil sie schwierig im Anbau und der Verarbeitung sowie wegen der gestiegenen Nachfrage die teuerste Nuss der Welt ist.

Macademianüsse werden überwiegend direkt verzehrt, aber sie können auch zu Hummus und anderen Brotaufstrichen verarbeitet werden.

Mais enthält kein Gluten und ist daher für Menschen mit einer Gluten-Unverträglichkeit geeignet, nicht aber zum Backen. Mais hat ein eher ungünstiges Verhältnis von Omega-6- zu Omega-3-Fettsäuren. Das im Vergleich zu anderen Getreiden nährstoffärmere Maismehl dient als Grundlage für Polenta, Tortillas oder Cornflakes und wird zu Glukosesirup oder Maiskeimöl verarbeitet. Gut gewürzt ist Polenta eine cremige Gemüsebeilage.

Maiskeimöl wird aus dem fetthaltigen Keim des Maiskorns gewonnen, das als Nebenprodukt bei der Erzeugung von Maisstärke anfällt. Da das Maiskorn fettarm ist, benötigt man für einen Liter Öl 100 kg Mais.

Extrahiertes oder raffiniertes Maiskeimöl ist farblos, geruchs- und geschmacksneutral. Die gelbliche Farbe wird durch die Zugabe von Beta-Carotin erreicht. Zugesetztes Vitamin E sorgt für eine längere Haltbarkeit des Öls. Kalt gepresstes oder natives Öl erkennt man an der etwas rötlich-gelben Farbe und dem leichten Mais-Geschmack.

Maiskeimöl hat einen hohen Anteil mehrfach ungesättigter Fettsäuren. Diese bestehen hauptsächlich aus Omega-6-Fettsäuren und nur wenig Omega-3-Fettsäuren. Daher ist das Öl für eine ausgewogene Ernährung zumindest in größeren Mengen weniger geeignet. Maiskeimöl hat einen hohen Gehalt an Vitamin E, welches antioxidativ wirkt, deshalb ist es auch als kalt gepresstes Öl lange haltbar.

Raffiniertes Maiskeimöl eignet sich zum Kochen und Braten, da es bis etwa 200 °C erhitzbar ist, ohne dass schädliche Stoffe entstehen. Maiskeimöl eignet sich für die cholesterinarme Ernährung, wie alle anderen dargestellten Pflanzenöle, solange es nicht gehärtet ist wie in den meisten Margarinen. Kalt gepresstes (also nicht raffiniertes) Maiskeimöl sollte nur in der kalten Küche verwendet werden, um die wertvollen Inhaltsstoffe zu erhalten.

Majoran ist ein beliebtes Gewürz, es enthält neben ätherischem Öl auch Flavonoide, Gerbstoffe, Bitterstoffe, Glykoside und Vitamin C. Majoran wirkt verdauungsfördernd, regt den Appetit an und hilft gegen Blähungen und bei Durchfallerkrankungen. Es fördert die Fettverdauung.

Majoran eignet sich sehr gut als Gewürz von pflanzlichen Brotaufstrichen und wird gerne Bratkartoffeln, Eintopf oder anderen deftigen Gerichten zugegeben.

Mandarinen sind gute Vitamin-C-Lieferanten und enthalten Kalium, Kalzium und Magnesium. Der weiße Anteil darf wegen der Ballaststoffe mitverzehrt werden. Aus den Schalen (Früchte aus dem Bio-Anbau) wird Mandarinenöl durch Kaltpressung gewonnen. Das herbere grüne Mandarinenöl wird aus noch unreifen, das süßlichere rote Mandarinenöl aus reifen Früchten gewonnen. Beide Öle enthalten sehr viel Monoterpene, die das Risiko, an Krebs zu erkranken, senken.

Am besten schmecken die Mandarinen frisch und roh. Aber sie eignen sich auch als Beilage für Obst- und Gemüsesalate.

Mandeln werden heute hauptsächlich in Kalifornien sowie im Mittelmeerraum angebaut. Kultiviert wurde der Mandelbaum bereits seit rund 4000 Jahren. Der Anbau ist sehr wasserintensiv, denn für 1 kg Mandeln werden bis zu 15000 l Wasser benötigt.

Der Gehalt von Mandeln an Ballaststoffen, Kalzium, Magnesium und Kalium ist höher als bei den anderen Nüssen. Außerdem enthalten sie viel Vitamin E und Folsäure. Der regelmäßige Verzehr von Mandeln kann den Cholesterinspiegel senken und dazu beitragen, das Risiko von Herz-Kreislauf-Erkrankungen zu reduzieren. Außerdem zeigen Mandeln eine blutdrucksenkende Wirkung.

Es gibt drei Varianten der Mandel. Süße Mandeln werden zum Rohgenuss, für Mehlspeisen, zum Dekorieren (Splitter, Blätter), zum Füllen von Oliven und zur Herstellung von gebrannten Mandeln, Likören und Marzipan verwendet. Krachmandeln schmecken ebenfalls süß und haben eine dünne, brüchige Schale. Sie sind vor allem in der Weihnachtszeit beliebt. Bittere Mandeln sind zum Rohgenuss nicht geeignet, da sie Amygdalin enthalten, das während des Verdauungsprozesses giftige Blausäure abspaltet.

Mandelmilch wird aus gemahlenen oder zerstoßenen süßen Mandeln durch Mischung mit Wasser und Zucker hergestellt. Die spanische Mandelcreme besteht aus zerstoßenen Mandeln, Traubenzucker (Glukose), anderen Zuckersorten und Wasser. Eine ähnliche Herstellung führt unter Einsatz von Aromen (häufig Rosenwasser) zu Marzipan. Mandelmus besteht ausschließlich aus den gepressten Mandeln und lässt sich ganz einfach selbst herstellen. Aus den bitteren Mandeln wird ätherisches Mandelöl gewonnen (Bittermandelöl), welches sich neben Speiseöl als Körperpflegemittel verwenden lässt. Mandelmehl ist ein glutenfreies und kohlenhydratarmes Mehl. Es ist das Nebenprodukt aus der Herstellung von Mandelöl: Der sogenannte Presskuchen wird gemahlen und ergibt (teil)entöltes Mandelmehl. Entöltes Mandelmehl wird oft als Ersatz für Weizenmehl und für viele Low-Carb-Rezepte verwendet.

Mangold, auch als Krautstiel bekannt, ist mit Spinat eng verwandt und kann von Juni bis Oktober von heimischen Feldern geerntet werden. Das grüne

Blattgemüse mit dem oft leuchtend roten Stiel reiht sich in die guten Vitamin-C-Lieferanten ein. Antioxidative Inhaltsstoffe wie Carotinoide, Folsäure sowie Kalzium, Eisen und Kalium tragen zur gesunden Abwehrkraft bei. Junger Mangold schmeckt frisch im Salat, ältere und größere Blätter sind eine geeignete Hülle für Füllungen. Die Stiele bereitet man am besten extra zu, da sie länger garen müssen. Mangold kann wie Spinat verwendet werden.

Maquibeeren sind im chilenisch-argentinischen Grenzgebiet weit verbreitet. Die Beeren weisen einen hohen Gehalt an Vitamin C und Anthocyanen auf. Nahrungsergänzungsmittel mit Maqui-Extrakten werden unter anderem als natürliches Schlankheitsmittel beworben. Diese Wirkung ist bisher nicht belegt.

Meerrettich findet als Gemüse, Gewürz oder in der Pflanzenheilkunde Verwendung. Wird die Meerrettichwurzel geschnitten oder gerieben, verströmt sie einen zu Tränen reizenden Geruch, der die Atemwege freimacht. Dafür verantwortlich sind die Senfölglykoside, die unter anderem antibiotisch wirken. Meerrettich fördert die Durchblutung der Schleimhäute, wirkt schleimlösend und erleichtert das Abhusten.

Frisch gerieben entfaltet der Meerrettich seine ganze Schärfe, die bestens in kräftige Suppen und Soßen passt.

Muskatnüsse enthalten ätherische Öle, Harze, Lignane und den Farbstoff Lycopin. Ihre antimikrobielle Wirkung kann für Infektionskrankheiten sowohl bei innerer wie bei äußerlicher Anwendung hilfreich sein. Im Ayurveda werden sie gegen Durchfallerkrankungen eingesetzt.

Muskatnüsse werden traditionell zur Haltbarmachung von Speisen verwendet, denn sie besitzen eine antiseptische und desinfizierende Wirkung. Dieses Gewürz wird gerne zum Verfeinern von Suppen, Soßen und Gemüsegerichten verwendet. Zu viel davon kann allerdings mit halluzinogenen Wahrnehmungen einhergehen.

Nelken enthalten ätherische Öle, vor allem Eugenol (das auch in Zimt vorkommt). Eugenol besitzt eine betäubende Wirkung, weshalb das Kauen von Gewürznelken als Hausmittel gegen Zahnschmerzen bekannt ist. Es soll auch gegen Mundgeruch wirksam sein. Gewürznelken weisen einen hohen Gehalt an Polyphenolen (Antioxidantien) auf, die unter anderem die Fettoxidation unterbinden.

Gewürznelken werden zum Würzen von Marinaden, Soßen, Rotkohl, Lebkuchen und anderen Produkten verwendet. In Fonds, Suppen und Punsch kocht man Nelken mit und entfernt sie am Ende der Garzeit. Im Mörser zermahlen würzen sie Weihnachtsgebäck und Currys.

Oliven sind die Ölfrüchte der Mittelmeerländer. Bei Oliven gilt: je dunkler, desto reifer. Dabei färbt sich nicht nur das Fruchtfleisch schwarz, sondern auch der Kern. Tiefschwarze Oliven haben ein weiches Fruchtfleisch und sind deutlich aromatischer als grüne. Gefärbte Oliven haben einen hellen Kern und schmecken wie grüne Oliven, also herber. Grüne Oliven enthalten weniger Öl als schwarze und sind mit 140 kcal/100 g deutlich kalorienärmer als schwarze mit 350 kcal/100 g. Beide Sorten sind reich an ungesättigten Fettsäuren, Vitaminen und Spurenelementen.

Olivenöl ist aus der Küche und Kultur der mediterranen Länder nicht wegzudenken. Es ist in vielen Qualitäten zu erhalten und wird überall in der Küche eingesetzt. Olivenöl hat einen hohen Rauchpunkt und ist besonders gut zum Braten und Frittieren geeignet. Der Rauchpunkt ist höher bei guten extra nativen Olivenölen (extra vergine) und niedriger bei nativen Olivenölen (vergine) geringer Qualität. Ein extra natives Olivenöl hoher Qualität, mit geringem Anteil freier Fettsäure und hohem Anteil phenolischer Antioxidantien, ist aus gesundheitlicher und geschmacklicher Hinsicht zum Braten gut geeignet. Extra vergines Olivenöl ist das stabilste Öl bei Erhitzung, gefolgt von Kokosnussöl. Kalt gepresstes Olivenöl gilt als Heilmittel bei Entzündungen.

Orangen werden unterteilt in vier süße Orangensorten: Blondorangen, Navelorangen, Blutorangen sowie säurefreie Orangen. Außerdem gibt es noch Bitterorangen (Pomeranzen). Im Fruchtkörper und Fruchtsaft finden sich Vitamin C, Folsäure und B-Vitamine sowie die sekundären Pflanzenstoffe Flavonoide, Tannine, Phenole und Saponine. Die Schale von Orangen ist häufig mit Wachsen behandelt, denen (außer im Ökolandbau) meist Konservierungsmittel zugesetzt werden.

Neben der Verwendung in Obstsalaten oder Obstkuchen lassen sich auch internationale Gerichte mit Orangen geschmacklich verfeinern. Abgeriebene

Orangenschalen (nur aus Bio-Anbau verwenden) geben ein köstliches Aroma nicht nur bei süßen Speisen, sondern auch bei den verschiedensten Gemüsegerichten oder auch bei Risotto.

Oregano enthält ätherische Öle wie Thymol und Carvacrol sowie Gerb- und Bitterstoffe. Der Gehalt an Vitamin C ist sehr hoch. Schon von Hippokrates wurde Oregano zur Geburtsbeschleunigung und zur Heilung von Hämorrhoiden eingesetzt. Er soll Kummer vertreiben, Lebensmut wecken und Menschen fröhlich machen.

Oregano passt gut zu italienischen Soßen, Tomatengerichten und Gemüseaufläufen.

Paprika ist ein Nachtschattengewächs, das je nach Größe, Farbe (grün, gelb, rot) und Geschmack sowie Schärfe auch als Chili, spanischer Pfeffer oder Peperoni bekannt ist. Fast alle Paprikasorten enthalten in sehr unterschiedlicher Konzentration das für die Schärfe verantwortliche Capsaicin. Neben Capsaicin enthalten Paprikafrüchte reichlich Vitamin C sowie viele Flavonoide, Carotine, Anthocyane und Salicylat. Außerdem findet sich Kalium, Magnesium, Kalzium sowie etwas Vitamin D.

Die Volksmedizin setzt Paprika für die unterschiedlichsten Beschwerden ein. Dazu zählen Verdauungsschwäche, Gliederlähmung, Zahnweh, Rheuma, Hämorrhoiden, Übergewicht und Schlafstörungen. Ein erhöhter Konsum an scharfem Paprika steht mit einer Verringerung des Körperfetts in Zusammenhang.

Paprika kann roh in Salaten, gefüllt, sauer eingelegt, gedünstet oder gebraten verwendet werden und ist Bestandteil von vielen Soßen und Gemüsegerichten.

Paprikapulver wird aus getrockneten und anschließend gemahlenen Paprikafrüchten hergestellt. Je nach verwendeter Sorte wird Paprikapulver in verschiedene Kategorien eingeteilt. Scharfes Paprikapulver aus der Chilisorte Cayenne wird als Cayennepfeffer bezeichnet. Tabascosoße wird durch Fermentation von Chilis hergestellt.

Capsaicin, der scharf schmeckende Wirkstoff in Paprikapulver, bewirkt eine Gefäßerweiterung. Paprikapulver wurde traditionell gegen eine Vielzahl von Gesundheitsstörungen eingesetzt, wie Verdauungsschwäche, Verschleimung des Magens, Frostbeulen, Zahnschmerzen, Hämorrhoiden, Parasiten, Husten, Übergewicht und Melancholie.

Heute findet sich Capsaicin eher in Wärmepflastern, die bei rheumatischen Schmerzen, Hexenschuss, Migräne und Gürtelrose eingesetzt werden.

Paranüsse stammen aus dem nördlichen Bundesstaat Para in Brasilien, von dem sich auch ihre deutsche Bezeichnung ableitet (englisch: Brazil nut). Die Samen sind auch als Amazonenmandel, Brasilianische Kastanie und Steinnuss bekannt.

Die Paranuss besitzt einen hohen Fettgehalt (bis zu 70 Prozent) und im Vergleich zu anderen Nussarten einen sehr hohen Anteil an den Mineralstoffen Kalzium, Eisen, Kalium, Magnesium, Phosphor, Zink und Selen. Sie hat den höchsten Gehalt an Selen von allen pflanzlichen Lebensmitteln, bereits drei Nüsse decken den täglichen Bedarf. Der Selengehalt hängt auch von der Herkunft ab (Brasilien, Bolivien, Peru, Elfenbeinküste). Selen spielt in der Immunabwehr des Körpers eine wichtige Rolle und trägt zur normalen Funktion der Schilddrüse bei. Das Spurenelement kann außerdem Schwermetalle binden und die Körperzellen vor freien Radikalen schützen. Paranüsse lagern allerdings auch Barium und natürliche radioaktive Stoffe ein (wie Radium-226 und -228), doch bei drei Paranüssen pro Tag besteht keine Gefahr einer Strahlenbelastung.

Pastinaken enthalten relativ viel Stärke und Pektin. Das in Pastinaken vorhandene ätherische Öl zeichnet sich neben dem typischen würzigen Geschmack auch durch eine leicht antibakterielle Wirkung aus. Pastinaken enthalten zudem B-Vitamine sowie Kalzium und Phosphor.

Fein püriert schmecken Pastinaken ähnlich wie Kartoffelbrei. Sie passen gut in Gemüseeintöpfe und -aufläufe. Als Rohkost sind sie zwar nicht ganz so schmackhaft wie Möhren, bereichern aber fein geraspelt jeden gemischten Salat.

Pekannüsse sind im Süden der USA beheimatet. Sie sind eng mit Walnüssen verwandt und gehören zu den fettreichsten Nüssen (70 Prozent). Wie bei allen Nüssen handelt es sich hauptsächlich um die einfach und mehrfach ungesättigten Fettsäuren. Daher wirken sie sich positiv auf Herz, Kreislauf und Gefäße aus.

Roh schmeckt die Pekannuss in Salaten, Müsli, Eis und verschiedenen Desserts. Als Snack gibt es sie auch geröstet.

Perillasamen, von der grünblättrigen Sorte der Perillapflanze gewonnen, werden geröstet zu Perillaöl verarbeitet. Das hellgelbe Öl erinnert in Geschmack und Geruch an Leinöl. Es weist einen besonders hohen Anteil der Omega-3-Fettsäure Alpha-Linolensäure auf. Insgesamt liefert es ähnliche Fettsäuren wie heimisches Lein- oder Leindotteröl.

Pfeffer enthält Piperin, das ausschlaggebend für die Schärfe des Pfeffers ist. Weitere Bestandteile im schwarzen Pfeffer sind Flavonoide, Glykoside, Kämpferol, Limonen und Quercetin.

Pfeffer hat eine deutlich appetitanregende und verdauungsfördernde Wirkung. Der scharf brennende Geschmack des Pfeffers erfolgt über die Erregung von Wärme- und Schmerzrezeptoren. So werden Speichel- und Magensaftsekretion angeregt, ebenso die Ausschüttung der Verdauungsenzyme.

Statt Salz sollte Pfeffer zum Würzen eingesetzt werden. Pfeffer erhöht auch die Aufnahme von Kurkuma im Magen-Darm-Trakt.

Pfirsiche/Nektarinen gibt es in vielen verschiedenen Sorten. Sie enthalten Kalium, Kalzium, Magnesium und die Vitamine A, B_1, B_2 und C. Außerdem einige sekundäre Pflanzenstoffe (auch Quercetin), die unter anderem antientzündliche Effekte haben und das Risiko für das Metabolische Syndrom, Herz-Kreislauf-Erkrankungen und Diabetes senken.

Mit frischen Pfirsichen werden Obstsalate, leckere Desserts oder Torten gemacht. Auch in Smoothies verarbeitet sind sie als Sommerobst sehr beliebt.

Pflaumen sind reich an Mineralstoffen und Spurenelementen wie Kalium, Kalzium, Eisen, Magnesium und Zink. Sie enthalten auch Provitamin A, Vitamin C, E und Vitamine aus dem B-Komplex. Pflaumen helfen bei Verstopfung. Reife Pflaumen haben einen sehr hohen Fruchtzuckergehalt und sollten daher als Trockenpflaumen bei einer Fruktose-Intoleranz eher gemieden werden. Roh sind Pflaumen am besten, aber Pflaumenkuchen ist richtig lecker.

Pilze bilden neben Tieren und Pflanzen ein eigenes Reich, sie können keine Photosynthese betreiben. Sie zählen zu den nicht kultivierbaren Arten wie Steinpilz und Pfifferling oder zu den Kulturarten wie Champignon, Shiitake, Kräuterseitling und Austernpilz. Wildpilze können mit Schwermetallen belastet sein, Kulturpilze können dagegen zur Versorgung mit Kalzium, Magnesium und anderen Mineralstoffe beitragen und weisen Spurenelemente wie Mangan, Zink und Selen auf. Manche Pilze enthalten auch Vitamin C und geringe Mengen Vitamin D, das wir sonst nur durch ausreichende Einstrahlung von Sonnenlicht in der Haut selbst bilden können.

Die unterschiedlichsten Pilzarten werden besonders in den asiatischen naturheilkundlichen Therapien bei vielen Symptomen und Krankheiten eingesetzt.

Piment wird aus den unreifen Früchten des immergrünen Baums gewonnen und enthält Phenole, Terpene und ätherische Öle. Hauptkomponente des Öls ist Eugenol, das hier deutlich schärfer schmeckt als bei Gewürznelken.

Zwei Drittel der Welternte stammen aus Jamaika, wo neben den Früchten auch die frischen Blätter verwendet werden. In Deutschland wird Piment vor allem bei der Weihnachtsbäckerei eingesetzt.

Pinienkerne sind geschälte Samen der im gesamten Mittelmeerraum kultivierten Pinie, die Kerne erinnern geschmacklich an Tannenharz. Pinienkerne aus Asien sind an ihrer eher dreieckigen Form und ihrer dunklen Spitze gut zu erkennen. Sie schmecken im Vergleich zu den südeuropäischen Kernen weniger aromatisch und sind fetthaltiger.

Geschälte Pinienkerne werden sehr schnell ranzig, da ihr Fettgehalt mit 60 Prozent sehr hoch ist. Außerdem enthalten sie 14 Prozent Eiweiß und 13 Prozent Kohlenhydrate. Das Öl der Pinienkerne weist einen sehr hohen Gehalt an Ölsäure (40 Prozent) und Linolsäure (46 Prozent) auf.

Pinienkerne sind in der mediterranen Küche zum Backen, in Salaten oder zum direkten Verzehr sehr beliebt. Außerdem sind sie ein Bestandteil von Pesto und werden in Torten verbacken.

Pistazien gehören zu den ältesten blühenden Kulturpflanzen und sind im Nahen Osten heimisch. Das weltweit größte Anbaugebiet liegt im Iran. Sie zeichnen sich durch einen hohen Gehalt an Kalium, Phosphor, Eisen und Vitamin A aus. Im Ayurveda und der Traditionellen Chinesischen Medizin gelten sie als magenfreundliche Speise.

Je nach Sorte findet die Pistazie in Kuchen, Pralinen und Speiseeis, aber auch als gerösteter Snack Verwendung.

Preiselbeeren sind in Eurasien und Nordamerika weit verbreitet. Die Früchte enthalten neben Vitamin C verschiedene B-Vitamine, Beta-Carotin und Anthocyane. An Mineralstoffen liefern sie vor allem Kalium, Kalzium, Magnesium und Phosphat. Sie fördern die Verdauung, können bei Durchfall und Harnwegsinfektionen, zur Senkung des Cholesterinspiegels, bei rheumatischen Erkrankungen und Gicht von Nutzen sein.

Quinoa ist in den Anden seit etwa 5 000 Jahren als Kulturpflanze bekannt. Es ist als eiweißreiches Lebensmittel besonders in der vegetarischen und veganen Küche beliebt. Die weißen, roten und schwarzen Samen enthalten zudem viel Eisen. Quinoa kann wie Reis verwendet werden und ist als kleinkörnige Einlage gut für Füllungen oder Bratlinge geeignet. Aufgepoppt ist Quinoa auch als Müslizutat im Handel.

Quitten sind Gesundheitsträger erster Güte. Sie enthalten viel Vitamin C, Kalium, Natrium, Zink, Eisen und Fluor. Außerdem sind Pektin und Schleimstoffe vorhanden, die als Hustenreiz-linderndes und mild abführendes Mittel gelten. Des Weiteren gibt es Tannine, die antioxidativ wirken, organische Säuren und die Gerbsäure, die bei leichten Entzündungen im Mund- und Rachenraum sowie bei Darmstörungen nützlich sein kann. Quitten werden überwiegend als Marmelade oder Gelee gegessen.

Radieschen sind im Frühjahr das erste heimische Freilandgemüse. Sie enthalten Vitamin K, Vitamin C und Eisen. Ihre Schärfe stammt von den gesundheitsförderlichen Senfölglykosiden, die neben entzündungshemmenden Eigenschaften möglicherweise auch zur Vorbeugung und Behandlung von Diabetes beitragen. Die antioxidativ wirkenden Anthocyane sorgen für das intensive Rot. Radieschen liefern fein geschnitten im Salat für knackige Würze. Das frische Grün lässt sich verwenden und ergänzt beispielsweise eine Gemüsesuppe. Radieschen eignen sich auch gut als Sprossen zu Salaten, Suppen und als Brotbelag.

Raps wird zu Rapsöl verarbeitet und als Speiseöl, Futtermittel und Biokraftstoff genutzt. Es enthält 60 Prozent ungesättigte Fettsäuren (Ölsäure), 20 Prozent Linolsäure (Omega 6) und 9 Prozent Alpha-Linolensäure (Omega 3). Das Fettsäuremuster macht Rapsöl genauso gesund wie Olivenöl. Rapsöl wird in der Küche ähnlich wie Olivenöl sowie zur Herstellung von Speisefetten (Margarine) verwendet.

Für die Imkerei haben Rapsfelder eine große Bedeutung. Ein Hektar Raps kann in einer Blühsaison eine Honigernte von bis zu 500 kg einbringen. Aufgrund des großflächigen Anbaus ist der fein und schmalzartig kandierende Rapshonig leicht als sortenreiner Honig zu ernten.

Reis ist global das wichtigste Getreide für die Ernährung der Menschheit. Vor allem in Asien ist er ein Grundnahrungsmittel. Allerdings enthält weißer Reis nur geringe Mengen an Nährstoffen. Vollkornreis weist dagegen einen hohen Mineralstoffgehalt auf und liefert wertvolle B-Vitamine. Er schmeckt angenehm würzig und ist als Beilage zu allen Gemüsegerichten bestens geeignet. Zudem ist Reis glutenfrei (siehe »Gluten«, Seite 476).

Reis nimmt über die Wurzeln Arsen auf, die Menge schwankt je nach Wasser, Boden, Anbaumethode und Reissorte. Beim Waschen und Kochen von Reis in reichlich Wasser kann Arsen teilweise in das Wasser übergehen, das entsorgt werden sollte. Im Bio-Handel wird gewaschener Reis angeboten.

Rettich zählt wie Radieschen zu den senfölhaltigen Kreuzblütlern. Schwarzer Rettich ist ein altes Hausmittel unter anderem gegen Husten, Rheuma und Gicht. Die Senföle, allen voran das Raphanol, sowie die Bitterstoffe weisen eine antibiotische Wirkung auf. Rettichsaft regt die Produktion der Gallenflüssigkeit in der Leber an, was die Fettverdauung unterstützt. Blähungen und Verstopfung können daher ergänzend mit Rettich behandelt werden. Durch die Verstoffwechselung kommen die scharfen Senföle und Bitterstoffe überwiegend in der Lunge und der Harnblase an, wodurch die Flüssigkeitsabgabe der Schleimhäute angeregt wird. Bei bakteriellen Atemwegs- und Harnwegsinfektionen ist Rettich aus diesem Grund ein effektives Mittel. In hauchdünne Scheiben oder Spiralen geschnittener Rettich gehört zu jeder bayerischen Brotzeit und bringt Schärfe in Frischkostsalate. Gekocht verliert sich der scharfe Geschmack.

Roggen ist ein typisches Brotgetreide und enthält relativ viel der Aminosäure Lysin, deren Gehalt in anderen Getreidearten meist niedrig ist. Lysin ist für den Gefäßschutz sehr wichtig (Siehe Herz-Kreislauf-Krankheiten Seite 134). Der eher glutenarme Roggen ist reich an Schleimstoffen, die Wasser binden und die Herstellung von Teig erschweren. Für Backwaren aus Roggenmehl ist eine Sauerteigführung erforderlich, das heißt eine mehrstufige Teigherstellung. Sauerteigbrot gilt als gut verträglich und bleibt länger frisch. Pumpernickel ist ein reines Roggenbrot.

Rosenkohl sind die walnussgroßen Seitensprossen des Pflanzenstängels. Das klassische Wintergemüse kann bis ins Frühjahr auf den Feldern stehen bleiben. Die geschlossenen Mini-Kohlköpfchen schmecken nach dem Frost etwas süß und weisen einen hohen Vitamin-C-Gehalt auf. In größeren Mengen gegessen kann Rosenkohl wie auch andere Kohlarten Blähungen verursachen. Grund dafür sind Zuckerverbindungen wie Stachyose, die im Dickdarm von Bakterien abgebaut werden, wobei bestimmte Gase entstehen. Wie bei allen Kohlarten ist besonders gründliches Kauen wichtig.

Kurz gegart entfaltet Rosenkohl am besten sein feines nussartiges Aroma. Rosenkohl schmeckt nicht nur als klassische Gemüsebeilage, sondern auch als cremige Suppe, Suppenbeilage oder als Pfannengemüse.

Rosmarin enthält ätherische Öle (Terpene, Campher), Gerbstoffe, Flavonoide, Bitterstoffe, Saponine und Harz. Als Tee wird er zur Kreislaufanregung und gegen Blähungen verwendet. Der Tee wirkt auch galle- und harntreibend und findet Anwendung als Appetitanreger, hilft bei Erschöpfungszuständen, Bluthochdruck und Verdauungsbeschwerden. Weiterhin hat Rosmarin eine beruhigende Wirkung auf die Nerven.

Die antioxidative Wirkung von Rosmarin kann vor allem fetthaltigen Lebensmitteln und Speisen eine längere Haltbarkeit verleihen.

Rote Bete ist reich an Ballaststoffen, Wasser und vielen Nährstoffen. Die enthaltenen Antioxidantien, unter anderem der rote Farbstoff Betanin, wirken zellschützend, entzündungshemmend und können das Risiko von Arteriosklerose und Krebs senken. Besonders zur Blutdrucksenkung findet die Rote Bete beachtliche Anerkennung. Sie ist reich an Nitrat, das im Körper zu Stickstoffmonoxid reduziert wird und die Gefäße weitet sowie die Durchblutung anregt. Daher kann Rote-Bete-Saft blutdrucksenkend wirken (siehe »Bluthochdruck«, Seite 119). Die Knolle verleiht roh oder gekocht jedem Gericht eine kräftige Farbe.

Einfach und lecker sind Rote-Bete-Würfel mit Apfel- oder Birnenscheiben auf einem Backblech zubereitet. Auch in Smoothies oder geraspelt als Salat ist Rote Bete empfehlenswert.

Rotkohl verdankt seine Farbe den Anthocyanen. Diese sekundären Pflanzenstoffe zählen zu den Flavonoiden und zeigen eine starke antioxidative Wirkung. Sie schützen das Erbgut sowie Blutfette vor Schädigungen. Gleichzeitig wirken sie entzündungshemmend und gefäßschützend und sollen das Sehvermögen verbessern. Sehr fein geschnittener Rotkohl macht Salate knackig und bunt.

Rucola, auch Rauke oder Garten-Senfrauke genannt, ist schon seit dem Altertum als Nutzpflanze bekannt und galt dort als Aphrodisiakum. In Deutschland war er wegen seines scharfen Geschmacks nicht sonderlich angesehen. Erst die Entdeckung der mediterranen Küche führte zu seiner derzeitigen Beliebtheit. Rucola enthält besonders viel Beta-Carotin und Folsäure. Der hohe Jodgehalt kann bei einer Unterfunktion der Schilddrüse günstig wirken. Für seinen aromatischen und bitteren Geschmack sorgen Senfölglykosiden. Diese sekundären Pflanzenstoffe senken das Krebsrisiko, schützen vor Zellschäden und vor bakteriellen Infektionen. Rucola passt in frische Salate, eignet sich auch als würzige Zutat in Nudelgerichten, Risotto, Suppen, Ragouts oder Pesto und schmeckt als frische Ergänzung auf Pizza und Brot.

Safran enthält Carotinoide, vor allem Crocin, das Gerichte intensiv goldgelb färbt. Weiter enthält er den Bitterstoff Safranbitter, aus dem sich beim Trocknen teilweise der für das Safranaroma verantwortliche Aldehyd Safranal bildet.

Safran hat einen nervenstärkenden Effekt und hilft bei depressiven Verstimmungen und gegen den sogenannten Babyblues.

Bekannte Gerichte mit Safran sind Risotto und Paella.

Salbei ist auf allen Kontinenten verbreitet, und viele der über 900 Arten werden seit dem Altertum als Heilpflanzen genutzt. Der Gattungsname Salvia für Salbei stammt vom lateinischen Wort salvare für heilen und deutet auf die Heilkraft verschiedener Salbei-Arten hin, die in der Traditionellen Chinesischen Medizin verwendet werden.

Salbei enthält ätherische Öle.

Die Heilwirkung des Echten Salbei (Salvia officinalis) findet sich in den Blättern, die reich an Bitterstoffen und ätherischen Ölen, besonders verschiedene Terpene, sind. Die ätherischen Öle Cineol und Camphen regen die Durchblutung an, wirken desinfizierend und keimtötend. Salbeiblätter enthalten auch Flavonoide und Gerbstoffe.

Die Salbeiblätter wirken, als Tee zum Gurgeln zubereitet, entzündungshemmend bei Mund-, Zahn- und Rachenraumerkrankungen.

Salbei dient auch als Küchengewürz. Die jungen Blätter und Blüten können roh, überbrüht oder eingelegt gegessen werden. Die Salbeiblätter verleihen herzhaften Gerichten einen wurstähnlichen Geschmack und wirken verdauungsfördernd bei fettigen Speisen.

Sanddorn stammt ursprünglich aus Nepal. Die gelben Sanddornbeeren haben einen sehr hohen Gehalt an Vitamin C (200 bis 900 mg/100 g Fruchtfleisch). Nur Hagebutten und Acerolakirschen haben mit Gehalten von 1 250 mgbeziehungsweise 1 300 bis 1.700 mg/100 g Fruchtfleisch noch deutlich höhere Werte. Die Säfte werden bei Erkältungskrankheiten, fieberhaften Infekten und in der Rekonvaleszenz eingesetzt. Sanddorn kann gegen trockene oder gerötete Augen sowie bei Juckreiz helfen. Die Sanddornbeeren werden zu Saft verarbeitet.

Sauerampfer wächst auf feuchten Wiesen und ist ein beliebtes Wildgemüse, das sehr viel Vitamin C enthält. Als weitere Inhaltsstoffe sind Vitamin A, Magnesium und Eisen zu nennen. Durch den relativ hohen Gehalt an Oxalat kann der Verzehr größerer Mengen die Entstehung von Nieren- und Blasensteinen fördern und die Eisenaufnahme hemmen. Aufgrund seiner Bitter- und Gerbstoffe empfiehlt die Naturheilkunde Sauerampfer bei Verdauungsbeschwerden und Appetitmangel.

Der Sauerampfer wird ähnlich wie Spinat zubereitet; auch als Salat oder in cremiger Ampfersuppe ist er ein Gewinn. Junge Blätter des Sauerampfers bringen eine frische säuerliche Note in Gemüsegerichte und Soßen. Sauerampfer ist Teil der Frankfurter Grünen Soße.

Sauerkraut ist fermentierter Weißkohl. Neben den Inhaltsstoffen des Weißkohls hat die bei der Fermentation entstehende Milchsäure gesundheitsförderliche Wirkungen, denn sie unterstützt unter anderem die Abwehrkräfte und die Darmgesundheit. Es enthält eine große Menge an Lutein für die Augengesundheit und -regeneration.

Deutsche Seeleute vergangener Jahrhunderte schützten sich mit dem lange haltbaren Sauerkraut gegen die Vitamin-C-Mangelkrankheit Skorbut. Das ist einer der Gründe, warum deutsche Seeleute und später Deutsche allgemein als »Krauts« bezeichnet wurden. Den englischen Seeleuten wurden Limetten gegen Skorbut verordnet, daher die Bezeichnung »Limeys« für englische Seemänner und für Engländer allgemein. Sauerkraut gilt weltweit als eines der bekanntesten deutschen Nationalgerichte, egal ob als Gemüsebeilage oder Saft.

Schlehdorn (Heckendorn) ist in Europa, Vorderasien (bis zum Kaukasus) und Nordafrika beheimatet. Die Schlehenfrüchte werden am besten nach dem ersten Frost vom Strauch geerntet. Durch den Frost werden Enzyme aktiviert, die die bitter schmeckenden und adstringierend wirkenden Gerbstoffe teilweise abbauen. Die verbleibenden Gerbstoffe zählen zur Gruppe der Polyphenole, darunter die Gallussäure und die Ellagsäure, die krebshemmende und antimikrobielle Eigenschaften haben.

Die Beeren werden zu Saft, aber auch zu Marmelade verarbeitet.

Schwarzwurzeln wurden früher auch »Arme-Leute-Spargel« genannt. Die italienische Bezeichnung Scorzone bedeutet giftige schwarze Schlange. Dies geht auf die mittelalterliche Verwendung zur Heilung bei Schlangenbissen und Herzerkrankungen mit der Schwarzwurzel zurück. Außer dem Gehalt an Mineralstoffen und Vitaminen enthält das leicht verdauliche Gemüse auch Inulin. Der lösliche Ballaststoff wirkt sich positiv auf die Darmgesundheit aus.

Schwarzwurzeln können als Suppe, feine Gemüsebeilage und als Salat verwendet werden. Vom Spargelersatz für die ärmere Bevölkerung haben sie sich zur Delikatesse entwickelt.

Senf wird als Gewürz vielseitig eingesetzt, er unterstützt die Fettverdauung. Senfsamen enthalten nussig-mildes Senföl, das selbst nicht scharf ist. Erst durch das Schroten oder Mahlen der Samen entstehen die scharfen, tränenreizenden Isothiocyanate und die Glykoside Sinalbin (Weißer Senf, mild) beziehungsweise Sinigrin (Brauner und Schwarzer Senf, scharf), die für die appetitanregende und verdauungsfördernde Wirkung verantwortlich sind. Bei

Tafelsenf hat sich bereits Isothiocyanat bilden können, sodass sich das scharfe Aroma von vornherein entfalten kann.

Sesam, -öl und -wurzel werden für therapeutische und kulinarische Zwecke verwendet. Sesam gehört zu den selenreichsten Lebensmitteln (800 µg/100 g). Darüber hinaus enthalten die Samen mit über 700 mg/100 g eine beachtliche Menge Kalzium. In der Küche dienen die ganzen Samen zur Verfeinerung von Backwaren und zum Würzen von Speisen. Sie lassen sich sehr gut rösten, dann schmecken sie kräftiger. Gemahlene Sesamsamen ergeben eine cremige Paste, Tahini genannt. Diese ist auch wichtiger Bestandteil von Hummus. Beliebte Spezialitäten mit Sesam aus dem arabischen Raum sind Halva oder Riegel aus Sesam und Honig.

Die ölreichen Samen des Sesams werden zu Sesamöl verarbeitet, das vor allem zum Kochen verwendet wird – aus gerösteten Samen gepresst auch als würzende Zutat. Das Öl wird aus den reifen Samen durch Kaltpressung oder Extraktion und nachfolgende Raffination gewonnen. Die einfach und mehrfach ungesättigten Fettsäuren setzen sich zu 35 bis 50 Prozent aus Ölsäure und zu 35 bis 50 Prozent aus Linolsäure zusammen.

Sojabohnen enthalten mit 18 bis 25 Prozent relativ viel Fett und sind weltweit die wichtigste Ölpflanze. Etwa 80 Prozent der Sojaproduktion wird an Tiere verfüttert, und 15 Prozent wird zu Öl verarbeitet, die Rückstände gehen auch in die Tierfütterung. Die EU importiert etwa 80 Prozent ihres Bedarfs aus den USA, Brasilien und Argentinien, ein Großteil stammt von gentechnisch veränderten Sojabohnen. Problematisch sind vor allem die mit dem Sojaanbau verbundenen Bedingungen wie Regenwaldabholzung, Monokulturen und Chemikalieneinsatz. Lediglich sechs Prozent der Sojaernte dienen als Nahrung für den Menschen. Aus Sojabohnen wird eine Reihe von Produkten hergestellt wie Tofu, Tofuprodukte, Sojamilch oder Sojajoghurt und Sojaöl.

Sojabohnen enthalten 36 Prozent Eiweiß und gehören damit zu den eiweißreichsten Lebensmitteln. Außerdem sind sie reich an Phytoöstrogenen – pflanzlichen Verbindungen mit hormonähnlicher Wirkung. Deren Hauptvertreter, die Isoflavone Genistein und Daidzein, senken das Risiko für Herz-Kreislauf-Erkrankungen, Osteoporose sowie Brust- und Prostatakrebs. Diese Beschwerden treten in ostasiatischen Ländern, wo die Menschen überdurchschnittlich viel Soja essen, seltener auf.

Sonnenblumenkerne findet man in gerösteter und geschälter Form in Back- und Süßwaren sowie in vielen Müslimischungen. Geröstet werden sie auch als Ersatz für Kaffee und Trinkschokolade verwendet. Zur Keimung sind sie ebenfalls geeignet. In vielen asiatischen Ländern werden Sonnenblumensprossen wie Gemüse gegessen.

Sonnenblumenkerne sind reich an Magnesium, Vitamin E und B-Vitaminen.

Das Sonnenblumenöl sollte wegen des hohen Gehalts an mehrfach ungesättigten Fettsäuren nicht hoch erhitzt werden. Das Fett setzt sich hauptsächlich aus der mehrfach ungesättigten Linolsäure und der einfach ungesättigten Ölsäure zusammen. Da sie nur wenig an Omega-3-Fettsäure enthalten, empfiehlt es sich, Kerne und Öl in Maßen zu verwenden. Unraffiniertes, kalt gepresstes Öl weist im Gegensatz zu raffiniertem Öl einen starken Eigengeschmack auf und eignet sich daher besonders als Geschmacksträger für die Zubereitung von Salaten.

Traditionell wird Sonnenblumenöl bei Verstopfung angewendet sowie äußerlich zur Wundbehandlung und bei rheumatischen Erkrankungen.

Spargel ist in Deutschland mit etwa 100 unterschiedlichen Sorten vertreten, die traditionell bis zum 24. Juni geerntet werden. Die Spargelstangen sind Seitenverzweigungen des pflanzlichen Speicherorgans. Weißer Spargel wird direkt nach dem Durchstoßen der Spargelköpfchen geerntet, Grünspargel oberirdisch. Spargel wirkt aufgrund des enthaltenen Asparagins und seines hohen Kaliumgehalts harntreibend. Beim Verzehr kommt es bei einigen Menschen zu einem strengen Geruch des ausgeschiedenen Harns. Verantwortlich ist die Asparaginsäure, die in schwefelhaltige Stoffe gespalten wird. Diese Sulfide bekämpfen Bakterien und zeigen eine krebshemmende Wirkung. Spargel ist ein klassisches Saisongemüse und schmeckt pur, in Gemüsegerichten und Aufläufen.

Spinat ist mit Mangold verwandt. Neben einem hohen Gehalt an Folsäure ist das grüne Gemüse ein guter Lieferant des zu den Carotinoiden zählenden Luteins, das sich positiv auf die Augengesundheit auswirken soll. Dem grünen Blattfarbstoff Chlorophyll werden positive Eigenschaften auf die Blutbildung nachgesagt. Spinat zählt zu den eisenreichen Gemüsen und enthält etwa 4 mg/100 g. Um die Verfügbarkeit von Eisen zu verbessern, empfiehlt sich gleichzeitig eine Vitamin-C-Aufnahme, beispielsweise mit Zitronensaft in der Salatsoße. Spinat weist wie Mangold einen hohen Oxalsäuregehalt auf und ist daher für Menschen mit Nierenerkrankungen nicht geeignet.

Stachelbeeren sind in Eurasien und Nordafrika beheimatet. Sie enthalten reichlich Vitamin C, aber auch verschiedene B-Vitamine, Beta-Carotin sowie Vitamin E. Darüber hinaus sind Mineralstoffe wie Kalium, Eisen, Magnesium und Silizium vorhanden. Stachelbeeren wirken verdauungsfördernd, leicht entwässernd und kräftigend auf Haare und Nägel.

Steckrüben gelten als typisches Wintergemüse, das viel Beta-Carotin (Provitamin A) enthält. Im Hungerwinter 1916/17 mussten Steckrüben als Grundnahrungsmittel herhalten und wurden auch zu Marmelade, Kuchen und Brot weiterverarbeitet; sie dienten sogar als Kaffeeersatz. Nach dem Zweiten Weltkrieg bewährte sich die Steckrübe abermals als Grundnahrungsmittel. Danach war sie lange verschmäht, wurde aber wiederentdeckt und war das Gemüse der Jahre 2017/2018. Für die Gemüseküche sind kleinere Exemplare besser geeignet, da sie zarter und aromatischer schmecken.

Die leicht süßlichen Steckrüben sind ideal für cremige Suppen, munden aber auch roh und eignen sich wie Karotten und Kohlrabi als Gemüsesticks.

Süßkartoffeln oder Bataten sind mit der Kartoffel nur entfernt verwandt. Sie sind reich an Kalium, das den Flüssigkeitshaushalt regelt, sowie an Vitamin E, das die Zellen vor Alterung schützt. Der Vitamin-C-Gehalt übertrifft den der Kartoffel um fast das Dreifache. Bemerkenswert ist zudem der hohe Gehalt an Beta-Carotin (Provitamin A) sowie weiteren Carotinoiden (daher sind sie orangefarben). Die antioxidativ wirkenden sekundären Pflanzenstoffe gelten als günstig in der Senkung des Risikos für Herz-Kreislauf-Erkrankungen und altersbedingte Augenerkrankungen. Beta-Carotin wird mit etwas Fett am besten aufgenommen.

Süßkartoffeln können ähnlich wie Kartoffeln verwendet werden, als Hauptgang oder Suppe, im Salat oder gefüllt als Sattmacher. Sie schmecken auch lecker, wenn sie auf dem Backblech zusammen mit anderem Ofengemüse gebacken werden.

Acrylamid

Der als krebserregend geltende Stoff Acrylamid findet sich in zahlreichen Lebensmitteln, insbesondere in Kartoffelerzeugnissen. Hohe Konzentrationen entstehen vor allem beim Erhitzen wie Braten, Backen, Frittieren, Rösten und Grillen. Besonders hohe Gehalte finden sich daher in Kartoffelchips, Pommes frites, Bratkartoffeln, Ofenkartoffeln und Rösti.
Bei der Zubereitung aller Kartoffelerzeugnisse sollte eine zu starke Bräunung vermieden werden. Brat- und Ofenkartoffeln aus gekochten Kartoffeln enthalten weniger Acrylamid als aus rohen Kartoffeln. Beim Backen sollten die Temperaturen mit Umluft 180°C und ohne Umluft 200°C nicht überschreiten. Backpapier auf dem Blech hilft, eine zu starke Bräunung von unten zu vermeiden. Bei der Zubereitung von Ofenkartoffeln sind dickere Kartoffelstücke günstiger als dünne, da sich Acrylamid vor allem in den Randschichten bildet.

Süßlupinen enthalten durch Züchtung keine giftigen Bitterstoffe mehr, die in den alten Sorten vorhanden sind. Der Name »Süßlupine« beruht also nicht auf einem süßen Geschmack, sondern auf der Abwesenheit der Bitterstoffe. Süßlupinen gehören neben Soja mit 36 Prozent zu den eiweißreichsten Hülsenfrüchten. Sie können den Blutdruck senken, die Blutfettwerte verbessern, die Insulinsensitivität erhöhen und die Zusammensetzung der Darmbakterien günstig beeinflussen. Dabei scheint die Aminosäure Arginin eine wichtige Rolle zu spielen, deren Gehalt in Lupinen deutlich höher ist als in anderen Hülsenfrüchten.

Immer mehr landwirtschaftliche Betriebe setzen auf den Anbau von Lupinen, denn die Pflanze ist ertragreich, anspruchslos und trägt zur Bodenverbesserung bei. Die Lupine dient beispielsweise der Herstellung von Milch- und Fleischersatzprodukten. Aus den gerösteten Früchten kann ein kaffeeähnliches Getränk gewonnen werden. Viele Produkte auf dem Markt stammen aus nachhaltiger und lokaler Landwirtschaft. Lupinen stellen eine ernst zu nehmende heimische Alternative für den ökologisch bedenklichen Soja-Import dar.

In geschroteter Form bietet die Lupine vielseitige Verwendungsmöglichkeiten in Salaten, als Bratling, als Füllung oder Aufstrich. Besonders für Vegetarier und Veganer dienen Lupinen als Fleischersatz für Bolognese.

Thymian diente im antiken Griechenland als Zusatz zu Räuchermitteln, mit denen man eine Anregung von Geist und Gemüt erzielte. Im Mittelalter wurde er bereits als wertvolle Heilpflanze genutzt, so bei Asthma oder Atemnot.

Thymian enthält ätherisches Öl, das unter anderem aus den Monoterpenen Thymol und Carvacrol besteht. Das ätherische Öl fördert die Produktion eines dünnflüssigen Schleims. Thymol und Carvacrol haben einen entzündungshemmenden Effekt, sie wirken vor allem gegen Keime. Thymiantee mit etwas Honig und Zitronensaft hilft bei Husten.

Heute wird Thymian getrocknet oder frisch als Küchenkraut genutzt, als Quelle von ätherischen Ölen und als Arzneipflanze in der Volksmedizin und verstärkt auch in der klassischen Medizin.

Tomaten wurden bereits von den Mayas angebaut und zählen zu den beliebtesten Nahrungsmitteln weltweit. Sie enthalten 95 Prozent Wasser, Vitamin A und C, Kalium, Chrom und Silizium. Außerdem finden sich darin die sekundären Pflanzenstoffe Beta-Carotin, Lutein, Lycopin und Zeaxanthin, die Tomaten zu einer sehr gesunden Frucht machen. In der Tomatenhaut befinden sich besonders viele Wirkstoffe wie Flavonoide.

Das Carotinoid Lycopin, das der Tomate die rote Farbe verleiht, kann die Immunabwehr stärken und das Risiko bestimmter Krebserkrankungen senken. Durch Erhitzen der Tomaten, wie es für Tomatenmark üblich ist, erhöht sich die Absorption von Lycopin.

Aus Tomaten wird in großen Mengen Tomatenmark, Tomatensaft und Tomatenketchup hergestellt. Sie eignen sich in roher Form für Salate und als Frischware in Soßen und für alle Gemüsegerichte.

Topinambur ist reich an Inulin, das nicht verdaut werden kann und deshalb als Ballaststoff im Dickdarm wirkt. Regelmäßig mit der Nahrung aufgenommenes Inulin wirkt sich günstig auf die Blutfettwerte aus und fördert die Mikroflora. Topinambur enthält die sekundären Pflanzenstoffe Betain, Cholin, Saponine und Polyphenole, die antioxidativ, antimikrobiell sowie entzündungshemmend wirken.

Topinambur eignet sich wie andere Wurzelgemüse für Suppen, Gemüseaufläufe und als Püree, schmeckt aber auch roh im Salat.

Traubenkernöl wird aus den Samen (Kernen) der Weintrauben gewonnen. Kalt gepresstes Öl enthält die Antioxidantien Vitamin E und Resveratrol sowie Lecithin. Das Fettsäuremuster ist ungünstig, denn das Verhältnis von Omega-6- zu Omega-3-Fettsäuren beträgt 350:1. Das Öl ist im Geschmack leicht nussig, es ist zum Würzen von Salaten und Soßen geeignet.

Vanille ist ein Gewürz, das aus den fermentierten Schoten verschiedener Arten der Orchideen stammt. Die ölige Flüssigkeit innerhalb der Kapsel enthält einen großen Anteil des Aromas und des Geschmacks. Deshalb muss man die Frucht der Länge nach aufschneiden und die Samen nebst dem anhaftenden Öl, dem Vanillemark, herauskratzen. Hauptaromaträger ist die Schote selbst. Die darin enthaltenen Aromastoffe können durch Aufkochen in Flüssigkeiten gewonnen werden. Die abgewaschene und getrocknete Frucht kann mehrfach verwendet werden.

Vanille wirkt stimmungsaufhellend, beruhigend und aphrodisierend. Der Hauptaromastoff, das Vanillin, das beim Backen und Kochen in duftendes Anisaldehyd umgewandelt wird, scheint ebenfalls zum Träumen anzuregen. Vielleicht ist das der Grund, weshalb dieses Gewürz in den Klöstern für Mönche und Nonnen zum Verzehr verboten war. Sie sollten nicht in Versuchung geführt werden.

Traditionell wird Vanille für die Aromatisierung von Kakao und Schokolade verwendet.

Vogelbeeren (Ebereschen) sind in Europa und Nordafrika heimisch. Die Beeren sind nicht giftig, enthalten viel Vitamin C und Provitamin A. Die vorhandene Parasorbinsäure kann zu Magenproblemen führen, wird aber durch Kochen zu Sorbinsäure abgebaut, die gut verträglich ist. Aufgrund ihres hohen Vitamin-C-Gehalts (100 mg/ 100 g) wurden die Beeren früher gegen Skorbut eingesetzt. Die Naturheilkunde schreibt Blättern und Blüten eine besondere Heilwirkung gegen Husten, Bronchitis und Magenverstimmungen zu.

Die Beeren werden vornehmlich als Saft, aber auch als Marmelade konsumiert.

Vogelmiere, auch Hühnerdarm genannt, ist sehr anpassungsfähig und als lästiges Unkraut bekannt. Sie enthält reichlich Vitamine sowie Saponine, Flavonoide, Cumarine, Mineralien, Oxalsäure, Gerbstoffe und ätherische Öle. In der Naturheilkunde findet das Kraut vielfältige Anwendung. So wird ein Extrakt der frischen Pflanze zur Behandlung von Erkältungssymptomen wie festsitzendem Husten, bei Rheuma und Gelenkschmerzen verwendet.

Neben den möglichen Heilwirkungen wird Vogelmiere auch in der Wildkräuterküche geschätzt. Ihr milder, leicht nussiger Geschmack erinnert an jungen rohen Mais. Für Salate, Suppen, Kräuterquark oder Pesto werden die frischen, fein gehackten Blätter und Stängel verwendet.

Wacholderbeeren enthalten unter anderem Gerbstoffe, Flavonoide, Bitterstoffe, Kampfer, Zitronensäure und Harz sowie Terpineol und Umbelliferon. Die Beeren helfen bei der Rheuma- und Gicht-Therapie. Als Tee fördern sie die Verdauung und wirken gegen Sodbrennen. Die harntreibende Wirkung erfolgt durch die nierenreizenden Inhaltsstoffe. Wacholder darf nur in Kombination mit anderen Diuretika eingesetzt werden, da er als Einzeldroge leicht zu einer Überdosierung und daraus resultierenden Nierenschäden führen kann. Wacholderbeeren werden auch als Aromastoff für Limonaden wie Root Beer eingesetzt. In der Schweiz werden sie zu Brotaufstrich verarbeitet. Die Beeren sind ein wichtiger Rohstoff bei der Alkoholherstellung. Sie sind außer in Wacholderschnaps und Gin auch in Spirituosen wie Krambambuli, Steinhäger und Genever enthalten.

Walnüsse stammen ursprünglich aus Asien. Verglichen mit anderen Nusssorten haben sie den höchsten Gehalt an der mehrfach ungesättigten Fettsäure Alpha-Linolensäure, eine Omega-3-Fettsäure. Daher spielen sie in Bezug auf die Herzgesundheit eine besondere Rolle. Sie haben auch einen günstigen Einfluss auf die Blutfettwerte.

Walnüsse bereichern vielerlei Speisen, Suppen und Salate und eignen sich als Dekoration von Früchtekuchen.

Die Makronährstoffe von Nüssen weisen große Unterschiede auf, deshalb wird der regelmäßige Verzehr verschiedener Nüsse empfohlen

Wassermelonen werden wegen ihrer Süße eher als Obst empfunden, botanisch zählen sie aber zu den Gemüsen. Sie besitzen rotes, grünes, orangefarbenes, gelbes oder weißes Fruchtfleisch. Neben einem hohen Gehalt an Carotinoiden, besonders Lycopin, enthalten sie unter anderem Vitamin C, B_1 und B_6, Kalium, Magnesium und Eisen.

Lycopin wirkt als antioxidativer Radikalfänger und stärkt das Immunsystem. Die Aminosäure Citrullin ist in der Wassermelone reichlich enthalten, sie wird in die Aminosäure Arginin umgewandelt, die eine gefäßerweiternde und gefäßschützende Wirkung besitzt und somit den Blutdruck senken kann und Ablagerungen an den Gefäßwänden vorbeugt und abbauen kann. Wassermelonen sind wegen ihres Gehalts an Kalium gut zur Entsäuerung und dadurch zur Entgiftung geeignet. Ihr geringer Kaloriengehalt hilft bei der Gewichtsreduktion.

Wassermelonen werden als erfrischende und durstlöschende Frucht meist roh verzehrt. Die Rinde kann eingelegt oder kandiert werden, der Saft kann frisch getrunken werden. Bei großer Hitze gegessen, wird die Temperatur leichter ertragen.

Weißkohl galt früher als Arme-Leute-Essen, heute ist er aufgrund der Wiederentdeckung heimischer Gemüse wieder populär. Er enthält etwa gleich viel Vitamin C wie frisch gepresster Orangensaft (46 mg/100 g). Außerdem liefert Weißkohl Vitamin K, Selen, Magnesium und Kalium. Er hat einen hohen Gehalt an Ballaststoffen, die satt machen und eine gesunde Verdauung fördern. Er eignet sich für deftige Eintöpfe, Kohlrouladen und Salate sowie für sehr schmackhafte und bekömmliche Suppen.

Weißkohl enthält verschiedene Radikalfänger wie Flavonoide, Phenole und Indole, die Zellen schützen und den Blutdruck senken können. Seine Senfölglykoside wirken antibiotisch. Sie können zudem als Schutzfaktor in die Krebsentstehung eingreifen. Kohlblattauflagen sind ein altes Hausmittel bei Kniegelenksarthrose. Das Spannende an den meisten Kohlsorten ist, dass der Vitamin-C-Gehalt durch den Kochprozess so gut wie nicht verringert wird. Weshalb Kohlsorten besonders in den dunkleren Monaten des Jahres regelmäßig auf dem Speiseplan stehen sollten. Er enthält außerdem viel Lutein, das für die Gesundheit und Sehkraft der Augen eine hohe Wirksamkeit hat.

Weizen entstand aus den Urformen Einkorn und Emmer. Hartweizen ist für Teigwaren geeignet, Weichweizen für Brot und andere Backwaren. Dinkel wird immer beliebter und sein Anbau daher wieder ausgeweitet, vor allem von Bio-Landwirten. Sehr früh geernteter und gedarrter Dinkel ist als Grünkern im Handel. Kamut ist eine natürliche Hybride aus Hartweizen und polnischem Weizen. Weizen, aber auch Dinkel haben einen hohen Anteil an Gluten

(Klebereiweiß, siehe »Gluten«, Seite 476) und dadurch die besten Backeigenschaften.

Weizenkeime haben einen Ölgehalt von acht bis zwölf Prozent, die Fettausbeute ist daher relativ gering. Das Öl besteht zu über 60 Prozent aus mehrfach ungesättigten Fettsäuren, davon zu 88 Prozent aus der Omega-6-Fettsäure Linolsäure. Mit 200 bis 300 mg/100 g ist Weizenkeimöl das Öl mit dem höchsten Vitamin-E-Gehalt. Es weist eine geringe Oxidationsstabilität auf, deshalb sollte es stets gut verschlossen, dunkel und kühl aufbewahrt werden, wie bei den Ölen aus Samen und Nüssen.

Zimt ist ein Gewürz aus der getrockneten Rinde verschiedener Zimtbäume. Das charakteristische Zimtaroma beruht auf Zimtaldehyd, der den Hauptbestandteil aller Zimtöle bildet. Er ist begleitet von Eugenol, das dem Gewürz seinen würzig-brennenden Geschmack verleiht. Zimt ist ein Mittel gegen Blähungen, Bakterien sowie Pilze und hat motilitätsfördernde und krampflösende Eigenschaften. Zimt kann den Blutzucker, LDL und die Triglyceride senken und HDL erhöhen.

In billigeren Zimtsorten ist Kumarin enthalten, das in höheren Dosen als gesundheitsschädlich gilt. In Fertigprodukten werden fast ausschließlich diese Zimtsorten verarbeitet.

Kumarin kann bei Überdosierung und bei empfindlichen Menschen Kopfschmerzen verursachen. Bei starken Überdosierungen können Leberentzündungen und möglicherweise auch Krebs auftreten. Eindeutige Belege dafür gibt es allerdings noch nicht. Der teurere Ceylon-Zimt enthält wenig Kumarin und gilt als unbedenklich.

Zitronen sind die saure Frucht schlechthin. Diese Säure belebt, regt den Appetit an und bringt die Verdauung in Schwung. Durch ihren Vitamin-C-Gehalt hilft die Zitrone auch gegen Frühjahrsmüdigkeit und Abwehrschwäche. Das erklärt die kräftige Wirkung einer heißen Zitrone, wenn man eine Erkältung verhindern oder lindern will.

Der Zitronensaft verleiht Salatsoßen, Obstsalaten und Getränken eine erfrischende Würze. Der Abrieb der Zitronenschale gibt Kuchen, Gebäck oder Joghurtspeisen einen frischen Geschmack.

Zitronengras enthält neben Mineralstoffen und Alkaloiden auch Saponine, Rutin und Quercetin. Quercetin reduziert das Risiko für Krebskrankheiten. Zitronengras lindert Blähungen und soll eine antimikrobielle Aktivität besitzen. Das Öl der Pflanze wirkt beruhigend.

Die frischen Blätter werden für die Zubereitung durstlöschender Teegetränke verwendet. Die Stiele werden weichgeklopft, bevor sie mit kochendem Wasser überbrüht werden, damit sich die ätherischen Öle besonders gut lösen.

Zucchini enthalten viel Wasser, sind kalorienarm und vitaminreich. Sie wirken entwässernd, regen die Darmtätigkeit an und beugen damit Verstopfungen vor. Außerdem sollen sie den Blutdruck senken und das Immunsystem stärken, sie fördern die Konzentrationsfähigkeit und die geistige Leistungsfähigkeit.

In der südeuropäischen Küche sind Zucchini weit verbreitet. Sie werden meist unreif geerntet und können roh, gekocht, gegrillt und gebraten verzehrt werden. Ausgereifte Exemplare bilden ähnlich wie große Kürbisse ein holziges Gewebe und eignen sich als Wintergemüse.

Zwiebeln zählen wie Knoblauch und Lauch zu den Lauchgewächsen (Allium) und gehören zu den ältesten Kulturpflanzen der Menschheit. Sie werden bereits seit mehr als 5000 Jahren als Heil-, Gewürz- und Gemüsepflanze kultiviert. Bei den alten Ägyptern dienten sie als eine Art Zahlungsmittel für die beim Pyramidenbau eingesetzten Arbeiter, die durch ihren Verzehr gesund bleiben sollten.

Zwiebeln enthalten keine Stärke, sondern bilden und speichern statt Stärke Fruchtzuckerketten (Fruktane) als Reservestoff. Das menschliche Verdauungssystem kann Fruktane nicht spalten, sie gelangen unverdaut in den Dickdarm. Dort werden sie von Darmbakterien verstoffwechselt, die dabei Gase produzieren. Nach dem Genuss von Zwiebeln kommt es daher häufig zu Blähungen.

Zwiebeln enthalten viel Kalium und Vitamin C, sind aber vor allem wegen der vielen sekundären Pflanzenstoffe gesundheitsfördernd – darunter in erster Linie Sulfide und Flavonoide. Letztere sind besonders reichlich in roten Zwiebeln vorhanden. Die Pflanzenstoffe wirken antibakteriell, entzündungsmindernd und reduzieren das Risiko für Herzerkrankungen und bestimmte Krebsarten. Zwiebeln werden auch positive Effekte auf den Blutzuckerspiegel zugeschrieben, sie wurden 2015 zur Heilpflanze des Jahres gekürt.

Sie bereichern fast alle Gemüsegerichte und sind als Sud ausgekocht ein bewährtes Hausmittel bei Erkältungen. Äußerlich angewendet sind sie bei Ohren- und Halsschmerzen hilfreich.

X.
Die Mikronährstoffe im Detail

Die Mikronährstoffe umfassen die Mineralstoffe (Mengen-, Spuren- und Ultra-Spurenelemente), die wasser- und fettlöslichen Vitamine sowie die Vitaminoide. Außerdem werden die sekundären Pflanzenstoffe dargestellt. Die Wirkungen dieser kleinsten Teilchen in gesunden Lebensmitteln sollten wir so gut wie möglich erhalten. Deswegen ist es wichtig, unsere Lebensmittel sorgsam zu behandeln, möglichst frisch zu essen, sie nicht unnötig erhitzen oder verarbeiten. Beziehen Sie Ihre Lebensmittel möglichst aus dem biologischen Anbau.

I. Die 7 Mengenelemente

Kalium befindet sich fast ausschließlich innerhalb der Zellen, nur zwei Prozent sind außerhalb der Zellen. Kalium ist zusammen mit Natrium wichtig für die Regulation des osmotischen Drucks der Körperflüssigkeiten und für die Erregungsleitung der Nerven. Des Weiteren aktiviert Kalium einige Enzyme und wirkt blutdrucksenkend. Es hat auch eine schützende Wirkung auf die Gefäßwände, womit es das Risiko für Arteriosklerose und Thrombose senken kann. Die minimale Kaliumzufuhr für Erwachsene beträgt 2 g/Tag. Diese Menge wird mit der heute üblichen Mischkost nicht immer erreicht. Da Pflanzen reichlich Kalium enthalten, wird mit einer pflanzenbasierten Ernährung diese Menge meist deutlich überschritten. Für das Säuren-Basen-Gleichgewicht ist eine ausreichende Kaliumzufuhr entscheidend.

Kaliummangel tritt nicht nur im Krankheitsfall auf, aber besonders bei chronischer Niereninsuffizienz, chronischem Durchfall, heftigem Erbrechen, langer Einnahme von Abführmitteln oder durch harntreibende Medikamente. Bei Gesunden kann es auch zu einem Kaliummangel kommen, wenn zu wenig kaliumreiche Kost verzehrt wird. Dass wir überhaupt unter Kaliummangel leiden können, blieb lange Zeit unentdeckt. Denn meist wird in der normalen Blutuntersuchung nur das Kalium außerhalb der Zelle im Blutserum gemessen. Unser Körper ist aber immer darauf bedacht, die Konzentration der Mineralien im Blutserum aufrechtzuerhalten, indem er Kalium aus Muskelzellen freisetzt und die Kaliumausscheidung über die Nieren verhindert. Deswegen wird ein Kaliummangel nur entdeckt, wenn bereits ein massiver Kaliumverlust innerhalb der Zelle vorliegt. Es ist also wichtig, den Kaliumstatus in der Zelle zu messen, wie dies bei der Vollblutanalyse der Fall ist.

Viele Gemüse- und Obstarten sind reich an Kalium, insbesondere Tomaten, Bananen, Zitrusfrüchte und Trockenobst, außerdem Getreide, Hülsenfrüchte, Bierhefe und Kakaopulver. Wenig oder kaum Kalium enthalten verarbeitete Nahrungsmittel, Fette und Öle, Stärkemehle, Zucker und Marmeladen sowie alle tierischen Produkte.

Kalzium ist mit 1 000 bis 1 400 g der mengenmäßig wichtigste Mineralstoff im Körper. Kalzium bildet zusammen mit Phosphat die Bausubstanz von Knochen und Zähnen, in denen sich mindestens 99 Prozent des Körperbestandes befindet. Weniger als ein Prozent des Kalziums ist in den Körperzellen und im Blut enthalten. Kalzium trägt zur Stabilisierung von Zellmembranen bei und ist an Blutgerinnung, der Hormonausschüttung und der neuromuskulären Erregbarkeit beteiligt. Außerdem wirkt Kalzium an der Umwandlung von Vitamin D in seine aktive Form (Calcitriol) mit. Calcitriol wiederum fördert die Aufnahme von Kalzium im Darm.

Die Kalziumaufnahme im Darm hängt von Alter, Kalzium- und Vitamin-D-Status sowie der Zusammensetzung der Nahrung ab. Bei erhöhtem Bedarf wie in der Schwangerschaft steigt die Kalziumaufnahme im Darm an. Da die pflanzlichen Lebensmittel viel Kalzium enthalten, ist eine ausreichende Versorgung auch bei Veganern gegeben.

Die Kalziumaufnahme im Darm ist bei Lebensmitteln unterschiedlich und reicht von drei bis vier Prozent aus Samen bis zu 50 Prozent aus Gemüse wie Chinakohl, Brokkoli und Grünkohl. Kalzium aus der Milch wird zu etwa 30 Prozent aufgenommen. Neben Calcitriol (die aktive Form von Vitamin D) fördern auch Milchsäure, Zitronensäure und Laktose die Kalziumaufnahme. Mit steigender Eiweißzufuhr, besonders aus tierischen Nahrungsmitteln, steigt die Kalziumausscheidung im Urin, da zur Pufferung der Säurelast im Blut Kalzium aus den Knochen freigesetzt wird. Gemüse und Obst puffern Säuren durch ihre alkalisierende Wirkung. Ein reichlicher Verzehr von basenbildendem Gemüse und Obst kann somit der Übersäuerung des Körpers, dem Knochenabbau sowie der Kalziumausscheidung entgegenwirken.

Obwohl eine höhere Eiweißzufuhr zu einer höheren Kalziumaufnahme führt, ist sie wegen der hohen Säurelast für den Körper ungünstig. Auch eine hohe Zufuhr von Kochsalz sowie Koffein und Alkohol steigert die Kalziumverluste über die Niere.

Zur Entwicklung einer optimalen Knochendichte wird für Teenager eine Kalziumzufuhr von 1 200 mg/Tag empfohlen. Für Erwachsene sind 600 mg Kalzium pro Tag ausreichend, empfohlen werden 1 000 mg/Tag. Dieser Bedarf kann meist mit der Ernährung gedeckt werden. Nach dem 35. Lebensjahr beginnt die langsame Demineralisierung des Knochens, die sich in der Menopause im Laufe der Jahre steigert. Dieser Prozess geht bei vollwertiger Ernährung und ausreichend Bewegung wesentlich langsamer vonstatten.

Aufgrund des unbegrenzten Kalziumvorrats im Skelett hat es der Körper leicht, den Kalziumspiegel im Blut aufrechtzuerhalten. Doch Laboruntersuchungen zeigen trotzdem nicht selten einen Kalziummangel an. Wenn die Zufuhr über die Nahrung unzureichend ist, dann bedient sich der Körper aus dem Knochen. So kann eine Osteoporose entstehen, die bei älteren Menschen zunehmend beobachtet wird. Weitere Ursachen für einen niedrigen Kalziumgehalt im Blut sind hormonelle Störungen wie eine Unterfunktion der Nebenschilddrüse oder ein Mangel an Vitamin D. Ein Vitaminmangel liegt bei Petras Patienten bei mindestens 90 Prozent vor.

Fehlt in der Kindheit Kalzium zur Mineralisierung der Knochensubstanz, bleiben die Knochen weich, und die Zahnbildung wird in Mitleidenschaft gezogen, außerdem wird das Risiko für Osteoporose im Alter erhöht. Auch die Prävention der Osteoporose im Erwachsenenalter beruht, neben anderen Faktoren wie körperliche Aktivität und Vitamin D, auf einer ausreichenden Kalziumzufuhr (siehe »Osteoporose«, Seite 141).

Kalziumreich sind viele der pflanzlichen Lebensmittel wie Gemüse, Nüsse und Ölsaaten (Tabelle 41). Kalziumreiche Mineralwässer und mit Kalzium angereicherte Pflanzendrinks sind ebenfalls gute Quellen für Kalzium. Milch und Milchprodukte sind in der Durchschnittskost mit 40 Prozent die Haupt-Kalziumlieferanten. Die Nützlichkeit dieses Beitrages der Milch zur Kalziumversorgung ist umstritten, da in Ländern mit einem hohen Konsum an Milchprodukten mehr Osteoporose auftritt als in Ländern, in denen wenig oder keine Milchprodukte verzehrt werden. Da die Ernährungsmuster und die Le-

Tabelle 41: *Kalziumreiche pflanzliche Lebensmittel*

Lebensmittel	**Kalzium, mg/100 g**
Grünkohl	212
Pflanzendrinks	120
Spinat	117
Bohnen	113
Kohlrabi	68
Lauch	63
Brokkoli	58
Knollensellerie	50

bensbedingungen in den jeweiligen Ländern berücksichtigt werden müssen, sind Zusammenhänge dieser Art aber nicht mit Ursachen gleichzusetzen. In jedem Fall ist eine ausreichende Kalziumzufuhr ohne Milchprodukte unproblematisch.

Magnesium hat Einfluss auf die Blutgerinnung, die Mineralisierung der Knochen, die Regulation des Kalium- und Kalziumstoffwechsels und wirkt sich unterstützend auf den Stoffwechsel von Vitamin D und Vitamin B_1 aus. Außerdem ist Magnesium der Aktivator von etwa 600 Enzymen und für den reibungslosen Ablauf von mindestens 80 Prozent aller Stoffwechselprozesse notwendig. Ein Magnesiummangel tritt meist durch einseitige pflanzenarme Kost aus stark verarbeiteten Nahrungsmitteln auf.

Zu viel Eiweiß in der Nahrung (über 20 Prozent der Energieaufnahme) und chronischer Alkoholismus sind die häufigsten Ursachen für einen Magnesiummangel. Symptome sind Gefühllosigkeit, Kribbeln, Muskelkrämpfe und Zittern. Krankheitsbedingt kann ein Magnesiummangel bei chronischem Durchfall oder Missbrauch von Abführmitteln auftreten. Magnesiummangel kann zu Herzerkrankungen führen, deshalb findet Magnesium vermehrt in der Vorbeugung von Herzinfarkten Anwendung. Auch die Osteoporose in den Wechseljahren wird mit einem Magnesiummangel in Zusammenhang gebracht. Ein Mangel an Magnesium begünstigt Bluthochdruck, während eine ausreichende Zufuhr von Magnesium sich positiv auf Blutdruck und den Herzrhythmus auswirkt.

Eine zu hohe Dosierung von Magnesium, beispielsweise durch Magnesiumtabletten, führt zu Erbrechen und Durchfall. Die Empfehlung für die tägliche Magnesiumzufuhr für Erwachsene liegt bei 350 mg für Männer und 300 mg für Frauen. Schwangere und Stillende sollten mit 310 mg etwas mehr Magnesium aufnehmen.

Magnesiumreich sind Vollkornerzeugnisse, Kartoffeln, viele Gemüsearten, Hülsenfrüchte inklusive Sojabohnen, Nüsse, Leinsamen sowie Beerenobst, Bananen und tierische Produkte. Bei der normalen Mischkost kommt mehr als zwei Drittel des Magnesiums aus Getreide und Gemüse. Bei der Essenszubereitung geht Magnesium von Gemüse durch das Wässern, Blanchieren und Kochen teilweise verloren. Bei der Ausmahlung von Getreide entstehen massive Magnesiumverluste im Mehl. Alkohol hemmt die Aufnahme von Magnesium und steigert die Ausscheidung von Magnesium über die Nieren, ebenso wie Koffein. Laktose und andere Kohlenhydrate verbessern die Magnesiumaufnahme im Darm.

Natrium kommt in erster Linie im Speisesalz vor. Es reguliert zusammen mit Kalium den osmotischen Druck der Körperflüssigkeiten, die Zellmembranfunktion und spielt bei der Erregungsleitung der Muskeln eine wesentliche Rolle. Wichtig ist Natrium auch bei der Aufnahme von einfachen Zuckern, Aminosäuren und verschiedenen Vitaminen sowie im Säure-Basen-Haushalt.

Die Natriumausscheidung erfolgt in erster Linie durch die Nieren. Außerdem wird Natrium beim Schwitzen auch über die Haut abgegeben.

Ein Natriummangel entsteht eigentlich nur im Krankheitsfall wie bei Nierenerkrankungen (wenn die Ausscheidung von Natrium nicht funktioniert) oder bei starken Durchfällen, anhaltendem Erbrechen, extrem starkem Schwitzen sowie bei stark harntreibenden Medikamenten. Zeichen eines Natriummangels sind Kopfschmerzen, Konzentrationsstörungen, ein niedriger Blutdruck, Apathie und Muskelkrämpfe.

Der tägliche Mindestbedarf an Natrium liegt für Erwachsene bei 550 mg. Das Klima und körperliche Aktivität beeinflussen diesen Bedarf. Unter unseren Lebensbedingungen ist bei normaler körperlicher Tätigkeit eine tägliche Kochsalzzufuhr von 6 g (2,4 g Natrium) reichlich. Diese Menge wird beim Verzehr einer Mischkost durch den natürlichen Natriumgehalt der Lebensmittel sowie dem zugesetzten Kochsalz in den verarbeiteten Lebensmitteln leicht erreicht bzw. meist überschritten. Eine höhere Zufuhr bringt keine Vorteile, bei salzsensitiven Menschen aber Nachteile. Da viele Nahrungsprodukte teilweise stark gesalzen sind, ist zusätzliches Salzen überflüssig. Von einer Kochsalzzufuhr über 10 g/Tag wird abgeraten.

Jede übermäßige Aufnahme von Natrium (meist in Form von Salz) führt zu höheren Konzentrationen an Natrium in den Körperflüssigkeiten, die teilweise durch einen Anstieg des Flüssigkeitsvolumens ausgeglichen werden. Auf Dauer führt dieser Zustand in Kombination mit Herzproblemen zu Flüssigkeitseinlagerungen im Gewebe (Ödeme). Außerdem begünstigt eine hohe Kochsalzaufnahme den Bluthochdruck.

Hohe Gehalte an Natrium finden sich hauptsächlich in verarbeiteten Lebensmitteln wie Wurstwaren, Hartkäse, Dosengemüse, Fertigsoßen und Brotprodukten. Dieses erfolgt im Wesentlichen durch den Zusatz von Kochsalz während der Zubereitungs- und Verarbeitungsprozesse, auch zur Konservierung, wie beim Pökeln. Zu den natriumarmen Lebensmitteln zählen Obst, Gemüse, Getreide und Nüsse (ungesalzen).

Fermentierte Lebensmittel wie Sauerkraut enthalten relativ viel Salz. Der Salzgehalt kann reduziert werden, indem vorhandene Flüssigkeit abgegossen wird.

Zu viel Salz macht krank

Salz, das einstmals »weiße Gold«, ist aufgrund der großflächigen Gewinnung in unterirdischen Salzstöcken für jedermann erschwinglich geworden. Da es ein preiswerter Geschmacksverstärker ist, konsumieren wir mehr, als unserer Gesundheit guttut.

Salz besteht aus Natrium und Chlorid. Diese beiden Mineralien sind in kleinen Mengen lebensnotwendig, in größeren Mengen allerdings schädlich. Zu viel Natrium verdrängt Kalium aus der Zelle. Kalium und Natrium sind natürliche »Gegenspieler«. Kalium soll die Zelle möglichst basisch halten. Zu viel Natrium führt zu einer Übersäuerung in der Zelle, einer der Hauptgründe für das steigende Risiko, einen Herzinfarkt oder Schlaganfall zu erleiden. Außerdem lässt ein zu hoher Natriumgehalt die Blutgefäße verkrampfen und macht sie dadurch weniger elastisch.

Im Vergleich zu unseren Urahnen verzehren wir fünfmal mehr Natrium, nehmen aber nur noch ein Drittel des Kaliums auf. Menschen, die weniger Kochsalz und mehr Kalium aufnehmen, leiden seltener an hohem Blutdruck, Diabetes, Nierensteinbildung und anderen Zivilisationskrankheiten sowie Demenz. Außerdem verfügen sie über eine normale Magensäureproduktion, und ihr Knochenbeschaffenheit im Alter ist besser.

Erwachsene sollten täglich höchstens 6 g Kochsalz aufnehmen, die WHO (Weltgesundheitsorganisation) empfiehlt nur 5 g. Der durchschnittliche Verbrauch in Deutschland liegt aber bei Frauen um 8,4 g und bei Männern um 10 g. Das meiste Salz findet sich versteckt in Fertiggerichten, Wurst- und Backwaren.

Natürliche Lebensmittel wie Gemüse, Salate oder frische Kräuter enthalten eine ausreichende Menge an Salz. Den gesündesten Salzersatz bieten deswegen frische oder getrocknete Kräuter. Empfehlenswert sind natürliche Salze wie Stein-, Kristall- oder Meersalz. Sie enthalten noch andere lebensnotwendige Elemente. »Blutdrucksalz« ist empfehlenswert, da die Hälfte des anteiligen Natriums durch Kalium ersetzt ist (siehe »Salz«, Seite 334).

Chlor/Chlorid regelt in Verbindung mit Natrium (Natriumchlorid, Kochsalz) und Kalium den Wasser- und Elektrolythaushalt des Körpers. Zusammen mit Wasserstoff bildet Chlor Salzsäure, einen Bestandteil der Magensäure.

Die empfohlene Menge an Chlorid von 830 mg/Tag wird überwiegend mit Kochsalz aufgenommen, das besonders in Käse, Wurst, Fisch, Fleisch und Brot enthalten ist. Überschüssiges Chlor wird, wie Natrium auch, über die Nieren ausgeschieden. Ein Chlormangel ist äußerst selten. Eine salzreiche Ernährung erhöht das Risiko für Bluthochdruck.

Phosphor hat als Phosphorsäure im Stoffwechsel aller Zellen eine überragende Bedeutung. Neben dem Knochenbau verlaufen die Verwandlung und Verwertung von Energie für alle Leistungen in der Zelle über phosphathaltige Verbindungen.

Zusammen mit Kalzium ist Phosphat (das Salz der Phosphorsäure) der Hauptbestandteil des Knochengewebes und somit am Aufbau des Stützapparates beteiligt. Im Plasma wirkt Phosphat als Puffer. Phosphor ist Baustein der Nukleinsäuren und Bestandteil wichtiger Botenstoffe.

Die Phosphataufnahme im Darm wird durch Vitamin D und den pH-Wert beeinflusst. Mineralien wie Eisen, Kalzium und Aluminium bilden unlösliche Verbindungen mit Phosphor, sodass die Aufnahme dadurch reduziert wird.

Neben tierischen Nahrungsmitteln enthalten Getreide und Nüsse ebenfalls viel Phosphat. In der Lebensmittelverarbeitung dient Phosphat als Konservierungsmittel, Säuerungsmittel oder Geschmacksverstärker bei Würsten und Cola-Getränken. Dadurch wird häufig zu viel Phosphat aufgenommen, es wird zu einem Risikofaktor für Herz-Kreislauf-Erkrankungen wie Herzinfarkt und Schlaganfall.

Natürliche Phosphatverbindungen, die ausreichend in Getreide und Hülsenfrüchten vorkommen, sind unproblematisch. Die empfohlene Zufuhr an Phosphor beträgt für Erwachsene 700 mg/Tag. In der Schwangerschaft und Stillzeit sowie bei starker körperlicher Leistung ist der Phosphorbedarf erhöht. Es wird daher ein Mehrbedarf von 100 mg für Schwangere und 200 mg/Tag für Stillende angegeben. Jugendliche haben aufgrund des Knochenwachstums und der Gewebeneubildung einen höheren Bedarf; die Empfehlung für sie liegt bei 1 250 mg/Tag.

Schwefel spielt im Energiestoffwechsel und bei der Entgiftung des Körpers eine bedeutende Rolle. Schwefel wird vornehmlich in Form von schwefelhaltigen Aminosäuren (Cystein, Methionin) aufgenommen und beim Abbau im Magen-Darm-Trakt oder im Stoffwechsel der Zelle freigesetzt. Neben den schwefelhaltigen Aminosäuren ist Schwefel in Vitamin B_1 und Glutathion (Antioxidans) enthalten.

Sulfit (das Salz der Schwefelsäure) hat keimtötende und antioxidative Wirkungen und wird einerseits als Lebensmittelzusatzstoff (Wein, Trockenobst) über die Nahrung aufgenommen, zum anderen wird es laufend in kleinen Mengen im Stoffwechsel freigesetzt. Sulfit ist auch im Stoffwechsel sehr reaktionsfähig und dadurch naturgemäß toxisch.

Mangelerscheinungen für Schwefel sind nicht bekannt. Bisher gibt es keine Bedarfszahlen für Schwefel, da eine ausreichende Schwefelzufuhr durch die übliche Kost gesichert ist.

Nüsse und Hülsenfrüchte sowie tierische Produkte sind gute Nahrungsquellen für Schwefel. In Meerrettich, Kresse, Senf, Kohl, Zwiebeln und Lauch liegt Schwefel in Form von Senfölglykosiden vor, einer wichtigen Gruppe der sekundären Pflanzenstoffe.

2. Die 11 Spurenelemente

Eisen ist das Zentralelement im Hämoglobin, das für den Sauerstofftransport im Körper zuständig ist. Eisen ist außerdem an der Synthese von Steroidhormonen und Gallensäuren beteiligt sowie an der Ausscheidung körperfremder Substanzen und bei Schlüsselenzymen verschiedener Neurotransmittersysteme des Gehirns (Dopamin und Serotonin).

Während Hämoglobin den Hauptanteil des Körpereisens enthält und in den roten Blutkörperchen Sauerstoff von der Lunge zu den Geweben transportiert, stellt der geringere Anteil Myoglobin eine Art Sauerstoffspeicher im Muskelgewebe dar. Ferritin und Hämosiderin fungieren als Eisenspeicherformen in Leber, Milz und Knochenmark. Das Plasmaprotein Transferrin transportiert Eisen ins Knochenmark.

Die Absorption von Eisen aus der Nahrung hängt nicht nur von deren Eisengehalt, sondern vom Zusammenspiel anderer Nahrungsmittel der Mahlzeit ab. Zu den fördernden Substanzen zählen Vitamin C, Fruktose sowie Wein- und Zitronensäure. Zu den hemmenden Substanzen zählen unter anderem Phytate, Weizenkleie, Tee, Kaffee, Soja, Milch und Kalzium.

Zur Eisenversorgung aus Pflanzen tragen Getreideprodukte und Blattgemüse bei. Hohe Eisengehalte finden sich in Sesamsamen, mittlere in Haferflocken, Nüssen, Vollkornbrot und Feldsalat.

Der Eisenbedarf des Organismus ist sehr gering (1 bis 2 mg/Tag), steigt jedoch im Wachstum, im letzten Schwangerschaftsdrittel sowie bei Blutverlusten merklich an. Da vom Eisen in der Nahrung nur ein relativ kleiner Teil absorbiert wird, liegen die Empfehlungen für die Zufuhr bei Männern sowie für Frauen nach der Menopause bei 10 mg und für Frauen vor der Menopause bei 15 mg. Für Schwangere gelten 30 und für Stillende 20 mg/Tag.

Eine toxische Dosis an Eisen erfolgt etwa bei der zehnfachen Aufnahme dieser Empfehlungen. Zu Eisenüberschüssen kam es bei Bantu-Stämmen in Südafrika nach übermäßigem Konsum eines Bieres, das in Eisengefäßen gebraut wurde. Zu den Symptomen einer Eisenvergiftung zählen Erbrechen, Durchfall, Bauchschmerzen und Benommenheit, später setzt Leberversagen ein. Neben akuten Eisenvergiftungen infolge von Unfällen (Eisensupplemente), die hauptsächlich bei Kleinkindern vorkommen, gibt es eine Reihe meist chronischer Erkrankungen (Eisenspeicherkrankheit), bei denen es zur Überladung des Körpers mit Eisen kommen kann.

Eisen in der Evolution des Menschen

Unsere frühen Vorfahren waren überwiegend Pflanzenesser, sodass ein volles Eisendepot nicht erreicht wurde und ein Mechanismus zur aktiven Ausscheidung von Eisen nicht erforderlich war. Da Normalwerte für Hämoglobin und Eisenwerte (Ferritin, Transferrin) auf Daten von Fleischessern beruhen, sind diese Werte wahrscheinlich zu hoch. Anhand unserer evolutionsmäßigen Prägung werden die etwas niedrigeren Werte, wie sie bei Vegetariern und Veganern vorkommen, »normal« sein. Ein niedriger Eisenspiegel schützt natürlicherweise vor Infektionen, denn die Bakterien brauchen für ein optimales Wachstum viel Eisen. So war es für unsere Vorfahren ein Vorteil, keine prall gefüllten Eisenspeicher zu haben.

Das Einnehmen von Eisensupplementen sollte sich auf nachgewiesene Mangelzustände und Risikogruppen beschränken. Obwohl Schwangere als Risikogruppe zählen, ist bei der Supplementation mit Eisen Vorsicht geboten, denn ein Absinken der Eisenmenge im Blut dient der Vorbeugung gegen Infektionen. Dieser natürliche Vorgang ist bei unserer heutigen Hygiene nicht mehr so entscheidend, aber ein hoher Eisenspiegel im Blut erhöht auch das Risiko für Krebs. Denn der hohe Verzehr von rotem Fleisch führt zu vollen Eisendepots und der Erhöhung des Speichereisens Ferritin im Blut. Männer mit hohen Werten an Ferritin zeigen ein doppelt so hohes Risiko für Herzinfarkt wie Personen mit niedrigen Ferritinspiegeln. Unter anderem aus diesem Grund hat die WHO den Verzehr von rotem Fleisch als krebserregend eingestuft.

Um einem Eisenmangel vorzubeugen, sollte vermehrt auf eine Verbesserung der Bioverfügbarkeit von Eisen durch Vitamin-C-reiches Obst und Gemüse gesetzt werden. Außerdem sollte möglichst nicht gleichzeitig Kaffee oder Tee zur Mahlzeit getrunken werden, da sie die Resorption von Eisen deutlich senken.

Zink ist nach Eisen mengenmäßig das bedeutendste Spurenelement für den Menschen. Im Körper sind etwa 1,5 bis 2,5 g Zink vorhanden. Zink beeinflusst die Aktivität von etwa 300 Enzymen und spielt eine entscheidende Rolle bei der Genexpression, Zellproliferation und Eiweißsynthese sowie dem Stoffwechsel von Hormonen (Wachstumshormon, Insulin und Sexualhormone).

Ein ernährungsbedingter Zinkmangel führt zu verminderter Wundheilung, Infektanfälligkeit, Appetitverlust, Haut- und Hornhautveränderungen, Haarausfall, immunologischen Anomalitäten, hormonellen Störungen und Schwangerschaftskomplikationen. Ein Zinkmangel kann auch zu einer verringerten Glukosetoleranz, verminderter Insulinausschüttung und zu einer Erhöhung der Konzentration an freien Fettsäuren führen. Ein schwerer Zinkmangel bei männlichen Kindern führt zur Unterentwicklung der Geschlechtsdrüsen und zum Zwergwuchs.

Während Perioden erhöhten Bedarfs (Wachstum, Schwangerschaft, Stillen) wird Zink effizienter aufgenommen, trotzdem besteht ein größeres Risiko, einen Zinkmangel zu entwickeln. Die Verfügbarkeit von Zink aus Muttermilch ist wesentlich besser als aus Kuhmilch.

Hohe Zinkaufnahmen hemmen die Kupferaufnahme im Körper, während ein Zinkmangel die Eisenaufnahme negativ beeinflusst. Eisen und chronischer Alkoholismus können die Zinkabsorption vermindern, und Kalziumpräparate führen zu Zinkverlusten.

Zink aus pflanzlicher Kost hat eine Bioverfügbarkeit von etwa 30 Prozent. Die Empfehlung lautet 7 mg/Tag für Frauen und 10 mg/Tag für Männer, Schwangere und Stillende. Ein höherer Bedarf (Wachstum, Schwangerschaft) führt im Allgemeinen zu verstärkter Aufnahme von Zink aus der Nahrung.

Bedeutsame pflanzliche Zinklieferanten sind Ölsaaten wie Kürbiskerne, Lein- und Mohnsamen. Gemüse, Früchte und Obst enthalten wenig Zink. Der Zinkgehalt von Getreideprodukten ist in erster Linie vom Ausmahlungsgrad abhängig. Zink ist vor allem in den Randschichten des Getreides vorhanden, dadurch ist der Gehalt in Vollkornerzeugnissen deutlich höher als in Weißmehlprodukten (siehe »Getreide«, Seite 302).

Zink ist im Vergleich zu anderen Spurenelementen erst bei einer hundertfach erhöhten Zufuhr toxisch.

Kupfer ist vornehmlich verantwortlich für die Ausbildung der Myelinschicht der Nerven und die Bildung von Melanin, das die Pigmentierung von Augen, Haaren und Haut bestimmt.

Die Kupfermenge im Körper wird durch Anpassung der Absorption und der Ausscheidung reguliert. Bei Kupfermangel ist die Absorptionsrate gesteigert, während bei erhöhtem Angebot von Kupfer, Zink oder Eisen die weitere Kupferaufnahme reduziert oder ganz blockiert wird.

Reiche pflanzliche Kupferquellen sind Nüsse, Kakao, Hülsenfrüchte und Vollkorngetreide, insbesondere Buchweizen. Kupferarm sind niedrig ausgemahlene Mehle und daraus hergestellte Back- und Teigwaren. Kupferhaltige Wasserleitungssysteme können in Regionen mit hartem Wasser bis zu 0,1 μg zur täglichen Kupferaufnahme beitragen, die Menge verzehnfacht sich bei niedrigen pH-Werten oder weichem Wasser. Muttermilch enthält weitaus mehr Kupfer (0,3 mg/l) als Kuhmilch (0,1 mg/l).

Generell wird die Bioverfügbarkeit von Kupfer von der Anwesenheit anderer Elemente und von Komplexbildnern wie Phytinsäure (siehe Seite 439) in der Nahrung bestimmt.

Bei Säuglingen mit einseitiger Kuhmilchernährung kann sich innerhalb einiger Monate ein Kupfermangel entwickeln. Auch frühreife Kinder sind häufig betroffen. Symptome eines Kupfermangels sind eine Eisenmangel-Anämie, Immunschwäche, Osteoporose sowie Depigmentierungen der Haut und der Haare.

Im menschlichen Körper wird Kupfer hauptsächlich in der Leber gespeichert. Überschüssiges Kupfer wird mit der Gallenflüssigkeit zur Ausscheidung in das Verdauungssystem abgegeben. Der Kupferbedarf liegt bei 1 bis 1,5 mg/Tag, der bei einer mittleren täglichen Aufnahme von 2,4 mg deutlich überschritten wird.

Kupfer ist vor allem in Getreide, Gemüse und Nüssen enthalten. Kupfermangel tritt beim Menschen selten auf, hauptsächlich bei lang anhaltenden Durchfällen, nach einer lang anhaltenden Unterernährung oder Malabsorption durch Krankheiten wie Sprue, Morbus Crohn oder Mukoviszidose. Die Einnahme hoher Mengen von Zink oder Eisen kann ebenfalls zu verringerten Kupfermengen im Körper führen.

Eine Vergiftung mit Kupfer (z.B. durch Getränke aus kupferhaltigen Behältern) führt zu Übelkeit, Erbrechen und Durchfall.

Mangan wirkt als spezifischer Bestandteil und als Aktivator von verschiedenen Enzymen, die wesentlich am Aufbau des Bindegewebes beteiligt sind. Aus der Nahrung werden unter normalen Bedingungen nur drei bis vier Prozent Mangan absorbiert. Die Menge wird durch die Anpassung der Absorption und Ausscheidung geregelt. An diesem Vorgang ist vor allem die Leber beteiligt, sodass Mangan in unterschiedlicher Höhe mit der Gallenflüssigkeit in den Darm abgegeben wird.

Bei Manganmangel treten neben Gewichtsverlust, Dermatitis sowie Haar- und Nagelveränderungen erniedrigte Serumgehalte von Cholesterin, Triglyceriden und Phospholipiden auf, die durch Manganzulagen korrigiert werden können.

Bisher sind kaum negative Wirkungen aufgrund überhöhter Manganzufuhr mit der Nahrung bekannt. Bei Minenarbeitern führt die chronische Belastung mit Manganstaub zu psychischen Störungen mit Halluzinationen und einem Parkinson-ähnlichen Zustand. Ebenso war es bei Personen, die stark manganhaltiges Trinkwasser konsumierten oder über Jahre Mangansupplemente einnahmen.

Der Mangangehalt in Lebensmitteln beginnt in absteigender Höhe mit Vollkorngetreide, Hülsenfrüchten, grünem Blattgemüse, Früchten, Wurzeln und Knollen; außerdem enthält Tee viel Mangan. Die wünschenswerte Zufuhr an Mangan für Erwachsene liegt bei 2 bis 5 mg Mangan/Tag.

Molybdän ist Cofaktor einiger Enzyme, die Purine zu Harnsäure abbauen (siehe »Purine«, Seite 346) sowie Eisen aus seiner Speicherform Ferritin freisetzen. Es senkt das Auftreten von Zahnkaries bei Kindern, wahrscheinlich auch bei Erwachsenen. Molybdän wird schnell und gut absorbiert (bis zu 80 Prozent).

Ein Molybdänmangel kommt bei Menschen nicht sehr häufig vor. Der Minimalbedarf gesunder junger Männer liegt bei 22 µg/Tag. In Deutschland liegt die tägliche Aufnahme bei Frauen im Mittel bei 90 µg und bei Männern bei 100 µg. Eine angemessene Zufuhr beim Erwachsenen wird mit 50 bis 100 µg/Tag angegeben. Pflanzliche Quellen für Molybdän sind Getreide und Hülsenfrüchte.

Chrom ist ein Verstärker der Insulinwirkung, der auch Einfluss auf den Stoffwechsel von Kohlenhydraten, Fett und Eiweiß nimmt. Chrom als Bestandteil des Glukosetoleranzfaktors fördert vermutlich die Bildung von Insulinrezeptor-Komplexen und spielt so eine Rolle beim Diabetes Typ 2.

Einfache anorganische Chromverbindungen werden beim Menschen nur zu 0,5 bis 1 Prozent absorbiert. Das organische Chrom ist mit etwa 20 bis 25 Prozent Absorptionsrate wesentlich besser bioverfügbar. Die Ausscheidung von Chrom erfolgt hauptsächlich über die Niere.

Im Plasma kommt Chrom gebunden an Transferrin, Albumin oder als Glukosetoleranzfaktor vor. Mit zunehmendem Alter sinken die Gehalte in den meisten Geweben ab, ebenso die Absorption. Während der Schwangerschaft ist der Chromgehalt des Plasmas erniedrigt, und es gibt Anzeichen dafür, dass der Fötus den mütterlichen Organismus entspeichert.

Bei Chrom kann es leicht zu Schwierigkeiten in der Versorgung kommen. Negative Bilanzen werden besonders durch die übermäßige Aufnahme von raffiniertem Zucker bewirkt, da dieser praktisch kein verfügbares Chrom enthält. Die meisten Symptome eines starken Chrommangels beim Menschen (verminderte Glukosetoleranz, Hyperglykämie, Gewichtsverlust, periphere Neuropathie) lassen sich durch eine dann vorherrschende verminderte Ansprechbarkeit des Gewebes auf Insulin erklären.

Der Chrombedarf hängt stark von Art und Höhe der Kohlenhydratzufuhr ab, der Schätzwert liegt bei 30 bis 100 µg/Tag. Bei einer durchschnittlichen Chromaufnahme von 50 µg/Tag konnten keine Chrommangelsymptome festgestellt werden.

Bedeutende Mengen an verfügbarem Chrom in Pflanzen finden sich in erster Linie in Bierhefe, Weizenkeimen und Honig, aber auch in Vollkornprodukten. Durch bestimmte Verarbeitungsprozesse von Lebensmitteln (Getreideausmahlung, Zuckerraffination) wird der Chromgehalt stark verringert.

Für den Menschen liegen keine Angaben über Vergiftungen durch eine überhöhte ernährungsbedingte Chromzufuhr vor. Aus der vielfältigen industriellen Verwendung von Chromsäure und ihren Salzen ist eine Reihe von Vergiftungserscheinungen bekannt wie schwere Magen-Darm-Verätzungen, Leber- und Nierenschäden und allergische Dermatitis. Die WHO empfiehlt, dass die Zufuhr an Chrom über Supplemente 250 µg/Tag nicht überschreiten sollte.

Selen entgiftet den Körper und bietet als Bestandteil von Enzymen Schutz gegenüber oxidativen Schädigungen. Selen bindet verschiedene Metalle im Körper wie Cadmium, Quecksilber, Thallium und Silber und wirkt so ihrer Toxizität entgegen. Antioxidative Vitamine und Selen sind effektive Stimulatoren der Immunität und ein Ansatz für die Tumorprävention. Selen kann zur Vermeidung von Anorexie und Kachexie bei Tumorpatienten beitragen und damit die Lebensqualität erhöhen.

Selenverluste resultieren aus dem abnehmenden Ausmahlungsgrad des Getreides. Die Absorption beträgt in Abhängigkeit von der Konzentration und von Begleitsubstanzen zwischen 50 und 90 Prozent, unabhängig vom Selenstatus.

Der Körper eines Erwachsenen enthält 10 bis 15 mg Selen, den größten Speicher stellt die Skelettmuskulatur dar.

Ernährungsbedingter Selenmangel kann bei einem hohen Grad an regionaler Versorgung auf selenarmen Böden entstehen. Deshalb kommen Selenmangelerkrankungen in China als Keshan-Krankheit und Kaschin-Beck-Krankheit vor. Zu den ersten Symptomen einer Selen-Mangelversorgung zählen Nagelveränderungen mit weißen Flecken sowie dünne und zunehmend blasse Haare.

Der Selengehalt der Nahrung hängt auch mit ihrem Eiweißgehalt zusammen, da Selen zum größten Teil in der Eiweißfraktion enthalten ist. Aus diesem Grund zählen Hülsenfrüchte, aber auch Getreide und Nüsse (besonders Paranüsse) zu den selenreichen pflanzlichen Lebensmitteln. Die Selenmengen in Trinkwasser sind nicht bedeutsam.

Für Frauen gilt eine Zufuhr von 60 µg/Tag (Stillende 75 µg), für Männer von 70 µg/Tag als ausreichend. Symptome einer Selen-Überdosierung sind Übelkeit, Diarrhö und abdominelle Schmerzen, später auch Karies, Leberzirrhose und Haarausfall.

Jod wird als wichtiger Bestandteil der Schilddrüsenhormone benötigt. Es ist aber auch mitverantwortlich für Wachstumsprozesse, die Entwicklung des Nervensystems und damit des Gehirns und unserer Knochen. Des Weiteren erhöhen die Schilddrüsenhormone den Grundumsatz bei gesteigerter Wärmeproduktion. Der Grundumsatz ist bei einer Überfunktion der Schilddrüse erhöht und bei einer Unterfunktion erniedrigt. Der Körperbestand an Jod des gesunden Erwachsenen beträgt etwa 10 bis 20 mg und liegt zu 70 bis 80 Prozent in der Schilddrüse vor.

Die WHO zählt den Jodmangel zu den weltweit größten Gesundheitsproblemen, insbesondere für Schwangere und Kleinkinder. Etwa ein Drittel der Weltbevölkerung ist von einer unzureichenden Jodzufuhr betroffen, in Europa fast die Hälfte der Bevölkerung.

Das Jodvorkommen in Boden und Wasser kann regional selbst auf kleinem Gebiet starken Schwankungen unterliegen. Folglich ist auch der Jodgehalt pflanzlicher Lebensmittel je nach Bedingungen bei der Erzeugung (Pflanzendüngung) sowie Art und Umfang der Verarbeitung und Zubereitung sehr unterschiedlich. Meeresprodukte wie Algen und Seetang weisen hohe Jodgehalte auf.

Die Verfügbarkeit des Jods im Trinkwasser ist bei höherem Härtegrad und hohem Nitratgehalt verringert, was die regionale Kropfhäufigkeit beeinflussen kann. Der Jodgehalt des Wassers ist in Küstenregionen höher als im Inland und besonders niedrig in Gebirgsregionen wie den Alpen. Kohlarten und Raps setzen die Jodaufnahme der Schilddrüse herab.

Jodmangel führt zu einer unzureichenden Menge an Schilddrüsenhormonen und einem Größenwachstum der Schilddrüse (Kropfbildung, Struma). Die meisten Träger eines Kropfes sind jedoch frei von Störungen der Schilddrüsenfunktion. Die jodabhängigen Schilddrüsenhormone sind für eine normale Entwicklung des Gehirns wichtig. Jodmangel des Fötus infolge eines bestehenden Jodmangels der Mutter führt zu vermehrtem Auftreten von Tot- und Fehlgeburten oder zu schweren Entwicklungsstörungen, die vor allem durch eine geistige Unterentwicklung gekennzeichnet sind. Bei schwerer Jodunterversorgung ist das Auftreten von mentalen Defekten stark erhöht. Bei uns tritt diese Extremform des Jodmangels nicht auf; allerdings kann eine chronische Jodunterversorgung zu kognitiven und neuromuskulären Beeinträchtigungen führen.

Für Deutschland und Österreich werden 200 µg Jod/Tag empfohlen, für Schwangere gelten 230 und für Stillende 260 µg Jod/Tag. In der Schweiz sind alle Empfehlungen etwas niedriger. Jodiertes Speisesalz ist in Deutschland seit 1989 im Haushalt, der Gemeinschaftsverpflegung sowie bei der industriellen und handwerklichen Lebensmittelverarbeitung zugelassen. Dadurch wird die Jodversorgung verbessert. Auch der Verzehr von Algen oder die Einnahme von Jodtabletten oder die Verwendung von jodierter Zahnpaste kann genutzt werden. Eine Überversorgung durch eine Jodaufnahme über Nahrung und Kochsalz ist nicht zu befürchten. Jodallergiker sind in einer schwierigen Lage.

Cobalt ist für die Funktion von Vitamin B_{12} unersetzlich. Vitamin B_{12} wird nur von Mikroorganismen produziert und muss mit der Nahrung zugeführt werden.

Cobalt wird zu 20 bis 95 Prozent resorbiert, abhängig von Bedarf und Angebot. Bei Eisenmangel ist neben der Eisenabsorption auch die Cobaltabsorption erhöht. Cobalt reichert sich im Organismus wenig an, der Körperbestand des Menschen beträgt 1,0 bis 1,5 mg, Hauptspeicherorgan ist die Leber.

Cobalt ist in nahezu allen Nahrungsmitteln in unterschiedlicher Höhe enthalten, das im Vitamin B_{12} gebundene Cobalt stammt meist aus tierischen Nahrungsmitteln oder von Bakterien.

Beim Menschen treten keine Mangelerscheinungen durch eine unzureichende Cobaltzufuhr auf, da kein Bedarf an Cobalt, sondern nur an Vitamin B_{12} besteht. Cobalt kann einen Mangel an Vitamin B_{12} nicht beheben. Daher erübrigen sich Angaben zur wünschenswerten Zufuhr von Cobalt.

Im Vergleich zu anderen Spurenelementen ist Cobalt nur wenig toxisch. Bei einer Vergiftung mit Cobalt treten Appetitlosigkeit, Gewichtsverlust und eine Vergrößerung der Schilddrüse auf. In verschiedenen Gebieten mit einem höheren Cobaltgehalt in Böden und in der Nahrung findet sich ein verstärktes Auftreten von Kropf.

Fluor ist Bestand von Knochen und Zahnschmelz. Der Körperbestand an Fluor (2 bis 6 g) liegt zu über 95 Prozent im Skelett gebunden vor. Die Konzentration von Fluor im Knochen steigt mit dem Alter an und ist abhängig von der Höhe der Fluoraufnahme. Bei einem bestehenden Fluormangel führt eine Fluoridierung des Trinkwassers zwar zu einer erhöhten Dichte der Knochen, aber auch zu einer verminderten Elastizität, dadurch ist das Risiko für Knochenbrüche erhöht.

Fluor bewirkt eine deutliche Reduktion der Löslichkeit des Zahnschmelzes und dadurch des Kariesbefalls, hemmt die Säurebildung am Zahn durch Verminderung bakterieller Aktivität und remineralisiert die Zähne durch Bindung von Kalzium und Phosphat aus dem Speichel. Zahnkaries wird aber nicht primär durch Fluormangel ausgelöst, sondern ist die Folge einer mangelhaften Ernährung und Zahnpflege. Ausschlaggebend sind besonders der hohe Konsum an Zucker und zuckerhaltigen Getränken und ihre Verweildauer am Zahn sowie eine nicht ausreichende Versorgung des Körpers mit Kalzium, Phosphor, Vitamin A und D.

Für die Fluoridzufuhr gelten Richtwerte von 3,1 mg/Tag für Frauen (auch für Schwangere und Stillende) und 3,8 mg/Tag für Männer. Die Höhe richtet sich nach dem Fluoridgehalt im Trinkwasser, den man jeweils bei der Stadtverwaltung seines Wohnortes in Erfahrung bringen kann. Als optimale Dosis, zusätzlich zur Fluoraufnahme über Nahrung und Getränke, gilt für die Kariesprophylaxe 1 mg Fluor/Tag ab einem Alter von sieben Jahren. Neben der Trinkwasserfluoridierung kann eine Anreicherung von Salz (250 mg/kg) oder Milch mit Fluorid erfolgen. Ferner ist eine Kariesprophylaxe in Form von Fluoridtabletten sowie fluoridhaltiger Zahnpasta möglich. Wir empfehlen aber eher, gerade im Kindesalter, Zucker und zuckerhaltige Getränke zu meiden.

Denn bei einer Fluorzufuhr von mehr als 10 mg/Tag kann es zu einer Fluorvergiftung kommen, bei Kindern genügen geringere Mengen. Höhere Fluoridaufnahmen über einen längeren Zeitraum (bei hohem Fluoridgehalt im Trinkwasser) können zur Dentalfluorose bei Kindern bis zum neunten Lebensjahr führen. Sichtbare Zahnschädigungen sind Verfärbungen des Schmelzes. Daher sollte der Fluorgehalt im Trinkwasser des Wohnortes erfragt werden, bevor zusätzliche Fluorpräparate im Kindesalter gegeben werden.

Der Fluorgehalt von Nahrungsmitteln liegt meist unter 1 mg/kg Frischgewicht. Bestimmte Sorten schwarzen Tees enthalten relativ viel Fluorid bei gleichzeitig guter Bioverfügbarkeit. Auch Mineralwässer sind teilweise fluoridreich. Bedeutsam für die Höhe der täglichen Aufnahme ist die Fluorkonzentration im Trinkwasser, die deutliche lokale Schwankungen zwischen 0,2 und 1,7 mg/l aufweist.

Silizium stabilisiert das Bindegewebe und hilft bei der Kalzifizierung von Knorpeln und Knochen. Der menschliche Organismus enthält 1 bis 1,5 g Silizium, das meiste davon in den Knochen. Das Bindegewebe (Aorta, Luftröhre, Sehnen, Haut) und Lymphknoten weisen hohe Konzentrationen an Silizium auf. In Haut und Aorta nimmt der Siliziumgehalt mit zunehmendem Alter ab, dadurch ist das Risiko für Atherosklerose und Osteoporose erhöht.

Beim Menschen wurden bisher keine größeren Untersuchungen auf Mangelzustände durchgeführt, deshalb gibt es keine offiziellen Angaben zum Bedarf. Als Zufuhr werden 5 bis 10 mg /Tag empfohlen, dafür ist das mit der Kost geschätzte aufgenommene Silizium von 20 bis 50 mg/Tag mehr als ausreichend. Die besten pflanzlichen Siliziumquellen sind Vollkorngetreide und Wurzelgemüse, für Bier werden teilweise hohe Siliziumgehalte angegeben.

3. Die 5 Ultra-Spurenelemente

Aluminium befindet sich in nennenswerten Mengen besonders in der Kartoffelschale und den äußeren Schichten von Kohl. Beim Kochen von Lebensmitteln in Aluminiumtöpfen gehen nur unbedeutende Spuren an Aluminium in Lösung. Die mit Nahrung und Trinkwasser aufgenommene Aluminiummenge ist eher gering.

Aluminium ist eher für seine toxischen Wirkungen bekannt, aber im Labor aktiviert es ein Enzym (Adenylatcyclase) und stimuliert die DNA-Synthese.

Eine chronisch erhöhte Aufnahme oder Speicherung von Aluminium soll zu einer krankhaften Vermehrung von Bindegewebe in Organen führen. Außerdem kann eine Aluminiumüberladung eine Anämie fördern. Zudem wurden negative Wirkungen auf das Knochengewebe festgestellt. Hohe Aluminiumkonzentrationen werden auch mit Schäden des Gehirns in Verbindung gebracht, ebenso mit der Entstehung von Brustkrebs. Diskutiert, aber bisher ungeklärt ist die Rolle von Aluminium bei der Entstehung von Morbus Alzheimer.

Lithium ist im Körper in geringen Mengen als Begleitelement von Natrium vorhanden. Lithium in Form seiner Salze ist ein häufiger Bestandteil von Mineralwasser.

Möglicherweise spielt Lithium eine Rolle bei der Senkung des Blutcholesterins. Lithium dient therapeutisch zur Behandlung von depressiven Erkrankungen sowie manisch-depressiven Stimmungsschwankungen. In Japan wird es zur Reduzierung der Suizidneigung eingesetzt und trägt dadurch unerwartet zur Lebensverlängerung bei.

Eine akute Toxizität äußert sich durch Dermatitis, Erbrechen, Durchfall und Verwirrtheit bis zum Koma. Chronische Folgen einer Lithiumintoxikation können an der Niere, im Herz-Kreislauf-System und an der Schilddrüse auftreten.

Nickel ist in pflanzlichen Lebensmitteln wie Vollkorngetreide, Hülsenfrüchten und Nüssen enthalten. Nukleinsäuren sind von bedeutsamen Mengen an Nickel umgeben, das wie andere Metalle zur Stabilisierung der Struktur beitragen kann. Nickel soll für eine optimale biologische Wirkung von Vitamin B_{12} erforderlich sein.

Allergische Menschen reagieren auf die orale Aufnahme eher nicht, allerdings auf intensive Berührung löslicher Nickelverbindungen, dann kommt es zu einer Nickeldermatitis.

Rubidium findet sich besonders in Kaffee und Schwarztee, aber es ist auch in Kakao, Orangen und Spargel enthalten.

Rubidium wirkt im zentralen Nervensystem und beeinflusst dort die Bildung von Neurotransmittern wie Serotonin. Der Einsatz von Rubidium als antidepressiver Wirkstoff wird diskutiert. Ein Mangel an Rubidium kann bei Dialysepatienten auftreten.

Zinn kommt in vielen pflanzlichen und tierischen Nahrungsmitteln vor. Der Verzehr von Nahrung aus Weißblechdosen mit Zinnüberzug, welche trotz Innenlackierung vielfach einen stark erhöhten Zinngehalt aufweisen, hat eine Steigerung der Zinnaufnahme zur Folge.

Zinn könnte an Oxidationsvorgängen in biologischen Systemen beteiligt sein. Zinn ist für den Menschen wahrscheinlich essentiell, denn es findet sich in Gastrin, einem Hormon, das die Produktion von Magensäure anregt. Über einen möglichen Bedarf des Menschen an Zinn lassen sich bisher keine Aussagen treffen.

4. Die 4 toxischen Elemente

Alle Dinge sind Gift, und nichts ist ohne Gift.
Allein die Dosis macht, dass ein Ding kein Gift ist.
Theophrastus Bombast von Hohenheim,
genannt Paracelsus (1493–1541)

Alle Spurenelemente sind beim Überschreiten einer gewissen Dosis toxisch. Die Grenze zwischen dem Auftreten von Mangelsymptomen, Bedarfsdeckung und toxischen Effekten ist sehr unterschiedlich. Es gibt auch Elemente, die keine bekannten Funktionen im menschlichen Körper haben, aber bereits bei geringer Dosierung schwere toxikologische Schäden verursachen können. Dazu zählen die Schwermetalle Blei, Cadmium, Quecksilber und Arsen, die als toxische Elemente bezeichnet werden. Sie werden im Folgenden kurz dargestellt.

Blei wird vielfältig in der Industrie eingesetzt (Metallprodukte, Kabel, Rohrleitungen, Lacke). Auch Pestizide enthalten Blei. Der Mensch nimmt Blei überwiegend mit der Nahrung, aber auch mit Wasser und aus der Luft auf. Blei hat keine Funktion im menschlichen Körper, beeinträchtigt ihn aber auf vielfältige Weise. Dazu zählen Schädigung der Spermien, Fehl- und Frühgeburten, verminderte Lernfähigkeit und Verhaltensstörungen bei Kindern (Aggression, Hyperaktivität), Bluthochdruck, Schäden an Nieren, Nerven und Hirn.

Blei gelangt über die Plazenta in den Fötus und kann Schäden beim Nervensystem und im Gehirn des Ungeborenen verursachen. Lebensmittel aus ökologischer Landwirtschaft sind weniger mit Blei belastet als solche aus konventionellem Anbau und sollten daher bevorzugt werden.

Cadmium findet sich durch zahlreiche industrielle Prozesse (Emissionen von Metallhütten, Müllverbrennungsanlagen) in der Umwelt. Die Ausbringung von cadmiumhaltigem Klärschlamm und Phosphatdünger auf Ackerböden belastet Nahrungs- und Futterpflanzen sowie Grundwasser. Cadmium kommt in pflanzlichen und tierischen Nahrungsmitteln etwa in gleich hohen Konzentrationen vor. Deutlich erhöhte, bedenkliche Gehalte werden in Austern, Leber und Nieren gefunden. Zigarettenrauch trägt erheblich zur Cadmiumbelastung bei. Die Aufnahme von Cadmium kann durch das Meiden des Verzehrs von Austern und Innereien stark reduziert werden. Eine optimale Versorgung mit Eiweiß und Mineralstoffen reduziert die Absorption von Cadmium. Lebensmittel aus ökologischem Anbau sind weniger mit Cadmium belastet und sollten bevorzugt werden.

Quecksilber ist in der Natur weit verbreitet, kommt jedoch meist in sehr geringen Konzentrationen vor. Die stark angestiegene industrielle Verarbeitung in den letzten Jahrzehnten führte zu einer wachsenden Kontamination der Biosphäre.

Eine starke Anreicherung von Quecksilber erfolgt in der Nahrungskette vom Meeresplankton über Fische und zusätzlich über Fischmehle als Tierfutter hin zu weiteren tierischen Nahrungsmitteln des Menschen.

Vergiftungen können zu zahlreichen schweren gesundheitlichen Schädigungen führen. Der Verzehr von tierischen Produkten sollte stark reduziert oder ganz eingestellt werden.

Außerdem wird bei Karies immer noch mit quecksilberhaltigen Füllungen gearbeitet. Diese sind hoch toxisch und sollten vermieden werden.

Arsen gelangt durch Vulkanausbrüche in die Atmosphäre und wird auch durch Bergbau, Metallindustrie und Verbrennung von fossilen Brennstoffen (Kohle, Erdöl) freigesetzt. So kommt es weitverbreitet in Böden und Gewässern sowie in tierischen und pflanzlichen Lebensmitteln vor. Besonders hohe Gehalte sind in Fischen und anderen Meerestieren enthalten. Vergiftungen führen zu einer Reihe von Gesundheitsstörungen, hohe Mengen führen zum Tod. Der Verzehr von Fischen und anderen Meerestieren sollte stark reduziert oder ganz eingestellt werden.

Die Schale von Reis ist je nach Sorte, Wasser- und Bodenqualität mit Arsen belastet. Manche Reissorten sind weniger belastet, und der Arsengehalt kann durch Reinigen reduziert werden (siehe »Reis«, Seite 525).

5. Die 9 wasserlöslichen Vitamine

Vitamin B_1 (Thiamin) ist für die Verwertung von Zucker und anderen Kohlenhydraten sowie für das Nervensystem unentbehrlich. Des Weiteren ist es notwendig für das Wachstum, die Energiegewinnung sowie die Erhaltung von Nerven- und Herzmuskelgewebe.

Die reichhaltigste Quelle von Vitamin B_1 ist Bierhefe, mit großem Abstand folgen Weizenkeime auf Platz zwei. Mittlere Gehalte finden sich in Sonnenblumenkernen, Sojabohnen, Sesam und Vollkorngetreide. Vitamin B_1 ist hitzeempfindlich und wird durch Kochen zerstört. Da Vitamin B_1 wasserlöslich ist, geht außerdem ein Teil ins Kochwasser über.

Ein Vitamin-B_1-Mangel führt letztlich zu Beriberi, einer Mangelkrankheit, die vor allem das Herz-Kreislauf- und Nervensystem betrifft. Alkoholmissbrauch, auch das fetale Alkoholsyndrom (Retardierung, psychomotorische Dysfunktion) bei Neugeborenen von alkoholabhängigen Müttern sowie das Burning-Feet-Syndrom stehen in Verbindung mit einem Mangel an Vitamin B_1.

Alzheimer-Patienten zeigen eine verminderte Glukose- und Sauerstoffverwertung im Gehirn, die mit einem Mangel an Vitamin B_1 einhergeht. Der Mangel könnte nicht nur die Folge, sondern eine Mit-Ursache der Krankheit sein.

Vitamin B_2 (Riboflavin) ist an zahlreichen Enzymkomplexen in den verschiedensten Stoffwechselwegen und an der Energieproduktion in der Atmungskette beteiligt.

Vitamin B_2 ist im Pflanzen- und Tierreich weit verbreitet. Als wesentliche Nahrungsquellen gelten alle tierischen Nahrungsmittel sowie Vollkornprodukte, Nüsse, Pilze, Ölsaaten und Hülsenfrüchte. Vitamin B_2 ist lichtempfindlich, aber stabil gegen Hitze und Sauerstoff, sodass es beim Kochen nicht zerstört wird.

Bei Schwangeren und Alkoholkranken kann es zu Mangelerscheinungen kommen, die sich in Hautrissen (insbesondere an den Lippen und im Mundwinkel) und Lichtüberempfindlichkeit äußern. Während der Schwangerschaft kann es zu Störungen der Entwicklung des Ungeborenen mit Missbildungen im Skelett kommen. Auch Migräne wird mit einer Unterversorgung mit Vitamin B_2 in Verbindung gebracht.

Vitamin B_6 (Pyridoxin) ist als Coenzym an etwa hundert enzymatischen Reaktionen im Eiweißstoffwechsel und der Häm-Synthese beteiligt. Es wirkt auch als Cofaktor beim Abbau von Glykogen, dem Energiespeicher aus Kohlenhydraten in Muskeln und Leber.

Vitamin B_6 kommt in fast allen Lebensmitteln in geringen Mengen vor. Gute Quellen sind viele pflanzliche Lebensmittel wie Kohl, grüne Bohnen, Linsen, Feldsalat, Kartoffeln, Vollkornprodukte, Weizenkeime, Nüsse, Hefe, Avocado, Bananen und alle tierischen Produkte.

Das Vitamin ist sehr lichtempfindlich, sodass bei der Lagerung von Lebensmitteln schnell Verluste auftreten. Die Verluste durch Verarbeitung sind eher gering.

Eine unzureichende Versorgung kann besonders bei Senioren, Personen mit chronisch erhöhtem Alkoholkonsum oder mit chronischer Arzneimitteleinnahme einen Mangel hervorrufen. Auch bei einer minderwertigen Ernährung kommen Unterversorgungen nicht selten vor.

Vitamin B_{12} wird nach der Nahrungsaufnahme, durch Magensäure und Enzyme freigesetzt und an den sog. Intrinsic-Faktor (IF) gebunden, der von den Zellen der Magenwand synthetisiert wird.

Hauptquellen für Vitamin B_{12} sind alle tierischen Produkte. Einige Wurzelgemüse können Vitamin B_{12} in Spuren enthalten, genau wie vergorene oder fermentierte Lebensmittel (z. B. Sauerkraut). Einzelne Meeresalgen, wie Nori (Rotalge), enthalten erhebliche Mengen an Vitamin B_{12} in bioverfügbarer Form. Allerdings liegen bisher keine Ernährungsstudien vor, die bestätigen, dass das in den Algen identifizierte Vitamin B_{12} tatsächlich für den Menschen nutzbar ist. Ähnliches gilt für die Süßwasser-Mikroalgen Chlorella und Spirulina.

Deshalb ist bei pflanzlicher Ernährung eine Supplementierung mit Vitamin B_{12}, am besten in Form angereicherter Lebensmittel oder als Nahrungsergänzung, zu empfehlen. Besonders in kritischen Lebensphasen, wie Schwangerschaft und Stillzeit, ist diese Maßnahme dringend erforderlich.

Aufgrund der Wasserlöslichkeit und Hitzelabilität von Vitamin B_{12} kommt es zu Verlusten bei der Lebensmittelzubereitung. Exzessiver Alkoholkonsum und Megadosen an Vitamin C (>500 mg) können die Bioverfügbarkeit von Vitamin B_{12} vermindern und zu einem Mangel an Vitamin B_{12} beitragen.

Vitamin B_{12} kann bis zu einem gewissen Anteil gespeichert werden, weshalb auch Veganer bei vorher normal gefüllten Speichern ohne nennenswerte Aufnahme an Vitamin B_{12} erst nach einigen Wochen oder Monaten einen Mangel entwickeln.

Die Ursachen eines Vitamin-B_{12}-Mangels sind vielfältig. Sie reichen von unzureichender Aufnahme (vegane Kost, chronischer Alkoholismus) und unzureichender Absorption (Intrinsic-Faktor-Mangel), Magenschleimhautrückgang, vollständiger Entfernung des Magens, Zöliakie bis zu Megadosen an Vitamin C. Ein Vitamin-B_{12}-Mangel beeinträchtigt nahezu alle Zellen des Organismus, wobei die Bildung der roten Blutkörperchen, das Nervensystem und die Mund- bzw. Rachenschleimhaut besonders betroffen sind. Auch die Einnahme von Säureblockern führt zu einer Mangelversorgung von Vitamin B_{12}. Aufgrund der Unkenntnis über diese Zusammenhänge dauert es oft sehr lange, den Vitamin-B_{12}-Mangel zu erkennen. Lang anhaltender Vitamin-B_{12}-Mangel führt zur Störung der DNA-Synthese und Anämie mit den entsprechenden Symptomen.

Für Veganer kann mit pflanzlichen Lebensmitteln keine ausreichende Zufuhr von Vitamin B_{12} erreicht werden. Das gelegentliche Vorkommen von Vitamin B_{12} in Wurzelgemüse, fermentierten Lebensmitteln oder Algen ist zu unsicher, um sie als zuverlässige Quellen zu empfehlen. Veganer müssen zur Sicherstellung einer bedarfsgerechten Vitamin-B_{12}-Versorgung entsprechende Nahrungsergänzungsmittel, angereicherte Produkte oder Zahnpasten einsetzen, um potentielle schwerwiegende Gesundheitsstörungen zu vermeiden. Dies gilt besonders für Risikogruppen wie Schwangere, Stillende, Kinder und Senioren.

Folsäure (Vitamin B_9) ist nach dem lateinischen Wort für Blatt (folium) benannt, wegen ihres Vorkommens in grünen Pflanzenblättern. Folsäure existiert in verschiedenen Strukturen mit voneinander abweichenden Eigenschaften. Hier werden sie unter dem Begriff Folsäure oder Folat zusammengefasst. Die zentrale Bedeutung von Folsäure beruht auf ihrer Fähigkeit, die Aminosäuren Serin, Glycin und Histidin in andere Aminosäuren wie Methionin sowie in Purine wie Thymin umzuwandeln.

Sehr ergiebige pflanzliche Quellen für Folsäure sind neben den grünen Blattgemüsen wie Salat und Spinat auch andere Gemüsearten (etwa Spargel und Tomaten) sowie Bierhefe.

Folsäure ist empfindlich gegenüber Licht, Hitze, Sauerstoff, Säuren und Basen. Beim Erhitzen wird es schnell zerstört. Vitamin C kann die Folsäure vor

Oxidation schützen. Auch beim Kochen ergeben sich Verluste durch Inaktivierung bzw. Übergang ins Kochwasser, die im Bereich von 10 bis 70 Prozent liegen.

Die wichtigsten Ursachen für einen Folsäuremangel sind eine unzureichende Zufuhr, erhöhter Bedarf (Schwangerschaft), mangelhafte Aufnahme (tropische Sprue, Zöliakie), Magen-Darm-Erkrankungen, Alkoholismus und chronische Medikamenteneinnahme (Antiepileptika, Zytostatika).

Im Alter findet sich auch bei ausreichender Folatzufuhr durch Lebensmittel häufig ein Folsäuremangel, der zu neuropsychiatrischen Schäden führen kann (z. B. Depression, Polyneuropathie). Bei Schwangeren kann ein Folsäuremangel zu Missbildungen beim Fetus (Neuralrohrdefekt) oder sogar zur Fehlgeburt führen.

Niacin (Vitamin B_3) kann vom Menschen aus der Aminosäure Tryptophan synthetisiert werden, deshalb trifft die Klassifizierung als Vitamin nur bedingt zu. Niacin ist Bestandteil der Coenzyme NADH und NADPH, die im Zellstoffwechsel benötigt werden. Insgesamt sind über 200 metabolische Reaktionen bekannt, an denen eines der beiden Coenzyme beteiligt ist.

Niacin ist in meist geringen Mengen weitverbreitet in tierischen Produkten und pflanzlichen Lebensmitteln. Gute pflanzliche Quellen sind Getreide und Hülsenfrüchte sowie grünes Blattgemüse, Tee und Kaffee.

Durch Kochen wird Niacin kaum zerstört, es geht jedoch ins Kochwasser über (10 bis 25 Prozent). Andere Verarbeitungen und Zubereitungsverfahren sowie die Lagerung der Lebensmittel führen nur zu sehr geringen Verlusten.

Ein ernährungsbedingter Niacinmangel tritt bei Alkoholikern auf. Auch verschiedene Medikamente können zu einer Unterversorgung führen, etwa das Antibiotikum Tetracyclin, ein Antiparkinsonmittel.

Die Symptome des Niacinmangels betreffen die Haut, vor allem an Körperstellen, die dem Sonnenlicht ausgesetzt sind. Die Haut ist mit dunklen Flecken bedeckt, meist folgt eine Abschuppung der Haut. In einigen Fällen treten Durchfall und Störungen des Nervensystems auf, die sich in Schlaflosigkeit, Müdigkeit, Schwindel und Kopfschmerz äußern. In schweren Fällen kommt es zur Depression und Verwirrtheit.

Pantothensäure (Vitamin B_5) ist am Stoffwechsel der drei Grundnährstoffe beteiligt (Eiweiß, Fett, Kohlenhydrate). Sie wird von grünen Pflanzen und den meisten Mikroorganismen synthetisiert.

Pantothensäure ist praktisch in allen tierischen Produkten und pflanzlichen Lebensmitteln enthalten. Besonders gute pflanzliche Quellen sind Vollkornerzeugnisse, Hülsenfrüchte und Hefe. Pantothensäure ist hitzeempfindlich, beim Garen und Haltbarmachen muss mit erheblichen Zubereitungsverlusten gerechnet werden.

Aufgrund der weiten Verbreitung der Pantothensäure treten Probleme nur bei extremer Mangelernährung und bei Krankheiten auf. Symptome sind leichte Ermüdbarkeit und Apathie, Schlafstörungen, Kopfschmerzen, Übelkeit, Muskelkrämpfe und Kribbeln in Händen und Füßen. Das schmerzhafte Brennen der Fußsohlen beim Burning-Feet-Syndrom bessert sich nach Gaben von Pantothensäure.

Biotin (Vitamin B_7) spielt bei Wachstum sowie bei der Erhaltung von Blutzellen, Talgdrüsen, Nervengewebe, Haut, Haaren und Nägel eine Rolle. Im Stoffwechsel sind mehrere Enzyme auf Biotin angewiesen. Die Zellkommunikation, der Erhalt der Chromosomenstruktur und die Regulation der Genexpression sind abhängig von Biotin. Biotin wird in keimenden Samen und von Mikroorganismen synthetisiert. Die besten Biotinquellen sind Sojaprodukte und tierische Produkte. Außerdem ist es in Vollkorngetreide, Hülsenfrüchten, Pilzen und Nüssen vorhanden.

Biotinmangel führt zu entzündlichen Reaktionen der Haut und Haarverlust, zu Symptomen einer Anämie wie Müdigkeit und Appetitlosigkeit sowie zu Übelkeit und Muskelschmerzen. Biotinmangel beeinträchtigt auch die Immunfunktion durch Störung der Antikörperproduktion.

Vitamin C (Ascorbinsäure) wird mit Ausnahme des Menschen und anderer Primaten sowie Meerschweinchen und einigen Vogelarten von allen Tierspezies synthetisiert. Offensichtlich stand während der langen Evolution des Menschen mit pflanzlicher Nahrung immer ausreichend Vitamin C zur Verfügung.

Vitamin C gilt wegen seiner vielen Funktionen als *das* Vitamin überhaupt. Es ist Cofaktor für mehrere Enzyme, die bei der Kollagensynthese im Binde- und Stützgewebe wichtig sind. Dies erklärt die Bedeutung von Vitamin C für die Wundheilung und Narbenbildung sowie für die Neubildung von Knorpel, Knochen und Zahnschmelz.

Vitamin C steigert die Eisenaufnahme aus Lebensmitteln und gilt als das bedeutendste Antioxidans. Einen Schutz für Membranstrukturen bewirkt Vitamin C durch die Fähigkeit, freie Radikale zu inaktivieren, dabei spielt auch das Vitamin E eine entscheidende Rolle. Es schützt auch vor Schädigungen von DNA und vor Atherosklerose.

Vitamin C ist besonders in pflanzlichen Lebensmitteln weit verbreitet, teilweise in sehr hohen Konzentrationen. Die wichtigsten Vitamin-C-Quellen sind alle frischen Früchte und Gemüse sowie ihre Säfte. Besonders reich an Vitamin C sind Sanddorn, Johannisbeeren, Kiwi, Paprika und Zitrusfrüchte; grünes Blattgemüse ist ebenfalls ein guter Vitamin-C-Lieferant. Kartoffeln enthalten wenig Vitamin C, in größeren Mengen gegessen sind sie in manchen Regionen in der kalten Jahreszeit trotzdem die wichtigste Quelle für dieses Vitamin.

Vitamin C in Lebensmitteln ist im basischen Milieu, bei Hitze, Licht und in Gegenwart von Metallen (z. B. Kupfer) besonders empfindlich. In kalter, saurer Lösung ist es relativ stabil. Vitamin-C-Verluste während des Kochens sind unvermeidlich und betragen bei schonender Zubereitung etwa 30 Prozent. Sie werden gesteigert, wenn bei der Zubereitung Kupfertöpfe und Zugaben von Natron oder Backpulver verwendet werden. Hohe Verluste treten auf, wenn Gemüse längere Zeit warm gehalten wird.

Auch bei der Lagerung können die Verluste an Vitamin C beträchtlich sein. Tiefkühlgemüse kann mehr Vitamin C aufweisen als Obst und Gemüse, das bereits seit Tagen gelagert ist. So enthalten Kartoffeln nach einer Lagerungsdauer von neun Monaten nur noch vier Prozent der Ausgangsmenge. Daher haben Winter-Kartoffeln in den Monaten April und Mai den niedrigsten Gehalt an Vitamin C.

Eine unzureichende Versorgung ist vor allem bei Senioren, Rauchern, Krebspatienten und Personen mit chronischer Arzneimitteleinnahme möglich. Die Symptome eines Vitamin-C-Mangels sind durch die verminderte Fähigkeit zur Kollagensynthese bedingt. Dazu zählen entzündetes, blutendes Zahnfleisch, verzögerte Wundheilung, Gelenkschmerzen, Ödeme, Müdigkeit und Depression. Ein extremer Mangel an Vitamin C führt zu Skorbut, der bei uns heute sehr selten ist. Skorbut kann mit 20 mg/Tag Vitamin C verhindert werden, die Empfehlung lautet 95 mg/Tag für Frauen und 110 mg für Männer.

Bei Überdosierungen hat Vitamin C eine große Toleranzgrenze, weil es über die Niere ausgeschieden wird. Bei gesunden Personen, die über einen längeren Zeitraum 2 g/Tag aufnehmen, sind keine toxischen Auswirkungen zu erwarten. Durchfall kann bei der Einnahme hoch dosierter Vitamin-C-Präparate auftreten.

6. Die 4 fettlöslichen Vitamine

Vitamin A (Retinol) besteht aus einer Gruppe von mehreren chemischen Verbindungen, die mit der Nahrung aufgenommen oder aus Carotinen (Provitamin A) gebildet werden.

In pflanzlicher Nahrung kommt Vitamin A meist in Form von Beta-Carotin vor. Besonders große Mengen an Beta-Carotin enthalten Karotten, gute Quellen sind auch Spinat, roter Paprika, Tomaten, Brokkoli, Grünkohl und Fenchel.

Längeres Kochen, Sauerstoff und Licht schaden Vitamin A. Deshalb sollten Lebensmittel, die Vitamin A enthalten, immer ungeschält (oder verpackt), dunkel und am besten kühl gelagert werden. Die Kochverluste liegen bei 10 bis 30 Prozent.

Vitamin A hat ungewöhnlich viele Funktionen im Körper, die wichtigsten sind:

- Wachstum, Funktion und Aufbau von Haut, Schleimhäuten und Blutkörperchen
- Sehvorgang, Lichtwahrnehmung
- Erhalt der Nervenzellen in Nervenbahnen, Gehirn und Rückenmark
- Knochenbildung und Knochenheilung
- Synthese von Testosteron und Östrogen
- Bildung von Spermien und Eizellen
- Synthese von Antikörpern

Die Folgen eines Mangels an Vitamin A sind erwartungsgemäß genauso zahlreich wie die Funktionen:

- erhöhte Infektionsanfälligkeit, Trockenheit von Haut, Haaren, Nägeln und Augen
- Haarausfall
- Nachtblindheit
- verringerte Sehschärfe

- erhöhte Lichtempfindlichkeit
- Entzündungen der Augenhornhaut
- erhöhte Gefahr einer arteriosklerotischen Herzerkrankung
- erhöhtes Krebsrisiko in Organen mit Schleimhäuten
- erhöhtes Risiko für Nierensteine
- Fruchtbarkeitsstörungen
- beeinträchtigter Geruchs- und Tastsinn
- Müdigkeit
- Wachstumsstörungen

Die Ursachen für einen Vitamin-A-Mangel sind vielfältig. Die wichtigsten Gründe sind Entzündungen, Operationen, Stress, Rauchen, Umweltgifte wie Cadmium, starkes Sonnenlicht, Störungen der Fettresorption, Alkoholkonsum, Diabetes mellitus sowie cholesterinsenkende Medikamente und Abführmittel.

Viele Menschen nehmen nicht genug Vitamin A mit der Nahrung auf. Besonders bei Kindern entsteht schnell eine Unterversorgung, da sie nur geringe Speichermöglichkeiten in der Leber besitzen, aber einen hohen Bedarf haben.

Ein Überangebot an Carotinen führt beim Menschen nicht zu einer Überversorgung mit Vitamin A, weil der Körper die Umwandlung der Carotine zu Vitamin A entsprechend herunterregeln kann. Ein Zuviel an Carotinen macht sich optisch als Gelbfärbung der Haut bemerkbar, ist aber nicht behandlungsbedürftig. Da der Körper überschüssiges Vitamin A kaum abbauen kann, reichert es sich insbesondere in der Leber an. So ist die Leber des Eisbären aufgrund ihres sehr hohen Vitamin-A-Gehaltes toxisch und wird deshalb von den Inuits (Eskimos) nicht gegessen.

Die empfohlene Zufuhr an Vitamin A beträgt für Frauen 0,8 und für Männer 1,0 mg-Äquivalent/Tag. Die Versorgung mit Vitamin A ist bei uns zufriedenstellend. Eine (längere) Überversorgung mit mehr als 15 mg Vitamin A kann zu Erbrechen, Durchfall, Kopfschmerzen, erhöhtem Hirndruck, Osteoporose, Vergrößerung von Leber und Milz, Verringerung der Schilddrüsentätigkeit und schmerzhaften Wucherungen der Knochenhaut führen.

Vitamin D besteht aus einer Gruppe verschiedener Steroide (Calciferole) mit Vitamin-D-Aktivität. Da diese bei ausreichender Sonneneinstrahlung (UV-B-Licht) in der Haut des Menschen synthetisiert werden können, stellt Vitamin D im eigentlichen Sinne kein Vitamin dar. Die beiden wichtigsten Vertreter sind Vitamin D_2, das in Pflanzen vorkommt, und Vitamin D_3, das in der Haut bei UV-B-Einstrahlung entsteht. Die biologisch aktive Form der D-Vitamine ist Calcitriol, das in der Leber und Niere gebildet wird.

Calcitriol reguliert den Kalzium- und Phosphathaushalt, insbesondere sorgt es für die Aufrechterhaltung des Kalziumspiegels im Blut. Calcitriol fördert auch die Knochenbildung. Ein Vitamin-D-Mangel führt zu Störungen des Mineralstoffwechsels im Skelett. Calcitriol beeinflusst zudem das Immunsystem und ist für die physiologische Insulinsekretion der Bauchspeicheldrüse erforderlich.

Weitere protektive Wirkungen von Vitamin D werden diskutiert. Dazu gehören eine Risikoreduktion für Bluthochdruck, Herzerkrankungen, chronisch entzündliche Darmerkrankungen, Diabetes mellitus Typ 2, Schwangerschaftsdiabetes, Demenz sowie Multiple Sklerose und rheumatoide Arthritis.

Vitamin D ist nur in wenigen Lebensmitteln, insbesondere fettreichen Fischarten und Milchprodukten, enthalten. Geringe Vitamin-D-Mengen finden sich in verschiedenen Pilzen (Steinpilze, Pfifferlinge) sowie in dem Licht ausgesetzten Zuchtpilzen (z. B. braune Champignons).

Bei ausreichender Sonneneinstrahlung kann der Mensch seinen Vitamin-D-Bedarf vollständig über die Eigensynthese in der Haut decken. Dabei gibt es starke jahreszeitliche Schwankungen sowie erhebliche regionale Unterschiede. Unter den heutigen zivilisatorischen Bedingungen ist die Eigensynthese von Vitamin D nicht immer ausreichend. In nordeuropäischen Ländern oder Stadtgebieten mit hoher Luftverschmutzung (Smog, Ozon) ist die Sonneneinstrahlung niedriger als im Süden. Hinzu kommt das veränderte Arbeits- und Freizeitverhalten mit einer geringeren Aufenthaltszeit im Freien. Sonnencreme mit Lichtschutzfaktor 15 verringert die Absorption von UV-B-Strahlung bereits um etwa 95 Prozent, um denselben Faktor sinkt auch die eigene Vitamin-D-Synthese.

Bei älteren Menschen ist die Vitamin-D-Synthese aufgrund der geringeren Hautdicke und des geringeren Gehaltes an der Vorstufe von Calcitriol deutlich verringert. Dies liegt daran, dass die Eigenproduktion in der Haut mit zunehmendem Alter linear abnimmt und ältere Personen sich weniger im Freien aufhalten. Auch dunkelhäutige Menschen, die in nördlichen Breiten leben, sowie verhüllte Frauen (islamischer Kulturkreis, katholische Ordensschwestern) und Säuglinge und Kleinkinder in der Winterzeit (warm eingepackt einschließlich Mützen) sind von einem höheren Risiko für einen Vitamin-D-Mangel betroffen. Aus diesem Grund wird Säuglingen und Kleinkindern in den ersten zwei Wintern ihres Lebens Vitamin D supplementiert.

Problematisch ist die Eigensynthese von Vitamin D vor allem in den sonnenarmen Monaten. Oberhalb des 52. Breitengrades (Berlin) kommt die Eigensynthese von Oktober bis März weitgehend zum Stillstand, da dann die UV-B-Strahlung fast vollständig durch die Atmosphäre herausgefiltert wird. Erst südlich des 37. Breitengrades (Rom) ist eine ausreichende Vitamin-D-Synthese während des ganzen Jahres möglich.

Eine ausreichende Vitamin-D-Versorgung kann während der sonnenreichen Monate in Deutschland durch Sonnenbestrahlung erreicht werden. Zwischen April und September werden je nach Hauttyp und Jahreszeit täglich 5 bis 25 Minuten mit so viel freier Haut wie möglich in der Sonne empfohlen. Ohne Sonnenschutzcreme. Wenn das nicht möglich ist, wird zu einem entsprechenden Supplement geraten, besonders für hochbetagte Senioren, Menschen mit dunklerer Hautfarbe oder Vollverschleierung nach Absprache mit dem Arzt.

Bei Vitamin-D-Mangel kommt es zu einer verminderten Kalzium- und Phosphatresorption im Darm sowie zu einem Absinken des Kalzium- und Phosphatspiegels im Blut. Tritt dies während des Wachstums auf, entsteht das Krankheitsbild der Rachitis. Infolge der reduzierten Kalziumresorption können die Knochen nur unzureichend mineralisiert werden. Es kommt zu charakteristischen Verformungen des Skeletts, die besonders die Wirbelsäule und die Beine betreffen, sowie zu verzögertem Durchbruch der Milchzähne und Neigung zu Knochenbrüchen.

Im Erwachsenenalter führt ein Vitamin-D-Mangel neben den neuromuskulären Störungen zu Osteomalazie, einer zunehmenden Entkalkung des Skeletts. Symptome sind schmerzende Knochendeformationen im Bereich von Wirbelsäule, Becken und Beinen sowie eine Neigung zu Spontanbrüchen. Vor allem bei älteren Menschen ist die Osteomalazie mit einer Osteoporose assoziiert (siehe »Osteoporose«, Seite 141). Auch eine Schwächung des Immunsystems ist die Folge.

Eine ausreichende Vitamin-D-Versorgung verringert das Risiko für Knochenbrüche und damit die Sterblichkeit bei älteren Menschen. Auch das Risiko für Dickdarmkrebs, Herz-Kreislauf-Erkrankungen und Bluthochdruck ist verringert.

Vitamin E (Tocopherol) umfasst acht verwandte Substanzen (Tocopherole und Tocotrienole). Aufgrund der universellen Schutzwirkung von Vitamin E auf Membranen kommt es in allen Geweben vor. Ein echtes Speicherorgan für Vitamin E gibt es nicht. Am höchsten ist der Gehalt im Fettgewebe und in den Nebennieren.

Vitamin E kommt in pflanzlichen Lebensmitteln vor, besonders in Nüssen, Samen und Ölen sowie in fast allen tierischen Produkten.

Bei den Zubereitungsverlusten zeigt sich Vitamin E als beständig gegen Erhitzung bis 200°C. In Anwesenheit von Schwermetallen oder ranzigem Fett wird es schnell durch Sauerstoff oxidiert. Vitamin E ist relativ empfindlich gegenüber Tages- und UV-Licht.

Im Rahmen der Abwehr ist Vitamin E einer der bedeutendsten Radikalfänger. Durch seine Fähigkeit, Radikalketten abzubrechen, besteht die Hauptfunktion von Vitamin E im Schutz der mehrfach ungesättigten Fettsäuren in den Zellmembranen. Außerdem übt Vitamin E eine Schutzwirkung gegenüber radikalbildenden Schwermetallen, Medikamenten sowie Luftschadstoffen (z. B. Ozon) aus.

Eine wesentliche Funktion von Vitamin E ist sein schützender Einfluss auf das Nervensystem, auf die Muskulatur und die Netzhaut (Retina).

Vitamin E schützt Beta-Carotin vor Oxidation und erhält somit dessen Funktion. Außerdem besteht ein Synergismus zwischen Selen und Vitamin E, da beide die Lipidmembran vor oxidativer Schädigung schützen. Daher ist eine Kombination von antioxidativ wirksamen Substanzen effektiver als die Einnahme einzelner Antioxidantien. Vitamin E ist auch als Regulator von Enzymaktivitäten und an der Genexpression beteiligt, die auch zur schützenden Wirkung von Vitamin E gegen Atherosklerose beitragen kann.

Ein Vitamin-E-Mangel führt zu einer erhöhten Infektanfälligkeit. Bei Krankheiten kann sich der Bedarf ändern.

Absorptionsstörungen von Fett und Vitamin E führen bei Kindern in den ersten 18 Lebensmonaten zu neuromuskulären Störungen, die durch Vitamin-E-Gaben verhindert werden können. Auch bei verschiedenen arteriellen Verschlusserkrankungen hat sich Vitamin E in der Therapie als erfolgreich erwiesen.

Vitamin K (Phyllochinon) besteht aus einer Gruppe von Cofaktoren von Enzymen, die mehrere Gerinnungsfaktoren und blutgerinnungshemmende

Faktoren aktivieren und regulieren. Außerdem haben die K-Vitamine eine wichtige Rolle für das Zellwachstum.

Hohe Gehalte von Vitamin K finden sich besonders in Grünkohl, aber auch in Spinat, Kichererbsen, Rosenkohl und Fenchel und in tierischen Produkten.

Vitamin K ist stabil gegenüber Hitze und Sauerstoff, aber nicht gegen Licht. Von praktischer Bedeutung im Stoffwechsel des Menschen sind Vitamin K_1 und K_2. Vitamin K_1 kommt in unterschiedlichen Konzentrationen in den Chloroplasten der Grünpflanzen vor und teilweise in deren Früchten. Die Umwandlung von Vitamin K_1 zu Vitamin K_2 bewirken die Bakterien im Darm.

Vitamin K ist an der Blutgerinnung beteiligt. Gerinnungshemmende Arzneistoffe der Cumarin-Gruppe (wie Warfarin) können durch vergleichsweise kleine Mengen Vitamin K (1 mg) in ihrer Wirkung aufgehoben werden. Beim Einsatz dieser Arzneien darf kein Vitamin K zusätzlich zur normalen Nahrung gegeben werden. Auch vom Verzehr Vitamin-K-reicher Lebensmittel wird abgeraten.

7. Die 7 Vitaminoide

Cholin wurde lange als Vitamin B_4 bezeichnet, obwohl bekannt war, dass es vom menschlichen Organismus synthetisiert werden kann. Die höchsten Gehalte an Cholin finden sich in Eigelb und Leber, in geringeren Mengen ist es in Weizenkeimen, Sojabohnen, Gemüse und Nüssen (Mandeln, Haselnüssen, Walnüssen) enthalten. Cholin wird zum Neurotransmitter Acetylcholin umgewandelt. Es wirkt außerdem als ein fettlösender Faktor und kann die Einlagerung von Fett in der Leber verhindern. Weiterhin trägt Cholin zu einem normalen Lipidstoffwechsel und einer normalen Leberfunktion bei und dient als Ausgangsstoff der Synthese von Biomembranen.

Bekannt ist die traditionelle Anwendung zur Leistungssteigerung und als »Nervennahrung« bei Konzentrationsmangel. Wegen seiner blutfettsenkenden Eigenschaften wird Sojalecithin (enthält Cholin) zur Unterstützung diätetischer Maßnahmen bei leichten Formen von Fettstoffwechselstörungen, insbesondere bei erhöhten Cholesterinwerten, eingesetzt. Auch bei Nieren- und Lebererkrankungen und zur Prophylaxe von Gallensteinen sowie bei Depressionen und Parkinson findet es Verwendung. In Nahrungsergänzungsmitteln, Futtermitteln und anderen Präparaten wird es auch gegen Fettleber eingesetzt.

L-Carnitin befindet sich in Fleisch, pflanzliche Lebensmittel enthalten wenig oder gar kein L-Carnitin. Der menschliche Körper kann L-Carnitin selbst bilden, nimmt es jedoch hauptsächlich mit der Nahrung auf. Bei einer gemischten Kost werden täglich zwischen 100 und 300 mg L-Carnitin mit der Kost aufgenommen, Ovo-Lakto-Vegetarier nehmen 15 bis 25 Prozent und Veganer drei bis zehn Prozent dieser Menge auf. Der restliche Anteil wird durch Eigensynthese aus den Aminosäuren Methionin und Lysin gedeckt. Die Bioverfügbarkeit von L-Carnitin aus der Nahrung beträgt 54 bis 87 Prozent.

L-Carnitin spielt eine essentielle Rolle im Energiestoffwechsel, denn es aktiviert Fettsäuren, die nur an L-Carnitin gebunden durch die Membranen der Mitochondrien (die Energiezentren der Zelle) transportiert werden können.

Ausdauersportler nehmen L-Carnitin häufig als Nahrungsergänzungsmittel, da Leistungssteigerungen erwartet werden. Die Wirkung bezieht sich auf die Regeneration der Zellen nach großer sportlicher Anstrengung.

Kreatin (von griechisch kreas, Fleisch) wird in Leber und Nieren mithilfe mehrerer Aminosäuren gebildet. Es ist vor allem in Fleisch und Fisch enthalten, Muttermilch und Kuhmilch enthalten moderate Mengen an Kreatin, in Obst und Gemüse finden sich lediglich Spuren.

Kreatin trägt zur Versorgung der Muskeln mit Energie bei und wird für Hirn- und Nervenfunktion benötigt. Erwachsene speichern 120 bis 150 g Kreatin. Kreatin ist für die normale Entwicklung des menschlichen Körpers und eine optimale Funktion der Körperorgane (Muskeln, Gehirn, Nerven, Seh- und Hörvorgang sowie die Fortpflanzung) notwendig.

Kreatin wird in der Niere, der Leber und in der Bauchspeicheldrüse synthetisiert und ist zu 90 Prozent im Skelettmuskel enthalten.

Vegetarier und ältere Personen, die kein oder wenig Fleisch essen, können geringe Mengen von Kreatin (maximal 20 Prozent) mit Milchprodukten aufnehmen. Säuglinge, die mit auf Soja basierendem Milchersatz gefüttert werden, nehmen genauso wie Veganer kein Kreatin auf. Diese Personengruppen weisen im Blutplasma einen signifikant niedrigeren Kreatin-Gehalt auf, aber sie synthetisieren Kreatin selbst.

Myo-Inosit (Muskelzucker) ist kein Kohlenhydrat, obwohl es einen süßlichen Geschmack hat und die gleiche Summenformel aufweist wie Glukose und Fruktose. Inosit wurde früher als Vitamin B_8 bezeichnet, es kommt in vielen pflanzlichen und tierischen Geweben vor.

Möglicherweise spielt Inosit eine Rolle bei der Bildung von Spermien, bei der Regulation des osmotischen Drucks der Körperflüssigkeiten und bei der Stabilisierung des Nervengewebes.

Die Nieren produzieren täglich vier Gramm m-Inosit. Dies ist ein Vielfaches der Menge, die täglich mit der Nahrung aufgenommen wird (etwa ein 1 g bei normaler Mischkost). Die höchsten Inosit-Konzentrationen werden im Gehirn gemessen, wo es als sekundärer Botenstoff und Teil von Neurotransmittern fungiert. Inositole spielen als sekundärer Botenstoff bei der Signalübertragung in Zellen eine wichtige Rolle, sie bewirken die Mobilisierung und den Anstieg der Kalziumkonzentration innerhalb der Zelle.

Beim Menschen wurden bisher keine Inosit-Mangelsymptome festgestellt. Erfolgt die Eigensynthese reibungslos, besteht für den gesunden Menschen kein Bedarf an zusätzlichem Inosit. Der individuelle Gesundheitszustand ist entscheidend.

Alpha-Liponsäure ist eine schwefelhaltige Fettsäure, die als Coenzym in den Mitochondrien eine wichtige Rolle im Energiestoffwechsel spielt. Sie wird als Arznei zur Behandlung von Lebererkrankungen und bei peripheren Polyneuropathien eingesetzt.

Alpha-Liponsäure kann Sauerstoffradikale deaktivieren und die im Körper verbrauchten Antioxidantien wie Vitamin C und E, Coenzym Q10 oder Glutathion regenerieren. Sie wird vom Körper selbst gebildet, aber auch mit der Nahrung aufgenommen.

Taurin ist in unseren Körperzellen ein Produkt der schwefelhaltigen Aminosäuren Methionin und Cystein. Täglich werden etwa 50 bis 125 mg Taurin hergestellt, die zur Bedarfsdeckung ausreichend sind.

Taurin ist besonders in tierischen Geweben enthalten, in Pflanzen findet sich deutlich weniger. Unser Körper enthält etwa 12 bis 18 g Taurin, hohe Konzentrationen finden sich in der Retina und in Muttermilch.

Taurin erfüllt viele Funktionen im zellulären Stoffwechsel, besonders im Zusammenhang mit dem Kalziumstoffwechsel. Außerdem vermindert es die Verklebung von Blutplättchen und stabilisiert die Nervenmembranen von Retina und Gehirn. Die Bindung von Taurin an Gallensäuren wirkt entgiftend.

Eine Supplementierung mit Taurin scheint beim Menschen keinen Einfluss auf Wachstum, Serumcholesterin oder das Säure-Basen-Gleichgewicht auszuüben. Dennoch zeigte Taurin in Studien bei kardiovaskulären Erkrankungen, Diabetes mellitus und Mukoviszidose positive Effekte.

Nebenwirkungen von Taurin äußern sich in Durchfall und Schläfrigkeit. Es wird diskutiert, dass Taurin die körperliche und geistige Leistungsfähigkeit steigert. Aufgrund fehlender Daten muss die zusätzliche Zufuhr von Taurin dem Gesundheitszustand individuell angepasst werden.

Bisher wurden auch bei höherer Taurinzufuhr (vor allem über Energydrinks) keine toxischen Effekte beim Menschen beschrieben. Taurin scheint das Nervensystem vor schädlichen Einflüssen anderer Substanzen zu schützen.

Coenzym Q10 (auch Ubiquinon oder einfach Q10 genannt) ist strukturell mit Vitamin K und Vitamin E verwandt. Q10 ist ein Elektronen- und Protonenüberträger in der Atmungskette. Es ist eine körpereigene Substanz, die aber auch über die Nahrung aufgenommen wird. Q10 findet sich reichhaltig in Fleisch und Fisch, aber auch in Nüssen (Pistazien), Hülsenfrüchten, Sesam, Pflanzenölen und vielen pflanzlichen Lebensmitteln. Kochen kann das Coenzym zerstören.

Q10 benötigt zur Umwandlung in die aktive Form Selen und Zink. Da beide Mineralstoffe zu den kritischen Nährstoffen zählen, kann ein Mangel an aktivem Q10 entstehen.

Q10 ist als Coenzym an bestimmten Stoffwechselprozessen beteiligt, über die 95 Prozent der gesamten Körperenergie erzeugt wird. Die Organe mit dem höchsten Energiebedarf (Leber, Gehirn, Herz, Lunge) weisen die höchste Q10-Konzentration auf. Q10 ist auch bei der Bildung von reaktiven Sauerstoffspezies involviert, die oxidative Schäden verursachen, die zu degenerativen Krankheiten führen. Q10 aktiviert mehrere hundert Gene, die unsere Nervenzellen schützen und Zellschäden sowie chronische Entzündungsprozesse verhindern oder zum Abheilen bringen können.

Ein permanenter Q10-Mangel kommt häufiger vor. Man findet ihn bei Patienten mit Herzkrankheiten. Die Einnahme von cholesterinsenkenden Medikamenten kann einen vorübergehenden Q10-Mangel erzeugen, eventuell ist dann eine Q10-Einnahme erforderlich. Über die Nahrung werden täglich etwa 3–5 mg Q10 aufgenommen. Schwangere, Stillende, Kinder und Jugendliche unter 18 Jahren dürfen kein Q10 einnehmen.

Ubichinon im Alter

Bis zum 30. Lebensjahr produziert der Körper Q10. Danach nimmt diese Fähigkeit abhängig vom Lebensstil ab. Der Bedarf steigt mit zunehmendem Alter und bei Mangelzuständen von Selen, Zink, Vitamin B_6 und Magnesium sowie bei Stress, hohem Alkoholverbrauch und schwerer körperlicher Anstrengung. Auch bei bereits bestehenden Krankheiten von Herz, Gehirn, Schilddrüse und Diabetes ist der Bedarf erhöht. Parallel zur verringerten Eigenproduktion stören medikamentöse Therapien wie die Einnahme von Cholesterinsenkern (Statine), Parkinsonmitteln (L-Dopa), Betablockern sowie Antidepressiva (Amitriptylin). Deshalb ist eine Blutuntersuchung des Q10-Spiegels erforderlich. Je nach Gesundheitszustand sollte der Wert zwischen 0,8 und 2,0 µg/ml liegen. Besonders bei chronischen Krankheiten wie Diabetes, Herzkrankheiten, Parkinson, multipler Sklerose und Krebs erhöht sich der Bedarf bis auf 4,0 µg/ml. Laboruntersuchungen von Patienten zeigen, dass davon deutlich mehr als die Hälfte einen signifikanten Mangel aufweisen.

8. Die 11 sekundären Pflanzenstoffe

Carotinoide stellen mit über 700 verschiedenen Einzelsubstanzen einen der wichtigsten Vertreter der sekundären Pflanzenstoffe dar. Ein bekannter Vertreter ist das Beta-Carotin, das in der Natur am weitesten verbreitet ist. Carotinoide verleihen Früchten und Gemüse ihre gelbe, orange oder rote Farbe, beispielsweise bei Karotten, Tomaten, Aprikosen, Orangen und Paprika. Die Carotinoide Zeaxanthin und Lutein finden sich vor allem in dunkelgrünem Gemüse wie Grünkohl und Spinat.

Die wichtigste Aufgabe der Carotinoide in der Pflanze besteht in der Aufnahme und Übertragung von Lichtenergie auf Chlorophyll. In unserem Körper wirken sie krebshemmend, antioxidativ und immunmodulierend.

Die Konzentration der Carotinoide in Pflanzen kann in den unterschiedlichen Teilen einer Pflanze stark variieren und ist abhängig von Sorte, Jahreszeit, Reifegrad sowie den Bedingungen für Wachstum, Ernte und Lagerung. So enthalten die äußeren Blätter von Kohl über das 100-Fache an Lutein und Beta-Carotin gegenüber den inneren. Deshalb sollten auch die äußeren Blätter von Kohlköpfen und Salaten nach gründlicher Reinigung verwendet werden. Die Zubereitung hat ebenfalls einen Einfluss auf die Bioverfügbarkeit der Carotinoide. Wird das Gemüse gedünstet oder wird bei der Zubereitung Fett verwendet, erhöht sich die Bioverfügbarkeit deutlich im Vergleich zum rohen Gemüse. So wird Beta-Carotin aus rohen Karotten zu drei bis fünf Prozent, in erhitzter Form zu etwa 30 Prozent im Darm aufgenommen. Trotzdem sollten rohe Karotten gegessen werden, denn sie bieten die Vorteile der Rohkost und ernähren unsere Untermieter, die Bakterien im Dickdarm.

Carotinoide haben die Fähigkeit, die Umwandlung von vorgeschädigten Zellen im Körper zu Krebszellen zu unterdrücken und das Risiko für die Entstehung von Krebserkrankungen zu verringern. So gibt es Zusammenhänge der Carotinoidkonzentration im Blut mit dem Vorkommen von Krebserkrankungen von Lunge, Prostata, Speiseröhre, Gebärmutterhals, Magen, Dickdarm und Brust. Auch das Risiko von Diabetes Typ 2 wird durch Carotinoide gesenkt.

Beta-Carotin ist ein Indikator einer obst- und gemüsereichen Ernährung, die insgesamt durch ihren Gehalt an sekundären Pflanzenstoffen, Vitaminen und Mineralstoffen krebspräventiv wirkt. Des Weiteren sind hohe Konzentrationen von Carotinoiden im Blut mit einem verminderten Risiko für Herz-Kreislauf-Erkrankungen sowie für Katarakt und Makuladegeneration verbunden. Zusätzlich stimulieren Carotinoide das Immunsystem und senken das Risiko der Hautschädigung durch UV-Strahlung.

Phytosterine sind in ihrer chemischen Struktur dem Cholesterin sehr ähnlich. Bisher wurden über 200 verschiedene Phytosterine identifiziert. Sie hemmen die Cholesterinresorption und sind in der Lage, den Cholesterinspiegel um bis zu zehn Prozent zu senken (abhängig von der Ausgangshöhe). So tragen sie zur Prävention von Herz-Kreislauf-Erkrankungen bei.

Phytosterine befinden sich vorwiegend in den fetthaltigen Teilen der Pflanzen. Die wichtigsten Quellen für Phytosterine sind Sesam- und Leinsamen, Sonnenblumen-, Kürbis- und Cashewkerne sowie Mandeln und Nüsse (in abfallender Konzentration: Pistazien, Macadamia-, Erd-, Hasel-, Wal-, Paranüsse).

Saponine sind sehr bitter schmeckende Substanzen, die im Wasser zu starker Schaumbildung führen. Saponine werden unter anderem als Lebensmittelzusatzstoffe verwendet, beispielsweise als Schaumbildner in Bier.

In pflanzlichen Lebensmitteln sind Saponine weit verbreitet, vor allem in Hülsenfrüchten wie Kichererbsen und Sojabohnen. Beim Kochen von Kichererbsen und Linsen gehen Saponine ins Kochwasser über, sodass es dabei zu Verlusten von 2 bis 30 Prozent kommt. Einweichen und Keimen beeinflussen den Saponingehalt nicht. Saponine werden nur in geringem Maße vom Körper aufgenommen, sie entfalten ihre Wirkungen vorwiegend im Verdauungstrakt.

Saponine können das Risiko für Darmkrebs senken, indem sie die Teilungsrate der Kolonzellen sowie das Wachstum verschiedener Krebszellarten hemmen. Möglicherweise beruht dieser Mechanismus auf ihrer Fähigkeit, primäre Gallensäuren und Cholesterin zu binden, sodass weniger sekundäre Gallensäuren entstehen, die das Erbgut schädigen können. Zudem stimulieren Saponine das Immunsystem und können den Cholesterinspiegel senken, indem sie mit Cholesterin einen unlöslichen Komplex bilden und die Resorption der primären Gallensäuren hemmen. Außerdem weisen Saponine eine entzündungshemmende Wirkung auf.

Nennenswerte Mengen an Saponin finden sich nur in wenigen Lebensmitteln wie Kichererbsen, Sojabohnen, grünen Bohnen und Spinat.

Glukosinolate enthalten Schwefel und tragen wesentlich zum typischen Geruch und Geschmack von Senf, Meerrettich und den verschiedenen Kohlarten bei. Die etwa 120 bekannten Glukosinolate sind vorwiegend in den Pflanzen der Familie der Kreuzblütler (Kruziferen, Kohlgewächse) zu finden. Beim Erhitzen der Lebensmittel verringert sich der Gehalt an Glukosinolaten um 35 bis 60 Prozent. Auch bei der Milchsäuregärung, wie sie bei der Herstellung von Sauerkraut stattfindet, verringert sich der Glukosinolatgehalt.

Glukosinolate beeinflussen den Stoffwechsel von körpereigenen Östrogenen und könnten dadurch das Risiko für östrogenbezogene Krebsarten wie Brustkrebs oder Gebärmutterhalskrebs senken. Außerdem wirken manche Glukosinolate antimikrobiell. Sie finden sich praktisch nur in den verschiedenen Kohlarten wie Brokkoli, Grün-, Rosen-, Blumen- sowie Rot- und Weißkohl.

Polyphenole umfassen eine Vielzahl von sekundären Pflanzenstoffen wie die Flavonoide, Flavonole und Phenolsäuren. Sie geben den Pflanzen ihre gelbe, rote, blaue oder violette Färbung.

Flavonoide finden sich in Zwiebeln, Grünkohl, Sellerie, Pastinaken und in Beerenobst. Sie sind insbesondere in den äußeren Schichten der Lebensmittel enthalten. Bei den Getränken sind neben Säften auch schwarzer Tee und Rotwein flavonoidhaltig. Generell ist der Flavonoidgehalt in verarbeiteten Lebensmitteln durch Auswaschung der Substanzen nur etwa halb so hoch wie in frischen, unverarbeiteten Lebensmitteln.

Flavonoide wie Quercetin sind stark wirksame Antioxidantien, die das Risiko für Herz-Kreislauf-Erkrankungen und Krebs senken. Sie finden sich überwiegend in Zwiebeln, Grünkohl, Brokkoli, Lauch, Heidelbeeren und Kirschtomaten. Des Weiteren hemmen Flavonoide die Blutgerinnung, die bei der Arteriosklerose problematisch ist. Außerdem helfen sie bei Entzündungsreaktionen, beeinflussen den Blutdruck positiv und sind antimikrobiell wirksam. Sie ersetzen teilweise die Funktionen von Vitamin C und aktivieren verschiedene Zellen des Immunsystems.

Flavonoide wirken auch auf den Arachidonsäure-Stoffwechsel und damit auf die Blutgerinnung. Sie beeinflussen die Interaktion mit DNA und Enzymen, die Aktivierung von Zellen, die Signalwege in den Zellen und dienen als Radikalfänger. Sie beeinflussen über 30 Enzyme im menschlichen Körper und aktivieren verschiedenste Zelltypen des Immunsystems.

Flavonole spielen sowohl in der Prävention als auch in der Ernährungstherapie von Herz-Kreislauf-Erkrankungen eine wichtige Rolle. Die Aufnahme von Flavonolen mit der Kost geht mit einem verringerten Risiko für Diabetes Typ 2 einher.

Phenolsäuren sind in verschiedenen Gemüse- und Getreidearten enthalten. Sie sind überwiegend in den Randschichten der Pflanze zu finden, in höchster Konzentration in frisch geernteten Lebensmitteln. Dazu zählt die Ellagsäure, die besonders in Himbeeren, Erdbeeren und Granatäpfeln sowie in Brombeeren und Walnüssen enthalten ist. Freie Ellagsäure im Rotwein stammt zum großen Teil aus den Holzphenolen des Eichenholzes.

Die Kaffeesäure kommt im Kaffee in relativ hohen Konzentrationen vor. Phenolsäuren senken das Risiko, an Krebs (Magen, Speiseröhre, Haut, Lunge) zu erkranken. Sie wirken als starke Antioxidantien, induzieren Entgiftungsenzyme und binden krebsauslösende Stoffe.

Protease-Inhibitoren sind Eiweiße, die Eiweiß abbauende Enzyme inaktivieren. Sie senken das Risiko für verschiedene Krebserkrankungen und besitzen ein entzündungshemmendes Potential. Protease-Inhibitoren werden nicht nur mit der Nahrung aufgenommen, sondern auch vom menschlichen Körper hergestellt. In Medikamenten werden sie als Blutdrucksenker oder Blutgerinnungshemmer eingesetzt.

Protease-Inhibitoren finden sich besonders in Soja, aber auch in anderen Hülsenfrüchten und Getreidearten wie Weizen, Dinkel, Roggen, Hafer, Reis und Mais. Die Aktivität der Protease-Inhibitoren wird durch Erhitzen deutlich reduziert.

Monoterpene finden als Aromastoffe Verwendung. Bekannte Beispiele sind das Menthol aus Pfefferminze, Carvon im Kümmel und Limonen aus Zitrusöl. Monoterpene kommen vor allem in verschiedenen Obstarten wie Orangen, Weintrauben und Aprikosen sowie in Gewürzen vor. Limonoide finden sich besonders in Zitrusfrüchten.

Tiermodelle zeigen, dass Limonen und Carvon krebshemmende Wirkungen besitzen. Limonen führt in der Leber und im Dünndarm zur Aktivitätssteigerung der Entgiftungsenzyme, die in der Vorbeugung von Krebserkrankungen Bedeutung erlangen könnten.

Phytoöstrogene sind dem Hormon Östrogen strukturell sehr ähnlich, ihre typische östrogene Wirksamkeit an den Geschlechtsorganen ist jedoch äußerst gering (0,1 Prozent der Wirksamkeit der Östrogene). Die bekanntesten Phytoöstrogene sind Isoflavonoide, die nur in Sojabohnen enthalten sind. Phytoöstrogene verändern die Östrogenwirkung und wirken daher krebshemmend und antioxidativ. Die Zufuhr von Isoflavonoiden mit Sojaprodukten ist in Asien deutlich höher als bei westlicher Kost. Dort sind Brustkrebs und Wechseljahresbeschwerden seltener als bei uns.

Nachteile durch den langfristigen Verzehr großer Mengen an Sojaprodukten sind bisher nicht bekannt.

Sulfide sind schwefelhaltige Substanzen, die antimikrobiell und antikanzerogen wirken. Sie sind in Knoblauch und Bärlauch sowie in Zwiebeln, Schnittlauch, Schalotten und Lauch (Allicin), in Senf und Meerrettich (Thiocyanate) und in Kohl (Glukosinolate) enthalten.

Die antimikrobielle Wirkung von Knoblauch bzw. der Sulfide wurde bereits von Louis Pasteur 1858 nachgewiesen. Eine protektive Wirkung der Sulfide ergibt sich gegenüber verschiedenen Krebsarten, insbesondere bei Magenkrebs. Außerdem beeinflussen sie die Blutgerinnung und wirken verdauungsfördernd, indem sie den Speichelfluss und die Magensaftsekretion anregen.

Lignane sind weit verbreitet, da sie die Ausgangssubstanz für Lignin, den Bestandteil von Zellwänden, bilden. Vor allem Leinsamen, aber auch Vollkorngetreide sind reich an Lignan. Lignane tragen durch ihr antioxidatives Potential auch zu ihrer Funktion als Antikanzerogen bei. Vermutlich senken sie auch das Risiko für Herz-Kreislauf-Erkrankungen, Osteoporose und menopausale Symptome.

Chlorophyll hat bei der Photosynthese die Aufgabe, Energie aus Licht zu absorbieren und weiterzuleiten. Es kommt in allen grünen Pflanzen vor, besonders reichhaltig in Grünkohl, Brennnesseln, Petersilie und Spinat.

Chlorophyll kann den Körper mit Magnesium versorgen. Es soll die Neubildung von Blutzellen fördern, eine antioxidative Wirkung haben und freie Radikale neutralisieren. In den Chloroplasten findet die Photosynthese und die Synthese des grünen Farbstoffes Chlorophyll statt, der das Sonnenlicht absorbiert und aus CO_2 Zucker bildet. Daran beteiligt sind Thylakoide, die sich an das Enzym Lipase binden, das für die Fettverdauung benötigt wird. Dadurch verlangsamt sich die Fettaufnahme. Der Verzehr von grünen Blättern wie Spinat, Grünkohl und Mangold kann daher dazu beitragen, Übergewicht abzubauen.[43 129]

XI.
Nachhaltigkeit – wir haben keinen Planeten B

Jede Ernährungsweise hat neben gesundheitlichen Auswirkungen weitere direkte und indirekte Folgen auf ökologische, soziale und ökonomische sowie ethische Aspekte. Ein Vergleich der verschiedenen Ernährungsformen zeigt, dass eine pflanzliche Ernährung dazu beitragen kann, bestehende lokale, regionale und globale Probleme deutlich zu entschärfen.

Die Umweltkosten durch die herkömmliche Mischkost sind im Preis noch nicht erfasst.

Ein erheblicher Teil der Umweltprobleme innerhalb des Ernährungssystems resultiert aus der Art der Produktion, Verarbeitung, Vermarktung und Zubereitung der Lebensmittel sowie der Entsorgung von Verpackungsmüll und organischen Abfällen. Lebensmittel sind bei uns auch deshalb so billig, weil die Umweltkosten bisher kaum auf Produzenten und Verbraucher umgelegt werden. Die Beseitigung der im Ernährungssystem verursachten Umweltschäden wird vom Steuerzahler auf indirektem Wege bezahlt.

Die Erzeugung von Lebensmitteln hat vielfältige negative Auswirkungen auf die Umwelt durch den Verbrauch an Energie und Ressourcen sowie durch Schadstoffemissionen. Folgen dieser Eingriffe des Menschen in die Natur entstehen durch Schadstoffbelastungen von Luft, Ackerböden, Wasser und Lebensmitteln. Ein weltweiter Artenschwund bei Pflanzen und Tieren (z. B. bei Bienen und anderen Insekten) sind die schwerwiegenden Folgen. Das globale Transportwesen und die Massentierhaltung tragen erheblich zum Klimawandel bei. Die anhaltende Abholzung der Tropenwälder für Rinderhaltung und für den Anbau von Soja für die weltweite Tiermast ist unumkehrbar. Die Entstehung neuer Tropenwälder braucht Jahrhunderte. Die Bodenzerstörung durch Erosion, Verdichtung, Versalzung, Versteppung, Verwüstung und Überbauung verringert den Bestand an fruchtbaren Ackerböden mit erschreckender Geschwindigkeit. Die Überfischung und Verschmutzung der Meere sowie ungelöste Probleme der Abfallentsorgung sind weitere drastische Eingriffe in den Naturhaushalt mit katastrophalen Folgen.

Wie lange sollen die Tropenwälder noch für unsere Nahrung zerstört werden?

Diese Gefährdung der natürlichen Lebensgrundlagen betrifft alle Menschen durch die Verknappung von sauberem Wasser, sauberer Luft und fossiler Energie sowie durch Dürren und Überflutungen. Weltweit nimmt die Produktion von Fleisch und Milch weiterhin zu, dabei wird immer klarer, dass genau das Gegenteil eintreten muss, damit die Menschen gesünder, die Umwelt sauberer und die Voraussetzungen für Artenvielfalt besser werden.

Die Lösung: Tierische Nahrung minimieren, pflanzennahrung ökologisch anbauen.

Die Produktion tierischer Nahrungsmittel trägt überdurchschnittlich zur Schädigung der Umwelt, insbesondere zum Klimawandel, bei. Durch eine Verringerung des Verzehrs tierischer zugunsten pflanzlicher Lebensmittel lassen sich die negativen Umweltwirkungen des globalen Ernährungssystems am effektivsten reduzieren. Den zweitstärksten positiven Einfluss hat die Bevorzugung des Verzehrs von ökologisch erzeugten Lebensmitteln. Die weiter wachsende Weltbevölkerung und der global zunächst noch steigende Fleischverzehr wird die Umwelt immer bedrohlicher überlasten.

Pflanzliche Ernährung kann einen entscheidenden Beitrag zur Schonung der Umwelt und zum Schutz des Klimas leisten. Die ökologische Landwirtschaft ist bereits auf dem richtigen Weg.

Wir »verbrauchen« momentan 1,7 Erden.

Am jährlich eintretenden Erdüberlastungstag sind die gesamten nachhaltig nutzbaren Ressourcen der Erde für das entsprechende Jahr verbraucht, die der Weltbevölkerung rechnerisch zur Vesrfügung stünden, wenn sie nur so viel nutzen würde, wie sich im selben Zeitraum regeneriert. Dieser Tag rückt immer weiter vor und ist 2019 bereits am 29. Juli eingetreten. Rechnerisch sind damit mindestens 1,7 Erden zur Deckung des weltweiten Jahresbedarfs an Ressourcen erforderlich. Deutschland hat seine natürlich verfügbaren Ressourcen für 2019 bereits am 3. Mai aufgebraucht, sodass für uns drei Erden erforderlich sind (Abbildung 2).

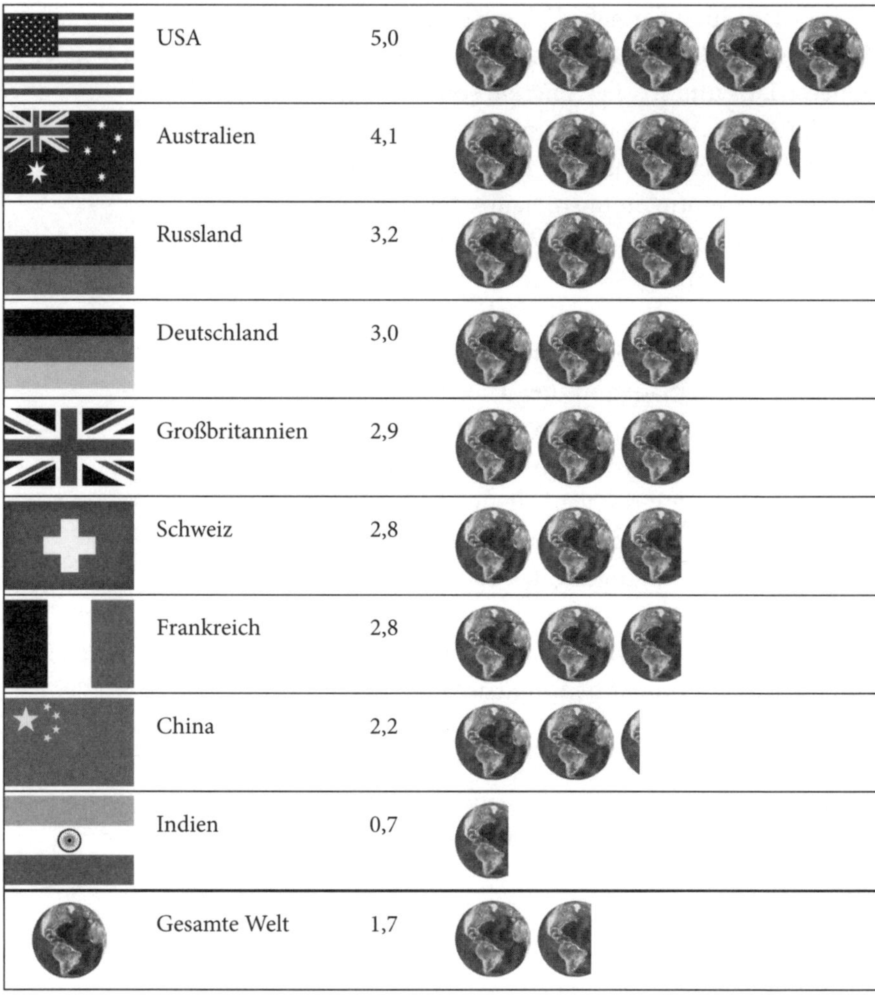

Abbildung 2: *Der Bedarf an Erden verschiedener Länder beim derzeitigen Lebensstil*

Die sozialen Folgen unseres Ernährungssystems sind eng mit den ökologischen Aspekten verbunden. Weltweit besteht keine Verteilungsgerechtigkeit bei Lebensmitteln, denn die Zugangsmöglichkeiten zu Nahrung sind sehr unterschiedlich.

In den sogenannten Entwicklungsländern herrschen oft inhumane Lebens- und Arbeitsbedingungen. Für eine Lösung ist ausschlaggebend, inwieweit die Menschen in Industrieländern ihre Verantwortung und Vorbildfunktion wahrnehmen, um zu einem besseren materiellen Ausgleich zwischen allen Menschen weltweit beizutragen. Dieses könnte auch die Flüchtlingsbewegungen stark reduzieren.

Die Esskultur, einschließlich der unterschiedlichen Rolle von Frauen und Männern bei der Versorgung mit Lebensmitteln, schließt ebenfalls soziale Aspekte mit ein. Kommunikation und Gemeinschaft beim Essen haben Auswirkungen nicht nur auf die einzelnen Menschen, sondern auch auf das soziale Miteinander. Diese Aspekte des Ernährungssystems sind hilfreich bei der Formulierung von Grundsätzen für ein faires Ernährungsverhalten.

Die Erde braucht ein faires Ernährungsverhalten.

Die Beziehungen zwischen Ernährung sowie Wirtschaft und Politik sind eng, teilweise undurchsichtig und von Partikularinteressen geprägt. Zu den wirtschaftlichen Rahmenbedingungen des Ernährungssystems zählt die Weltwirtschaftsordnung, die Abkommen und Vereinbarungen beschließt. Ziel ist es, den Wohlstand aller Nationen zu erhöhen, die größten Nutznießer sind allerdings die Industriestaaten und die multinationalen Unternehmen. Betroffen davon ist besonders die Agrarpolitik, die mit Zöllen und Subventionen Vorteile für die Wohlstandsländer durchgesetzt hat. Die Zerstörung der lokalen Landwirtschaft in sogenannten Entwicklungsländern durch den Export subventionierter Lebensmittel aus Industrieländern ist dabei nur die Spitze des Eisbergs.

Die lokale Landwirtschaft in den Entwicklungsländern muss gefördert werden.

Die Einkommen der Erzeuger, Verarbeiter und Händler von Lebensmitteln haben Auswirkungen auf die Erhaltung der Arbeitsplätze und damit auf die Existenzsicherung der Beschäftigten und der Unternehmen. Diese Zusammenhänge existieren in direkter Verbrauchernähe, aber auch weltweit,

Die Umweltkosten müssten im Preis der Produkte enthalten sein.

unter anderem mit den sogenannten Entwicklungsländern. Die jeweilige Situation der Privat- und Großhaushalte beeinflusst deren Entscheidungen beim Kauf von Lebensmitteln, indem beispielsweise bestimmte sinnvolle Lebensmittel aus Kostengründen nicht gekauft werden.

Die wirtschaftlichen Aspekte der Ernährung werden auch bei den gesundheitlichen Folgekosten der ernährungsbedingten Krankheiten deutlich.

Wir brauchen faire Wirtschaftsbeziehungen.

Für die Förderung fairer Wirtschaftsbeziehungen ist entscheidend, wie die Akteure im Ernährungssystem mit ihren Produkten ein angemessenes Einkommen bzw. die wirtschaftliche Grundlage für ihre Existenz erreichen können. Auch die Verbraucher müssen die für wünschenswert angesehenen Lebensmittel in ihre Ernährungsweise ökonomisch verträglich integrieren können. So wird der Kauf von Bio-Lebensmitteln und Erzeugnissen aus fairem Handel mit den sogenannten Entwicklungsländern gefördert.

Ganzheitliches Denken und Handeln vieler Institutionen und Menschen kann einen positiven Beitrag zur Verbesserung der ökonomischen Verwerfungen unseres Ernährungssystems leisten. Dabei ist eine pflanzliche Ernährung ein wichtiger Baustein, der für die Rettung des Lebens auf unserem Planeten unumgänglich ist.

XII.
Fazit und Schluss-
bemerkungen –
artgerecht, zeitgemäß,
nachhaltig, ethisch

Fazit

Die Mehrheit der Menschen erkennt pflanzenbasierte Ernährung als gesund an.

Die positiven Auswirkungen einer pflanzlichen Ernährung auf Gesundheit und Umwelt sind bekannt und von der Mehrheit der Menschen anerkannt. Dass bisher nur wenige Menschen diese Ernährungsweise konsequent praktizieren, ist ein großer Widerspruch, der einerseits mit eingefahrenen Gewohnheiten, persönlichen Vorlieben und Abneigungen erklärt werden kann. Andererseits spielen nicht nur das eigene Verhalten, sondern die jeweiligen Verhältnisse eine entscheidende Rolle, wie Familien- und Arbeitssituation, Nahrungsangebot und Werbung.

Organe und Stoffwechsel zeigen, dass wir Pflanzenesser sind.

Diese Einflüsse können mit den heute vorliegenden Fakten über pflanzenbasierte Ernährung überwunden werden. So weisen unsere Organe und unser Stoffwechsel darauf hin, dass unsere Vorfahren über viele Millionen Jahre eine überwiegend pflanzliche Ernährungsweise praktiziert haben. Weil in dieser Zeit auch unterschiedliche Mengen an tierischer Nahrung verzehrt wurden, gilt der Mensch als Allesfresser (Omnivore), der den Herbivoren (Pflanzenfresser) aber **viel** nähersteht als den Carnivoren (Fleischfresser). Entwicklungsgeschichtlich ist die Frage nach der für den Menschen **optimalen** Ernährung damit geklärt: Eine pflanzenbasierte Ernährung ist für den Menschen artgerecht.

Allerdings leben wir nicht mehr unter natürlichen Bedingungen und haben uns von Naturwesen zusätzlich zu Kulturwesen entwickelt. Diese beeindruckende Evolution hat schließlich dazu geführt, dass unsere Erde übervölkert und unsere Nahrung überwiegend industrialisiert ist. Außerdem sind wir körperlich zu wenig aktiv und leiden und sterben an Zivilisationskrankheiten. Dabei kann der körperlich bewegungsarme Wohlstandsbürger in vielfältiger Weise von einer pflanzlichen Ernährung erheblich profitieren.

Pflanzliche Kost enthält alle Nährstoffe (außer Vitamin B_{12}) in ausreichender Menge und kann den Bedarf des Menschen decken. Pflanzen enthalten außerdem relativ viel Wasser und sind daher eher energiearm und besonders für Menschen geeignet, die wenig oder keine körperliche Arbeit verrichten. Durch das Wasser ergibt sich ein großes Volumen pflanzlicher Lebensmittel, das zu einer guten Sättigung führt und so vor einer zu hohen Aufnahme an Nahrungsenergie schützt. Eine pflanzenbasierte Ernährungsweise ist daher aus heutiger Sicht nicht nur artgerecht, sondern auch zeitgemäß.

Gerade heute kann Pflanzennahrung viele der Zivilisationskrankheiten eindämmen.

Die Erzeugung von Lebensmitteln hat vielfältige negative Auswirkungen auf die Umwelt durch Schadstoffemissionen sowie den Verbrauch an Energie und Ressourcen. Das globale Transportwesen und die Massentierhaltung tragen erheblich zum Klimawandel bei. Die anhaltende Abholzung der Tropenwälder für den Anbau von Futtermittel und für die Rinderhaltung befördern den Klimawandel. Außerdem findet eine Bodenzerstörung durch Erosion, Verdichtung, Versalzung, Versteppung und Verwüstung statt, die den Bestand an (knappen) fruchtbaren Ackerböden weiter verringert. Die Überfischung der Meere sowie ungelöste Probleme der Abfallentsorgung sind weitere drastische Eingriffe in den Naturhaushalt.

Die Produktion tierischer Nahrungsmittel trägt überdurchschnittlich zur Schädigung der Umwelt, insbesondere zum Klimawandel, bei. Durch eine Verringerung des Verzehrs tierischer zugunsten pflanzlicher Lebensmittel lassen sich die negativen Umweltwirkungen des globalen Ernährungssystems am effektivsten reduzieren. Den zweitstärksten positiven Einfluss hat die Bevorzugung des Verzehrs von ökologisch erzeugten Lebensmitteln. Pflanzenbasierte Ernährung leistet einen entscheidenden Beitrag zur Schonung der Umwelt und zum Schutz des Klimas, sie ist nachhaltig.

Das minimieren tierischer Ernährung kann zur Rettung der Umwelt beitragen.

Für viele Menschen, die eine pflanzliche Ernährung praktizieren, sind neben den gesundheitlichen und ökologischen Gründen auch ethische Motive entscheidend.

Denn immer mehr Menschen sind mit der Trennung der Jungtiere vom Muttertier, Haltung, Fütterung, Transport und Tötung von Tieren nicht einverstanden. Auch die Trennung von Kälbchen nach ihrer Geburt vom Muttertier und die Enthornung, die betäubungsfreie Kastration von Ferkeln und das Schreddern von männlichen Küken sind abschreckende Realität.

Besonders aufgrund der ökologischen Folgen der Massentierhaltung stellt sich die Frage nach der Verantwortung für die Schöpfung. Neben der Gülle, die zu Überlastungen von Boden und Wasser mit Nitrat führt, sind es die Emissionen von CO_2 und dem zwanzigfach klimaschädlicher wirkenden Methan, die Anlass zur Sorge geben. Hinzu kommt der intensive Anbau von Futtermitteln mit einseitiger Fruchtfolge, die das Ökosystem der Ackerböden zerstören.

Gülle, Nitrat im Wasser, Methan - die tierische Nahrung zerstört unsere Umwelt.

Der höhere Einsatz von Energie und Wasser in der Produktion von tierischen Produkten ist bei der wachsenden Weltbevölkerung nicht länger vertretbar. Die sogenannte Veredelung von pflanzlicher Nahrung zu Tierprodukten ist derart ineffizient, dass hier ein Umdenken dringend erforderlich ist. Auch der massenhafte Import von Lebensmitteln und Futtermittel aus Ländern mit einer unterernährten Bevölkerung ist verwerflich. Aus diesen unhaltbaren Zuständen ist der Wechsel zu einer pflanzenbasierten Ernährung ethisch.

Die übliche, fleischbetonte Ernährung in modernen Industriegesellschaften trägt zu zahlreichen ernährungsassoziierten Krankheiten bei, wie Übergewicht und deren Folgen, die inzwischen epidemische Ausmaße angenommen haben. Hauptursache des Übergewichts ist eine unausgeglichene Energiebilanz durch eine zu hohe Zufuhr an Nahrungsenergie – auch durch den Verzehr energiereicher tierischer Produkte – sowie eine körperlich inaktive Lebensweise.

Gesundheitlich problematische Nahrungsinhaltsstoffe, wie gesättigte Fettsäuren, Cholesterin und Purine, finden sich überwiegend in Lebensmitteln tierischer Herkunft. Auch die übermäßige Zufuhr von Eisen und problematischen Stoffen, die beim Erhitzen der Nahrung entstehen, erfolgt hauptsächlich durch Fleischverzehr. Diese Stoffe tragen zur Entstehung ernährungsassoziierter Krankheiten wie Diabetes mellitus, Herz-Kreislauf-Erkrankungen, Autoimmunerkrankungen und Krebs bei.

Ballaststoffe und sekundäre Pflanzenstoffe: Doppelte Gesundheitspower der Pflanzennahrung.

Eine Ernährungsweise mit einem hohen Anteil tierischer Lebensmittel enthält naturgemäß weniger pflanzliche Lebensmittel. Gerade die in pflanzlichen Lebensmitteln vorkommenden Ballaststoffe und sekundären Pflanzenstoffe leisten jedoch einen bedeutenden Beitrag zur Erhaltung, Förderung und Wiederherstellung der Gesundheit. Um den vollen Wert der natürlicherweise enthaltenen Nähr- und Wirkstoffe zu nutzen, sollte ein Teil der pflanzlichen Lebensmittel auch in Form fermentierter oder unerhitzter Frischkost verzehrt werden.

Die bekannten Vorteile einer pflanzenbasierten Kost können nur erreicht werden, wenn die Kost vollwertig ist, sonst kann es zu einer unzureichenden Versorgung mit kritischen Nährstoffen kommen. Eine gut zusammengestellte Lebensmittelauswahl kann jedoch eine ausreichende Zufuhr dieser kritischen Nährstoffe sicherstellen. Die einzige Ausnahme ist Vitamin B_{12}, das bei langfristiger pflanzlicher Ernährung über Nahrungsergänzungsmittel oder angereicherte Lebensmittel supplementiert werden muss.

Vollwertig pflanzlich - fast eine Gesundheitstherapie in allen Lebenslagen.

Bei pflanzenbasierter Ernährung muss wie bei allen Ernährungsformen der höhere Nährstoffbedarf in bestimmten Lebensphasen wie Schwangerschaft, Stillzeit, Kindheit, Jugend und Alter oder bei Erkrankungen beachtet werden. Dazu gibt es wissenschaftlich fundierte Informationsquellen sowie kompetente Ärzte und Ernährungsberatung durch entsprechend geschulte Fachkräfte.

In einem ganzheitlichen und nachhaltigen Konzept der pflanzenbasierten Ernährung werden Erzeugnisse aus ökologischer Landwirtschaft und fairem Handel sowie möglichst gering verarbeitete, saisonale Lebensmittel aus der Region bevorzugt. Eine gut zusammengestellte pflanzliche Ernährung leistet somit einen wirkungsvollen Beitrag zur Lösung der drängenden gesundheitlichen und ökologischen Probleme sowie der ethischen Anliegen.

Pflanzennahrung & Gourmeterlebnisse - kein Widerspruch.

Für die Akzeptanz einer pflanzlichen Ernährung ist es wichtig, dass sie schmackhaft und speziell für die Zielgruppe zubereitet wird. Die Entscheidung für eine pflanzenbasierte Ernährung führt nur dann zu einem dauerhaften Erfolg, wenn Genuss und Freude am Essen erhalten oder gar gesteigert werden. Vielfältige Erfahrungen aus der Praxis zeigen, dass es auf diese Weise einen Gewinn an Lebensqualität gibt. Nach allem, was heute bekannt ist, hat die pflanzliche Ernährung beste Chancen, für viele Menschen die Ernährungsform der Zukunft zu werden.

Fast Jeder kann es ab sofort umsetzen – für die Gesundheit der Mitwelt, der Umwelt und der Nachwelt.

Ein ganz persönliches Schlusswort

Die Erstellung dieses Buches hat uns sehr viel Freude bereitet, denn so konnten wir unser über Jahrzehnte gewachsenes Wissen zur Frage der optimalen Ernährung für den Menschen ausformulieren und für Sie zusammenfassen.

Ziel unseres Buches ist es, Ihnen den Ausweg aus dem Ernährungsdschungel sich widersprechender Meinungen zu zeigen. Und wir wollten Ihnen verständlich machen, weshalb die vollwertige Pflanzenkost die Lösung für viele Ihrer Probleme und für die unserer Welt bedeutet.

Dabei haben wir zu unserer Überraschung erfahren, wie viele unterschiedliche Aspekte zwei Menschen, die sich seit so vielen Jahrzehnten mit diesem Thema beschäftigen und danach leben, zusammentragen konnten. Beim Schreiben wurde uns bewusst, dass dieses Thema es verdient hat, grundlegend abgehandelt zu werden.

Außerdem haben wir eine Lücke gesehen. Es gibt so viele Ernährungsbücher, die Teilaspekte gelungen abhandeln, wie auch wissenschaftliche Wälzer, die für interessierte Laien fast unlesbar sind. Deshalb haben wir ein umfassendes Buch geschrieben, das Antworten auf alle wichtigen Fragen zur Gesundheit und Ernährung des Menschen gibt.

Damit die inhaltliche Fülle aber nicht überfordert, haben wir uns für eine Aufteilung des Buches in drei Abschnitte entschieden. Durch diese Einteilung wurde es übersichtlicher, leichter lesbar und leichter verdaubar – so wie ein gutes, gesundes Essen.

Das Schreiben der einzelnen Abschnitte war auch eine spannende Zeit für uns, denn auch wir haben Neues voneinander zum Thema Ernährung erfahren. Petra, die nochmals einen tieferen Einblick in die Ernährungswissenschaft bekam, und Claus, der viel über die realen Auswirkungen gesunder Ernährung bei Kranken erfuhr. Wie schön, dass gemeinsames Schreiben willkommenes und unerwartetes Lernen mit sich bringt.

Wenn Sie nicht zu diesem Schlusswort gesprungen sind, sondern jetzt bereits am Ende des Buches angekommen sind, freuen wir uns, wenn es eine spannende Reise mit vielen Neuentdeckungen und Aha-Erlebnissen für Sie war. Falls Sie nur schon einmal hinten gestöbert haben, dann viel Spaß beim Kennenlernen der Grundlagen einer gesunden pflanzenbasierten Ernährung.

Jetzt bleibt uns nur noch, Ihnen von ganzem Herzen zu wünschen, dass Sie praktisch erproben, was Sie neu erfahren haben, und sich wunderbare Ziele für Ihr Leben und für Ihre Gesundheit setzen. Damit tun Sie gleichzeitig etwas für das Überleben der Menschheit auf einer gesunden Erde.

Denn wirklich klug ist nicht der, der viel weiß, sondern der dieses Wissen auch umsetzt.

Ihre Petra Bracht und Claus Leitzmann

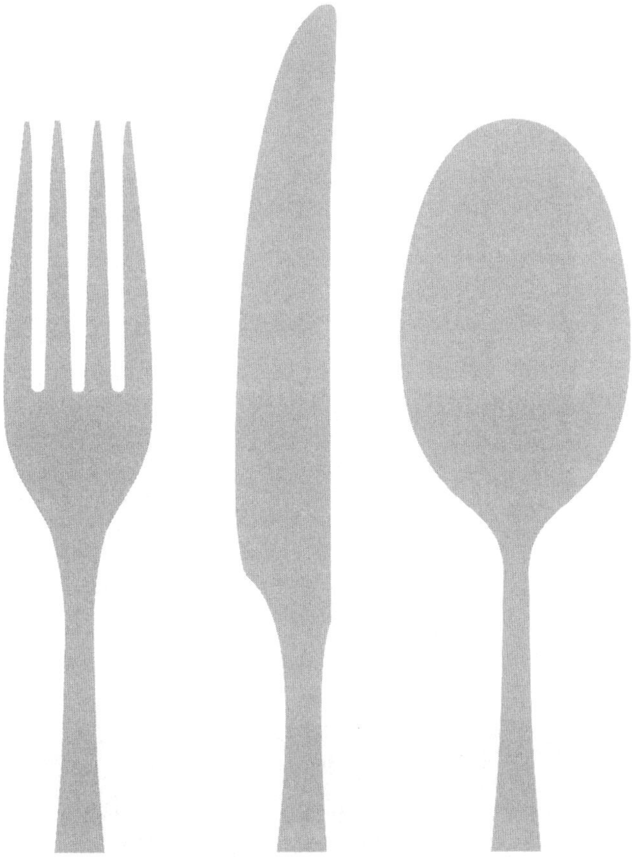

Anhang

Danksagung

Bücher kann man alleine oder gemeinsam sowie mit oder ohne Unterstützung verfassen. Wir haben uns entschieden, dieses Buch zu zweit zu schreiben.

Dabei haben wir das Fachwissen von Pionieren auf dem Gebiet der Ernährung in Anspruch genommen, die sich genau wie wir dem Thema einer gesunden Ernährung verpflichtet gefühlt haben oder immer noch fühlen. Die wichtigsten Vertreter sind in der Bücherliste genannt. Wir danken allen, die uns wissentlich, aber auch unwissentlich durch ihre Publikationen unterstützt haben.

Unser besonderer Dank gilt drei Kolleginnen, die Teile des Textes bearbeitet haben, nämlich Dr. oec. troph. Isabel Behrendt, Dipl. oec. troph. Ulrike Becker und Dipl. oec. troph. Franziska Horvat.
Wir bedanken uns bei Prof. Dr. Andreas Michalsen für das besondere Geleitwort und für seine Ermunterung, dem Anspruch des Titels so gerecht wie möglich zu werden, da dem Leser nur klare Anweisungen eine Hilfe sind. Wir haben uns bemüht, seine Anregung weitestgehend umzusetzen.

Ein besonderer Dank gilt unserem Lektor, Herrn Johannes Engelke vom Mosaik Verlag, der durch professionelle Beratung und seine Geduld zum Gelingen des Buches beigetragen hat. Unser Dank gilt auch seinem Team. Ohne die tatkräftige Unterstützung des Verlages wäre dieses Buch nicht entstanden.

Schließlich bedanken wir uns bei unseren Ehepartnern, bei Roland Liebscher-Bracht dafür, dass er mit viel Engagement und Geduld diesem umfangreichen Buch eine übersichtliche, leicht lesbare Struktur gegeben hat, die es lesbar wie einen Roman gemacht hat. Ille Leitzmann danken wir für, dass er mit viel Engagement und Geduld diesem Buch mit seiner großen Menge an Inhalten eine übersichtliche Struktur gegeben hat, die es leicht lesbar wie einen Roman gemacht hat, und Ille Leitzmann für ihr Verständnis, dass wir sehr viel Zeit mit dem Verfassen des Buches verbracht und private Anliegen deshalb vernachlässigt haben.

Weitere Angebote zu Ihrer Unterstützung

YouTube-Kanäle
YouTube-Kanal: Liebscher & Bracht – rund ums Thema Schmerzen
YouTube-Kanal: Dr. Petra Bracht – rund ums Thema Gesundheit
YouTube-Kanal: FaYo – Das Faszien-Yoga

Ihr direkter Kontakt zu uns
Schmerzfrei- und Gesundheitszentrum Liebscher & Bracht
Dr. med. Petra Bracht
Kisseleffstraße 10
61348 Bad Homburg
Telefon: 0049 (0)6172 – 17 10 50
E-Mail: info@drpetrabracht.de
Internet: www.drpetrabracht.de

Liebscher-&-Bracht-Büro in Bad Homburg
Kaiser-Friedrich-Promenade 111
61348 Bad Homburg
Telefon: 0049 (0)6172 – 1 39 59 89
E-Mail: info@liebscher-bracht.com
Internet: www.liebscher-bracht.com

Weiterführende Bücher

Barnard ND: Dr. Barnards revolutionäre Methode gegen Diabetes: Diabetes heilen ohne Medikamente – wissenschaftlich bewiesen. Unimedica, Narayana Verlag, Kandern 2016

Barnard ND, Reilly JK: Den Krebs überleben. Unimedica, Narayana Verlag, Kandern 2018

Barnard ND: Raus aus der Käsefalle: Warum der Verzicht auf Käse uns schlanker, gesünder und vitaler macht. Unimedica Verlag, Kandern 2018

Bircher-Benner M: Mein Testament – Vom Werden des neuen Arztes. Bircher-Benner Verlag, Bad Homburg 1989

Bircher-Benner M: Ordnungsgesetze des Lebens. Edition Bircher-Benner, CH-Braunwald 2014

Bruker MO: Unsere Nahrung – unser Schicksal. Lahnstein. Emu-Verlag, Lahnstein 2016

Bracht P: Intervallfasten. Für ein langes Leben – schlank und gesund. Gräfe und Unzer Verlag, München 2018

Bracht P: Das Kochbuch zum Intervallfasten. Gräfe und Unzer Verlag, München 2019

Bracht P: Meine Gesundheitsformel – gesund, schlank, glücklich. Gräfe und Unzer Verlag, München 2019

Buchinger O: Das Heilfasten. Hippokrates Verlag, Stuttgart 1945

Campbell TC, Campbell TM: China Study – die wissenschaftliche Begründung für eine vegane Ernährungsweise. Verlag Systemische Medizin, Bad Kötzting 2004

Campbell TC: Interessen. Verlag Systemische Medizin, Bad Kötzting 2014

D-A-CH (Ernährungsgesellschaften in Deutschland, Österreich und der Schweiz): Referenzwerte für die Nährstoffzufuhr. Bonn 2015

Diamond H, Diamond M: Fit fürs Leben. Waldthausen Verlag, Ritterhude 1990

Diehl H, Mildenstein K, Leitzmann C: Health Power. Ibidem Verlag, Stuttgart 2020

Dobos G: Chronische Krankheiten natürlich behandeln. ZS Verlag, München 2012
Dobos G: Das gestresste Herz. Scorpio Verlag, München 2019
Duwe K: Anständig essen. Galiani, Berlin 2011
Elmadfa I, Leitzmann C: Ernährung des Menschen. Ulmer Verlag, Stuttgart 2019
Enders G: Darm mit Charme. Ullstein Verlag, Berlin 2018
Englert H, Siebert S: Vegane Ernährung. Haupt Verlage, Bern 2016
Esselstyn CB: Essen gegen Herzinfarkt. Trias Verlag, Stuttgart 2017
Foer JS: Tiere essen. Fischer, Frankfurt am Main 2012
Foer JS: Wir sind das Klima. Kiepenheuer & Witsch, Köln 2019
Fuchs N: Mit Nährstoffen heilen. Ralf Reglin Verlag, Köln 2001
Gerson M: Eine Krebstherapie – 50 Fälle. AKSE Verlag, Wörthsee 2010
Gerson M: Meine Diät. Ullstein Verlag, Berlin 1930
Grabola A: Kein Fleisch macht glücklich. Goldmann Verlag, München 2012
Greger M: How not to die. Unimedica Verlag, Kandern 2016
Greten HJ: Kursbuch Traditionelle Chinesische Medizin. Thieme Verlag, Heidelberg 2017
Grimm, H-U: Die Fleischlüge. Droemer Verlag, München 2016
Gröber, U: Orthomolekulare Medizin, WVG, Stuttgart 2001
Hahn A, Ströhle A, Wolters M: Ernährung – Physiologische Grundlagen, Prävention, Therapie. WVG, Stuttgart 2015
Hoffmann I, Schneider K, Leitzmann C: Ernährungsökologie – Komplexen Herausforderungen integrativ begegnen. Oekom Verlag, München 2011
Huber J, Buchbacher R.: Das Ende des Alterns. Econ Verlag, Berlin 2005
Jacob LM: Dr. Jacobs Weg des genussvollen Verzichts. NutricaMedia, Heidesheim am Rhein 2013
Katz D: The truth about food. Dystel & Goderich, New York 2018
Keller M, Gätjen G: Vegane Ernährung. Schwangerschaft, Stillzeit und Beikost. Ulmer Verlag, Stuttgart 2017
Klein T, von Helden R: Osteoporose, Hygeia Verlag, Dresden 2016
Kleine-Gunk, B: Abnehmen mit Sirtfood, GU Verlag, München 2017
Koerber Kv, Männle T, Leitzmann C: Vollwert-Ernährung: Konzeption einer zeitgemäßen und nachhaltigen Ernährungsweise. Haug Verlag, Stuttgart 2012
Kollath W: Die Ordnung unserer Nahrung. Haug, Stuttgart 2005
Kuchenbaur A: Vegan – warum vegane Ernährung uns und die Welt heilt. Trias, Stuttgart 2015
Lendle G, Bracht P: No-Fat Cookbook, Trias Verlag, Stuttgart 2017
Leitzmann C, Million H: Vollwertküche für Genießer. Falken Verlag, Niedernhausen 1988

Leitzmann C, Keller M, Hahn A: Alternative Kostformen. Hippokrates Verlag, Stuttgart 2005
Leitzmann C: Vegetarismus. Grundlagen, Vorteile, Risiken. CH Beck Verlag, München 2012
Leitzmann C: Die 101 wichtigsten Fragen zur gesunden Ernährung. CH Beck Verlag, München 2013
Leitzmann C: Veganismus. Grundlagen, Vorteile, Risiken. CH Beck Verlag, München 2018
Leitzmann C, Keller M: Vegetarische und vegane Ernährung. Ulmer Verlag, Stuttgart 2020
Leitzmann C, Hahn A, Müller C: Ernährung in Prävention und Therapie. Hippokrates Verlag, Stuttgart 2020
Liebscher-Bracht R, Bracht P: Deutschland hat Rücken. Goldmann Verlag, München 2017
Liebscher-Bracht R, Bracht P: Die Arthroselüge. Mosaik Verlag, München 2018
Lipton B: Intelligente Zellen. KOHA Verlag, Burgrain 2010
Longo V: Iss dich jung. Goldmann Verlag, München 2018
Michalsen A: Heilen mit der Kraft der Natur. Insel Verlag, Berlin 2017
Michalsen A: Mit Ernährung heilen. Insel Verlag, Berlin 2019
Mutter J: Grün essen. VAK Verlag, Freiburg 2019
Ohlenschläger G: Das Phänomen Krankheit. Ralf Reglin Verlag, Köln 1997
Ornish D: Revolution in der Herztherapie. Lüchow Verlag, Bielefeld 2010
Piquardt J: Lust auf Pflanzenkost. G5 NETZ Verlag, Ulm 2017
Pollan M: Lebensmittel. Goldmann Arkana Verlag, München 2009
Precht RD: Tiere denken. Goldmann Verlag, München 2016
Rittenau N: Vegan-Klischee ade. Ventil Verlag, Mainz 2018
Rollinger M: Milch besser nicht. You Verlag, Erfurt 2007
Sabersky A: Einfach fermentieren – Gesund durch fermentiertes Superfood. Heyne Verlag, München 2017
Schatalova, G: Wir fressen uns zu Tode. Goldmann Verlag, München 2002
Schrott E, Schachinger W, Mittwede M: Ayurveda – Grundlagen und Anwendungen. Haug, Stuttgart 2016
Semler E: Rohkost – Historische, therapeutische und theoretische Aspekte einer alternativen Ernährungsform. Dissertation, Universität Gießen, 2006
Sinclair, DA.: Das Ende des Alterns, DuMont, Köln 2019
Volkert D: Ernährung im Alter. De Gruyter Verlag, Berlin 2015
Watzl B, Leitzmann C: Bioaktive Substanzen in Lebensmitteln. Hippokrates Verlag, Stuttgart 2005

Wendt L: Eiweißspeicherkrankheiten. Haug Verlag, Heidelberg 1984
Willett W: Eat, Drink and Be Healthy: The Harvard Medical School Guide to Healthy Eating. Free Press, New York 2017
Worlitschek M: Säure-Basen-Haushalt – Grundlagen und Therapie. Thieme, Stuttgart 2019

Literaturverzeichnis

Vertiefende Informationen zu Aussagen in diesem Buch finden sich in unseren Sach- und Fachbüchern:

Bracht P: Intervallfasten. Gräfe und Unzer, München 2018
Bracht P, Flatt M: Das Kochbuch zum Intervallfasten. Gräfe und Unzer, München 2019
Bracht P: Meine Gesundheitsformel. Gräfe und Unzer, München 2019
Elmadfa I, Leitzmann C: Ernährung des Menschen. Ulmer Verlag, Stuttgart 2019
Koerber Kv, Männle T, Leitzmann C: Vollwert-Ernährung – Konzeption einer zeitgemäßen und nachhaltigen Ernährung. Haug Verlag, Stuttgart 2012
Leitzmann C, Keller M: Vegetarische und vegane Ernährung. Ulmer Verlag, Stuttgart 2020

Die wenigen im Text zitierten Quellen und die wichtigsten aktuellen Veröffentlichungen zur pflanzlichen Ernährung finden sich in alphabetischer Reihenfolge in der folgenden wissenschaftlichen Literatur. Da diese weitaus überwiegend in englischer Sprache erscheinen, ist das Schlüsselwort der jeweiligen Veröffentlichung in deutscher Sprache farblich markiert.

1. Ahnen RT, Jonnalagadda SS, Slavin JL (2019): Role of plant protein in nutrition, wellness, and health. Nutr Rev pii: nuz028. **Eiweiß**
2. Alexander S, Ostfeld RJ, Allen, K, Williams, KA (2017): A plant-based diet and hypertension. J Geriatr Cardiol. 14(5), 327–330. **Bluthochdruck**
3. Alexy U, Keller M, Straub S (2019): Vegetarische oder vegane Ernährung in der Kindheit – was ist zu beachten? Kinder-/Jugendarzt 50 (5), 40–45. **Kinder**
4. Allard-Ratick M et al. (2018): HDL cholesterol – a moving target. Eur Heart J 39(Suppl): 3, Abstract 50 **Cholesterin**
5. Allen NE, Appleby PN, Davey GK et al. (2002): The associations of diet with serum insulin-like growth factor I and its main binding proteins in 292 women meat-eat-

ers, vegetarians, and vegans. Cancer Epidemiol Biomarkers Prev 11 (11), 1441-1448. **Wachstumshormon**

6. Alshahrani SM, Fraser GE, Sabaté J et al. (2019): Red and processed meat and mortality in a low meat intake population. Nutrients 11 (3), 622. **Fleisch**
7. Alwarith J, Kahleova H, Rembert E et al. (2019): Nutrition interventions in rheumatoid arthritis: the potential use of plant-based diets. Front Nutr 6:141. **Arthritis**
8. Anton SD, Moehl K, Donahoo WT et al. (2018): Flipping the metabolic switch: understanding and applying the health benefits of fasting. Obesity 26(2), 254-268. **Intervallfasten**
9. Appleby PN, Key TJA (2019): Letter: veganism, vegetarianism, bone mineral density, and fracture risk: a systematic review and meta-analysis. Nutr Rev. 77(6), 451. **Knochendichte**
10. Appleby PN, Davey GK, Key TJ (2002): Hypertension and blood pressure among meat eaters, fish eaters, vegetarians and vegans in EPIC-Oxford. Public Health Nutr 5 (5), 645–654. **Bluthochdruck**
11. Appleby PN, Key TJ (2016): The long-term health of vegetarians and vegans. Proc Nutr Soc 75 (3), 287–293. **Gesundheit**
12. Azemati B, Rajaram S, Jaceldo-Siegl K et al. (2017): Animal-protein intake is associated with insulin resistance in Adventist Health Study 2 (AHS-2. Curr Dev Nutr 1(4):e000299. **Eiweiß**
13. Ballon A, Neuenschwander M, Schlesinger S (2019): Breakfast skipping is associated with increased risk of Type 2 diabetes among adults: a systematic review and meta-analysis of prospective cohort studies. J Nutr 149(1):106-113 **Frühstück**
14. Barnard ND, Cohen J, Jenkins DJA et al. (2006): A low-fat vegan diet improves glycemic control and cardiovascular risk factors in a randomized clinical trial in individuals with type 2 diabetes. Diabetes Care 29 (8), 1777–1783. **Diabetes**
15. Barnard ND, Cohen J, Jenkins DJA et al. (2009a): A low-fat vegan diet and a conventional diabetes diet in the treatment of type 2 diabetes: a randomized, controlled, 74-wk clinical trial. Am J Clin Nutr 89 (5), 1588–1596. **Diabetes**
16. Barnard ND, Gloede L, Cohen J et al. (2009b): A low-fat vegan diet elicits greater macronutrient changes, but is comparable in adherence and acceptability, compared with a more conventional diabetes diet among individuals with type 2 diabetes. J Am Diet Assoc 109 (2), 263–272. **Diabetes**
17. Barnard ND, Goldman DM, Loomis JF et al. (2019): Plant-based diets for cardiovascular safety and performance in endurance sports. Nutrients 11(1). pii: E130. **Sport**

18. Beezhold B, Radnitz C, McGrath RE, Feldman A (2018): Vegans report less bothersome vasomotor and physical menopausal symptoms than omnivores. Maturitas 112, 12–17. **Wechseljahre**
19. Beezhold B, Radnitz C, Rinne A, DiMatteo J (2015): Vegans report less stress and anxiety than omnivores. Nutr Neurosci 18 (7), 289–296. **Stress, Angst**
20. Bracht P: Intervallfasten. Für ein langes Leben – schlank und gesund. Gräfe und Unzer Verlag, München 2018 **Pflanzendrinks**
21. Bradbury KE, Crowe FL, Appleby PN et al. (2014): Serum concentrations of cholesterol, apolipoprotein A-I, and apolipoprotein B in a total of 1694 meat-eaters, fish-eaters, vegetarians, and vegans. Eur J Clin Nutr 68 (2), 178–183. **Cholesterin**
22. Bradbury KE, Tong TYN, Key TJ (2017): Dietary intake of high-protein foods and other major foods in meat-eaters, poultry-eaters, fish-eaters, vegetarians, and vegans in UK Biobank. Nutrients 9 (12) e1317. **Eiweiß**
23. Brandhorst S, Longo VD (2019): Dietary restrictions and nutrition in the prevention and treatment of cardiovascular disease. Circ Res 124(6), 952-965. **Intervallfasten**
24. Brown RC, Gray AR, Tey SL et al. (2017): Associations between nut consumption and health vary between omnivores, vegetarians, and vegans. Nutrients 9 (11), 1219. **Nüsse**
25. Budhathoki S, Sawada N, Iwasaki M et al. (2019): Association of animal and plant protein intake with all-cause and cause-specific mortality. JAMA Intern Med. doi: 10.1001/jamainternmed.2019.2806. **Eiweiß**
26. Bundeslebensmittelschlüssel. Max Rubner-Institut, Karlsruhe **Nährstoffe**
27. Burns-Whitmore B, Froyen E, Heskey C et al. (2019): Alpha-linolenic and linoleic fatty acids in the vegan diet: Do they require dietary reference intake/adequate intake special consideration? Nutrients 11(10). pii: E2365. **Fettsäuren**
28. Campbell TC (2014): InterEssen. Verlag Systematische Medizin, Bad Kötzting. **Ökonomie und Gesundheit**
29. Chandra-Hioe MV, Lee C, Arcot J (2019): What is the cobalamin status among vegetarians and vegans in Australia? Int J Food Sci Nutr 70(7), 875-886. **Vitamin B_{12}**
30. Choi HK, Atkinson K, Karlson EW (2004): Purine-rich foods, dairy and protein intake, and the risk of gout in men. NEJM 350: 1093-1103. **Gicht**
31. Clarys P, Deliens T, Huybrechts I et al. (2014): Comparison of nutritional quality of the vegan, vegetarian, semi-vegetarian, pesco-vegetarian and omnivorous diet. Nutrients 6 (3), 1318–1332. **Essensqualität**

32. Colpo E, Vilanova CD, Brenner et al. (2013): A single consumption of high amounts of the Brazil nuts improves lipid profile of healthy volunteers. J Nutr Met 2013:653185. **Paranüsse**
33. Craddock JC, Neale EP, Peoples GE, Probst YC (2019): Vegetarian-based dietary patterns and their relation with inflammatory and immune biomarkers: a systematic review and meta-analysis. Adv Nutr 10(3), 433-451. **Immunität**
34. Crowe FL, Steur M, Allen NE et al. (2011): Plasma concentrations of 25-hydroxyvitamin D in meat eaters, fish eaters, vegetarians, and vegans: Results from the EPIC-Oxford study. Public Health Nutr 14 (2), 340–346. **Vitamin D**
35. Del Bo' C, Riso P, Gardana C et al. (2018): Effect of two different sublingual dosages of vitamin B_{12} on cobalamin nutritional status in vegans and vegetarians with a marginal deficiency: A randomized controlled trial. Clin Nutr 38 (2), 575–583. **Vitamin D**
36. Dewell A, Weidner G, Sumner MD et al. (2008): A very-low-fat vegan diet increases intake of protective dietary factors and decreases intake of pathogenic dietary factors. J Am Diet Assoc 108(2), 347-56. **Wenig Fett**
37. Ding M, Li J, Qi L et al. (2019): Associations of dairy intake with risk of mortality in women and men: Three prospective cohort studies. BMJ 367:l6204. **Milch**
38. Dinu M, Abbate R, Gensini GF et al. (2017): Vegetarian, vegan diets and multiple health outcomes: A systematic review with meta-analysis of observational studies. Crit Rev Food Sci Nutr 57 (17), 3640–3649. **Gesundheit**
39. Elkan A-C, Sjöberg B, Kolsrud B et al. (2008): Gluten-free vegan diet induces decreased LDL and oxidized LDL levels and raised atheroprotective natural antibodies against phosphorylcholine in patients with rheumatoid arthritis: a randomized study. Arthritis Res Ther 10 (2), R34. **Rheuma**
40. Elmadfa I, Leitzmann C (2019): Ernährung des Menschen. Ulmer Verlag, Stuttgart **Ernährung**
41. Elorinne AL, Alfthan G, Erlund I et al. (2016): Food and nutrient intake and nutritional status of Finnish vegans and non-vegetarians. PloS one 11 (2) e0148235. **Lebensmittel und Nährstoffe**
42. Englert H, Siebert S (2016): Vegane Ernährung. Haupt Verlag, Bern **Vegan**
43. Erlanson-Albertsson C, Albertsson PÅ (2015): The use of green leaf membranes to promote appetite control, suppress hedonic hunger and loose body weight. Plant Foods Hum Nutr 70(3), 281-290. **Chlorophyll**
44. Esselstyn CB (2017): Essen gegen Herzinfarkt. Trias Verlag, Stuttgart **Herz**
45. FAO: Livestock's long shadow (2018): Die Ernährungs- und Landwirtschaftsorganisation der Vereinten Nationen, Rom. **Nachhaltigkeit**

46. FAO (2018): The state of world fisheries and aquaculture – meeting the sustainable development goals. Die Ernährungs- und Landwirtschaftsorganisation der Vereinten Nationen, Rom. **Nachhaltigkeit**
47. Ferrara P, Sandullo F, Di Ruscio F et al. (2019): The impact of lacto-ovo-/lacto-vegetarian and vegan diets during pregnancy on the birth anthropometric parameters of the newborn. J Matern Fetal Neonatal Med 1–7. **Säuglinge**
48. Ferrocino I, Di Cagno R, Angelis MD et al. (2015): Fecal microbiota in healthy subjects following omnivore, vegetarian and vegan diets: Culturable populations and rRNA DGGE profiling. PloS one 10 (6), e0128669. **Mikrobiom**
49. Feskanich D, Meyer HE, Fung TT et al. (2018): Milk and other dairy foods and risk of hip fracture in men and women. Osteoporos Int 29 (2), 385-396. **Milch**
50. Fiolet T, Srour B, Sellem L et al (2018): Consumption of ultra-processed foods and cancer risk: Results from NutriNet-Santé prospective cohort. BMJ. 2018;360:k322. **Hoch verarbeitete Lebensmittel**
51. Freire R (2019): Scientific evidence of diets for weight loss: Different macronutrient composition, intermittent fasting, and popular diets. Nutr 69:110549. **Intervallfasten**
52. Fresán U, Sabaté J (2019): Vegetarian diets: Planetary health and its alignment with human health. Adv Nutr 10(S 4), S380-S388. **Umwelt**
53. Gabel K, Hoddy KK, Haggerty N et al. (2018): Effects of 8-hour time restricted feeding on body weight and metabolic disease risk factors in obese adults: A pilot study. Nutr Healthy Aging 4(4), 345-353. **Intervallfasten**
54. Gätjen E, Keller M (2020): Vegane Kinderernährung. Ulmer Verlag 2020 **Vegane Kinder**
55. GBD 2017 DALYs and HALE Collaborators (2018): Global, regional, and national disability-adjusted life-years (DALYs) for 359 diseases and injuries and healthy life expectancy (HALE) for 195 countries and territories, 1990-2017: a systematic analysis for the Global Burden of Disease Study 2017. Lancet 392(10159), 1859-1922. **Krankheiten**
56. Gerson M (2010): Eine Krebstherapie – 50 Fälle. AKSE Verlag, Wörthsee **Krebs**
57. Ghaedi E, Mohammadi M, Mohammadi H et al. (2019): Effects of a paleolithic diet on cardiovascular disease risk factors: A systematic review and meta-analysis of randomized controlled trials. Adv Nutr 10 (4), 634-646. **Herz-Kreislauf-Erkrankungen**
58. Gilsing AM, Crowe FL, Lloyd-Wright Z et al. (2010): Serum concentrations of vitamin B_{12} and folate in British male omnivores, vegetarians, and vegans: Results from a cross-sectional analysis of the EPIC-Oxford cohort study. Eur J Clin Nutr 64 (9), 933–939. **Vitamin B_{12}, Folsäure**

59. Glick-Bauer M, Yeh M-C (2014): The health advantage of a vegan diet: exploring the gut microbiota connection. Nutrients 6 (11), 4822–4838. **Mikrobiom**
60. Godfray HCJ, Aveyard P, Garnett T et al. (2018): Meat consumption, health, and the environment. Science 361(6399), pii: eaam5324. **Nachhaltigkeit**
61. Gökcen BB, Şanlier N (2019): Coffee consumption and disease correlations. Crit Rev Food Sci Nutr 59(2), 336-348. **Kaffee**
62. Grabola A (2012): Kein Fleisch macht glücklich. Goldmann, München **Vegan**
63. Grajower MM, Horne BD (2019): Clinical management of intermittent fasting in patients with diabetes mellitus. Nutrients 11(4). pii: E873. **Intervallfasten**
64. Guasch-Ferré MG, Satija A, Blondin SA et al. (2019): Meta-analysis of randomized controlled trials of red meat consumption in comparison with various comparison diets on cardiovascular risk factors. Circulation 139 (15), 1828-1845. **Herz-Kreislauf-Erkrankungen**
65. Gupta L, Khandelwal D, Lal PR et al. (2019): Palaeolithic diet in diabesity and endocrinopathies – a vegan's perspective. Eur Endocrinol 15(2, 77-82. **Diabetes**
66. Hafström I, Ringertz B, Spångberg A et al. (2001): A vegan diet free of gluten improves the signs and symptoms of rheumatoid arthritis: the effects on arthritis correlate with a reduction in antibodies to food antigens. Rheumatology (Oxford) 40 (10), 1175–1179. **Rheuma**
67. Hall KD, Ayuketah A, Brychta R et al. (2019): Ultra-processed diets cause excess calorie intake and weight gain: An inpatient randomized controlled trial of ad libitum food intake. Cell Metab. doi:10.1016/j.cmet.2019.05.008 **Hoch verarbeitete Lebensmittel**
68. Hansen TH, Madsen MTB, Jørgensen NR et al. (2018): Bone turnover, calcium homeostasis, and vitamin D status in Danish vegans. Eur J Clin Nutr 72 (7), 1046–1054. **Vitamin D**
69. Harguess JM, Crespo NC, Hong MY (2019): Strategies to reduce meat consumption: a systematic literature review of experimental studies. Appetite 144:104478. **Fleisch**
70. Hemler EC, Hu FB (2019): Plant-based diets for cardiovascular disease prevention: all plant foods are not created equal. Curr Atheroscler Rep 21(5): 18. **Herz-Kreislauf-Erkrankungen**
71. Hoeflich J, Hollenbach B, Behrends T et al. (2010): The choice of biomarkers determines the selenium status in young German vegans and vegetarians. Br J Nutr 104 (11), 1601–1604. **Selen**
72. Ho-Pham LT, Nguyen PLT, Le TTT et al. (2009): Veganism, bone mineral density, and body composition: a study in Buddhist nuns. Osteoporos Int 20 (12), 2087–2093. **Knochendichte**

73. Ho-Pham LT, Vu BQ, Lai TQ et al. (2012): Vegetarianism, bone loss, fracture, and vitamin D: a longitudinal study in Asian vegans and non-vegans. Eur J Clin Nutr 66 (1), 75–82. **Vitamin D**
74. Hopp M, Keller T, Lange S et al. (2017): Vegane Ernährung als Lebensstil. Motive und Praktizierung: Abschlussbericht, Bundesinstitut für Risikobewertung, Berlin. **Lebensstil**
75. Hruby A, Jacques PF (2019): Dietary protein and changes in biomarkers of inflammation and oxidative stress in the Framingham Heart Study Offspring Cohort. Curr Dev Nutr. 3:1-9. **Eiweiß, Entzündungen**
76. Huang Y-W, Jian Z-H, Chang H-C et al. (2014): Vegan diet and blood lipid profiles: a cross-sectional study of pre- and postmenopausal women. BMC Womens Health 14, 55. **Blutfettwerte**
77. Hutchison AT, Liu B, Wood RE et al. (2019): Effects of intermittent versus continuous energy intakes on insulin sensitivity and metabolic risk in women with overweight. Obesity 27(1), 50-58. **Intervallfasten**
78. Iguacel I, Miguel-Berges ML, Gómez-Bruton A et al. (2019): Veganism, vegetarianism, bone mineral density, and fracture risk: a systematic review and meta-analysis. Nutr Rev 77(1):1-18. **Knochendichte**
79. Jaceldo-Siegl K, Estevez D, Fraser GE et al. (2019): Plant-based diets in Hispanic/Latino adult Adventists in the United States and their association with body mass index. Am J Health Promot 33(6), 869-875. **BMI**
80. Jacob L (2013): Dr. Jacobs Weg. NutricaMedia Verlag, Heidesheim **Prostata**
81. Jakše B, Jakše B, Pajek M, Pajek, J (2019): Uric acid and plant-based nutrition. Nutrients 11(8). pii: E1736. **Harnsäure**
82. Jiang P, Turek FW (2017): Timing of meals: When is as critical as what and how much. Am J Physiol Endocrinol Metab 312(5), E369-E380. **Intervallfasten**
83. Joshi S, Hashmi S, Shah S, Kalantar-Zadeh K (2019): Plant-based diets for prevention and management of chronic kidney disease. Curr Opin Nephrol Hypertens. doi: 10.1097/MNH.0000000000000574. **Nieren**
84. Kaartinen K, Lammi K, Hypen M et al. (2000): Vegan diet alleviates fibromyalgia symptoms. Scand J Rheu matol 29 (5), 308–313. **Rheuma**
85. Kadrabova J, Madaric A, Kovacikova Z, Ginter E (1995): Selenium status, plasma zinc, copper, and magnesium in vegetarians. Biol Trace Elem Res 50 (1), 13–24. **Selen, Zink, Kupfer, Magnesium**
86. Kahleova H, Hlozkova A, Fleeman R et al. (2019): Fat quantity and quality, as part of a low-fat, vegan diet, are associated with changes in body composition, insulin resistance, and insulin secretion. A 16-week randomized controlled trial. Nutrients 11 (3), e615. **Fett, Insulin**

87. Keller M (2013): Das präventive und therapeutische Potential vegetarischer und veganer Ernährung. Zeitschr Komplementärmed 5 (5), 47–51. **Allgemein**
88. Keller M, Müller S (2016): Vegetarische und vegane Ernährung bei Kindern – Stand der Forschung und Forschungsbedarf. Forsch Komplementmed 23 (2), 81–88. **Vegane Kinder**
89. Kerschke-Risch P (2015): Vegan diet: Motives, approach and duration. Ernährungs-Umschau international 62 (6), 98–103. **Allgemein**
90. Kessler CS, Holler S, Joy S et al. (2016): Personality profiles, values and empathy. Differences between lacto-ovo-vegetarians and vegans. Forsch Komplementmed 23 (2), 95–102. **Persönliche Werte**
91. Key TJ, Appleby PN, Crowe FL et al. (2014): Cancer in British vegetarians: updated analyses of 4998 incident cancers in a cohort of 32,491 meat eaters, 8612 fish eaters, 18,298 vegetarians, and 2246 vegans. Am J 100 (Suppl 1), 378S-385S. **Krebs**
92. Key TJ, Appleby PN, Bradbury KE (2019): Consumption of meat, fish, dairy products, and eggs and risk of ischemic heart disease. Circulation 139 (25), 2835-2845. **Herz-Krankheiten**
93. Knuppel A, Papier K, Appleby P et al. (2019a): Meat intake and cancer risk: prospective analyses in UK biobank. J Epidemiol Community Health 73:A15. **Krebs**
94. Knuppel A, Appleby PN, Key TJ (2019b): Weight change over 14 years in meat-eaters, pescatarians, vegetarians, and vegans. Proc Nutr Soc 78 (OCE1), e37. **Gewicht**
95. Knurick JR, Johnston CS, Wherry SJ, Aguayo I (2015): Comparison of correlates of bone mineral density in individuals adhering to lacto-ovo, vegan, or omnivore diets: a cross-sectional investigation. Nutrients 7 (5), 3416–3426. **Knochendichte**
96. Koerber Kv, Männle T, Leitzmann C (2012): Vollwert-Ernährung – Konzeption einer zeitgemäßen und nachhaltigen Ernährung. Haug Verlag, Stuttgart **Vollwert-Ernährung**
97. Koerber Kv, Bader N, Leitzmann C (2017): Wholesome Nutrition: an example for a sustainable diet. Proc Nutr Soc. 76(1), 34-41. **Nachhaltigkeit**
98. Kristensen NB, Madsen ML, Hansen TH et al. (2015): Intake of macro- and micronutrients in Danish vegans. Nutr J 14, 115. **Nährstoffe**
99. Laffranchi L, Zotti F, Bonetti S et al. (2010): Oral implications of the vegan diet: observational study. Minerva Stomatol 59 (11-12), 583–591 **Zähne**
100. Larsson CL, Johansson GK (2002): Dietary intake and nutritional status of young vegans and omnivores in Sweden. Am J Clin Nutr 76 (1), 100–106. **Ernährungsstatus**

101. Larsson CL, Johansson GK (2005): Young Swedish vegans have different sources of nutrients than young omnivores. J Am Diet Assoc 105 (9), 1438–1441. **Nährstoffe**

102. Le LT, Sabaté J (2014): Beyond meatless, the health effects of vegan diets: findings from the Adventist cohorts. Nutrients 6 (6), 2131-47. **Gesundheit**

103. Lee Y, Park K (2017): Adherence to a vegetarian diet and diabetes risk: a systematic review and meta-analysis of observational studies. Nutrients 9 (6), e603. **Diabetes**

104. Leischik R, Spelsberg N (2014): Vegan triple-ironman (raw vegetables/fruits). Case Rep Cardiol 2014, 317246. **Sport**

105. Leitzmann C, Behrendt I (2015): Vegane Ernährung. Erfahrungsheilkunde 64 (02), 76–83. **Allgemein**

106. Leitzmann C (2018): Alternative Kostformen, S. 426-430. In: Biesalski HK, Bischoff SC, Pirlich M, Weinmann A (Hrsg.). Ernährungsmedizin. Thieme, Stuttgart. **Allgemein**

107. Leitzmann C, Keller M (2020): Vegetarische und vegane Ernährung. Ulmer Verlag, Stuttgart **Vegetarisch & Vegan**

108. Leung AM, Lamar A, He X et al. (2011): Iodine status and thyroid function of Boston-area vegetarians and vegans. Clin Endocrinol Metabol 96 (8), E1303-7. **Jod, Schilddrüse**

109. Levine ME, Suarez JA, Longo VD et al. (2014): Low protein intake is associated with a major reduction in IGF-1, cancer, and overall mortality in the 65 and younger but not older population. Cell Metab. 19(3): 407-417. **Eiweiß**

110. Levy E, Chu T (2019): Intermittent fasting and its effects on athletic performance: a review. Curr Sports Med Rep 18(7), 266-269. **Intervallfasten**

111. Lightowler HJ, Davies GJ (2000): Micronutrient intakes in a group of UK vegans and the contribution of self-selected dietary supplements. J R Soc Promot Health 120 (2), 117–124. **Spurenelemente, Supplemente**

112. Lin CL, Wang JH, Chang CC et al. (2019): Vegetarian diets and medical expenditure in Taiwan – a matched cohort study. Nutrients 11(11) pii: E2688. **Krankenkosten**

113. Lopez PD, Cativo EH, Atlas SA, Rosendorff C (2019): The effect of vegan diets on blood pressure in adults: a meta-analysis of randomized controlled trials. Am J Med 132(7), 875-883.e7. **Blutdruck**

114. Luís Â, Domingues F, Pereira L (2018) Association between berries intake and cardiovascular diseases risk factors: a systematic review with meta-analysis and trial sequential analysis of randomized controlled trials. Food Funct 9 (2), 740-757. **Beeren**

115. Lustig RH (2016): Die bittere Wahrheit über Zucker. Riva Verlag, München. **Zucker**

116. Majchrzak D, Singer I, Männer M et al. (2006): B-vitamin status and concentrations of homocysteine in Austrian omnivores, vegetarians, and vegans. Ann Nutr Metab 50 (6), 485–491. **B-Vitamine, Homocystein**

117. Malinowski B, Zalewska K, Węsierska A et al. (2019): Intermittent fasting in cardiovascular disorders – an overview. Nutrients 11(3). pii: E673. **Intervallfasten**

118. Manta-Vogli PD, Schulpis KH, Dotsikas Y, Loukas YL (2019): The significant role of carnitine and fatty acids during pregnancy, lactation, and perinatal period. Nutritional support in specific groups of pregnant women. Clin Nutr pii: S0261-5614(19)33116-4. **Carnitin**

119. Mariotti F, Gardner CD (2019): Dietary protein and amino acids in vegetarian diets – a review. Nutrients 11(11). pii: E2661. **Eiweiß**

120. Martin HH (2008): Nitrat – vom Saulus zum Paulus. UGB-Forum 5, 245-247. **Nitrat**

121. Matsumoto S, Beeson WL2, Shavlik DJ et al. (2019): Association between vegetarian diets and cardiovascular risk factors in non-Hispanic white participants of the Adventist Health Study-2. J Nutr Sci 8:e6. **Herz-Kreislauf-Erkrankungen**

122. McCarty MF (2014): GCN2 and FGF21 are likely mediators of the protection from cancer, autoimmunity, obesity, and diabetes afforded by vegan diets. Med Hypotheses 83 (3), 365–371. **Prävention**

123. McCarty MF, DiNicolantonio JJ (2018): Minimizing membrane arachidonic acid content as a strategy for controlling cancer: A Review. Nutr Cancer 70(6), 840-850. **Arachidonsäure**

124. McConnell TJ, Appleby PN, Key TJ (2017): Vegetarian diet as a risk factor for symptomatic gallstone disease. Eur J Clin Nutr 71 (6), 731-735. **Gallensteine**

125. McDougall J, Bruce B, Spiller G et al. (2002): Effects of a very low-fat, vegan diet in subjects with rheumatoid arthritis. J Altern Complement Med 8 (1), 71–75. **Rheuma**

126. Medawar E, Huhn S, Villringer A, Veronica WA (2019): The effects of plant-based diets on the body and the brain: a systematic review. Transl Psychiatry 9 (1), 226. **Gehirn**

127. Melnik BC, Schmitz G (2019): Exosomes of pasteurized milk: potential pathogens of Western diseases. J Transl Med 17 (1), 3. **Milch**

128. Miles FL, Lloren JIC, Haddad E et al. (2019): Plasma, urine, and adipose tissue biomarkers of dietary intake differ between vegetarian and non-vegetarian diet groups in the Adventist Health Study-2. J Nutr 149 (4), 667-675. **Biomarker**

129. Montelius C, Erlandsson D, Vitija E et al. (2014): Body weight loss, reduced urge for palatable food and increased release of GLP-1 through daily supplementation with green-plant membranes for three months in overweight women. Appetite 81, 295-304. Corrigendum: Appetite (2016) 101:239. **Chlorophyll**

130. Moro T, Tinsley G, Bianco A et al. (2016): Effects of eight weeks of time-restricted feeding (16/8) on basal metabolism, maximal strength, body composition, inflammation, and cardiovascular risk factors in resistance-trained males. J Transl Med 14(1), 290. **Intervallfasten**

131. Murray CJ, Vos T, Lozano R et al. (2012): Disability-adjusted life years (DALYs) for 291 diseases and injuries in 21 regions, 1990-2010: a systematic analysis for the Global Burden of Disease Study 2010. Lancet 380(9859), 2197-223. **Krankheiten, global**

132. Najjar RS, Feresin RG (2019): Plant-based diets in the reduction of body fat: physiological effects and biochemical insights. Nutrients 11(11). pii: E2712. **Körperfett**

133. Nestle, M (2012): Salz – die Menge macht's. UGB-Forum 29 (4), 179-180. **Salz**

134. Norwood R, Cruwys T, Chachay VS, Sheffield J (2019): The psychological characteristics of people consuming vegetarian, vegan, paleo, gluten free, and weight loss dietary patterns. Obes Sci Pract 5 (2), 148–158. **Psychologie**

135. Ökotest (2016): Nahrungsergänzungsmittel für Veganer. In: Ökotest Spezial (Hrsg.) Vegetarisch/Vegan, 56–61, Frankfurt am Main. **Supplemente**

136. Orlich J, Fraser GE et al. (2013): Vegetarian dietary patterns and mortality in Adventist Health Study 2. JAMA Intern Med. 173(13), 1230–1238. **Sterblichkeit**

137. Ornish D (2010): Revolution in der Herztherapie. Lüchow Verlag, Bielefeld. **Herz**

138. Outila TA, Karkkainen MU, Seppanen RH, Lamberg-Allardt CJ (2000): Dietary intake of vitamin D in premenopausal, healthy vegans was insufficient to maintain concentrations of serum 25-hydroxyvitamin D and intact parathyroid hormone within normal ranges during the winter in Finland. J Am Diet Assoc 100 (4), 434–441. **Vitamin D.**

139. Papier K, Tong TY, Appleby PN et al. (2019): Comparison of major protein-source foods and other food groups in meat-eaters and non-meat-eaters in the EPIC-Oxford Cohort. Nutrients 11 (4), pii: E824. **Eiweiß**

140. Parker HW, Vadiveloo MK (2019): Diet quality of vegetarian diets compared with non-vegetarian diets: a systematic review. Nutr Rev;77(3), 144-160 **Kost-Qualität**

141. Patelakis E, Lage Barbosa C, Haftenberger M et al. (2019): Häufigkeit einer vegetarischen Ernährungsweise bei Kindern und Jugendlichen in Deutschland. Ernähr Umschau 66 (5), M269-M275. **Kinder**

142. Pawlak R, Vos P, Shahab-Ferdows S et al. (2018): Vitamin B_{12} content in breast milk of vegan, vegetarian, and non-vegetarian lactating women in the United States. Am J Clin Nutr 108 (3), 525–531. **Vitamin B_{12}**
143. Perrin MT, Pawlak R, Dean LL, Christis A, Friend L (2019): A cross-sectional study of fatty acids and brain-derived neurotrophic factor (BDNF) in human milk from lactating women following vegan, vegetarian, and omnivore diets. Eur J Nutr 58 (6), 2401–2410. **Fettsäuren, Gehirn**
144. Petrini C (2003): Slow Food, Genießen mit Verstand. Rotpunktverlag, Zürich **Slow Food**
145. Piccoli GB, Clari R, Vigotti FN et al. (2015): Vegan-vegetarian diets in pregnancy: danger or panacea? A systematic narrative review. BJOG 122 (5), 623–633. **Schwangerschaft**
146. Piquardt J (2019): Lust auf Pflanzenkost. G5netz-Verlag.de. **Pflanzlich**
147. Poore J, Nemecek T (2018): Reducing food's environmental impacts through producers and consumers. Science 360 (6392), 987-992. **Nachhaltigkeit**
148. Prentice RL, Aragaki AK, Howard BV et al. (2019): Low-fat dietary pattern among postmenopausal women influences long-term cancer, cardiovascular disease, and diabetes outcomes. J Nutr 149(9), 1565-1574. **Fett**
149. ProVeg (2019): Vegan-Trend: Zahlen und Fakten zum Veggie-Markt. https://proveg.com/de/pflanzlicher-lebensstil/vegan-trend-zahlen-und-fakten-zum-veggie-markt/. **Markt**
150. Qian F, Riddle MC, Wylie-Rosett J, Hu (2020): Red and processed meats and health risks: how strong is the evidence? Diabetes Care 43(2):265-271. **Rotes Fleisch**
151. Reynolds A, Mann J, Cummings J et al. (2019): Carbohydrate quality and human health: a series of systematic reviews and meta-analyses. Lancet 393 (10170) 434-445. **Kohlenhydrate**
152. Rocha JP, Laster J, Parag B, Shah NU (2019): Multiple health benefits and minimal risks associated with vegetarian diets. Curr Nutr Rep. 8(4):374-381. **Risiko**
153. Rogerson D (2017): Vegan diets: practical advice for athletes and exercisers. Int Soc Sports Nutr 14, 36. **Sportler**
154. Rollinger M (2013): Milch besser nicht. JOU Verlag, Erfurt **Milch**
155. Rosell MS, Lloyd-Wright Z, Appleby PN et al. (2005): Long-chain n-3 polyunsaturated fatty acids in plasma in British meat-eating, vegetarian, and vegan men. Am J Clin Nutr 82(2), 327–334. **Fettsäuren**
156. Rosi A, Mena P, Pellegrini N et al. (2017): Environmental impact of omnivorous, ovo-lacto-vegetarian, and vegan diet. Scientific reports 7 (1), 6105. **Nachhaltigkeit**

157. Rosner JL (2014): Ten times more microbial cells than body cells in human body? Microbe 9(2), 47. **Mikrobiom**
158. Rößiger M (2019:) Sauberes Wasser macht immer mehr Aufwand. Spektrum 46: **Wasser**
159. Sanchez-Sabate R, Sabaté J (2019): Consumer attitudes towards environmental concerns of meat consumption: A systematic review. Int J Environ Res Public Health 16(7). pii: E1220. **Umwelt**
160. Sarter B, Kelsey KS, Schwartz TA, Harris WS (2015): Blood docosahexaenoic acid and eicosapentaenoic acid in vegans: Associations with age and gender and effects of an algal-derived omega-3 fatty acid supplement. Clin Nutr 34 (2), 212–218 **Omega-3-Fettsäuren**
161. Scarborough P, Appleby PN, Mizdrak A et al. (2014): Dietary greenhouse gas emissions of meat-eaters, fish-eaters, vegetarians, and vegans in the UK. J Clim Change 125 (2), 179–192. **Nachhaltigkeit**
162. Schader C, Muller A, Scialabba NE et al. (2015): Impacts of feeding less food-competing feedstuffs to livestock on global food system sustainability. J R Soc Interface 12 (113), 20150891. **Nachhaltigkeit**
163. Schmidt JA, Crowe FL, Appleby PN et al. (2013): Serum uric acid concentrations in meat eaters, fish eaters, vegetarians, and vegans: a cross-sectional analysis in the EPIC-Oxford cohort. PloS one 8 (2), e56339. **Harnsäure**
164. Schmidt JA, Rinaldi S, Ferrari P et al. (2015): Metabolic profiles of male meat eaters, fish eaters, vegetarians, and vegans from the EPIC-Oxford cohort. Am J Clin Nutr 102 (6), 1518-26. **Stoffwechsel**
165. Schnabel L, Kesse-Guyot E, Allès B et al. (2019): Association between ultraprocessed food consumption and risk of mortality among middle-aged adults in France. JAMA Intern Med. 179 (4), 490-498. **Hoch verarbeitete Lebensmittel**
166. Schüpbach R, Wegmüller R, Berguerand C et al. (2017): Micronutrient status and intake in omnivores, vegetarians, and vegans in Switzerland. Eur J Nutr 56 (1), 283–293. **Spurenelemente**
167. Sebastiani G, Herranz Barbero A, Borrás-Novell C et al. (2019): The effects of vegetarian and vegan diet during pregnancy on the health of mothers and offspring. Nutrients 11(3). pii: E557. **Schwangerschaft**
168. Segovia-Siapco G, Sabaté J (2019): Health and sustainability outcomes of vegetarian dietary patterns: a revisit of the EPIC-Oxford and the Adventist Health Study-2 cohorts. Eur J Clin Nutr ;72(Suppl 1), 60-70. **Nachhaltigkeit**
169. Seidelmann SB, Claggett B, Cheng S et al. (2018): Dietary carbohydrate intake and mortality: a prospective cohort study and meta-analysis. Lancet Public Health 3(9):e419-e428. **Kohlenhydrate**

170. Shaikh MG, Anderson JM, Hall SK, Jackson MA (2003): Transient neonatal hypothyroidism due to a maternal vegan diet. J Pediatr Endocrinol Metab 16 (1), 111–113. **Schilddrüse**

171. Shin J, Millstine D, Ruddy B, et al. (2019): Effect of plant- and animal-based foods on prostate cancer risk. J Am Osteopath Assoc. doi: 10.7556/jaoa.2019.123. **Prostata**

172. Siebert AK, Obeid R, Weder S et al. (2017): Vitamin B_{12}-fortified toothpaste improves vitamin status in vegans: A 12-wk randomized placebo-controlled study. Am J Clin Nutr 105 (3), 618–625. **Vitamin B_{12}, Zahnpaste**

173. Sievert K, Hussain SM, Page MJ et al. (2019): Effect of breakfast on weight and energy intake: Systematic review and meta-analysis of randomised controlled trials. BMJ 364:l42. **Frühstück**

174. Smith AM (2006): Veganism and osteoporosis: a review of the current literature. Int J Nurs Pract 12 (5), 302–306. **Osteoporose**

175. Sobiecki JG, Appleby PN, Bradbury KE, Key TJ (2016): High compliance with dietary recommendations in a cohort of meat eaters, fish eaters, vegetarians, and vegans: results from the EPIC-Oxford study. Nutr Res 36 (5), 464–477. **Einhaltung**

176. Song M, Fung TT, Hu FB et al. (2016) Association of animal and plant protein intake with all-cause and cause-specific mortality. JAMA Intern Med. 176 (10), 1453-1463. Erratum: 176 (11), 1728. **Eiweiß**

177. Spencer EA, Appleby PN, Davey GK, Key TJ (2003): Diet and body mass index in 38 000 EPIC-Oxford meat-eaters, fish-eaters, vegetarians, and vegans. Int J Obes Relat Metab Disord 27 (6), 728–734. **BMI**

178. Springmann M, Wiebe K, Mason-D'Croz D (2018): Health and nutritional aspects of sustainable diet strategies and their association with environmental impacts: a global modelling analysis with country-level detail. Lancet Planetary Health 2(10), Pe451-e461. **Umwelt**

179. Scrinis G, Monteiro CA (2018): Ultra-processed foods and the limits of product reformulation. Public Health Nutr 21(1), 247-252. **Hoch verarbeitete Lebensmittel**

180. Ströhle A, Hahn A (2006): Evolutionäre Ernährungswissenschaft und »steinzeitliche« Ernährungsempfehlungen – Stein der alimentären Weisheit oder Stein des Anstoßes? Teil 1: Konzept, Begründung und paläoanthropologische Befunde. Ernährungs-Umschau 53 (1), 10-16. **Evolution**

181. Ströhle A, Löser C, Behrendt I, Leitzmann C, Hahn A (2016): Alternative Ernährungsformen Teil 1: Allgemeine Aspekte und vegetarische Kostformen. Akt Ernährungsmed 41(1): 47-65. **Allgemein**

182. Ströhle A, Hahn A et al. (2016): Alternative Ernährungsformen Teil 2: Die Paleo-Ernährung – Naturgeschichte trifft moderne Stoffwechselforschung. Akt Ernährungsmed 41 (2), 120-138. **Evolution**

183. Sutton EF, Beyl R, Early KS et al. (2018): Early time-restricted feeding improves insulin sensitivity, blood pressure, and oxidative stress even without weight loss in men with prediabetes. Cell Metab 27(6), 1212-1221. **Intervallfasten**

184. Tantamango-Bartley Y, Knutsen SF, Jaceldo-Siegl K et al. (2017): Independent associations of dairy and calcium intakes with colorectal cancers in the Adventist Health Study-2 cohort. Public Health Nutr 20 (14), 2577-2586. **Krebs**

185. Templeman I, Gonzalez JT, Thompson D, Betts JA (2019): The role of intermittent fasting and meal timing in weight management and metabolic health. Proc Nutr Soc 26:1-12. **Intervallfasten**

186. Tharrey M, Mariotti F, Mashchak A et al. (2018): Patterns of plant and animal protein intake are strongly associated with cardiovascular mortality: The Adventist Health Study-2 cohort. Int J Epidemiol 47 (5), 1603-1612. **Herz-Kreislauf-Erkrankungen**

187. Tomova A, Bukovsky I, Rembert E et al. (2019): The effects of vegetarian and vegan diets on gut microbiota. Front Nutr 6:47. **Mikrobiota**

188. Tong TYN, Appleby PN, Bradbury KE et al. (2019): Risks of ischaemic heart disease and stroke in meat eaters, fish eaters, and vegetarians over 18 years of follow-up: results from the prospective EPIC-Oxford study. BMJ 366:l4897. **Herz-Erkrankung**

189. Tordjman K, Grinshpan L, Novack L et al. (2016): Exposure to endocrine disrupting chemicals among residents of a rural vegetarian/vegan community. Environ Int 97, 68–75. **Umweltgifte**

190. Torfadottir JE, Steingrimsdottir L, Mucci L et al. (2012): Milk intake in early life and risk of advanced prostate cancer. Am J Epidemiol 175 (2), 144-53. **Milch**

191. Trapp CB, Barnard ND (2010): Usefulness of vegetarian and vegan diets for treating type 2 diabetes. Curr Diab Rep 10 (2), 152–158. **Diabetes**

192. Trefflich I, Jabakhanji A, Menzel J et al. (2019): Is a vegan or a vegetarian diet associated with the microbiota composition in the gut? Results of a new cross-sectional study and systematic review. Crit Rev Food Sci Nutr 21:1-15. **Mikrobiom**

193. Turner-McGrievy GM, Barnard ND, Cohen J et al. (2008): Changes in nutrient intake and dietary quality among participants with type 2 diabetes following a low-fat vegan diet or a conventional diabetes diet for 22 weeks. J Am Diet Assoc 108 (10), 1636–1645. **Diabetes**

194. Turner-McGrievy GM, Davidson CR, Wingard EE, Billings DL (2014): Low glycemic index vegan or low-calorie weight loss diets for women with polycystic ovary syndrome: A randomized controlled feasibility study. Nutr Res 34 (6), 552–558. **Übergewicht**

195. Turner-McGrievy GM, Davidson CR, Wingard EE et al. (2015): Comparative effectiveness of plant-based diets for weight loss: A rando-mized controlled trial of five different diets. Nutrition 31 (2), 350–358. **Übergewicht**

196. Verduci E, D'Elios S, Cerrato L et al. (2019): Cow's milk substitutes for children: nutritional aspects of milk from different mammalian species, special formula and plant-based beverages. Nutrients 11(8). pii: E1739. **Milch**

197. Veronese N, Reginster JY (2019): The effects of calorie restriction, intermittent fasting and vegetarian diets on bone health. Aging Clin Exp Res 31(6), 753-758. **Knochengesundheit**

198. Viguiliouk E, Glenn A, Nishi SK et al. (2019): Associations between dietary pulses alone or with other legumes and cardiometabolic disease outcomes: An umbrella review and updated systematic review and meta-analysis of prospective cohort studies. Adv Nutr 10, S308-S319. **Hülsenfrüchte**

199. Vinagre JC, Vinagre CG, Pozzi FS et al. (2013): Metabolism of triglyceride-rich lipoproteins and transfer of lipids to high-density lipoproteins (HDL) in vegan and omnivore subjects. Nutr Metabol Cardiovas Dis 23 (1), 61–67. **Triglyceride**

200. Virtanen HEK, Voutilainen S, Koskinen TT et al. (2019): Dietary proteins and protein sources and risk of death: the Kuopio Ischaemic Heart Disease Risk Factor Study. Am J Clin Nutr 109(5), 1462-1471. **Eiweiß**

201. Volkert D (2015): Ernährung im Alter. De Gruyter Verlag, Berlin. **Alter**

202. Waldmann A, Dörr B, Koschizke JW, Leitzmann C, Hahn A (2006): Dietary intake of vitamin B_6 and concentration of vitamin B_6 in blood samples of German vegans. Public Health Nutr 9 (6), 779–784. **Vitamin B_6**

203. Waldmann A, Koschizke JW, Leitzmann C, Hahn A (2003): Dietary intakes and lifestyle factors of a vegan population in Germany: results from the German Vegan Study. Eur J Clin Nutr 57 (8), 947–955. **Verzehr, Lebensstil**

204. Waldmann A, Koschizke JW, Leitzmann C, Hahn A (2004a): Dietary iron intake and iron status of German female vegans: results of the German vegan study. Ann Nutr Metab 48 (2), 103–108. **Eisen**

205. Waldmann A, Koschizke JW, Leitzmann C, Hahn A (2004b): Homocysteine and cobalamin status in German vegans. Public Health Nutr 7 (3), 467–472. **Vitamin B_{12}, Homocystein**

206. Waldmann A, Koschizke JW, Leitzmann C, Hahn A (2005a): German vegan study: diet, life-style factors, and cardiovascular risk profile. Ann Nutr Metab 49 (6), 366–372. **Herz-Kreislauf-Erkrankungen**
207. Waldmann A, Koschizke JW, Leitzmann C, Hahn A (2005b): Dietary intakes and blood concentrations of antioxidant vitamins in German vegans. Int J Vitam Nutr Res 75 (1), 28–36. **Vitamine**
208. Wan Y, Wang F, Yuan J (2019): Effects of dietary fat on gut microbiota and faecal metabolites, and their relationship with cardiometabolic risk factors: a 6-month randomised controlled-feeding trial. Gut 68(8), 1417-1429. **Fett**
209. Watzl B, Leitzmann C (2005): Bioaktive Substanzen in Lebensmitteln. Hippokrates Verlag, Stuttgart. **Sekundäre Pflanzenstoffe**
210. Wassermann B, Müller H, Berg G (2019): An apple a day: which bacteria do we eat with organic and conventional apples? Front Microbiol 10:16291. **Äpfel**
211. WCRF/AICR (World Cancer Research Fund/American Institute for Cancer Research) (2007-2019): Food, nutrition, and the prevention of cancer: A global perspective. AICR, Washington DC. **Krebs**
212. Weder S, Hoffmann M, Becker K, Alexy U, Keller M (2019): Energy, macronutrient intake, and anthropometrics of vegetarian, vegan, and omnivorous children (1-3 years) in Germany (VeChi Diet Study). Nutrients 11 (4). pii: E832. **Kinder**
213. Welch AA, Shakya-Shrestha S, Lentjes MAH et al. (2010): Dietary intake and status of n-3 polyunsaturated fatty acids in a population of fish-eating and non-fish-eating meat-eaters, vegetarians, and vegans and the product-precursor ratio corrected of alpha-linolenic acid to long-chain n-3 polyunsaturated fatty acids: results from the EPIC-Norfolk cohort. Am J Clin Nutr 92 (5), 1040–1051. **Fettsäuren**
214. Wendt L (1987): Eiweißspeicherkrankheiten. Haug Verlag, Heidelberg, 2. Aufl. **Eiweiß**
215. WHO (Weltgesundheitsorganisation) (2018): Red meat and processed meat. IARC Monographs on the evaluation of carcinogenic risks to humans. Volume 114. **Krebs**
216. Willett W, Rockström J, Loken B et al. (2019): Food in the Anthropocene: the EAT-Lancet Commission on healthy diets from sustainable food systems. The Lancet. 393 (10170), 447-492. **Nachhaltigkeit**
217. Willett WC, Ludwig DS (2020): Milk and health. NEJM 382(7), 644-654. **Milch**
218. Wirnitzer K, Seyfart T, Leitzmann C et al. (2016): Prevalence in running events and running performance of endurance runners following a vegetarian or vegan diet compared to non-vegetarian endurance runners: the NURMI Study. Springerplus 5, 458. **Sportler**

219. Wirnitzer KC, Kornexl E (2014): Energy and macronutrient intake of a female vegan cyclist during an 8-day mountain bike stage race. Proc (Bayl Univ Med Cent) 27 (1), 42–45. **Sportler**
220. Worlitschek M (2019): Säure-Basen-Haushalt – Grundlagen und Therapie. Thieme, Stuttgart. **Säure-Basen-Haushalt**
221. Wu GD, Compher C, Chen EZ et al. (2016): Comparative metabolomics in vegans and omnivores reveal constraints on diet-dependent gut microbiota metabolite production. Gut 65 (1), 63–72. **Mikrobiom**
222. Wu K, Spiegelman D, Hou T et al. (2016): Associations between unprocessed red and processed meat, poultry, seafood and egg intake and the risk of prostate cancer: A pooled analysis of 15 prospective cohort studies. Int J Cancer 138 (10), 2368-2382. **Prostatakrebs**
223. Wuketits FM (2010): Wie der Mensch wurde, was er isst: Zur Evolution menschlicher Ernährung. Hirzel Verlag, Stuttgart. **Evolution**
224. Yeliosof O, Silverman LA (2018): Veganism as a cause of iodine deficient hypothyroidism. J Pediatr Endocrinol Metab 31 (1), 91–94. **Jod**
225. Zhong VW, Van Horn L, Cornelis MC et al. (2019): Associations of dietary cholesterol or egg consumption with incident cardiovascular disease and mortality. JAMA 321 (11), 1081-1095. **Eier, Cholesterin**
226. Zimmer J, Lange B, Frick J-S et al. (2012): A vegan or vegetarian diet substantially alters the human colonic faecal microbiota. Eur J Clin Nutr 66 (1), 53–60. **Mikrobiom**
227. Zubrzycki A, Cierpka-Kmiec K, Kmiec Z, Wronska A (2018): The role of low-calorie diets and intermittent fasting in the treatment of obesity and type-2 diabetes. J Physiol Pharmacol 69(5). **Intervallfasten**

Register

Unsere Leseempfehlung

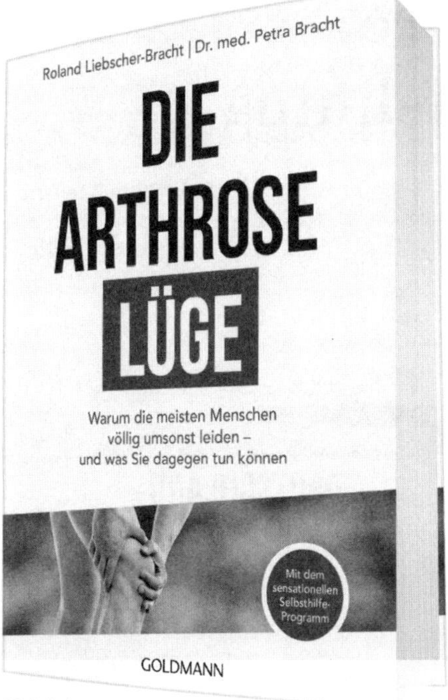

280 Seiten
Auch als E-Book erhältlich

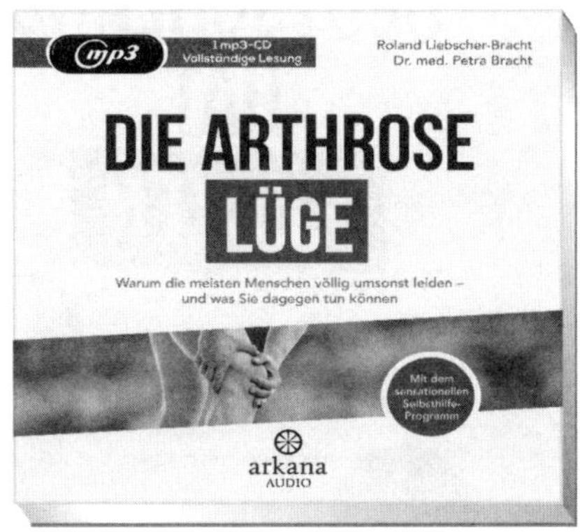

1 mp3-CD
Auch als Download erhältlich

Arthrose ist die weltweit häufigste Gelenkerkrankung und das Schmerzthema Nr. 1. Viele meinen bis heute, Arthrose sei ein von der Genetik vorbestimmtes, nicht heilbares Schicksal. Die bekannten Schmerzspezialisten Liebscher & Bracht sind überzeugt vom Gegenteil. Neuere Studien beweisen, dass mit gezielter Ernährung und speziell entwickelten Übungen bereits degenerierter Knorpel nachwachsen kann. Auch den vermeintlichen Arthroseschmerz entlarven die anerkannten Therapeuten als Spannungsschmerz des umliegenden Gewebes. Dieses Buch erklärt, wie wir Arthrose wirklich umkehren können. Es bietet ein hochwirksames Regenerationsprogramm mit zahlreichen bebilderten Übungen und ausführlichen Empfehlungen zur richtigen Ernährung.

www.goldmann-verlag.de
www.facebook.com/goldmannverlag

GOLDMANN
Lesen erleben

Von der Intervallfastenexpertin Dr. Petra Bracht

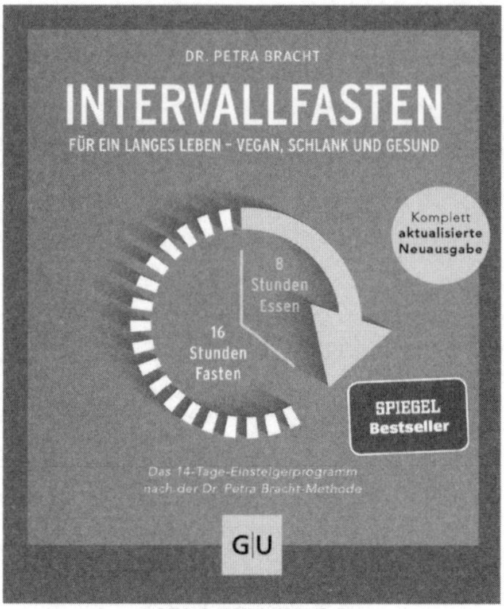

978-3-8338-7417-8

Gesunde Ernährungsweise und alltagstaugliche Diät in einem: Nehmen Sie ohne Jo-Jo-Effekt ab und bleiben Sie gesund.

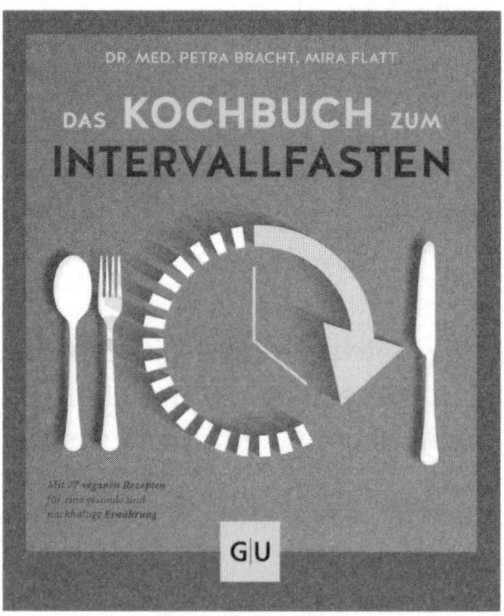

978-3-8338-7098-9

Da Buch begleitet seine Leser durch den Fastentag: von der 16-stündigen Essenspause über das Fastenbrechen bis hin zur letzter Mahlzeit des Tages.